# HEFTE ZUR UNFALLHEILKUNDE

BEIHEFTE ZUR „MONATSSCHRIFT FÜR UNFALLHEILKUNDE UND VERSICHERUNGSMEDIZIN"

HERAUSGEGEBEN VON PROF. DR. A. HÜBNER, BERLIN

HEFT 66

# VERHANDLUNGEN DER DEUTSCHEN GESELLSCHAFT FÜR UNFALLHEILKUNDE VERSICHERUNGS-, VERSORGUNGS- UND VERKEHRSMEDIZIN

XXIV. Tagung am 30. und 31. Mai und am 1. Juni 1960 in Lindau

Im Auftrage des Vorstandes herausgegeben

von

## PROFESSOR DR. R. HERGET

Essen

Mit 142 Abbildungen im Text

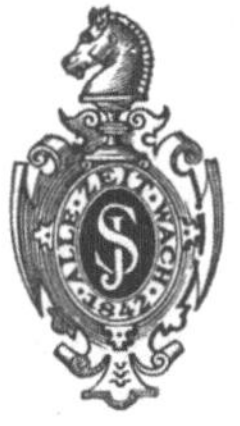

1961

## Springer-Verlag Berlin Heidelberg GmbH

Preis: DM 57,60. Vorzugspreis für die Abonnenten der „Monatsschrift für Unfallheilkunde": DM 46,08.

# Springer-Verlag Berlin Heidelberg GmbH

## Hefte zur Unfallheilkunde

*Zuletzt erschienen*

**Heft 59: Zerreißung des äußeren und inneren Knieseitenbandes.** Behandlungsergebnisse von 1211 röntgenologisch nachgewiesenen und mit Hollerithkarten verarbeiteten Fällen. Von Dr. ERICH JONASCH aus dem Arbeitsunfallkrankenhaus Wien XX der AUVA (Leiter: Professor Dr. L. BÖHLER). Mit 57 Abbildungen. VIII, 88 Seiten Gr.-8°. 1958. DM 18,60

**Heft 60: Verhandlungen der Deutschen Gesellschaft für Unfallheilkunde, Versicherungs-, Versorgungs- und Verkehrsmedizin.** XXII. Tagung am 22. und 23. Mai 1958 in Kiel. Im Auftrage des Vorstandes herausgegeben von Professor Dr. R. HERGET, Essen. Mit 51 Abbildungen. IV, 175 Seiten Gr.-8°. 1959. DM 32,40

**Heft 61: Zur Frage der unfall- und berufsbedingten Sehnenscheidentuberkulose.** Von Professor Dr. med. T. BURCKHART, Chirurgische Universitätsklinik Mainz (Direktor: Professor Dr. G. BRANDT). Mit 2 Abbildungen. IV, 24 Seiten Gr.-8°. 1959. DM 5,—

**Heft 62: Verhandlungen der Deutschen Gesellschaft für Unfallheilkunde, Versicherungs-, Versorgungs- und Verkehrsmedizin.** XXIII. Tagung am 7. und 8. Mai 1959 in Berlin. Im Auftrage des Vorstandes herausgegeben von Professor Dr. R. HERGET, Essen. Mit 77 Abbildungen. IV, 224 Seiten Gr.-8°. 1960. DM 37,60

**Heft 63: Die Begutachtung der traumatischen Leistenbrüche.** Von Dr. med. H. GUMRICH und Dr. med. M. FÄRBER, Chirurgische Universitätsklinik Tübingen. (Direktor: Professor Dr. W. DICK). Mit 2 Abbildungen. IV, 40 Seiten Gr.-8°. 1960. DM 8,80

**Heft 64: Die stumpfen Bauchverletzungen. Ihre Erkennung, Behandlung und Begutachtung.** Von Dr. med. habil. WERNER GEISTHÖVEL, Chefarzt der Chirurgischen Abteilung des St. Bernwards-Krankenhauses Hildesheim, und Dr. med. RUPERT ZIMMERMANN, Assistent der Klinik. IV, 85 Seiten Gr.-8°. 1960. DM 17,60

**Heft 65: Operierte geschlossene intraperitoneale Organverletzungen** (sogen. stumpfe Bauchverletzungen). Erfahrungsberichte aus den Österreichischen Unfallkrankenhäusern über 383 Fälle mit positivem Befund von Dr. J. BÖHLER, Linz, Dr. M. GERGEN, Graz, Dr. B. LEITNER, Wien, Dr. E. LENER, Salzburg, Dr. L. MONSZPART, Linz, Dr. J. POIGENFÜRST, Wien, Dr. H. R. SCHÖNBAUER, Wien. Mit einem Geleitwort von Professor Dr. LORENZ BÖHLER, Wien. Mit 5 Abbildungen. IV, 72 Seiten Gr.-8°. 1960. DM 16,80

---

*Die Abonnenten der „Monatsschrift für Unfallheilkunde" erhalten die „Hefte zur Unfallheilkunde" zu einem gegenüber dem Ladenpreis um 20% ermäßigten Vorzugspreis.*

# HEFTE ZUR UNFALLHEILKUNDE

BEIHEFTE ZUR „MONATSSCHRIFT FÜR UNFALLHEILKUNDE UND VERSICHERUNGSMEDIZIN"

HERAUSGEGEBEN VON PROF. DR. A. HÜBNER, BERLIN

HEFT 66

# VERHANDLUNGEN DER DEUTSCHEN GESELLSCHAFT FÜR UNFALLHEILKUNDE VERSICHERUNGS-, VERSORGUNGS- UND VERKEHRSMEDIZIN

XXIV. Tagung am 30. und 31. Mai und am 1. Juni 1960 in Lindau

Im Auftrage des Vorstandes herausgegeben

von

## PROFESSOR DR. R. HERGET

Essen

Mit 142 Abbildungen im Text

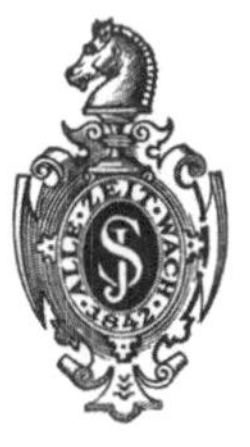

1961

## Springer-Verlag Berlin Heidelberg GmbH

ISBN 978-3-662-37322-4     ISBN 978-3-662-38059-8 (eBook)
DOI 10.1007/978-3-662-38059-8

© by Springer-Verlag Berlin Heidelberg 1961
Ursprünglich erschienen bei Springer-Verlag OHG, Berlin Göttingen Heidelberg 1961.

# Inhaltsverzeichnis


Seite

MUELLER, B., Heidelberg: Eröffnungsansprache des Vorsitzenden . . . . . 1

BAUER, K. H., Heidelberg: Sonderfragen der Straßenverkehrsunfälle in geschlossener Ortslage. Mit 11 Abbildungen . . . . . . . . . . . . . . 5

FRIEDHOFF, E., Köln: Ursachen und Verhütungsmöglichkeiten von Verkehrsunfällen. Mit 9 Abbildungen . . . . . . . . . . . . . . . . . . . . 16

KLEIN, H., Heidelberg: Auswirkung versteifter Wirbelsäulen auf die Folgen von Verkehrsunfällen . . . . . . . . . . . . . . . . . . . . . . . . . 22

*Aussprache:* DRACKLÉ, Mannheim, S. 25 — HARMS, Duisburg, S. 27 — OBERDISSE, Düsseldorf, S. 28

ANDER, A., Stuttgart: Statistische Beobachtungen über den Einfluß von Lebensalter und Fahrpraxis bei Verkehrsunfällen. Mit 2 Abbildungen . . . 28

HÄNDEL, K., Karlsruhe: Das Verhalten Jugendlicher am Steuer . . . . . . 38

LEWRENZ, H., Hamburg: Welche lebensphasischen Einflüsse können das Verhalten des Jugendlichen im Verkehr bestimmen? . . . . . . . . . . . 44

GRAMM, H., Leipzig: Über die Häufigkeit tödlicher Kinderunfälle. Mit 8 Abb. 48

*Aussprache:* DRACKLÉ, Mannheim, S. 54 — BAUER, Heidelberg, S. 55 — DIERKES, Bonn, S. 56 — DÖPP-WOESLER, Jugenheim b. Darmstadt, S. 56

SCHOLZ, W., Hamburg: Zur Tauglichkeitsbeurteilung bei Eisenbahnern. Mit 1 Abbildung . . . . . . . . . . . . . . . . . . . . . . . . . . . . 57

KURUS, E., Heidelberg: Das Problem der Einäugigkeit . . . . . . . . . . 62

HAGER, G., Rostock: Gesichtsfeld-, Blickfeld- und Umblickfeldunterschiede bei Rechtseinäugigen und Linkseinäugigen in bezug auf die Verkehrstauglichkeit. Mit 5 Abbildungen . . . . . . . . . . . . . . . . . . . . . 64

ADAM, J., Halle/Saale: Zur Analyse der Unfälle in einem Industriebezirk . . 69

*Aussprache:* TOPE, Hannover, S. 74

ELBEL, H., Bonn: Neue Ergebnisse der Blutalkoholforschung (Blutalkoholgehalt und Grenzen der Fahrtauglichkeit). Mit 2 Abbildungen . . . . . 74

ANDER, A., Stuttgart: Häufigkeitsverteilung der Blutalkoholwerte bei 12 000 Straßenverkehrsunfällen in Baden-Württemberg. Mit 2 Abbildungen . . . 83

GERCHOW, J., Kiel: Statistische und experimentelle Untersuchungen zur Frage einer unterschiedlichen Bewertung bei steigenden und fallenden Blutalkoholkonzentrationen. Mit 2 Abbildungen . . . . . . . . . . . . . . . . 90

LUFF, K., Frankfurt/Main: Über die versicherungsrechtliche Bedeutung des Alkoholeinflusses als Unfallursache . . . . . . . . . . . . . . . . . . 95

BURGER, E., Heidelberg: Einfluß von Tranquillizer-Substanzen auf die Alkoholwirkung . . . . . . . . . . . . . . . . . . . . . . . . . . . . . . 99

WITTER, H., Homburg/Saar: Alkohol, Zurechnungsfähigkeit und Verkehrsdelikt 102

*Aussprache:* ELBEL, Bonn, S. 108 — LUFF, Frankfurt/Main, S. 109 — PONSOLD Münster/Westf., S. 110 — OSTAPOWICZ, Berlin, S. 110 — WUERMELING, Freiburg/Breisgau, S. 111 — MUELLER, Heidelberg, S. 111

BÜRKLE DE LA CAMP, H., Bochum: Die Unfallchirurgie der Wirbelsäule. Mit 1 Abbildung . . . . . . . . . . . . . . . . . . . . . . . . . . . . 112

OSTAPOWICZ, G., Berlin: Rückenmarkbeteiligung bei Wirbelsäulenverletzung. Mit 5 Abbildungen . . . . . . . . . . . . . . . . . . . . . . . . . . 121

LINDEMANN, K., Heidelberg: Die Eingliederung Querschnittsgelähmter auf Grund von Erfahrungen einer Abteilung für Querschnittsgelähmte . . . 128

*Aussprache:* LEIMBACH, Koblenz, S. 133 — LOB, Murnau/Oberbay., S. 134 — BAUMGARTL, Düsseldorf, S. 134 — TÖNNIS, Köln, S. 135 — BÜRKLE DE LA CAMP, Bochum, S. 135

BOOS, O., Tübingen: Die Verkehrstüchtigkeit der Armamputierten . . . . . 135

GÖGLER, E., Heidelberg: Mehrfachverletzungen und Unfallmechanismen im Straßenverkehr. Mit 8 Abbildungen . . . . . . . . . . . . . . . . . . 138

DÖHNER, W., Kiel: Zusammentreffen von Commotio cerebri und cervico-encephalem Syndrom . . . . . . . . . . . . . . . . . . . . . . . . . . 149

*Aussprache:* COTTA, Berlin, S. 151

STOLZE, M., Halle/Saale: Becken und Harnwege im Betriebs- und Verkehrsunfall. Mit 6 Abbildungen . . . . . . . . . . . . . . . . . . . . . . 152

# Inhaltsverzeichnis



Seite

Hoffmann, H., Bonn: Kreislaufuntersuchungen bei Kraftfahrzeugführern unter variierten Fahrbedingungen . . . . . . . . . . . . . . . . . . . . 165

Wildegans, H., Berlin: Verletzungen von Colon und Rectum. Mit 4 Abb. 165

Gardemin, H., Hannover: Röntgenologische Pathologie der posttraumatischen Arthrosis deformans. Mit 6 Abbildungen . . . . . . . . . . . . . . 172

Fürstenberg, H.-S., Göttingen: Zur Frage der Pathophysiologie in der Behandlung des Hitzeschadens. Mit 5 Abbildungen . . . . . . . . . . . 180

Zrubecky, G., Tübingen: Operative Behandlung von Verbrennungskontrakturen an der Hand . . . . . . . . . . . . . . . . . . . . . . . . . . . . 187
Aussprache: Koslowski, Freiburg/Breisgau, S. 188

Hackethal, K. H., Erlangen: Das Messen in der Unfallbegutachtung. Mit 9 Abbildungen . . . . . . . . . . . . . . . . . . . . . . . . . . . . 189

Küppermann, W., Dortmund: Zur Erstversorgung schwerer komplizierter Frakturen. Mit 5 Abbildungen . . . . . . . . . . . . . . . . . . . . 205

Pape, K., Berlin: Erkennung und Behandlung frischer Jochbeinfrakturen . . 213

Witter, H., Berlin: Tibiakopfbruch als Folge des Verkehrsunfalles. Mit 4 Abbildungen . . . . . . . . . . . . . . . . . . . . . . . . . . . . . . 216

Thorban, W., und G. Schönbach, Gießen: Durchblutungsänderungen im Verlauf von Frakturheilungen nach Unfalltraumen. Mit 6 Abbildungen . . . 220

Hainzl, H., Eisleben: Schlecht zu haltende Brüche des Unterarmes — Dreipunkt-Fixation im Gips. Mit 6 Abbildungen. . . . . . . . . . . . . . . 227

Lehmann, H. D., Köln: Spätkomplikationen und morphologische Befunde nach schwerem gedecktem Schädel-Hirntrauma mit langer Überlebenszeit. Mit 3 Abbildungen . . . . . . . . . . . . . . . . . . . . . . . . . . . . 231
Aussprache: Baumgartl, Düsseldorf, S. 237 — Giebel, Hamburg, S. 238

Marggraf, W., Göttingen: Die posttraumatische intravasale Proteolyse und ihre Behandlung. Mit 4 Abbildungen . . . . . . . . . . . . . . . . . 238

Carrié, C., Dortmund: Prophylaxe und Therapie der Schmutztätowierungen 244

Ey, W., Heidelberg und W. T. Ulmer, Bochum: Über die Wirksamkeit manueller Beatmungsmethoden und der sogenannten Mund-zu-Mundbeatmung auf den Gasaustausch. Mit 4 Abbildungen . . . . . . . . . . . . . . . 244
Aussprache: Stoeckel, Bad Godesberg, S. 250 — Wehrli, Locarno, S. 251

Tönnis, W., Köln: Haftpflichtversicherung und Entstehung von Schäden bei der ärztlichen Behandlung, ohne daß ein Kunstfehler vorliegt . . . . . . 251
Aussprache: Dracklé, Mannheim, S. 254 — Böhler, Wien, S. 255 — Reimers, Wuppertal, S. 256 — Dierkes, Bonn, S. 256

Laves, W., München: Ein neues Verfahren zur Bestimmung der Pulswellengeschwindigkeit und seine Anwendung in der versicherungsmedizinischen Kreislaufdiagnostik. Mit 5 Abbildungen . . . . . . . . . . . . . . . . 257
Aussprache: Fruhmann, München, S. 268 — Block, Berlin, S. 269

Dierkes, C., Bonn: Der gegenwärtige Stand der Gesetzgebung über Arbeitsschäden und Berufskrankheiten unter Berücksichtigung der internationalen Verhältnisse . . . . . . . . . . . . . . . . . . . . . . . . . . . . . 269

Baader, E. W., Hamm/Westf.: Berufsasthma . . . . . . . . . . . . . . . 274

Fuchs E., und W. Gronemeyer, Bad Lippspringe: Die Diagnose des allergischen Berufsasthma. Mit 2 Abbildungen . . . . . . . . . . . . . . . 281

Schmidt, O.-P., Bad Reichenhall: Die Beurteilung der Erwerbsminderung des Asthmatikers . . . . . . . . . . . . . . . . . . . . . . . . . . . . . 286
Aussprache: Mayr, Wien, S. 289 — Wehrli, Locarno, S. 290

Bohnenkamp, H., Oldenburg/Oldbg.: Die Gefahren des Aufenthaltes unter hohen Druckstufen beim Tauchen. Mit 3 Abbildungen . . . . . . . . . 291

Seusing, J., und H. Chr. Drube, Kiel: Die Kohlensäure als Gefahrenquelle beim Tauchen in größere Tiefen. Mit 3 Abbildungen . . . . . . . . . . 299

Siebert, K., Berlin: Seltener Fall einer Asbeststaublunge mit Lungenkrebs. Mit 3 Abbildungen . . . . . . . . . . . . . . . . . . . . . . . . . . 302

Ludwig, H., Mannheim: Unfallambulanz vor den Toren der Fabriken. Mit 8 Abbildungen . . . . . . . . . . . . . . . . . . . . . . . . . . . . . 306

Mueller, B., Heidelberg: Schlußwort . . . . . . . . . . . . . . . . . . . 309

Herget, R., Essen: Bericht über die Mitgliederversammlung . . . . . . . . 309

# Sitzungsbericht

B. Mueller, Heidelberg: **Eröffnungsansprache des Vorsitzenden.**

In meiner Eigenschaft als zeitiger Vorsitzender unserer Gesellschaft habe ich die Ehre, unsere verehrten Gäste, Ehrenmitglieder und Mitglieder auf das herzlichste zu begrüßen.

Meine Damen und Herren! Sie werden in Erinnerung haben, daß die erste Einladung nicht nach Lindau, sondern nach Meran erfolgte. Die Tagung sollte als deutsch-italienische Gemeinschaftsveranstaltung zweisprachig aufgezogen werden. Die Medizinische Fakultät in Padua hatte sich in sehr liebenswürdiger Weise an den Vorbereitungen beteiligt, von italienischer Seite waren bereits 14 Vorträge angemeldet worden. Trotz alledem mußten wir uns nach reiflicher Überlegung im März 1960 entschließen, auf diesen Plan zu verzichten. Er erscheint uns besser, wenn in Zeiten außenpolitischer Allgemeinspannung eine deutsche Gesellschaft im Grenzgebiet eines anderen Landes nicht tagt. Die Lösung von Padua war freundschaftlich, Mißstimmungen sind nicht zurückgeblieben. Es ist mir eine besondere Freude, hier einen italienischen Gast begrüßen zu können, und zwar Herrn Priv.-Doz. Dr. Sylvio Merlin als Vertreter des Präsidenten der italienischen Gesellschaft für Verkehrsmedizin, meines Fachkollegen in Rom, Herrn Prof. Dr. Cesare Gérin.

Der Herr Bundesverkehrsminister, der mir persönlich die besten Wünsche übermittelte, läßt sich durch Herrn Ministerialrat Ebelt vertreten, der Chef der Bayerischen Staatskanzlei durch den Regierungspräsidenten für Schwaben, Herrn Dr. Fellner in Augsburg; der Herr Innenminister von Baden-Württemberg ist durch den Sachbearbeiter für Verkehr, Herrn Ministerialrat Beyl vertreten. Ich darf die drei Herren auf das herzlichste begrüßen. Besonderen Dank schulden wir für die Vorbereitungen den örtlichen Stellen. Wir begrüßen Herrn Oberbürgermeister Joseph Haas, den Chefarzt des hiesigen Krankenhauses, Herrn Obermedizinalrat Dr. Kamprath, zugleich als Vertreter der Lindauer Ärzteschaft, den Leiter des Gesundheitsamtes, Herrn Obermedizinalrat Dr. Merkle, und den Geschäftsführer des Fremdenverkehrsamtes, Herrn Jakob Mayr; ihm und seinen Mitarbeitern, insbesondere Herrn Fleck, schulden wir großen Dank für die Vorbereitungen und für die Unterbringung.

Nun wollen wir unserer Toten gedenken:

Am 19. 8. 59 gingen von uns der Nervenarzt in Berlin-Neukölln, Herr Dr. Eugen Reinartz, und am 29. 9. 59 der Nervenarzt in Berlin-Dahlem, Herr Dr. Joachim v. Steinau-Steinrück.

Am 11. 10. 59 verstarb der Privatdozent für gerichtliche Medizin an der Universität Münster und Assistent am dortigen Institut, Dipl.-Ing.

Dr. med. Götz Abele im Alter von 39 Jahren. Er hat sich um die Verkehrsmedizin besonders verdient gemacht; wir verlieren in ihm einen aussichtsreichen jungen Forscher; er erlag den Folgen des Absturzes mit einem Sportflugzeug.

Am 22. 10. 59 ging von uns unser Mitglied Dr. Hans-Alexander Grueter, Chefarzt der Chirurgischen Abteilung des Dreifaltigkeits-Krankenhauses in Köln-Braunsfeld, im 69. Lebensjahr, nachdem er neun Jahre lang die Patienten seines Krankenhauses operiert und betreut hatte.

Einen besonders schmerzlichen Verlust erlitten wir am 21. 11. 59 durch das Ableben unseres Ehrenmitgliedes und früheren Vorsitzenden, Ministerialrat a. D. Prof. Dr. med. et phil. Michael Bauer, Inhaber des Großen Verdienstkreuzes der Bundesrepublik. Er starb im Alter von 73 Jahren. Michael Bauer war langjähriger Sachbearbeiter im früheren Reichsarbeitsministerium, er war maßgeblich beteiligt an der Entstehung des Reichsversorgungsgesetzes, er ist der Vater der Bestimmungen über die Berufskrankheiten; es war seine ständige Sorge, die Gesetzgebung mit der wissenschaftlichen Weiterentwicklung in Übereinstimmung zu bringen. Bald nach Kriegsende wurde er Leiter der ärztlichen Abteilung des Bundesarbeitsministeriums und hielt in Bonn Vorlesungen über Arbeitsmedizin. Die bekannte Schriftenreihe „Arbeit und Gesundheit" gab er mit heraus; Heft 50 dieser Reihe, das sich mit den entschädigungspflichtigen Berufskrankheiten befaßt, stammt aus seiner Feder. Sehr viele von uns kannten Michael Bauer. Er fehlte fast nie auf Tagungen und auf den Vorstands- und Beiratssitzungen; er bemühte sich, mit jedem einzelnen Kontakt zu bekommen, oft sprühte er von geistreichen Bemerkungen. Er gebrauchte häufig längere griechische Zitate. Obwohl eine ganze Reihe von uns gleichfalls durch das humanistische Gymnasium gegangen ist und vielleicht ganz gute griechische Reminiszenzen hat, mit Michael Bauer konnte es insoweit niemand aufnehmen. Jetzt erst haben viele von uns den Grund erfahren; er hat zunächst klassische Sprachen studiert, dieses Studium mit dem Doktor der Philosophie abgeschlossen und dann erst begonnen, Medizin zu studieren, eine recht seltene Kombination. Wir werden uns immer dankbar und voll Ehrfurcht seiner Persönlichkeit erinnern.

Im Dezember 1959 betrauerten wir das Ableben unseres korrespondierenden Mitgliedes Prof. Dr. Steindler in Iowa/USA; am 20. 1. 60 das Ableben von Herrn Dr. Johann Zillikens, langjähriger Chefarzt des St.-Antonius-Hospitals in Kleve im 81. Lebensjahre; er hat seine chirurgisch-gynäkologische Krankenhausabteilung in der langen Zeit von 1909 bis 1950 vorbildlich geleitet. Die Nachrufe, die uns erreichten, würdigten seine Persönlichkeit.

Am 21. 1. 60 verstarb schon im 46. Lebensjahr der außerplanmäßige Professor für gerichtliche Medizin in Kiel und Oberarzt des dortigen Instituts, Dr. Adolf Illchmann-Christ. Er erlag einem bösartigen Tumor. Wir verdanken ihm bedeutsame wissenschaftliche Feststellungen. Der Abschnitt über die Stellung des Arztes in der sozialen und Versicherungsmedizin im Reichardtschen Lehrbuch entstammt seiner Feder. In unserer Gesellschaft hat er in Bonn, in Neuenahr, in Köln und zuletzt im vorigen Jahre in Berlin interessant vorgetragen. Wir verlieren in ihm einen charaktervollen Menschen und aussichtsreichen Forscher.

Am gleichen Tage starb im 64. Lebensjahr an einer akuten Appendicitis der Facharzt für Chirurgie in Berlin-Friedenau, Dr. WALTER BECK, früher Mitarbeiter von NORDMANN, BÖNNINGHAUS und A. HÜBNER. Sein Vortrag auf der Kieler Tagung über erste ärztliche Hilfe am Unfallort ist uns noch in Erinnerung.

Wir betrauern das am 18. 2. 60 erfolgte Ableben des Chefarztes der Chirurgischen Abteilung des St.-Markuskrankenhauses in Frankfurt/ Main-Hoechst und des Krankenhauses in Frankfurt-Bockenheim, Herrn Dr. AUGUST HINRICHSEN, im 70. Lebensjahr. In den 16 Jahren seines unermüdlichen Wirkens an beiden Krankenhäusern hatte er sich das höchste Vertrauen aller erworben, um die er sich bemühte.

Im 62. Lebensjahre verließ uns am 12. 3. 60 der Chefarzt des Friederikenstiftes in Hannover, Herr Dr. HERBERT EDELMANN. Neben der Allgemeinchirurgie lagen ihm die Unfallchirurgie und die Zusammenarbeit mit den Berufsgenossenschaften besonders am Herzen; er hat das Verdienst, als einer der ersten eine besondere Abteilung für Pflege, Betreuung und Rehabilitation der Querschnittsgelähmten eingerichtet zu haben.

Schon mit 47 Jahren mußte sein Leben lassen der Chefarzt der Chirurgischen Abteilung des Kreiskrankenhauses Heidenheim a. d. Brenz, Dr. GÜNTHER CLEMENT, nachdem er zehn Jahre lang seine Abteilung vorbildlich versorgt hatte.

Erst jetzt wurde uns bekannt, daß außerdem noch folgende Mitglieder von uns gegangen sind:

Dr. jur. FRIEDRICH FRANZ KÖNIG, Wolfsburg, am 29. 4. 60,

Dr. GREGOR LORSCHEID, Facharzt für Chirurgie in Karlsruhe, am 31. 5. 59,

Dr. WALTER GEHL, Chefarzt des Städtischen Krankenhauses Neustadt/Schw., am 13. 9. 59,

Oberregierungsmedizinalrat Dr. HERMANN DANNENBAUM, Facharzt für innere Krankheiten, Berlin-Tempelhof, am 12. 8. 59,

Dr. FRIGO HACHMEISTER, Chefarzt der Chirurgischen Abteilung des Kaiser-Wilhelm-Krankenhauses Duisburg-Meiderich, am 27. 6. 59,

Dr. GUSTAV GABRIEL, Facharzt für Orthopädie, Bad Nauheim, am 20. 10. 58.

Wir werden unsere Toten in Ehren halten. Ich danke Ihnen, daß Sie sich ihnen zu Ehren erhoben haben.

Als unsere Gesellschaft im Jahre 1922 in Leipzig begründet wurde, hatte man hauptsächlich die Beziehung zwischen der Unfallchirurgie bzw. Unfallorthopädie und der staatlichen und privaten Unfallversicherung im Auge. Später sah man es als notwendig an, auch andere Zweige der Sozialversicherung und das Versorgungswesen einzubeziehen. Daraus ergab sich die Notwendigkeit, auch andere Fächer zur Mitarbeit heranzuziehen, die innere Medizin, die Psychiatrie und Neurologie, die Augen- und Ohrenheilkunde, die Arbeitsmedizin und die gerichtliche Medizin. So wurde unsere Gesellschaft allmählich zu einer Art Querschnittsgesellschaft, die das Bestreben hat, Vertreter verschiedener Fächer zu gemeinsamer Bearbeitung einer Fragestellung zusammenzufassen.

Im letzten Jahrzehnt haben uns mehr als die Betriebsunfälle die Verkehrsunfälle geängstigt, deren Zahl in Deutschland leider immer noch im Ansteigen begriffen ist; sie betrug im Jahre 1959 in der Bundesrepublik etwas über 800000 mit über 400000 Verletzten und über 13000 Getöteten. Allein die Zahl der Toten entspricht der Einwohnerzahl einer größeren Kleinstadt. Wer Unfälle behandelt, macht sich auch Gedanken über ihre Entstehung und Verhütung. Die einschlägigen grundlegenden Arbeiten von K. H. Bauer sind uns bekannt. Entstandene Unfälle müssen für das Gerichtsverfahren rekonstruiert werden, und zwar mit Hilfe der chirurgischen und gerichtsmedizinischen Befunde. Wer nicht hinreichend gesund ist, dem darf man den Führerschein nicht belassen. Hieraus ergeben sich verkehrsmedizinische Fragen für den Internisten, Psychiater, Neurologen, Okulisten und weitere Fachärzte. Unter diesen Gesichtspunkten haben wir uns auf der Kölner Tagung unter dem Vorsitz von Tönnis entschlossen, auch verkehrsmedizinische Fragen in unsere Tätigkeit einzubeziehen. Dies ist in steigendem Maße geschehen, so in Heidelberg unter dem Vorsitz von K. H. Bauer, in Kiel unter dem Vorsitz von Störring und in Berlin unter dem Vorsitz von Reinwein. Diesmal wollen wir einen vollen Tag der Verkehrsmedizin widmen, aber auch der zweite Tag, an dem die Unfallchirurgie behandelt wird, hat enge Beziehungen zur Verkehrsmedizin. Innerhalb unserer Gesellschaft gibt es einen besonderen Forschungsring für Verkehrsmedizin, dessen Vorsitzender Prof. Tönnis und dessen Geschäftsführer Dr. v. Halle-Tischendorf ist.

Die Wissenschaft ist frei und muß frei bleiben. Wir haben kein Privileg dafür, uns allein mit medizinischen Verkehrsfragen zu beschäftigen. Die letzte Tagung der kriminalbiologischen Gesellschaft war ausschließlich dem Verkehr gewidmet, er spielte auch eine wichtige Rolle bei Fortbildungsvorträgen. Eine medizinische Wochenschrift brachte in einem Heft nur Aufsätze über Verkehrsmedizin. In der gleichen Zeit, in der wir uns entschlossen, uns auch mit der Verkehrsmedizin zu beschäftigen, entstand auch eine besondere deutsche Gesellschaft für Verkehrsmedizin. Organisation ist erforderlich, aber wir Deutsche stehen manchmal im Ruf, organisatorische Fragen zu überschätzen. Viele von der Deutschen Gesellschaft für Verkehrsmedizin und viele von uns sind zu der Auffassung gekommen, daß man Kräfte sparen und Erfolge fördern kann, wenn man beide Gesellschaften unter Aufrechterhaltung persönlicher Bewegungsfreiheit organisatorisch zusammenlegt. Erfolgreiche Vorbesprechungen haben stattgefunden. Wir hoffen, daß sie zum Ziele führen. Wir freuen uns sehr, den Vorsitzenden der Deutschen Gesellschaft für Verkehrsmedizin, meinen Fachkollegen in Mainz, Herrn Prof. Dr. Wagner, bei uns begrüßen zu können.

Der letzte Tag ist der Versicherungs- und Arbeitsmedizin gewidmet. Der Herr Bundesarbeitsminister hat sich durch unser Mitglied, Herrn Ministerialrat Dr. Dierkes, vertreten lassen, der uns auch ein wichtiges Referat halten wird und den ich hiermit herzlich begrüße.

Meine Damen und Herren! Dem jeweiligen Vorsitzenden unserer Gesellschaft wird konzediert, daß er je nach seinem Fachgebiet ihm besonders naheliegende Fragestellungen auf den Tagungen pflegt. Wenn man die Zeitungen liest und wenn man durch die Gerichtssäle geht, erkennt man, daß das Fahren unter Alkoholeinfluß leider immer noch eine sehr große Rolle spielt. Da ich Gerichtsmediziner bin, habe ich darauf hingewirkt, daß wir auch die Frage Alkohol und Verkehr durch einige Referate besonders erörtern. Wenn in den nächsten Jahren Vertreter anderer Disziplinen den Vorsitz übernehmen, dann werden andere Gebiete im Vordergrund stehen, das nächste Mal wahrscheinlich die Unfallchirurgie, denn das Gros der Mitglieder besteht ja aus Unfallchirurgen. Später werden wir wohl die Versicherungs-, Versorgungs- und Arbeitsmedizin besonders hervorheben.

Auch bei diesem Programm wird alles nicht jedem liegen. Wir tagen an einem schönen Ort in einer interessanten Grenzstadt, Österreich und die Schweiz sind nah. Wem dieser oder jener Teil des Programms nicht liegt, hat Gelegenheit, sich am Damenprogramm zu beteiligen. Die Damen werden es nicht übelnehmen, wenn sie bei ihren Veranstaltungen auch ihre Männer sehen.

Unsere Zeit ist voll besetzt; ich werde darum bitten müssen, die Redezeit genau einzuhalten, auch bei den Diskussionsbemerkungen.

Wenn wir mit unseren Besprechungen nach den Begrüßungsansprachen beginnen, darf ich den Wunsch aussprechen, daß unsere Beratungen getragen sein mögen von dem Bestreben, die Wahrheit zu ergründen, sachlich zu bleiben und wo es irgend geht, dem Wohle der sozialen Gemeinschaft und dem des Einzelmenschen von Nutzen zu sein.


K. H. Bauer, Heidelberg: **Sonderfragen der Straßenverkehrsunfälle in geschlossener Ortslage.** (Mit 11 Abb.)

Die Verkehrsunfälle haben hundert Aspekte. In der Unfallheilkunde geht es immer um die *Verkehrsopfer*, um die Getöteten und Verletzten.

Beginnen wir mit dem Einmaleins der Straßenverkehrsunfälle, mit ihren Grundzahlen! In der Gesamtzahl der Verkehrsunfälle (Abb. 1) sind

die *Motorisierten* an zwei Dritteln aller Unfälle *beteiligt*, sie werden aber nur zu 19% dabei *verletzt* und nur zu 0,73% dabei *getötet*.

Die *Radfahrer* sind zu 20% beteiligt, sie werden jedoch im Vergleich mit den Motorisierten über dreimal so häufig, nämlich in 60% der Verkehrsunfälle, verletzt, und zu 2,7%, also fast viermal so oft wie die Motorisierten, getötet.

Die *Fußgänger* sind an den Verkehrsunfällen nur zu 20% beteiligt, sie werden aber, ebenso wie die Radfahrer, zu 60% dabei verletzt, liefern aber mit 5,05% aller Unfallverletzten *siebenmal so viel Getötete*, wie die Motorisierten.

Man sieht also, alle Verkehrsbeteiligten müssen Opfer bringen. Die am meisten „Leid"-Tragenden sind die Radfahrer und die Fußgänger.

Nach dieser immerhin nachdenklichen Einleitung komme ich zu den *Verkehrsunfällen nach dem Ort der Verletzungen*, zunächst *aus klinischer Sicht.*

Von den 1824 stationär behandelten Verkehrsverletzten betrafen 10% Autobahn-, 19% Außerorts- und 71% Innerorts-Verletzte.

Sicher ist unsere Zahl von 10% Autobahnverletzten erheblich höher als im Bundesdurchschnitt, denn gerade im Raum von Heidelberg[1] treffen ja im Engpaß der Strecke Mannheim–Heidelberg fünf große Autobahn-Verkehrsströme[2] zusammen. Demzufolge fallen bei uns überdurchschnittlich viel Autobahnverletzte an.

Das *Innerortsproblem der Verkehrsunfälle*

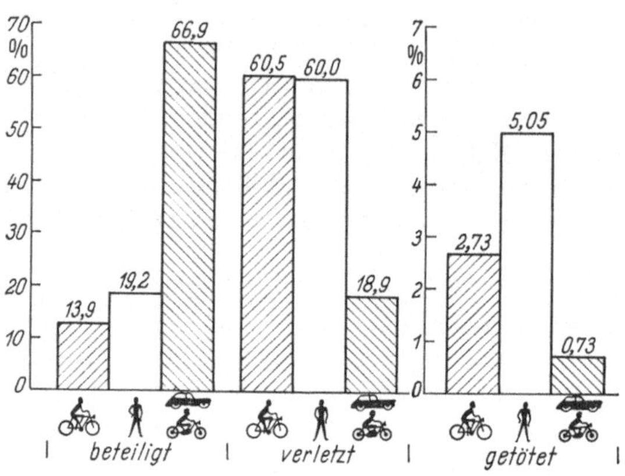


Abb. 1. Gesamtzahl der Straßenverkehrsunfälle 1953 (Statistisches Bundesamt)

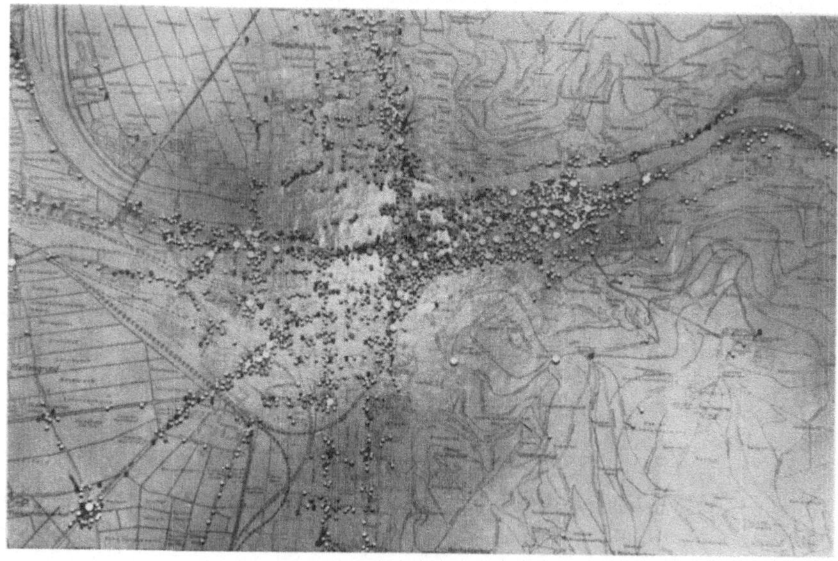

Abb. 2. Verkehrsunfallkarte von Heidelberg-Stadt für das Jahr 1959

wird sofort klar, wenn man einen Blick auf die *Verkehrsunfallkarte* einer Stadt, hier in unserem Falle von *Heidelberg* (Abb. 2), wirft. Man sieht sofort

---

[1] s. Abb. 2 bei K. H. BAUER, Hefte Unfallheilk., H. 56, 11 (1958).

[2] 1. Köln–Mannheim; 2. Hamburg–Mannheim; 3. Saargebiet–Autobahn Frankfurt–Mannheim; 4. Heidelberg-Basel; 5. Heidelberg–München.

a) die Zunahme der Verkehrsunfälle mit zunehmender Annäherung an das Stadtgebiet,

b) die Perlschnurkette der Unglücksstellen auf den großen Zufahrtsstraßen und

c) die höchste Unfalldichte im Stadtkern. Hier in der City kommt eben alles zusammen, und hier addiert und summiert und kumuliert sich alles.

Aufschlußreich werden die *Klinikfälle*, wenn man sie aufschlüsselt nach der *Art der Verkehrsteilnehmer* (Abb. 3). Der Autofahrer, geschützt durch

| | Autobahn | außerorts | innerorts |
|---|---|---|---|
| Auto | 36% | 44% | 20% |
| Motorrad | 9,6% | 25,2% | 65,2% |
| Fahrrad | – | 16% | 84% |
| Fußgänger | 1,1% | 9,7% | 89,2% |

Abb. 3. 1824 stationär behandelte Verkehrsverletzte. Verteilung nach der Art der Verkehrsteilnehmer

seine vier stählernen Wände und zugleich innerorts langsamer fahrend, wird in geschlossener Ortslage nur zu 20% verletzt. Aber schon die Motorradfahrer werden innerorts zu zwei Dritteln verletzt — Anprall, Kollision und Sturz sind hier die Hauptanlässe —, die Radfahrer zu 80% und die Fußgänger zu fast 90%.

Was nun die betroffenen *Körperregionen* (Abb. 4) anlangt, so besteht hinsichtlich des Verteilungsmusters der Verletzungen kein allzu großer Unterschied zwischen Außerorts- und Innerortsverletzten. Wieder aber bestätigt unser „Unfallmann" die altbekannte Prädominanz der Schädelverletzungen: 67% aller Einzelverletzungen innerorts und 72% aller Verletzungen außerorts gehen zu Lasten des Schädels. Ist es nicht eine Paradoxie: Der Mensch, der homo sapiens, stolz auf das Privileg seiner Hirngröße, hat es bislang noch nicht vermocht, den Schädel, dieses Behältnis seiner Überlegenheit, wirksam zu schützen.

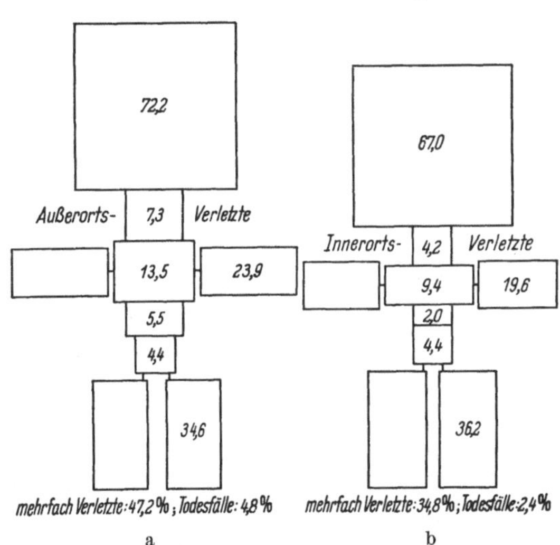


Abb. 4 a u. b. Verteilung von 1824 Verkehrsverletzungen auf die einzelnen Körperregionen a) außerorts; b) innerorts

Sicher aber fällt Ihnen auf: Der Außerorts-Unfallmann ist gewissermaßen größer und breiter. Der Grund dafür ist ein einfacher: innerorts gibt es nur 34,8%[1], außerorts aber 47,2% mehrfach Verletzte, also fast die Hälfte aller Betroffenen.

Dementsprechend betragen auch die *Todesfälle* gegenüber 2,4% innerorts, außerorts genau das Doppelte, nämlich 4,8%. Schuld ist natürlich die Geschwindigkeit, sie ist innerorts beschränkt, außerorts stets sehr viel höher.

Nun, ich könnte jetzt natürlich mit vielen eindrucksvollen Einzelfällen schwerer und schwerster Innerortsverletzungen aufwarten. Ich habe aber darüber letztes Jahr in Berlin und kürzlich auch in Freiburg[2] vorgetragen und möchte mich natürlich nicht wiederholen. Manches neue klinische Material wird außerdem die Publikation meines Mitarbeiters Maisch und nachher die Darstellung des Herrn Gögler bringen. Mir geht es hier natürlich nur um das Grundsätzliche.

Ich komme damit zum *Innerorts-Problem — gesamtstatistisch.* Machen wir zunächst das Simpelste, was man sich denken kann, prüfen wir den Innerorts-/Außerorts-Quotienten für die letzten sieben Jahre.

Tabelle 1. *Straßenverkehrsunfälle von 1953—1959 (einschl.) Unfälle mit Personenschaden und mit nur Sachschaden*

| Jahr | insgesamt | außerorts | *innerorts* | außerorts | *innerorts* |
|---|---|---|---|---|---|
| 1953 | 452 597 | 98 977 | 353 620 | 22,0% | 78,0% |
| 1954 | 501 979 | 108 074 | 393 905 | 21,6% | 78,4% |
| 1955 | 577 200 | 126 313 | 450 887 | 21,8% | 78,2% |
| 1956 | 635 990 | 132 536 | 503 454 | 20,9% | 79,1% |
| 1957 | 644 326 | 135 802 | 508 524 | 21,1% | 78,9% |
| 1958 | 715 453 | 162 852 | 552 601 | 22,7% | 77,3% |
| 1959 | 804 915 | 182 655 | 622 260 | 22,6% | 77,4% |

Welche Überraschung: a) 78% aller Verkehrsunfälle sind Innerortsunfälle, b) der Quotient pendelt innerhalb der sieben Jahre nur um 1,8%. Er ist also mit 78,2% im Mittel durch lange sieben Jahre hindurch praktisch völlig konstant. Diese geradezu gesetzmäßig anmutende Konstanz ist eine höchst nachdenkliche Sache, aber ich muß weitereilen.

*Warum passiert* — so fragt man sich — *innerorts fast viermal so viel* wie draußen? Natürlich spielt die Konzentration von Menschen und Verkehr in geschlossener Ortslage die Hauptrolle, aber es kommt eben entscheidend hinzu, daß sich auch die *Unfallursachen beim Kraftfahrzeugfahrer* im Stadtinnern stärker und schwerer auswirken.

Betrachten wir die Abb. 5, so erkennen wir sogleich die altbekannten sechs „Todsünden am Steuer" wieder: falsches Überholen, falsches Einbiegen, Nichtbeachten der Vorfahrt, unachtsames Rückwärtsfahren,

---

[1] Auf das Problem der *Mehrfachverletzung* selbst wird nachher mein Mitarbeiter Gögler ausführlich eingehen (s. S. 138) und das große Beobachtungsgut unserer Klinik zur Darstellung bringen.

[2] Unfallchirurgische Tagung des Landesverbandes Südwest der gewerblichen Berufsgenossenschaften in Freiburg (2. März 1960).

Nichtbeachtung der Verkehrsregeln und unachtsames Öffnen der Wagentür. Sie alle sechs sind zu 70%, 80% und 90% die Unfallursachen des Kraftfahrzeugführers innerorts.

Diese Verkehrssündersünden wirken sich nun aber bei den *Hauptklassen der Verkehrsteilnehmer* innerorts und außerorts ganz verschieden aus (Abb. 6). Bei fast 150 000 Verkehrsverletzten sind schon bei den verletzten Autofahrern 69% (mehr als zwei Drittel also) Innerortsverletzte. Beim Motorrad-, Moped- und Radfahrer steigt der Prozentsatz bis 83%, beim Fußgänger auf 86% und bei den meist stadtgebundenen Schienenfahrzeugen verständlicherweise sogar bis 94% an. *Alle Verkehrsunfallverletzten zusammengenommen kommen in der Bundesrepublik genau 75% = drei Viertel aller Verletzten auf Verkehrsunfälle in geschlossener Ortslage.*

Nun können wir aber die Verkehrsopfer nicht nur nach den Kategorien der Verkehrsteilnehmer, sondern auch noch in „*Getötete, Schwer- und Leichtverletzte*" unterteilen (Abb. 7). Die Verkehrstoten verhalten sich draußen wie drinnen ungefähr wie 50 zu 50. Bei den Schwerverletzten gehen jedoch zwei Drittel, bei den Leichtverletzten fast drei Viertel aufs Konto der Innerortsunfälle. Der Grund ist einleuchtend, draußen erhöht die hohe Geschwindigkeit die Tötungsgefahr erheblich, drinnen erhöht die geringere Geschwindigkeit die Chance, auch als Verletzter noch zu überleben.

| Art der Ursache | außerorts | innerorts |
|---|---|---|
| Fehler beim Überholen | 32% | 68% |
| falsches Einbiegen oder Wenden | 17% | 83% |
| Nichtbeachten der Vorfahrt | 13% | 87% |
| unachtsames Zurück- Ein- oder Ausfahren | 12% | 88% |
| Nichtbeachten der Verkehrsregeln | 9% | 91% |
| unachtsames Öffnen der Wagentür | 6% | 94% |

Abb. 5. Unfallursachen beim Kraftfahrzeugführer in geschlossener und in nicht geschlossener Ortslage. 90 281 Verkehrsunfälle mit Personenschäden (1959, 4. Vierteljahr)

| Verkehrs-teilnehmer | insgesamt | außerorts | innerorts |
|---|---|---|---|
| Fuhrwerke, Tiere usw. | 2 167 | 43% | 57% |
| Autos | 72 674 | 31% | 69% |
| Krafträder Kraftroller | 20 942 | 27% | 73% |
| Mopeds | 17 053 | 22% | 78% |
| Fahrräder | 14 262 | 17% | 83% |
| Fußgänger | 21 459 | 14% | 86% |
| Schienenfahrzeuge | 1 338 | 6% | 94% |
| insgesamt | 149 895 | 25% | 75% |

Abb. 6. Verteilung der Verkehrsverletzten nach Art der Verkehrsteilnehmer und nach Ort des Unfalls (1959, 4. Vierteljahr)

Noch sinnfälliger wird dies, wenn wir die *Dreiteilung:* „getötet, schwer-
und leichtverletzt" anwenden auf die *fünf Hauptklassen der Verkehrsteilnehmer* (Abb. 8). Erschrecken Sie bitte nicht vor den 3 mal 5 = 15
Außerorts- und Innerortsrelationen:

a) Die Getöteten in der oberen Reihe: Der Tod holt seine Opfer unter
den Auto- und Motorradfahrern überwiegend außerorts, beim Autofahrer
nicht weniger als 74%
der Getöteten. Dagegen
steigt die Innerorts-
todesquote vom Mo-
ped- über den Rad-
fahrer zum Fußgänger
schnell an.

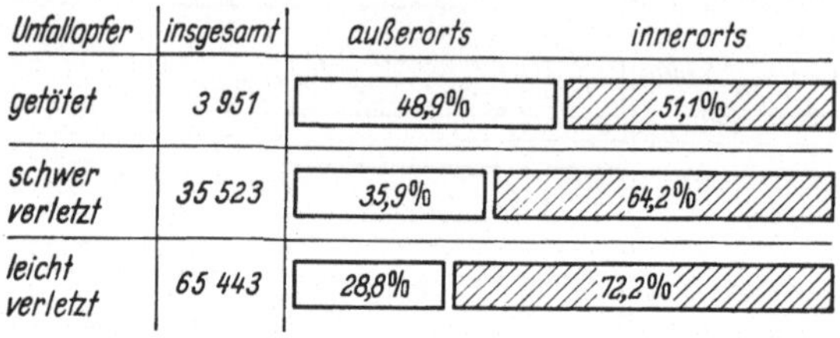

| Unfallopfer | insgesamt | außerorts | innerorts |
|---|---|---|---|
| getötet | 3 951 | 48,9% | 51,1% |
| schwer verletzt | 35 523 | 35,9% | 64,2% |
| leicht verletzt | 65 443 | 28,8% | 72,2% |

Abb. 7. Getötete und Verletzte je nach Unfall in geschlossener
oder nichtgeschlossener Ortslage (1959, 4. Vierteljahr)

b) Bei den Schwer-
und Leichtverletzten
nimmt – mit einziger
Ausnahme der Auto-
fahrer – der schraffierte
Innerortskreisausschnitt vom Motorradfahrer zum Mopedfahrer und über
den Radfahrer bis zur höchsten Innerortsquote beim Fußgänger an
Fläche ständig zu. Beim
Radfahrer sind 86%,
beim Fußgänger 89%
aller „Verkehrsunfälle
mit Personenschaden"
Innerortsverletzungen.

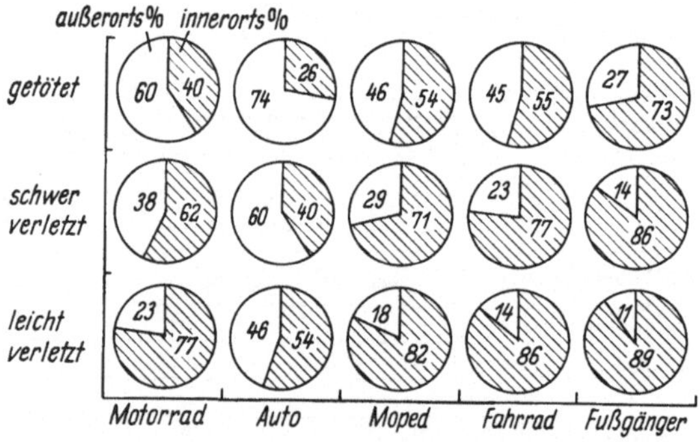

Wir können also das
wechselseitige Zahlen-
verhältnis beleuchten,
wie nur immer wir
wollen. Immer erhalten
wir letzten Endes das
Gleiche: die *Verkehrs-
verletzten* gehen *zu drei
Vierteln zu Lasten des
Innerortsverkehrs.*

außerorts% innerorts%

getötet — Motorrad: 60 / 40; Auto: 74 / 26; Moped: 46 / 54; Fahrrad: 45 / 55; Fußgänger: 27 / 73

schwer verletzt — Motorrad: 38 / 62; Auto: 60 / 40; Moped: 29 / 71; Fahrrad: 23 / 77; Fußgänger: 14 / 86

leicht verletzt — Motorrad: 23 / 77; Auto: 46 / 54; Moped: 18 / 82; Fahrrad: 14 / 86; Fußgänger: 11 / 89

Motorrad   Auto   Moped   Fahrrad   Fußgänger

Abb. 8. Getötete, Schwer- und Leichtverletzte je nach Art der
Verkehrsteilnehmer und nach Ortslage

Ich komme damit zu einigen, aus alledem sich herauskristallisieren-
den *Sonderproblemen der Innerorts-Prädominanz der Verkehrsunfälle.*
Ich nenne hier die *besondere Gefährdung aller Zweiradfahrer,* gleichviel ob
es Motorrad-, Motorroller-, Moped- oder Radfahrer, die Letzteren mit
oder ohne Hilfsmotor, sind.

Ihnen allen mit ihren zweiräderigen Fahrzeugen ist Mehrfaches gemeinsam: a) die Instabilität ihrer Fahrzeuge, b) die Preisgabe gegenüber
jeglicher Witterung, c) die relativ geringe Masse ihrer Fahrzeuge bei
jeder Form einer Kollision und d) die Sturzgefahr oder sogar der Sturz-
zwang bei Abprall und Zusammenstoß.

Eine Sondererhebung in Nordrhein-Westfalen[1] ergab folgendes:

Die Zweiradfahrer sind an Verkehrsunfällen beteiligt zu 38,3%, sie werden dabei getötet zu 43,8% aller Verkehrsunfallverletzten überhaupt und zu 52,5% dabei verletzt. Es ist das auf 1% genau die gleiche Zahl wie in Frankreich. In Nordrhein-Westfalen wurden von 1953 bis 1959 an Zweiradfahrern aller Kategorien 12286 getötet und 415999 verletzt: ein Innerortsproblem von großer Bedeutung.

Ein anderes Sonderproblem sind die berufsgenossenschaftlich versicherten *Verkehrsunfälle auf dem Wege zur Arbeit* und zurück. Ich kenne keine Erhebung darüber; ich schätze aber den Innerortsanteil auf mindestens 80%.

Nur am Rande sei noch darauf hingewiesen, daß *in Stadtstaaten*, wie Hamburg, Bremen, West-Berlin, *alle Verkehrsverletzten* praktisch *100%* *Innerorts-Verletzte* sind.

Ich komme damit zur Nutzanwendung bezüglich der *Minderung der Innerortsgefahr im Straßenverkehr*.

Fürchten Sie nun bitte nicht, daß ich mich als Städte- und Straßenplaner aufspielen möchte. Ich beschränke mich auf drei unfallchirurgische Gesichtspunkte: Erstens die *Sichtbehinderung* und ihre Rückwirkungen auf die physiologische Reaktionszeit des Menschen.

Das Statistische Bundesamt hat bei 24486 Verkehrsunfällen mit Personenschaden eine Sondererhebung nach dem Ort des Unfalls durchgeführt. Von den Verkehrsverletzten kamen außerorts 12%, innerorts 88% aller Verletzten auf Straßenkreuzungen und Straßeneinmündungen.

Was wird hier nicht alles gesündigt, am meisten durch Sichtbehinderung! Darüber nur zwei Beispiele von meinem täglichen Weg zur Klinik.

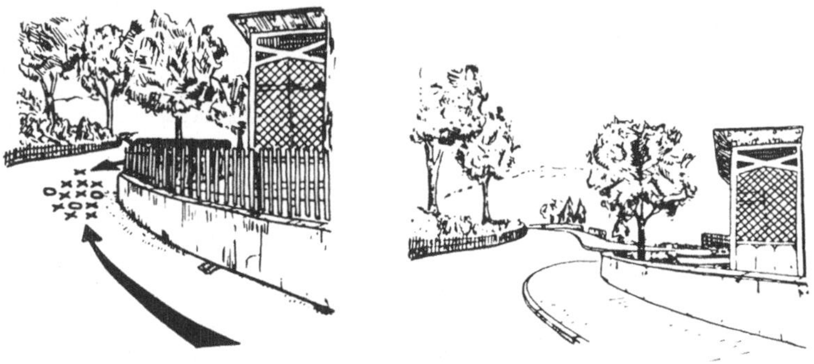

Abb. 9. Sichtverbesserung in unübersichtlicher Kurve nach Abtragung eines sichtbehindernden Zaunes (Schweiz)

Muß statt eines durchsichtigen Zaunes wirklich eine mannshohe Mauer jede Sicht versperren (ein entsprechendes Foto wird demonstriert), und müssen wirklich Fliederbüsche, Bäume, Mauern und sogar noch Taxis an

---

[1] Bericht des Ministeriums für Wirtschaft und Verkehr: Nordrhein-Westfalen — Verkehrsbeobachtung — vom Mai 1960.

der Straßenecke jeden Einblick in die Fahrbahn (Foto) unmöglich machen? Eine Gefahr ist um so geringer, je früher sie erkannt werden kann.
Da lobe ich mir die Schweiz mit ihrem Feldzug der Unfallverhütung
durch Sichtverbesserung. Hier zeige ich die Abtragung eines sichtver-
sperrenden Zaunes (Abb. 9) mit dem Erfolg, daß dort früher häufige
Verkehrsunfälle nachher völlig schwanden.

*Freie Sicht auf Bremsweglänge!* Das ist eine *Forderung aus rein ärztlicher
Sicht.* Die Technik kann noch so viel steigern, das Anzugsvermögen, die
PS, die Geschwindigkeit u. a. m.; was sie nicht steigern, und was sie nicht
verlängern kann, das ist die psychologische und physiologische *Reaktionszeit des Menschen,* die Zeit der sogenannten Schrecksekunde. Diese
*Schrecksekunde* hat eben nicht nur die Bedeutung, daß sie den eigentlichen Bremsweg mitverlängert, verkehrsmedizinisch noch wichtiger ist

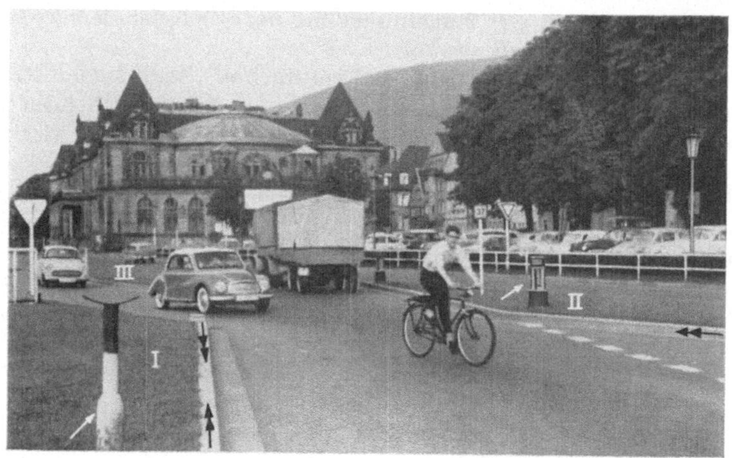

Abb. 10. Verkehrsraumverknappung durch drei große „Verkehrsinseln"
(I, II, III) mit sturzgefährdenden Lichtsäulen (Pfeile) und hohen Bord-
steinen (Dopelpfeile). Ausfallstraße

die Tatsache, daß das Kraftfahrzeug in dieser dann langen, langen Sekunde, je nach Geschwindigkeit, eine lange Wegstrecke noch völlig
unabgebremst dahinfliegt.

Möchte doch bald ein Gesetzentwurf kommen, der es Grundstücks-
besitzern zur *Auflage* macht, auf *Kreuzungen, Straßeneinmündungen* und
in *Kurven* die *Sicht auf die Bremsstrecke freizumachen,* wo nur immer es
möglich ist. Es wäre ja ein Doppeleffekt, der Verkehr würde zugleich ungefährlicher und zugleich flüssiger.

Und noch ein *zweites* verkehrsmedizinisches *Sonderproblem:* muß denn
wirklich mitten in der Fahrbahn (Abb. 10), der ja schon immer knappe
Verkehrsraum, wie hier im Bilde gezeigt, gleich durch drei übergroße
„Verkehrs-Inseln" noch weiter verknappt und zugleich auch noch die
Sturzgefahr für alle Zweiradfahrer durch die Lichtsäulen und durch die
hohen Bordsteine vergrößert werden?

Ganz schlimm ist drittens das — verkehrsmedizinisch gesehen — ganz unphysiologische Denken und *Straßenbauen in rechten Winkeln*. Stellen Sie sich bitte einmal einen Schwerverletzten mit sieben Knochenbrüchen im Krankenauto vor: Erster rechter Winkel an der Abfahrt von der Hauptstraße, dann der zweite, der dritte, der vierte und der fünfte rechte Winkel, statt daß direkt der Weg zum — Portal der Chirurgischen Klinik in Heidelberg führt. Baujahr 1938! Zeit der ersten großen Motorisierungswelle!!

Was wäre hier alles (Näheres bei FEUCHTINGER 1957, 1959) zu tun, wollte man der Physis der Fahrer Rechnung tragen: Umgehungsstraßen, Unterführungen, Überführungen, Abschrägung von Straßenecken, Abtragung von Böschungen, Beseitigung von Hecken, Mauern und Gebüschen, Sichtdurchbrüche an häuserflankierten Straßenecken oder größeren Bauwerken[1], Entmischung des Fahrbahnverkehrs durch den Bau von Rad- und Mopedwegen und vieles andere mehr. Man gäbe doch — experimenti causa — einer Stadt die Mittel, um an einem Testfall Remedur zu schaffen!

Nun ein Experiment großen Stils, ein *Innerorts-Experiment größten Stils* ist bereits gemacht: die *Wiedereinführung der Geschwindigkeitsbegrenzung in geschlossener Ortslage*.

Um unserer Gesellschaft willen und um ihrer Stellung willen zur Verkehrsmedizin darf ich doch vielleicht darauf hinweisen, daß unsere Gesellschaft die Forderung nach Geschwindigkeitsbegrenzung in geschlossener Ortslage immer wieder erhoben und sich immer wieder hinter die Forderung gestellt hat. 1955 hat es auf diesem Kongreß der Vorsitzende sogar gewagt, die Forderung nach der Geschwindigkeitsbegrenzung mit der recht riskanten *Vorhersage*[2] zu verknüpfen, die Zahl der Toten ginge erstmals wieder um mindestens 2000 zurück, wenn die Geschwindigkeitsbegrenzung wieder eingeführt würde.

Nun, das große Experiment ist heute klar übersehbar: im Jahr 1952/1953 ging die Zahl der Verkehrstoten mit der Aufhebung der Geschwindigkeitsbegrenzung ruckartig um 2254 in die Höhe, um in den folgenden Jahren auf gleicher, jährlich entsprechend dem Anstieg der Kraftfahrzeuge erhöhter Ebene, zu bleiben. Mit der Wiedereinführung der Geschwindigkeitsbegrenzung am 1. 9. 1957 ging die *Unfallursache „übermäßige Geschwindigkeit"* in Nordrhein-Westfalen z. B. bei Krafträdern um 28%, im Gesamtdurchschnitt um 11% zurück.

Die *Zahl der Getöteten und Verletzten* erfuhr im Bundesgebiet in zehn von zwölf Monaten eine *Abnahme* bis maximal 30%. Und nun das entscheidende *Gegenexperiment*: während die Verkehrsunfälle in geschlosse-

---

[1] Ein gutes Beispiel an einem Überführungsbauwerk (Sichtfreilegung und Anlage eines Fußweges findet sich bei BITZL (1957)).

[2] Hat man schon das Experiment mit der Aufhebung der Geschwindigkeitsbegrenzung gemacht, warum macht man nicht auch das Gegenexperiment mit einer *neuen Geschwindigkeitsbegrenzung*, wenigstens für ein Jahr! Dann allerdings unter rigoroser Überwachung und drakonischer Bestrafung bei Übertretung! Ich wage die *Vorhersage: Die Zahl der Toten, die für 1956 mit 13000 vorauszuberechnen ist, ginge erstmals wieder um mindestens 2000 zurück!*

ner Ortslage mit ihrer Geschwindigkeitsbegrenzung eine Abnahme erfuhren, gab es *in nichtgeschlossener Ortslage*, außerorts also, dort wo die Geschwindigkeit unbegrenzt blieb, weiterhin *die bisher gewohnte Zunahme*.

Und die *Gesamtbilanz* (Abb. 11): Ebenso wie mit der Freigabe der Geschwindigkeit 1952/53 die Zahl der Toten ruckartig in die Höhe ging,

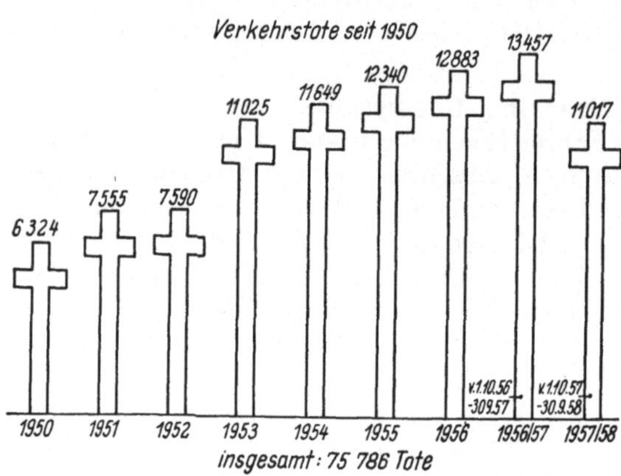


Abb. 11. Auswirkungen der Geschwindigkeitsbegrenzung (bis 9. 1. 1953), der Aufhebung derselben (9. 1. 1953 — einschl. 30. 9. 1957) und ihrer Wiedereinführung (ab 1. 10. 1957) hinsichtlich der Zahl der Verkehrstoten

ebenso ging sie mit der Wiedereinführung der Geschwindigkeitsbegrenzung ruckartig wieder zurück. Vergleicht man die zwölf Monate vorher, und die zwölf Monate nachher, so sind es im ersten Jahre *2440 Tote* und *über 50000 Verletzte weniger als im Jahre zuvor*.

Nun, die *Schlußfolgerungen* aus dem Gesagten sind einfach: Das Verkehrsunfallproblem ist, topographisch gesehen, zu drei Vierteln ein Innerorts-Problem. Die Innerorts-Geschwindigkeitsbegrenzung ist selbstverständlich kein Allheilmittel für alles und jedes. Sie hat sich aber als das beste und bisher einzige Mittel erwiesen, um die Verkehrsunfälle zahlenmäßig und wirksam zu senken. Es bleibt aber noch vieles, vieles zu tun übrig.

## *Tabellenanhang*

Die den Abbildungen 5 bis 8 zugrunde liegenden absoluten Zahlen der Bundesstatistik

Tabelle 2 zu Abb. 5. *90281 Verkehrsunfälle mit Personenschaden im 4. Vierteljahr 1959. Ursachen bei Kraftfahrzeugführern*

| Art der Ursache | insgesamt | innerorts | außerorts |
|---|---|---|---|
| Fehler beim Überholen oder Vorbeifahren .......... | 10 718 | 7 275 | 3 443 |
| Falsches Einbiegen oder Wenden .............. | 6 989 | 5 772 | 1 217 |
| Nichtbeachten d. Vorfahrt | 12 072 | 10 495 | 1 577 |
| Unachtsames Zurück-, Ein- oder Ausfahren ........ | 1 937 | 1 710 | 227 |
| Nichtbeachten d. Verkehrsregeln ............... | 1 275 | 1 157 | 118 |
| Unachtsames Öffnen d. Wagentür ........... | 669 | 652 | 17 |
| Insgesamt .............. | 90 281 | 60 889 | 29 392 |

Tabelle 3 zu Abb. 6. *An Straßenverkehrsunfällen beteiligte Verkehrsteilnehmer im 4. Vierteljahr 1959. Unfälle mit Personenschaden*

| Verkehrsteilnehmer | insgesamt | innerorts | außerorts |
|---|---|---|---|
| Krafträder u. Kraftroller .. | 20 942 | 15 287 = 73% | 5 655 = 27% |
| Pkw u. sonstige Kfz ...... | 72 674 | 50 349 = 69% | 22 325 = 31% |
| Kraftfahrzeuge zusammen | 93 616 | 65 636 = 70% | 27 980 = 30% |
| Schienenfahrzeuge ....... | 1 338 | 1 260 = 94% | 78 = 6% |
| Mopeds ................ | 17 053 | 13 385 = 78% | 3 668 = 22% |
| Fahrräder .............. | 14 262 | 11 841 = 83% | 2 421 = 17% |
| Fußgänger ............. | 21 459 | 18 566 = 86% | 2 893 = 14% |
| Fuhrwerke, Tiere usw. ... | 2 167 | 1 240 = 57% | 927 = 43% |
| insgesamt .............. | 149 895 | 111 930 = 75% | 37 965 = 25% |

Tabelle 4 zu Abb. 7. *Bei Straßenverkehrsunfällen im 4. Vierteljahr 1959 getötete und verletzte Personen*

| Unfallopfer | Insgesamt | innerorts | außerorts |
|---|---|---|---|
| Getötete ............... | 3 951 | 2 021 = 51,1% | 1 930 = 48,9% |
| Schwerverletzte ........ | 35 523 | 22 781 = 64,2% | 12 742 = 35,9% |
| Leichtverletzte ......... | 65 443 | 47 271 = 72,2% | 18 172 = 28,8% |

Tabelle 5 zu Abb. 8. *Bei Straßenverkehrsunfällen im 4. Vierteljahr 1959 getötete und verletzte Personen*

| Verkehrsbeteiligte | | getötet | schwer verletzt | leicht verletzt |
|---|---|---|---|---|
| Kraftfahrer und Mitfahrer | innerorts | 280 | 4 455 | 9 850 |
| | außerorts | 420 | 2 765 | 2 939 |
| | insgesamt | 700 | 7 220 | 12 789 |
| Autofahrer und Mitfahrer | innerorts | 230 | 3 733 | 11 265 |
| | außerorts | 653 | 5 635 | 9 854 |
| | insgesamt | 883 | 9 368 | 21 119 |
| Sonstige Kfz | innerorts | 52 | 476 | 1 601 |
| | außerorts | 129 | 2 174 | 1 346 |
| | insgesamt | 181 | 2 650 | 2 947 |
| Mopeds | innerorts | 209 | 3 789 | 7 697 |
| | außerorts | 176 | 1 563 | 1 655 |
| | insgesamt | 385 | 5 352 | 9 352 |
| Fahrräder | innerorts | 210 | 2 986 | 6 919 |
| | außerorts | 170 | 884 | 1 097 |
| | insgesamt | 380 | 3 870 | 8 016 |
| Fußgänger | innerorts | 1 014 | 7 130 | 9 353 |
| | außerorts | 369 | 1 139 | 1 137 |
| | insgesamt | 1 378 | 8 269 | 10 490 |
| Insgesamt (einschl. sonstigen) | innerorts | 2 021 | 22 781 | 47 271 |
| | außerorts | 1 930 | 12 742 | 18 172 |
| | insgesamt | 3 951 | 35 523 | 65 443 |

**Literatur.** a) Arbeiten des Verfassers zum Problem der Straßenverkehrsunfälle.

Bauer, K. H.: Langenbecks Arch. klin. Chir. **276**, 280 (1953) u. **279**, 141 (1954). — Fortschritte der Chirurgie und ihre Bedeutung für die Unfallheilkunde. Unfallchir. Tagung d. Landesverbandes Hessen-Mittelrhein d. gewerbl. Berufsgenossensch. Mainz. Frankfurt/M. 21/22. 11. 1953. — Über Verkehrsunfälle im Rahmen des berufsgenossenschaftlichen Heilverfahrens. Unfallchir. Tagung d. Landesverbandes Südwest der Berufsgenossensch. Heidelberg S. 105 (1955). — Hefte Unfallheilk. H. 52, 160 (1955); H. 55, 2 (1957) u. H. 56, 9 (1957). — Verkehr fordert Tote und Verletzte. In: Die Bedrohung unserer Gesundheit. Kröners Taschenausgabe Bd. 245, S. 73. Stuttgart: Kröner 1956. — CIBA-Symposium **5**, 148 (1957) [Aufsatz erschien zugleich übersetzt ins Französische, Englische, Spanische, Portugiesische und Italienische. Die holländische Übersetzung erschien in Het Redding Wezen **48**, 96 (1959)]. — Ärztl. Fortbildung **1958**, 6. — Mkurse ärztl. Fortbildg. **1958**, 1. — Verkehrsmedizin und Unfallchirurgie (zur. mit E. Gögler) in „Fischer Lexikon" Medizin 3. S. 292. Frankfurt/M.: S. Fischer 1959. — Informationssitzung d. Ausschusses f. Verkehr, Post- und Fernmeldewesen d. Deutsch. Bundestages 24. 3. 1960, Protokoll S. 17, 60, 62 u. 100.

b) Einschlägige Arbeiten aus der Chirurgischen Universitätsklinik Heidelberg.

Ander, A., u. N. Mach: Neuere Ergebn. 1955. Verkehrsentwicklung, Verkehrsstruktur u. Straßenverkehrsunfälle **50**, 15 u. 50 (1959). — Bitzl, F.: Straßenverkehrstechnik **1**, 67 (1957). — Büttner, G.: Die Verletzungen der Autoinsassen — ihre Entstehung und Verhütung. Forschungsberichte d. Landes Nordrhein-Westfalen: Kultusmin. Köln und Opladen: Westdtsch. Verlag. — Feuchtinger, M. E.: „Schiene und Straße" **1959**, 135. — Int. Arch. Verkehrswesen **12**, 3 (1957). — Gögler, E., u. H. Laqua: Langenbecks Arch. klin. Chir. **275**, 477 (1953). — Gögler, E.: Welche Auswirkungen hatte die Aufhebung von Geschwindigkeitsbegrenzungen auf Art und Schwere d. Verletzungen d. stat. behandelten Verkehrsunfälle? Bericht üb. d. Jahre 1952—1955. Verkehrswissenschaftl. Veröffentl. d. Ministeriums Nordrhein-Westfalen. — Fahrgeschwindigkeit und Verkehrssicherheit **1957**, H. 36. — Hartmann, H.: Langenbecks Arch. klin. Chir. **282**, 43 (1955). — Mikat, B.: Hefte Unfallheilk. H. 44, 107 (1953). — Minister f. Wirtschaft und Verkehr d. Landes Nordrhein-Westfalen: Die Verkehrsentwicklung des Landes Nordrhein-Westfalen im Vergl. m. d. Bundesgebiet Nr. 41 u. Nr. 44 (1959). — Darst. über Auswirkung d. allg. Geschwindigkeitsbegrenzung in geschl. Ortslage. Sonderheft 1959. — Ramseyer, A.: Auswertung der Straßenverkehrs-Unfallstatistik als Hilfsmittel zur Erzielung techn. Verkehrsverbesserungen. Herausg.: Sektion Basel Touring-Club Schweiz (1954). — Sell, G.: Unfälle des täglichen Lebens, der Arbeit, beim Sport und durch Gewalttätigkeiten 1952—1956. Dissertation 1960. — Spohn, K.: Über Zweihöhlenverletzungen. 6. Unfalltagung des Verb. d. Südwestdtsch. Berufsgenossensch. Ludwigshafen 9. 3. 1956. — Chirurgische Probleme bei Verkehrsunfällen des Kindes und der Jugendlichen. Jahrbuch d. Dtsch. Vereinigung zur Förderung der Körperbehinderten. S. 79, 1958. — Med. Sachverständige **1/2**, 42 (1958). — Statistisches Bundesamt Wiesbaden: Der Verkehr in der Bundesrepublik Deutschland, Reihe 6, 1957, 1958 u. 1959. — Vollmar, J.: Langenbecks Arch. klin. Chir. **286**, 54 (1957). — Vollmar, J., u. St. Wachtler: Langenbecks Arch. klin. Chir. **283**, 208 (1956).

E. Friedhoff, Köln: **Ursachen und Verhütungsmöglichkeiten von Verkehrsunfällen.** (Mit 9 Abb.)

Seit vielen Jahren haben wir uns bemüht, durch eine verbesserte Erstversorgung Verkehrsverletzter am Unfallort und beim Transport die außerordentlich große Zahl der Verkehrsopfer zu senken. Dem Unfall oder der Verletzung vorbeugen, ist aber besser als heilen. Vielgestaltig sind diese Bemühungen von allen Seiten. Die Erfolge solcher Untersuchungen und ähnlicher Bestrebungen liegen in den Vereinigten Staaten klar auf der Hand. Dank einer breiten Unfallursachenforschung durch die Automobilindustrie, Universitäten, militärischen Streitkräfte, Versicherungsgesellschaften mit Unterstützung zahlreicher Verbände und Vereinigungen, besonders aber durch den nationalen Sicherheitsrat, ist es gelungen, dort die Zahl der Verkehrstoten und -verletzten in erträglichen Grenzen zu halten. Während die Zahl der Todesopfer durch Kraftfahrzeugunfälle in den USA von 1950 bis 1954 nur um 4% anstieg, bei einer gleichzeitigen Zunahme des Kraftfahrzeugbestandes um 22%, war die Entwicklung bei uns wesentlich ungünstiger: Sowohl die Zahl der Verkehrstoten wie die der Kraftwagen stieg um 110%.

Trotzdem ist die Zahl der Verkehrsopfer im letzten halben Jahrhundert des Automobils in Amerika größer als die aller Toten des Revolutionskrieges von 1812, der Bürgerkriege, der verschiedenen Indianer- und Mexikanerkriege, des spanisch-amerikanischen Krieges, ja sogar des ersten und zweiten Weltkrieges und des Korea-Krieges. Dieser Blick nach den USA zeigt uns mit gewissen Einschränkungen unsere Verkehrszukunft.

Das Studium der dortigen Verhältnisse und der Abb. 1 läßt vermuten bzw. beweist, daß der Hauptanteil der Verkehrsopfer auch bei uns in den kommenden Jahren unter den Kraftfahrzeuginsassen zu finden sein wird. Die einzelnen Säulen lassen den prozentualen Anteil

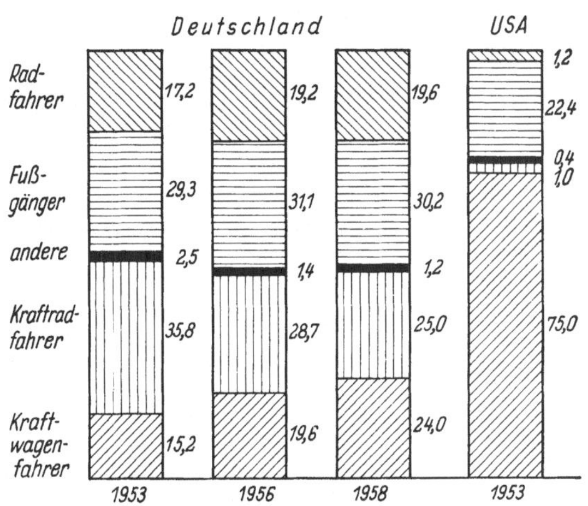


Abb. 1. Anteil der Verkehrsteilnehmer in vH
an der Gesamtzahl der Verkehrstoten

der Verkehrsteilnehmer an der Gesamtzahl der Verkehrstoten in der Bundesrepublik in den Jahren 1953, 1956, 1958 und in den USA 1953 erkennen.

Noch augenscheinlicher überzeugen die Kurven (Abb. 2 u. 3), die die Zunahme der Verkehrstoten bzw. -verletzten unter den einzelnen Verkehrsteilnehmern wiedergeben. Von Jahr zu Jahr steigt die Zahl der Verkehrsopfer unter den Kraftwagenfahrern. Entsprechend dieser Erkenntnis haben wir eingehende Untersuchungen über die Entstehung und Verhütung von Autoinsassenverletzungen angestellt und dabei 500 Kraftfahrzeugunfälle im Stadtgebiet von Köln, bei denen insgesamt 840 Autoinsassen verletzt bzw. getötet wurden, ausgewertet. Entscheidend für den Wert dieser Ergebnisse ist die Durchführung der Untersuchungen durch eine Person, vorwiegend am Unfallort, unter Berücksichtigung aller Unfallfaktoren, wie Anprallrichtung, Geschwindigkeit, Straßenverhältnisse, Witterung, Besetzung des Fahrzeuges und schließlich die ärztliche Beurteilung der Todesursachen und Verletzungen.

Die Vielzahl ähnlicher Untersuchungen in der ganzen Welt hat den Nachteil, daß sie entweder aus der Perspektive der Klinik oder des nicht medizinischen Verkehrsexperten angestellt wurden. Oft handelt es sich dabei um ausgesuchtes Material einzelner Fachrichtungen, wie Neurochirurgie, kosmetische Chirurgie oder um bestimmte Personengruppen von Versicherungseinrichtungen. Voran müssen wir immer wieder die überzeugende Feststellung betonen, daß bei ähnlichen Unfallverhältnissen, insbesondere bei gleicher Anprallrichtung, die Insassen auf gleichen Sitzplätzen ganz ähnliche Verletzungen erleiden, so daß wir von *typischen Autoinsassen-Verletzungen* sprechen müssen. Bestimmend für die Art von *Verletzungsgruppen* ist die *Anprallrichtung*.

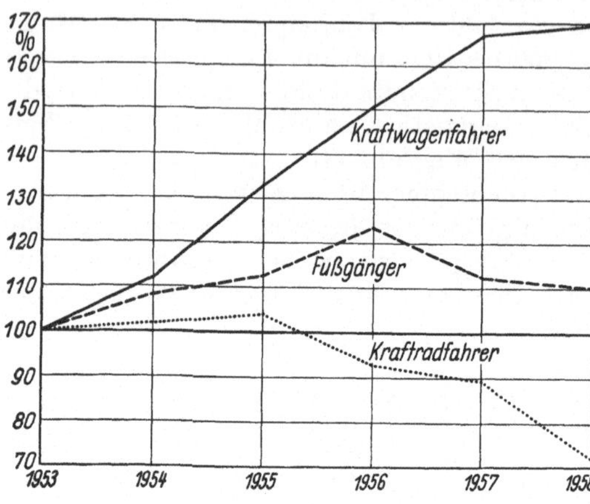


Abb. 2. Getötete Verkehrsteilnehmer

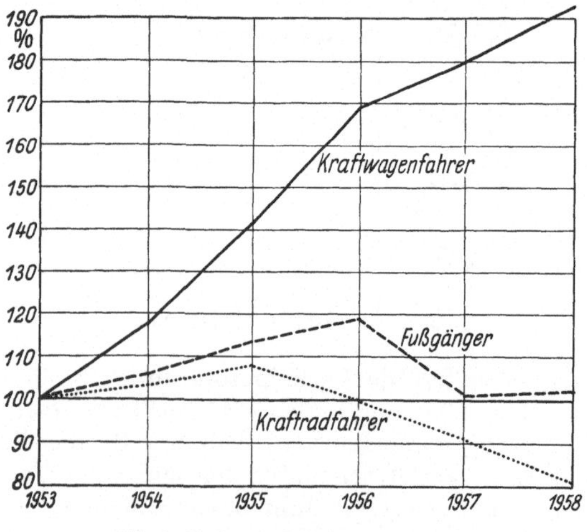


Abb. 3. Verletzte Verkehrsteilnehmer

Bei frontalem Anprall wurden vorwiegend der Schädel, die Kniegelenke und beim Fahrzeuglenker der Thorax betroffen. Allein 240 Insassen erlitten Schädelverletzungen und Gehirnerschütterungen, die durch Anprall gegen die obere Einfassung der Windschutzscheibe sowie die dort angebrachten Vorrichtungen entstanden sind. Dieser Mann zog sich eine an typischer Stelle lokalisierte Verletzung am Schaltknopf zu. Starre Rückspiegelhalter, scharfkantige Einfassungen müssen selbst bei leichtem Anprall zu Verletzungen führen. Eine typische Verletzung, die durch Aufschlag gegen den oberen Rand des Lenkrades zustande kommt und daher nur den Fahrer betrifft, fanden wir 62mal im Bereiche der Nase und des Kiefers.

Bei größerer Geschwindigkeit treten die bekannten schweren Thoraxverletzungen mit Frakturen des Brustbeines auf (Abb. 4 u. 5). Der bisher

unzweckmäßigen Lenk-
säulenkonstruktion
müssen wir diese oft
schweren und tödlichen
Verletzungen zuschrei-
ben. 135 der 848 ver-
letzten Autoinsassen,
also fast 16%, erlitten
insgesamt 220 Verlet-
zungen durch Lenk-
räder (Abb. 6). Eine
bereits 1927 beschrie-
bene charakteristische
Verletzung (Abb. 7 u. 8)
fanden wir 186 mal im
Bereiche der Kniege-
lenke, die durch Kolli-
sion an dem oft scharf-
kantigen und harten
Armaturenbrett zustande kommt. Entsprechend dem Verletzungsmechanis-
mus werden nicht selten die Hüft-
gelenke beschädigt. Unter den letzten
18 Hüftgelenkluxationen, die in unserer
Klinik behandelt wurden, waren 16
durch Verkehrsunfälle verursacht.

Der seitliche Anprall am Fahrzeug
führte bei 226 Insassen zu Verletzungen. In diesen Fällen kam es in erster
Linie durch Stoß gegen die Seiten-
wände, ihre vorspringenden Teile,
durch Anprall gegen den Rückspiegel
und schließlich durch Herausfallen zu
Verletzungen, vorwiegend am Kopf,
den Armen und Schultergürtel sowie
zu Frakturen der Rippen nahe der
Wirbelsäule und zu vorderen Becken-
ringbrüchen. Diese und ähnliche Teile
scheinen geradzu geschaffen, den Autoinsassen zu verletzen. (Ursache einer
schweren Wangenverletzung.)

Der Anprall von hinten führt kaum
zu schweren Verletzungen, da ja auch
nur selten die eigene Bewegung des
Fahrzeuges die Wucht des Anpralles
vergrößert, sondern in den meisten
Fällen eher herabsetzt. Eine typische
Verletzung im Bereich der Halswirbel-

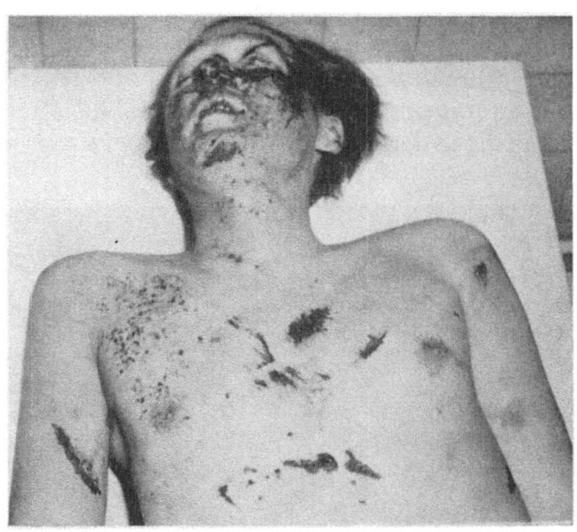

Abb. 4. Typische Lenkradverletzung

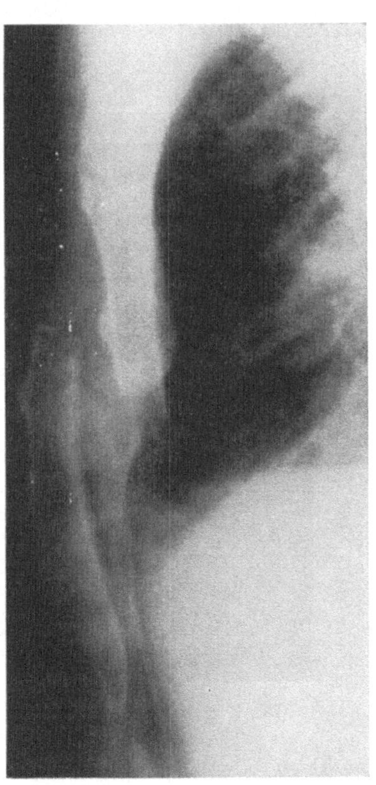

Abb. 5. Brustbeinfraktur durch Anprall
gegen die Lenksäule

säule wird als Peitschenschnur- oder Schleuderverletzung bezeichnet und kommt durch die Hyperextension und Hyperflexion der Halswirbelsäule beim Anprall von hinten zustande.

Dies war nur ein skizzenhafter Einblick in unsere Untersuchunsergebnisse, die in der Monographie von Hoffmann und Berkenkopf ausführlicher dargelegt sind. Wenn wir nun die typischen Autoinsassen - Verletzungen näher betrachten, bieten sich die Maßnahmen zu ihrer Vermeidung in verschiedenen Richtungen an. Da die Verletzungen bis auf wenige Ausnahmen durch Anprall des Insassen gegen Innenteile des Wagens entstehen, gilt es, diesen Anprall zu verhüten, zu ver-

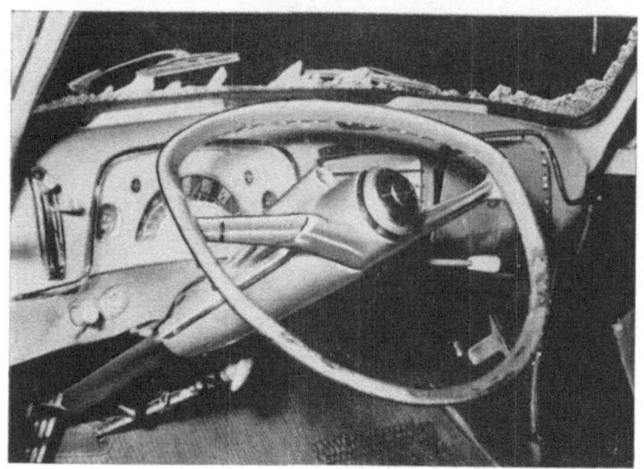

Abb. 6. Zu typischen Verletzungen führende Lenksäulenkonstruktion

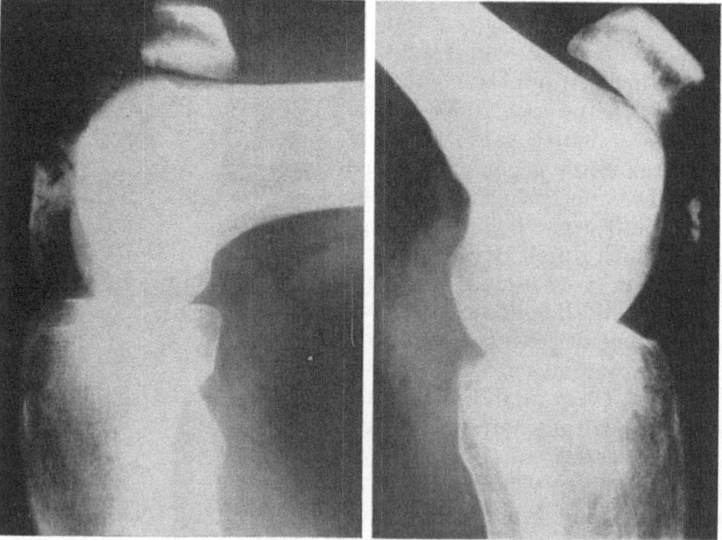

Abk. 7. Kniescheibenbruch beiderseits durch Anprall gegen das Armaturenbrett

mindern oder ungefährlicher zu gestalten. Erste Voraussetzung ist die Beseitigung aller stark vorspringenden Konstruktionsteile und Vermeidung scharfer Kanten. An bevorzugten Anprallflächen sollten geeignete Polsterungen angebracht werden. Die von der Autoindustrie bereits eingebauten Sicherheitsvorrichtungen müssen entsprechend unseren Untersuchungsergebnissen gefördert werden. Das Aufspringen der Türen beim Zusammenstoß oder Überschlagen eines Wagens muß verhindert werden, damit der Insasse nicht herausgeschleudert werden

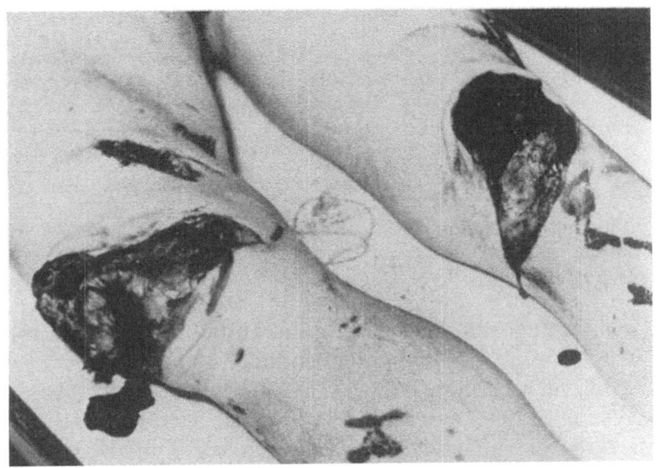

Abb. 8. Offene Kniegelenksverletzung durch Anprall gegen das Armaturenbrett

kann. Wie erfolgreich sich die Bemühungen um die Vermeidung von Verletzungen ausgewirkt haben, machen die Windschutzscheiben mit ihren verschiedenen Sicherheitsglasarten deutlich. Unter den 500 Fahrzeugen wurde trotz gesetzlichen Verbotes bei einem alten Pkw, Baujahr 1938, dieses lebensgefährliche Tafelglas gefunden. Beide Sicherheitsglasarten, das einschichtige und das mehrschichtige Glas haben ihre kleinen Vor- und Nachteile; beide jedoch vermeiden nach unseren Feststellungen schwere und ernste Verletzungen.

Zum Schluß möchte ich auf die große Bedeutung der Sicherheitsgurtes hinweisen. Die weitaus wich-

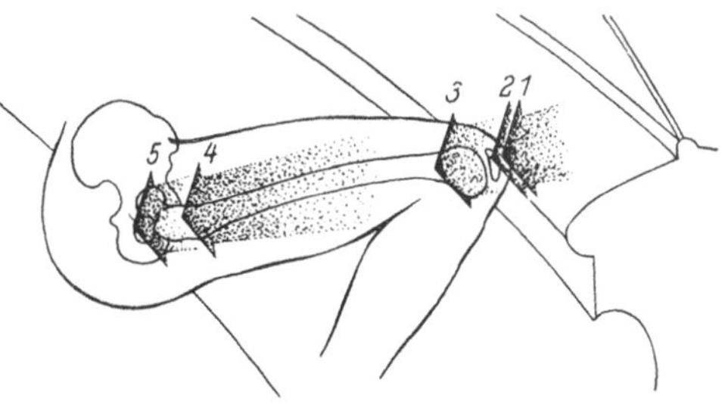

Abb. 9. Unfallmechanismus der typischen Armaturenbrettverletzung im Bereich des Knie- und Hüftgelenkes. *1* bis *5* zeigen durch Verformung der Weichteile die Minderung der Gewalteinwirkung an

tigste Aufgabe besteht darin, den Körper in der Weise zurückzuhalten, daß lebenswichtige Körperpartien vor einem starken, verletzenden Anprall bewahrt werden, ferner, daß der Insasse nicht aus dem Fahrzeug geschleudert wird. Durch einen Gurt behält der Fahrer seine rechte Sitzhaltung, bleibt bei einem Anprall Herr über seinen Wagen. Der Kopf

kann nicht nach vorn geschleudert werden. Die drohende Gehirn-
erschütterung und Bewußtlosigkeit bleibt aus.

Ebenso wird der Insasse beim Überschlagen eines Wagens vor schweren
Verletzungen bewahrt. Die Vielzahl der oft an den Haaren herbeigezoge-
nen Gegenargumente fällt gegenüber den Vorteilen nicht ins Gewicht.

Genauere Rückschlüsse läßt eine Arbeit der Cornell-Forschungsgruppe
zu, in der 81 Unfälle von Sitzgurtträgern mit 81 Unfällen verglichen

*Vergleich der Verletzungen bei 81 Unfällen mit Sicherheitsgurten
und 81 Unfällen, bei denen die Insassen nicht durch Gurte
zurückgehalten wurden*

| Schwere der Verletzungen | Häufigkeit der Verletzungen bei Insassen | |
|---|---|---|
| | mit Sicherheitsgurt | ohne Sicherheitsgurt |
| Alle Schweregrade ..... | 29,9 % | 75,5 % |
| Mäßig bis tödlich ...... | 9,2 % | 23,0 % |
| Gefährlich bis tödlich ... | 1,0 % | 3,6 % |

werden, bei denen alle Faktoren, die Unfallart, Hauptanprallstelle,
Hauptkraftrichtung, Aufprallgeschwindigkeit, Häufigkeit des Türöff-
nens, Zahl der verwickelten Wagen, Wagengewicht, Typ und Baujahr des
Wagens, Sitzplatz der Insassen gleich waren. Der Unterschied bestand
nur darin, daß bei 81 Unfällen die Insassen angeschnallt waren, bei den
anderen 81 nicht. Ein Vergleich der Häufigkeit verschieden schwerer
Verletzungen zeigt deutlich, daß die Insassen mit Sicherheitsgurten mehr
geschützt sind. Welcher Gurt die größten Vor- und kleinsten Nachteile
mit sich bringt, ist noch in der Diskussion. Daß der Sicherheitsgurt in
hervorragendem Maße schwere Verletzungen oder gar den Tod vermeiden
hilft, steht außer Zweifel.

H. Klein, Heidelberg: **Auswirkung versteifter Wirbelsäulen auf die
Folgen von Verkehrsunfällen.**

Die Verletzungen durch Straßenverkehrsunfälle wurden lange Zeit,
von einigen mehr kasuistischen Untersuchungen abgesehen (Gross 1933),
als unaufklärbar betrachtet. Eine Analyse der bei ihrer Entstehung mit-
wirkenden einzelnen Faktoren erschien kaum lohnend (Kirschner 1938).
Erst in den letzten Jahren setzte fast ausschließlich durch K. H. Bauer
und Mitarb. (Gögler u. Laqua 1953, Vollmar 1957), auch durch Lob
(1960), eine mehr systematische Aufklärung ein. Die verschiedenartigen,
nicht nur besonders auffälligen Verletzungen aus dem Straßenverkehr
wurden nach ihrer Entstehung unter Berücksichtigung der beim Unfall
beteiligten Fahrzeuge geprüft, aus typisch angesehenen Verletzungen der
Fußgänger wurden Rückschlüsse auf die Kollision mit Fahrzeugen gezogen. Dabei ergaben sich diagnostische Gesichtspunkte, Grundlagen für
Rekonstruktion von Unfällen, wichtige Hinweise für den Fahrzeugbau.
Die Analyse dieser Verletzungen war beherrscht durch die Aufklärung
äußerer meist mechanischer Faktoren. Die inneren Bedingungen, min-

destens mitbeteiligt an Lokalisation und Form der Verletzungen, konnten weniger erfaßt werden. Wenn auch die bei der Übertragung kinetischer Energie wirksamen Kräfte für die Entstehung der Verletzungen entscheidender sind, können besondere meist krankhafte Eigenheiten des getroffenen Körpers bei der Analyse der Verletzungen nicht unberücksichtigt bleiben.

Zwischen 1948 und 1958 konnten 1046 Todesfälle aus dem Straßenverkehr eingehender nach verschiedenen Gesichtspunkten (in der Hauptsache: Rekonstruktion von Unfällen) untersucht werden. Die Mitwirkung innerer Bedingungen an Lokalisation, Form und Schweregrad der Verletzungen war deutlich zu erkennen. Durch einige Beobachtungen aufmerksam geworden (Beispiel: Wirbel- und Brustbeinbruch bei geringfügigem Anprall auf vorausfahrenden Wagen, Fahrer mit Spondylosis deformans der Lendenwirbelsäule) wurden versteifte Wirbelsäulen besonders beachtet. Es soll hier — um nicht zu ausführlich zu werden — kurz gesagt werden, daß mit dieser Einteilung („versteifte Wirbelsäule") eine nosologische Diagnose vermieden werden sollte, um eine möglichst weite Erfassung aller Wirbelsäulenveränderungen mit Bewegungseinschränkung über mindestens drei Wirbelkörper zu erreichen.

Es ist eigentlich nicht erstaunlich, daß versteifte Wirbelsäulen unter den 1046 Todesfällen häufig gesehen wurden, da der Anteil meist älterer Fußgänger besonders groß ist. Wenn die Todesfälle unter Berücksichtigung der beteiligten Fahrzeuge eingeteilt werden, ist bei annähernd gleicher Beteiligung von Kraftrad und Personenwagen die Zahl der tödlich verletzten Kradfahrer doppelt so groß wie die der Autofahrer. Noch ungünstiger steht es, wenn es überhaupt zum Unfall kommt, um den Radfahrer. Die große Zahl der tödlich verletzten Fußgänger unter den untersuchten 1046 Fällen entspricht der Fußgängerzahl unter 8791 Unfalltoten der Bundesstatistik (1957). Der bisher wenig beachtete Zusammenhang zwischen Lebensalter und Verkehrsunfall ist aufschlußreich und sollte eingehender, wie bei LANGEN (1960), bei verkehrsmedizinischen Untersuchungen mitberücksichtigt werden. Der Anteil tödlich verletzter Kradfahrer bei 8791 Todesfällen beträgt 3976, der Fußgänger 3665; auf das 20. Lebensjahr fallen davon 41,0% Kradfahrer, Fußgänger zwischen dem 40. und 70. Lebensjahr stellen 61,9%, Kradfahrer zwischen dem 20. und 40. Lebensjahr: 75%. Die Gründe, weshalb Kradfahrer überwiegen, sind bekannt, bemerkenswert ist, daß offensichtlich der ältere Fußgänger ebenso bedroht ist. Der ältere Mensch (nicht der alte; das 65. Lebensjahr stellt den größten Anteil: 39,8%) ist anscheinend den Situationen des Straßenverkehrs nicht mehr ausreichend anpaßbar, bei gleichartigen äußeren Bedingungen ist er besonders gefährdet. Auf die hohe Gefährdung der Fußgänger hat DETTLING (1951) ebenfalls ausdrücklich hingewiesen, auf ihre oft schweren Verletzungen, allerdings ohne hierfür nähere Gründe anzugeben. Die Verletzungen der Fußgänger sind, oft bei geringfügig erscheinenden Unfällen, schwerer, als aus der Unfallsituation zu erwarten und aus den äußeren Verletzungen zu schließen ist. Hierfür gibt es sicher vielfache Gründe. Zu ihnen gehören, wenigstens auf Grund der Untersuchungen an 1046 Unfalltoten, versteifte Wirbelsäulen. Über die

Auswirkung versteifter Wirbelsäulen auf die Verletzungen im Straßenverkehr liegen bisher kaum Angaben vor. Hier kann zunächst unterschieden werden zwischen den Verletzungen der Wirbelsäule und den Folgen einer versteiften Wirbelsäule auf Lokalisation, Form und Schweregrad der Körperverletzungen. Nach Verkehrsunfällen betragen die Wirbelsäulenverletzungen auf Grund chirurgischer Diagnosen bei Autofahrern 8,0%, bei Kradfahrern 1,8%, bei Radfahrern 3,2%, bei Fußgängern sollen sie 2,8% betragen (Lob 1960). Auf Grund umfassender Unterlagen — meist Sektionen — kommt Zanaldi bei im Straßenverkehr verletzten Fußgängern auf 7,3%. Nach Moritz (1954) war die Häufigkeit bei 2000 Wirbelbrüchen folgende: 2. Halswirbel 5%; 5. und 6. Halswirbel 25%; 12. Brust- und 1. Lendenwirbel 25%. Der 12. Brust- und der 1. und 2. Lendenwirbel sind mit annähernd 70 bis 75%, sofern noch andere Untersuchungen miteinbezogen werden, beteiligt. Die häufigste Ursache versteifter Wirbelsäulen ist die Spondylosis deformans. Wenn für den älteren Menschen Zahlen zwischen 36,3 bis 71,8% genannt werden, wäre zu bedenken, daß hier wohl alle, auch die leichteren Formen, sofern sie nur diagnostisch erfaßt werden konnten, zusammengefaßt sind. Zwischen der Häufigkeit der Wirbelbrüche, den bevorzugten Bruchbezirken und der Lokalisation der Spondylosis deformans besteht eine unverkennbare Beziehung. Wenn Zerreißungen im Atlanto-Occipitalgelenk als Beispiel für eine dorsoventrale Stoßrichtung gegen den Rumpf bei hoher Geschwindigkeit oder Kompressionsfrakturen der Brust- und Lendenwirbelsäule beim Überfahren in Bauchlage angesehen werden als typische Verletzungen, muß festgestellt werden, daß bei versteiften Wirbelsäulen weniger typische, sondern Brüche vorwiegend oberhalb der versteiften Wirbelkörperreihe vorkommen. Dadurch ergibt sich eine gewisse Verschiebung in den Prädilektionsstellen. Die häufigsten Brüche des Fußgängers mit versteifter Wirbelsäule wurden festgestellt zwischen dem 3. und 5. Halswirbel, dem 5. und 7. Brustwirbel, dem 10. Brust- und 1. Lendenwirbel. Zwischen Lokalisation und Ausdehnung der Wirbelsäulenversteifung und den bevorzugten Bruchstellen derartig versteifter Wirbelsäulen ergibt sich, fast als Regel, daß die Brüche ober- und unterhalb der versteiften Brustwirbelsäule mit größerer Häufigkeit auftreten, dagegen nur oberhalb der Lendenwirbelsäule, während innerhalb der versteiften Bezirke selbst seltener Brüche gesehen wurden. Eine der Ursachen, weshalb diese Unterschiede, wenigstens in den eigenen Beobachtungen, deutlich werden, mag darin gesehen werden, daß die meisten der untersuchten Fußgänger Anstoßverletzungen aufwiesen, der Körper demnach zunächst geschleudert wurde, wobei die mangelnde Elastizität der Wirbelsäule verhängnisvoll sich auswirken mußte.

Die direkten Verletzungen — auch einer versteiften — Wirbelsäule sind aber weniger bedeutsam als die Auswirkung versteifter Wirbelsäulen auf die Körperverletzungen überhaupt.

Die schweren Verletzungen bei versteifter Wirbelsäule lassen sich erkennen bei 578 Fällen, die nach Unfallart, Einfach- und Mehrfachverletzungen, Zeitpunkt des Todeseintritts und auf Grund der Sektionsergebnisse, überprüft werden konnten. Die Einfachverletzungen betragen

49,1%, die Mehrfachverletzungen 50,9%. Die Ein- und Mehrfachverletzungen würden, auf die Gesamtzahl bezogen, fast sich gleichmäßig verteilen. Nach der Unfallart jedoch ergibt sich bei den Fußgängern, daß Mehrfachverletzungen um so mehr überwiegen, je älter der Fußgänger ist. Bei den Einfachverletzungen überwiegen die des Kopfes, von 312 betrafen 207 den Kopf, 10 die Wirbelsäule, 40 die Brust, 16 den Bauch, 12 das Becken, 8 die oberen, 19 die unteren Gliedmaßen. Die Aufteilung von 236 Mehrfachverletzungen ergibt 172 Verletzungen des Kopfes, 152 der Brust, 51 des Beckens und 62 der unteren Gliedmaßen. Die Beteiligung der Wirbelsäule beträgt bei Einfachverletzungen 3%. Der Anteil versteifter Wirbelsäulen bei Einfachverletzungen beträgt 15%, bei Mehrfachverletzungen 45%. Wenn unter den Mehrfachverletzungen die herausgezogen werden, bei denen gleichzeitig schwere Brust- und Bauchverletzungen bestanden, waren versteifte Wirbelsäulen in 65% dieser Fälle nachweisbar.

Obwohl aus diesen Zahlen festgestellt werden kann, daß die Verletzungen um so schwerer sind — vor allem beim Fußgänger nach einer Kollision mit einem Fahrzeug — je ausgedehnter die Wirbelsäule versteift ist, sprechen die Zahlen weniger eindrucksvoll als der einzelne Fall, bei dem, oft nach geringfügigem Unfall, schwere tödliche Verletzungen entstehen. Welche Konsequenzen aus der Tatsache, daß der ältere Fußgänger besonders gefährdet ist, gezogen werden sollen, kann nicht erörtert werden. Wohl hat K. H. BAUER recht, wenn er sagt, dem älteren Fußgänger könne die Straße nicht verboten werden. Es wäre aber wohl doch zu überlegen, ob die Straßenverhältnisse nicht so gestaltet werden könnten, daß auch der ältere Fußgänger den kritischen Situationen des Straßenverkehrs sich besser anpassen könnte.

**Literatur.** BAUER, K. H.: Bericht Unfalltagung Frankfurt/M·, S. 12. 1954. — Langenbecks Arch. klin. Chir. **279**, 141—166 (1954). — BREITENECKER, L.: Wien med. Wschr. **109**, 861—863 (1959). — DETTLING, J., S. SCHÖNBERG u. F. SCHWARZ: Lehrbuch der gerichtlichen Medizin, Basel: Karger 1951. — GÖGLER, E., u. H. LAQUA: Langenbecks Arch. klin. Chir. **275**, 477—518 (1953). — GRUBER, G. B.: In KAUFMANN, Lehrbuch der speziellen Anatomie, 9. u. 10. Aufl., S. 1280—1282, Berlin: W. de Gruyter 1938. — JUNGHANNS, H.: Wirbelsäule. In H. BÜRKLE DE LA CAMP und P. ROSTOCK, Handbuch der gesamten Unfallheilkunde, II. Bd., S. 520—564, Stuttgart: G. Thieme 1955. — LANGEN, D.: Med. Klinik **55**, 899—905 (1960). — LAVES, W., F. BITZEL u. E. BERGER: Der Straßenverkehrsunfall. Ursachen, Aufklärung, Beurteilung. Stuttgart: F. Enke 1956. — LOB, A.: Med. Klinik **55**, 875—890 (1960). — MORITZ, A. R.: The Pathology of Trauma. Philadelphia: Lea u. Febiger 1954. — PÜSCHEL, A.: Arch. Klin. Chir. **143**, 78 (1926). — RUGE, E.: Hefte Unfallheilk. H. 18 (1934). — Verkehrsentwicklung, Verkehrsstruktur und Straßenverkehrsunfälle (1955 —1957), Statistik Baden-Württemberg, Bd. 50 (1959). — VOLLMAR, J.: Langenbecks Arch. klin. Chir. **286**, 54—90 (1957). — WEISS, M.: Med. Klinik, **1931**, 127. — WÖLKART, N.: In W. LAVES, F. BITZL u. E. BERGER, Der Straßenverkehrsunfall, S. 316—341. Stuttgart: F. Enke 1956. — ZANALDI, L.: Incedenti Stradale. Problemi e Indagini Medico-legalé. Padua: Cedam 1957.

DRACKLÉ, Mannheim: Lassen Sie mich als Versicherungsmediziner nur einiges zur umfangreichen Problematik ausführen, speziell über Straße und Geschwindigkeit. Wenn wir 1959 Tag für Tag 38 Tote und 1100 Verletzte hatten und gegenüber 1958 jede Art Schäden überhaupt im Durchschnitt um 13% höher liegt, dann wird es klar, welche Bedeutung die Erforschung der Unfallursachen einerseits und andererseits die Verhütungsmaßnahmen haben. Wenn auch, wie K. H. BAUER einmal mit Recht sagte, am Anfang aller Fragen der Mensch steht, so spielt aber auch die Beziehung des Menschen zum Kraftfahrzeug und zur Straße, auf der er sich mit demselben bewegt, eine nicht zu unterschätzende Rolle und ist es eine bedeutsame Frage, inwieweit das menschliche Versagen durch die Faktoren: Kraftfahrzeug und Straße — erst hervorgerufen wurde.

In seinem Bestreben, Zeit und Raum sich immer mehr untertan zu machen, um damit die Natur zu überlisten und in seine ihm gegebene Lebensspanne das Zwei- und Dreifache hineinzupressen, zugleich aber auch seinen Lebensgenuß zu steigern, übersieht der Mensch, daß er damit seine Leistungsbreite in jeder Sparte überfordert und seine Lebensspanne verkürzt. 1959 stellt die Weltgesundheitsorganisation fest, daß von *sämtlichen* Todesursachen überhaupt auf Verkehrsunfälle unter anderem in den Altersklassen 5 bis 15 Jahre 41,4 %, 15 bis 44 Jahre 25,7 % entfallen. Diese Zahlen müssen zu denken geben und bestätigen, daß die Sucht, Raum und Zeit zu über- winden, was nur durch Steigerung der Geschwindigkeit möglich ist, die größte, von ihm selbst heraufbeschworene, Gefahr für den Menschen darstellt.

Wir wissen alle aus den Arbeiten K. H. BAUERS, wie ungeheuer die Umwandlung von Geschwindigkeitsenergie bei auf den menschlichen Körper wirkender Wucht sein kann, wenn er auf ein Hindernis auftrifft. Wir wissen aus einer Unzahl von Veröffent- lichungen, daß der Verkehrsraum immer enger und enger wird und wie in ihm der Mensch in seinen sämtlichen Sinnesfunktionen und seinen Reaktionsmöglichkeiten dauernd überfordert wird. Damit rückt auch das Problem der Straße in jeder Form in den Raum der Verkehrsmedizin, denn es ist ja nicht nur so, daß der Mensch auf die Straße mit seinem Kfz. losgelassen wird, sondern auch die Straße auf den Men- schen. Die Verkehrsmedizin kann nicht eindringlich genug und nicht häufig genug mahnen, daß die Straßenverhältnisse und das, was sich mit denselben beschäftigt, auch die rechtliche Betrachtung, sich dem Menschen und seiner Leistungsfähigkeit anzupassen haben und nicht umgekehrt.

Es mutet geradezu grotesk an, wenn auf einer Zeitungsseite zum Beispiel gegen die Raserei gewettert wird, welche wieder soundso viel Menschenleben gefordert habe, auf der anderen Seite ein neues Modell eines Kfz. angepriesen wird, das noch schneller ist und in noch weniger Sekunden 140-km-Tempo erreicht, und auf der dritten Seite zu lesen ist, daß die Geschwindigkeitsbeschränkung mit 100 km un- zweckmäßig sei und eher Unfälle hervorrufe, als sie verhüte.

Wie oft lese ich auch in Unfallakten, daß der Verursacher angibt, er habe das Gegenfahrzeug erst im letzten Augenblick gesehen, als es unmöglich war, den Zu- sammenstoß zu vermeiden.

Es ist billig, hier einfach kurz nur von Unachtsamkeit zu sprechen. In vielen Fäl- len liegt eine verkappte Sehschwäche zugrunde, in vielen Fällen aber andere Fak- toren. Tatsächlich ist es so, wie ich auf meinen täglichen Fahrten über Autobahnen und Bundesstraßen, angeregt durch diese Angaben, feststellen konnte, daß man bei der heutigen Bauart vieler Wagen auf größere Entfernungen kaum unterscheiden kann, ob sie sich *fort*bewegen oder *heran*bewegen. Auch ist sehr oft die Farbgebung der Wagen so, daß sie sich von Straße und Begrenzung derselben kaum abheben, also eine gewisse Tarnfarbe vorliegt, die eben das zu späte Erkennen erklärt. Die in letzter Zeit in Mode gekommene zweifache Farbgebung der Wagen hätte zur Ver- meidung derartiger Tarnfarben einen erheblichen Vorteil. Man müßte aber auch bei dem Ausmaß des heutigen Verkehrs verlangen, daß die Fahrtrichtung der Kfz. selbst weithin kenntlich gemacht würde, was durch eine auffällige Kennzeichnung von Heck und Bug durch an bestimmter, immer gleichbleibender Stelle angeordnete ver- schiedenfarbige Lichtpunkte, ebenso wie zum Beispiel zur See und in der Luft, ohne weiteres geschehen könnte. Das „Sehenkönnen‘ im Straßenverkehr ist ja die wich- tigste aller Sinnesfunktionen.

Des weiteren muß gefordert werden, daß die Richtlinien des Verkehrs viel ein- facher und vor allen Dingen absolut klar und unverrückbar gestaltet werden und der Leistungsbreite und der Reaktionsmöglichkeit des Menschen angepaßt sind.

Daß schon der Verkehrsschilderwald an den Straßen eine Überforderung der menschlichen Aufnahme- und Reaktionsfähigkeit bedeutet, ist zur Genüge bekannt. Hinzu kommt aber noch die unterschiedliche rechtliche Beurteilung der durch die Schilder gegebenen Gebote oder Erlaubnisse.

Wussow, um nur Eines herauszugreifen, führt in seinem Informationsdienst zum Beispiel aus, daß das gelbe Licht an Kreuzungen mal halten, mal fahren, mal sogar beschleunigt weiterfahren bedeuten kann, wie aus vorliegenden Urteilen hervorgeht. Das Ergebnis seiner Betrachtungen dazu ist, daß das gelbe Licht zwar theoretisch für alle Verkehrsteilnehmer die Bedeutung „anhalten" hat, bzw. die Kreuzung „frei machen", die rechtlichen Auslegungen aber im Einzelfall verschieden sind.

Ein anderes Beispiel, was dem Kraftfahrer nahelegt, immer einen Zollstock bei sich zu führen, um den rechtlichen Auslegungen gerecht werden zu können. Bekannt ist, daß beim Linkseinbiegen in Vorfahrtsstraßen aus einer Nebenstraße die Vorfahrtsstraße das Vorrecht hat. Nach einem neuerlichen BGH-Urteil ist dies aber bei einer Nebenstraße, die einen Mittelstreifen hat, also zwei Fahrbahnen besitzt, keineswegs so. Ist das Kfz des Linkseinbiegers nicht länger als der Mittelstreifen breit ist, gehört er schon zur Vorfahrtsstraße, wenn er die erste (rechte) Fahrbahn derselben überschritten hat. Die Frage der Vorfahrt wird also von dem Verhältnis der Breite des Mittelstreifens zur Länge des Fahrzeuges abhängig gemacht.

In diese Reihe der zusätzlichen Schwierigkeiten, welche dem Menschen im Verkehr aufgebürdet werden, gehört auch das bekannte Urteil über das „vereinsamte negative Vorfahrtsschild" und vieles andere mehr.

Es sind nur Streiflichter, welche angeschnitten werden konnten, aus welchen und vielem Anderen, was wir aus der Medizin vorzubringen haben, sich die Notwendigkeit einer gründlichen Reform des gesamten Verkehrswesens ergibt, wobei die medizinischen Aspekte im Vordergrund zu stehen haben. Reformen sind aber, wie Bismarck schon sagte, die Frucht mühsamer Arbeiten und gegenseitigen Entgegenkommens. Die mühsame Arbeit haben wir in der Verkehrsmedizin gerne auf uns genommen und schon wertvolle Unterlagen geschaffen. Am wichtigsten ist und bleibt für uns gerade als Ärzte und Verkehrsmediziner die Bekämpfung der Hetze des heutigen Lebens, des Rausches der Geschwindigkeit, der Sucht zur Überwindung von Raum und Zeit um jeden Preis, selbst unter Herangabe von Gesundheit und Leben. Gott schuf die Zeit, von Hetze und Eile hat er nichts gesagt!

Harms, Duisburg: In der Bekämpfung der ständig zunehmenden Verkehrsunfälle ist uns Ärzten ein nicht zu unterschätzendes Mittel in die Hand gegeben, durch das die Verkehrsteilnehmer immer wieder auf Gefahren und Folgen aufmerksam gemacht werden müssen: *Die statistische Zahl.* Auf diesem Gebiet verliert sie ihre sonst manchmal so trockene Nüchternheit.

Besonders K. H. Bauer und seine Klinik haben die Öffentlichkeit und die zuständigen amtlichen Stellen vielmals darauf hingewiesen. Im Berufsgenossenschaftlichen Krankenhaus Duisburg-Buchholz beschäftigen wir uns seit über drei Jahren mit dem Problem der Betriebs- und Verkehrsunfälle. Die Stadt Duisburg weist in der Verkehrsunfallsituation viele Parallelen gerade mit Heidelberg auf:

In der *Nord-Süd-Richtung* von Holland ins Rheinland und umgekehrt kreuzt der Durchgangsverkehr die *West-Ost-Richtung* vom linken Niederrhein ins Ruhrgebiet. Außerdem birgt die hier umbiegende *Autobahn* mit ihren vielen Ausfahrten besondere Gefahrenmomente. Große Umgehungsstraßen gibt es in unserem Bezirk noch nicht, nur leider bescheidene Ansätze sind erst gemacht worden.

In der *Halbmillionenstadt Duisburg* entfällt auf *11 Einwohner* ein Kraftfahrzeug! *Jeder 51. Einwohner* war im Jahre 1959 an einem Verkehrsunfall beteiligt! Unter den *Unfallursachen* nahm im Jahre 1959 das „fehlerhafte Überholen" den ersten Platz ein, gefolgt vom Nichtbeachten der Vorfahrt, vom zu dichten Auffahren und von überhöhter Geschwindigkeit. In über 8% der Verkehrsunfälle war *Trunkenheit* die Ursache!

Wir haben ferner festgestellt, daß von den Wochentagen auch bei uns der *Freitag* die Unfallspitze hält. Die Gründe dafür liegen auf der Hand.

Bezüglich der *Tageszeit* ereigneten sich die meisten Unfälle *von 16 bis 18 Uhr*, was dadurch zu erklären ist, daß der schon ermüdete Kraftfahrer die für diese Tageszeit notwendige Konzentration nicht mehr aufbringen kann und durch den bevorstehenden Feierabend abgelenkt wird.

Der *unfallreichste Monat* war im Jahre 1959 der *Oktober*. Wir haben die Erklärung darin gesucht, daß durch schnell sich ändernde Witterungs- und Straßenverhältnisse die *Anpassungsfähigkeit* des Kraftfahrers erlahmt und auch gerade *Neulinge am Steuer* unsicher waren. *Der Verkehr mit Mopeds* belastet nach den Pkws die Unfallbilanz am stärksten. Das liegt sowohl an der absoluten Zunahme der Mopeds als auch am Fehlen von Prüfungsbestimmungen! *In einem Jahre nahmen die Mopedunfälle um über 25% zu!*

Unser Krankengut zeigte, daß von 100 Mopedverletzten die Hälfte eine *Schädelverletzung* hatte, davon waren wieder 50% Schädelbrüche und Gehirnerschütterungen! Es würde den Rahmen dieser Bemerkung sprengen, noch weitere Zahlen zu nennen. Auch unsere Klinik hat sich an der *statistischen Erfassung* der Verkehrsunfälle von März 1959 bis März 1960 über Herrn GÖGLER in Heidelberg beteiligt, und wir sind auf das Ergebnis gespannt. Unbedingt ist zu fordern auch nach unseren Erfahrungen die *Einführung eines Führerscheines für Mopedfahrer*, wünschenswert ist die *Verbesserung und Erweiterung* unseres überlasteten *Straßennetzes*, am wichtigsten sind jedoch immer noch die *innere Einstellung und Aufmerksamkeit eines jeden Verkehrsteilnehmers* auf die ständig zunehmende Gefahr. Auch nach unserem Krankengut stand *menschliches Versagen* weitaus an der Spitze aller Unfallursachen!

Über 13500 Verkehrstote im Bundesgebiet pro Jahr sprechen eine *allzu deutliche Sprache!*

OBERDISSE, Düsseldorf, vorgetragen von DIERKES, Bonn: Fahrtauglichkeit des Diabetikers, der Insulin benötigt.

Leitsätze

I. Die von Juristen vielfach erörterte generelle Beschränkung der Fahrerlaubnis für Insulin benötigende Diabetiker ist abzulehnen.

II. Bei einem durch Hypoglykämie herbeigeführten Unfall ist im Hinblick auf die Schuldfrage individuell zu klären, ob der Diabetiker der erhöhten Sorgfaltspflicht zur Vermeidung einer Hypoglykämie nachgekommen ist. Folgende Punkte sind dabei zugrunde zu legen:

1. Hat der Diabetiker in der Zeit vor dem Unfall alles getan, um seinen Stoffwechsel in befriedigender Weise einzustellen? Hierzu gehören ärztliche Untersuchungen und regelmäßige Kontrollen.

2. War die vor und während der Fahrt getroffene Vorsorge ausreichend? a) Hat er sein Insulin zur vorgeschriebenen Zeit injiziert? b) Hat er die kohlenhydrathaltigen Mahlzeiten rechtzeitig eingenommen? c) Hat er die zur Kupierung von Hypoglykämien notwendigen Kohlenhydrate bei sich geführt und in regelmäßigen Abständen eingenommen? d) Hat er bei den ersten Anzeichen von Hypoglykämie die Fahrt abgebrochen? Dies letztere muß frühzeitig geschehen. Es ist bekannt, daß bei vorgeschrittener Hypoglykämie Entschluß- und Ratlosigkeit, später beginnende Bewußtseinstrübung eine Unterbrechung der Fahrt oft unmöglich machen.

3. Im gewerbsmäßigen Personentransport (Omnibus, Taxi, Einmann-Fahrbetrieb bei der Bundesbahn) ist die Fahrerlaubnis im allgemeinen nicht zu erteilen. Beim gewerbsmäßigen Gütertransport sind bestimmte Auflagen hinsichtlich der Größe des Fahrzeugs anzustreben.

4. Von verschiedener Seite ist ein Kontrollkartensystem vorgeschlagen worden, aus welchem hervorgeht, ob der Diabetiker den behandelnden Arzt in regelmäßigen Zeitabständen aufgesucht hat. Sie würde eine bessere Überwachung des Stoffwechsels ermöglichen. Psychologische Gründe sprechen gegen dieses System.

5. Beantragt ein Diabetiker, der Insulin benötigt, die Fahrerlaubnis, so ist ein Gutachten eines fachkundigen Arztes sowie auch eines Augenarztes einzuholen.


A. ANDER, Stuttgart: **Statistische Beobachtungen über den Einfluß von Lebensalter und Fahrpraxis bei Verkehrsunfällen.** (Mit 2 Abb.)

Mein Kollege und Mitarbeiter N. MACH hat das Verdienst, durch die Aufnahme der verhältnismäßig leicht zu beantwortenden Frage nach dem Ausstellungsdatum des Führerscheines in das Meldeblatt der Straßenverkehrsunfallstatistik der Erforschung der Unfallursachen neue Möglichkeiten eröffnet zu haben[1]. Dieser zusätzlichen Frage liegt die Absicht zugrunde, statistische Anhaltspunkte über Unterschiede der Verkehrserfahrung und der Fahrpraxis bei den an Unfällen beteiligten Führern der verschiedenen Fahrzeugarten zu gewinnen und zusammen mit anderen Merkmalen auszuwerten.

Maßgebend bei der statistischen Erhebung ist immer der Tag der Ausstellung der erforderlichen Fahrerlaubnis, d. h. also z. B., wenn es sich um einen Personenkraftwagen handelt, nicht das Datum der Erstausstellung eines Führerscheines für das vorher gefahrene Kraftrad, sondern das der späteren Erweiterung für einen Personenkraftwagen. Dabei ergibt sich eine gewisse Ungenauigkeit bei der Umschreibung älterer Führerscheine, z. B. von Wehrmachtsführerscheinen oder Führerscheinen von Heimatvertriebenen, da hier nur noch das Datum der Erneuerung der Fahrerlaubnis eingetragen wird. Nicht richtig zu erfassen ist die Dauer des Führerscheinbesitzes auch in den Fällen, in denen nach Führerscheinentzug ein neuer Führerschein erworben wird. Die Masse dieser Fälle, die dadurch entgegen der eigentlichen Absicht mit einem jüngeren Datum statistisch erfaßt wird, ist jedoch nicht so groß, daß sie die allgemeine Verwendung des Ausstellungsdatums für statistische Untersuchungen wesentlich beeinträchtigen könnte. Entscheidender ist der Einwand, daß die Dauer des Führerscheinbesitzes nur ganz bedingt Ausdruck für die Fahrpraxis oder Verkehrserfahrung sein kann. Die Dauer des Führerscheinbesitzes sagt noch nichts über die Verkehrsleistung aus. Der Inhaber eines älteren Führerscheines kann im ganzen weniger Kilometer gefahren sein, als der eines jüngeren Führerscheines, der ein Fahrzeug viel häufiger und über viel größere Strecken benutzt hat. Diese Einschränkung muß in Kauf genommen werden. Sie schließt es jedoch nicht aus, eine etwas gröbere Unterscheidung, etwa in die Gruppe der Anfänger und der langjährig Fahrenden, zu versuchen. Dabei ließe es sich auch vertreten, zur Vereinfachung der Erhebung nur das Ausstellungsjahr zu erfassen und nicht, was besser aber zeitraubender gewesen wäre, die Zeitdauer des Führerscheinbesitzes nach Jahren.

Die unmittelbare Auszählung der Fahrzeugführer nach dem Ausstellungsjahr ihrer Fahrerlaubnis vermag neben dem Anteil der Anfänger oder der langjährigen Fahrer an der Gesamtzahl der Beteiligten zunächst keine weiteren Aufschlüsse zu geben. Zu dieser Auffassung sind auch die beiden Verfasser der vom Kuratorium „Wir und die Straße" herausgegebenen Arbeit über „Typische Unfallursachen im Straßenverkehr" gelangt, die auf Grund des Materials der Allianz-Versicherung einen solchen Versuch unternommen haben[2]. Um die in der Erfassung des Ausstellungsdatums liegenden Erkenntnismöglichkeiten zu erschließen, bedarf es noch eines weiteren entscheidenden Schrittes. Man muß sich hierzu klarmachen, daß der Begriff eines an einem Unfall beteiligten

---

[1] Vgl. dazu: Verkehrsentwicklung, Verkehrsstruktur und Straßenverkehrsunfälle. Statistik von Baden-Württemberg, Bd. 50, S. 12 u. 47—52, Statistisches Landesamt Baden-Württemberg 1959.

[2] MAYER, E. u. R. JACOBI: Typische Unfallursachen im deutschen Straßenverkehr. Bad Godesberg, Bd. I, S. 11 (1959).

Fahrzeugführers für sich allein genommen noch wenig besagt. Die Zahl der an Unfällen beteiligten Fahrzeuge ist ein infolge der wechselnden Verkehrsleistungen nicht ganz repräsentativer aber ungefährer Ausdruck der im Verkehr befindlichen Masse von Fahrzeugen. Sie ist symptomatisch für die Verkehrsstruktur, mehr nicht. An einem Unfall kann ein Fahrzeugführer auch beteiligt sein, ohne ihn verursacht zu haben. Er braucht nur durch das Fehlverhalten eines anderen in Mitleidenschaft gezogen zu werden, was ihm auch bei bester Fahrpraxis und Übung widerfahren kann. Für die statistische Untersuchung der Zusammenhänge zwischen Unfallhäufigkeit und Dauer der Fahrpraxis kommt es in erster Linie auf die Fahrzeugführer an, die einen Verkehrsunfall verursacht haben.

Das bei unseren Untersuchungen in Baden-Württemberg angewendete Verfahren besteht nun darin, daß, getrennt nach Fahrzeugarten und nach der Dauer des Führerscheinbesitzes, der Anteil der Ursachenfälle an der Gesamtsumme der erfaßten Fahrzeugführer berechnet wird. Ich will das an einem Beispiel erläutern: Im Jahr 1957 sind in Baden-Württemberg insgesamt 4600 Fahrer von Personenkraftwagen gezählt worden, deren Fahrerlaubnis weniger als ein Jahr alt war. Davon waren wiederum 2700 nach den polizeilichen Feststellungen mit den entscheidenden Unfallursachen belastet. Ihr Anteil betrug 59 vH. Es ist nun ein wichtiges Ergebnis, daß der so berechnete Anteil der Ursachenfälle oder kürzer ausgedrückt, der Ursachenanteil, mit längerer Dauer des Führerscheinbesitzes eine ziemlich eindeutig abnehmende Tendenz zeigt. In der Gruppe von einem bis zwei Jahren beträgt er nur noch 52 vH und in der Sammelgruppe von sechs und mehr Jahren schließlich noch 43 vH.

Gegenüber diesem Verfahren, das wie auch nachher zu zeigen sein wird, zur Darstellung anderer Einflüsse, wie denen des Alters, angewendet werden kann, ist der Einwand zu erwarten, daß eine sichere Beurteilung der Schuldfrage, wie sie hierzu notwendig ist, auf Grund des statistischen Materials, das ja die gerichtlichen Urteile nicht berücksichtigt, nicht möglich sei. In den vorläufigen polizeilichen Feststellungen und in der statistischen Bearbeitung seien zu viele subjektive Faktoren im Spiel, die sich nicht ausschalten ließen. Wie die Erfahrung nun aber gezeigt hat, ist in der Mehrzahl der Fälle schon eine relativ sichere Feststellung der hauptsächlich belasteten Fahrzeugführer durch den Polizeibeamten möglich, auf die sich die Statistik verlassen kann. Nur bei weniger als einem Fünftel der Fälle, bei denen auf beiden Seiten ein fehlerhaftes Verhalten im Verkehr zu erkennen war, ist noch eine Prüfung und Entscheidung der Frage notwendig, wo die hauptsächliche Ursache gelegen hat. Bei einer größeren Masse unklarer und unsicherer Fälle wäre es zu erwarten, daß sich zwischen den Ergebnissen einer Auszählung für zwei Vergleichsjahre bedeutende Unterschiede zeigen. Das ist jedoch nicht der Fall. Für die Jahre 1957, 1958 und 1959, für die solche Untersuchungen durchgeführt worden sind, ergaben sich gut übereinstimmende Verhältnisse, was im Hinblick auf die Schwierigkeiten der Ursachenfeststellung erstaunlich ist und wohl als ausreichende Bestätigung für die Brauchbarkeit des angewendeten Verfahrens angesehen werden darf. Das Ergebnis, das den auf diese Weise gewonnenen Zahlen entnommen werden kann, ist durchaus nicht ungewöhnlicher oder überraschend, sondern entspricht voll den Erwartungen auf Grund der praktischen Erfahrungen. Auf eine allgemeine Formel gebracht, besagt es, daß die Wahrscheinlichkeit, unter unfallbeteiligten Verkehrsteilnehmern mit der Ursache des Unfalles belastet zu sein, bei den Anfängern höher ist als bei den Inhabern alter Führerscheine.

Tabelle 1. *Anteil der Ursachenfälle an der Summe der unfallbeteiligten Fahrzeugführer bei Personenkraftwagen, Krafträdern und Lastkraftwagen in Baden-Württemberg 1957*

| Ausstellungsjahr des Führerscheins | Personenkraftwagen | | | Anteil der Ursachenfälle bei | |
| | Beteiligte Fahrzeugführer | darunter Ursachenfälle | | Krafträdern | Lastkraftwagen |
| | Anzahl | | vH | vH | |
| 1957 .............. | 4 602 | 2 709 | 59 | 56 | 70 |
| 1956 .............. | 7 426 | 3 877 | 52 | 50 | 63 |
| 1955 .............. | 6 134 | 2 945 | 48 | 50 | 61 |
| 1954 .............. | 5 360 | 2 446 | 46 | 49 | 60 |
| 1953 .............. | 4 605 | 1 998 | 43 | 50 | 57 |
| 1952 .............. | 4 356 | 1 928 | 44 | 47 | 58 |
| 1951 und früher ..... | 32 449 | 14 063 | 43 | 49 | 56 |
| Zusammen .......... | 64 932 | 29 966 | 46 | 50 | 59 |
| außerdem: | | | | | |
| Ausstellungsjahr unbekannt ........ | 11 238 | 7 216 | 64 | 65 | 67 |
| Ohne Führerschein ... | 409 | 356 | 87 | 87 | 87 |
| Insgesamt .......... | 76 579 | 37 538 | 49 | 51 | 60 |

Wie im einzelnen der Tabelle 1 entnommen werden kann, trifft dies nicht nur für die Personenkraftwagen, sondern auch für die anderen Verkehrsteilnehmergruppen zu. So bestehen z. B. bei den Krafträdern ganz ähnliche Verhältnisse. Bei dieser Gruppe entspricht allerdings der Ursachenanteil bei einer Dauer der Fahrerlaubnis von ein bis zwei Jahren bereits etwa dem Durchschnitt. Als auffällig erweisen sich demnach nur die ausgesprochenen Anfänger im ersten Jahr ihrer Fahrpraxis, worin wohl zum Ausdruck kommt, daß die Erlangung der Fahrsicherheit bei den meisten auch jüngeren Kraftradfahrern schneller möglich ist als bei den Fahrern von Personenkraftwagen. Aufschlußreich sind in dieser Tabelle auch die Zahlen über die bei Unfällen festgestellten Personen, die, ohne eine Fahrerlaubnis zu besitzen, ein Fahrzeug geführt haben. Wie zu erwarten, ist der Anteil der Ursachenfälle in dieser Gruppe besonders hoch. Er beträgt bei Krafträdern, Personenkraftwagen und Lastkraftwagen durchweg 87 vH. Wo immer Jugendliche oder Erwachsene ohne ausreichende Fahrschulung und ohne das nötige Verantwortungsbewußtsein das Steuer eines Kraftfahrzeuges ergreifen und einfach darauf losfahren, ist die Gefahr eines Unfalles besonders hoch.

Stärkerem Interesse werden die Anteile der Ursachenfälle begegnen, die für die Fahrer von Personenkraftwagen in der Gliederung nach Al-

Tabelle 2. *Die Ursachenfälle nach dem Alter der Fahrer in Baden-Württemberg 1957*

| Altersklassen (Jahre) | Krafträder | | | Personenkraftwagen | | | Lastkraftwagen | | |
|---|---|---|---|---|---|---|---|---|---|
| | Anzahl der Ursachenfälle | Alters-gliederung vH | Ursachenfälle auf 100 Unfall-beteiligte | Anzahl der Ursachenfälle | Alters-gliederung vH | Ursachenfälle auf 100 Unfall-beteiligte | Anzahl der Ursachenfälle | Alters-gliederung vH | Ursachenfälle auf 100 Unfall-beteiligte |
| unter 20 .. | 1 743 | 14,0 | 57 | 1 493 | 4,0 | 59 | 553 | 4,2 | 68 |
| 20 bis unter 25 .. | 4 786 | 38,5 | 50 | 5 188 | 13,8 | 53 | 2 648 | 19,9 | 63 |
| 25 ,, ,, 30 .. | 2 173 | 17,5 | 48 | 4 859 | 12,9 | 46 | 2 381 | 17,9 | 57 |
| 30 ,, ,, 35 .. | 1 004 | 8,1 | 48 | 4 371 | 11,6 | 44 | 1 537 | 11,5 | 55 |
| 35 ,, ,, 40 .. | 612 | 4,9 | 47 | 3 988 | 10,6 | 44 | 1 253 | 9,4 | 56 |
| 40 ,, ,, 45 .. | 468 | 3,8 | 48 | 3 406 | 9,1 | 43 | 1 004 | 7,5 | 56 |
| 45 ,, ,, 50 .. | 553 | 4,5 | 51 | 3 919 | 10,4 | 45 | 1 116 | 8,4 | 56 |
| 50 ,, ,, 55 .. | 355 | 2,9 | 51 | 3 010 | 8,0 | 48 | 780 | 5,9 | 57 |
| 55 ,, ,, 60 .. | 251 | 2,0 | 62 | 2 234 | 6,0 | 51 | 459 | 3,5 | 58 |
| 60 ,, ,, 65 .. | 85 | 0,7 | 64 | 1 031 | 2,8 | 52 | 161 | 1,2 | 65 |
| 65 ,, ,, 70 .. | 45 | 0,4 | 73 | 567 | 1,5 | 59 | 57 | 0,4 | (64) |
| 70 ,, ,, 75 .. | 15 | 0,1 | (54) | 214 | 0,6 | 67 | 11 | 0,1 | (61) |
| 75 und mehr ... | 4 | 0,0 | (80) | 84 | 0,2 | 71 | 4 | 0,0 | (57) |
| ohne Altersangabe | 326 | 2,6 | 81 | 3 174 | 8,5 | 83 | 1 348 | 10,1 | 88 |
| Zusammen | 12 419 | 100 | 51 | 37 538 | 100 | 49 | 13 312 | 100 | 60 |

Durchschnitte auf Grund zu kleiner Massen sind in Klammern gesetzt.

tersgruppen berechnet worden sind und die schon unmittelbar an die Fragen heranführen, mit denen Sie sich in den folgenden Referaten beschäftigen wollen. Ich greife als Beispiel zunächst die Gruppe der Achtzehnjährigen heraus. Sie umfaßte 908 Fahrer, von denen 533 oder 59 vH nach den polizeilichen Feststellungen mit der Unfallursache belastet waren. Verfolgt man in der Tabelle 2 diesen Anteil der belasteten Fahrer durch alle Altersgruppen, so ergibt sich eine fast stetige Abnahme von 59 vH in der untersten Altersklasse bis zu 43 vH in der Gruppe von 40 bis 45 Jahren. In den darauffolgenden höheren Altersgruppen nimmt der Anteil wieder zu. Er erreicht z. B. in der Altersgruppe von 70 bis 75 Jahren die Größe von 67 vH. Eine Sonderstellung nimmt die in der Tabelle 2 nicht einzeln aufgeführte Gruppe der Jugendlichen unter 18 Jahren ein. Der hier errechnete hohe Ursachenanteil von 83 vH bei den Personenkraftwagen z. B. geht darauf zurück, daß es sich meist um Fälle ohne Führerschein handelt.

Bei den ebenfalls stärker besetzten Gruppen der Krafträder und der Lastkraftwagen lassen die in der beigegebenen Tabelle 2 enthaltenen Zahlen ähnliche Unterschiede zwischen den einzelnen Altersklassen erkennen. Der Anteil der Ursachenfälle verringert sich zum Beispiel bei den Kraftradfahrern von 82 vH in der Gruppe der Jugendlichen unter 18 Jahren bis zu 47 vH in der Altersgruppe von 35 bis 40 Jahren und nimmt dann in den höheren Altersgruppen wieder zu.

Werden die Zahlenreihen graphisch dargestellt, so ergeben sich drei Kurven mit einem verhältnismäßig flach verlaufenden Mittelstück, mit einem stärker ansteigenden Ast, der bei den Krafträdern etwa bis zum 20. Lebensjahr und bei den Personenkraftwagen bis etwa zum 24. Lebensjahr reicht, und einem aufsteigenden Ast in den Altersjahren über 55. Die Wahrscheinlichkeit, unter unfallbeteiligten Verkehrsteilnehmern mit der Ursache des Unfalles belastet zu sein, ist danach bei einem Alter bis zu 25 Jahren und bei älteren Menschen von 55 Jahren und mehr wesentlich höher als in den mittleren Altersklassen (Abb. 1).

Die typischen Unterschiede der Altersgliederung der Fahrer bei den einzelnen Fahrzeuggruppen bedingt es, daß die kritischen Abschnitte ungleich stark besetzt sind. Wer älter ist, fährt nicht mehr auf dem Kraftrad, während Personenkraftwagen auch noch im höheren Alter benutzt werden. So umfaßt der kritische Altersabschnitt bis unter 21 Jahre bei den Kraftradfahrern fast ein Viertel aller Ursachenfälle dieser Gruppe. Bei den Personenkraftwagen sind die auffälligen Altersjahre bis zu 24 Jahren mit 15 vH, die oberen Altersklassen über 55 Jahre mit 11 vH der Gesamtmasse der Ursachenfälle dieser Gruppe besetzt.

Das Verhältnis zwischen der Zahl der Ursachenfälle und der Zahl der an Unfällen beteiligten Fahrzeugführer tendiert zu einem Mittelwert. Da es sich in der Mehrzahl um Unfälle zwischen zwei Verkehrsteilnehmern handelt, ist ein Wert in der Nähe von 50 vH zu erwarten. Tatsächlich hat sich für Personenkraftwagen ein durchschnittlicher Anteil von 49 vH und bei den Krafträdern ein solcher von 51 vH ergeben. Davon weicht jedoch der durchschnittliche Ursachenanteil in der Gruppe der Lastkraftwagen mit 60 vH beträchtlich ab, was besonders beachtet werden muß. Die

Wahrscheinlichkeit, bei einem Verkehrsunfall mit der Ursache belastet zu sein, ist in der Gruppe der Lastkraftwagen höher als bei den Personenkraftwagen und Krafträdern. Man wird darin einen Ausdruck für die

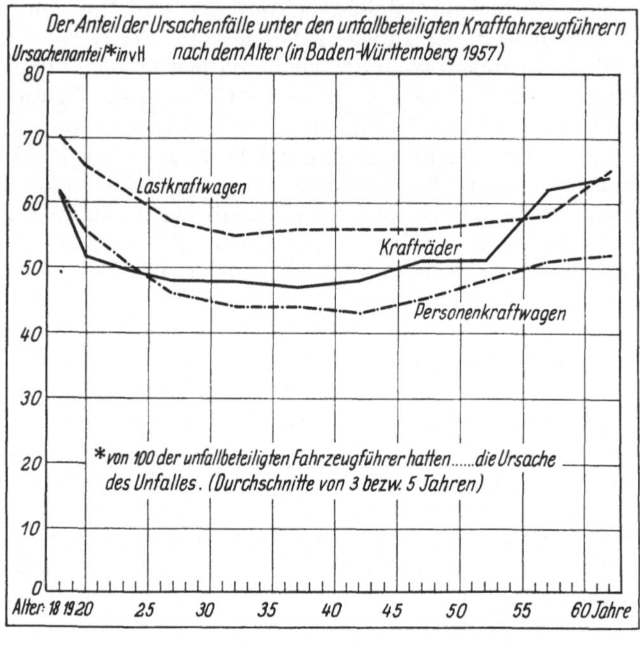


Abb. 1

Tatsache sehen müssen, daß das Führen von Lastkraftwagen im allgemeinen schwieriger ist als das von Personenkraftwagen. Dazu möchte ich nun noch eine sehr interessante Vergleichszahl nennen. Es wird kaum angenommen werden können, daß ein Omnibus leichter zu führen ist als ein Lastkraftwagen, und doch beträgt der Anteil der Ursachenfälle bei der Gruppe der Kraftomnibusse nur 48 vH. Es ist bekannt, daß an die Fahrer dieser Fahrzeuge sehr hohe Anforderungen gestellt werden. Sie müssen neben dem Führerschein einen besonderen Ausweis besitzen, den sie erst nach Erreichen des 23. Lebensjahres und dann nur für eine begrenzte Zeit erhalten können. Die stärkere Auslese und die Überwachung der zum Führen von Omnibussen zugelassenen Personen haben die Chance, Unfälle zu verursachen, wesentlich verringert. Hier liegt gewissermaßen die experimentelle Bestätigung vor, daß durch Auslese, Schulung und schließlich auch Überwachung der Fahrtüchtigkeit der verantwortlichen Fahrer eine Erhöhung der Verkehrssicherheit erreicht werden kann.

Bevor wir dazu übergehen, aus diesen Feststellungen einige praktische Folgerungen zu ziehen, möchte ich noch auf einen weiteren Versuch der statistischen Analyse dieser Zusammenhänge eingehen, der in der Tabelle 3 der Anlage einen Niederschlag gefunden hat. Um diese Tabelle etwas übersichtlicher zu gestalten, sind die absoluten Zahlen, die der Berechnung des Anteils der Ursachenfälle zugrunde liegen, nicht mit aufgenommen worden. Bei diesem Versuch sind die nach Altersklassen gegliederten Zahlen der unfallbeteiligten Fahrzeugführer und der Ursachenfälle noch

Tabelle 3. *Der Anteil der Ursachenfälle unter den unfallbeteiligten Fahrern von Personenkraftwagen nach Altersklassen und Dauer des Führerscheinbesitzes in Baden-Württemberg 1957 und 1958 in vH[1]*

| Im Besitz eines Führerscheins | Insgesamt | Darunter in den Altersklassen von | | | | |
| --- | --- | --- | --- | --- | --- | --- |
| | | unter 25 | 25 bis unter 35 | 35 bis unter 45 | 45 bis unter 55 | 55 und älter |
| Ungefähr | | | | | | |
| bis zu 1 Jahr ............ | *59,9* | *61,7* | *56,2* | *57,2* | *61,7* | *61,0* |
| 1 bis 2 Jahren ........... | *53,3* | *56,7* | 48,2 | 49,8 | *55,7* | *60,2* |
| 2 bis 3 Jahren ........... | *49,3* | *51,8* | 47,1 | 46,0 | *50,1* | *56,5* |
| 3 bis 4 Jahren ........... | 46,0 | 47,7 | 44,5 | 42,1 | 47,8 | *57,4* |
| 4 bis 5 Jahren ........... | 45,2 | 46,9 | 43,4 | 43,7 | 47,2 | *51,9* |
| 5 bis 6 Jahren ........... | 44,5 | 46,9 | 42,4 | 42,0 | 48,7 | *51,2* |
| 6 und mehr Jahren ....... | 44,2 | 42,3 | 40,6 | 41,2 | 44,7 | *53,2* |
| Zusammen | *47,1* | *53,0* | 44,0 | 43,2 | 46,7 | *58,8* |

[1] Ohne Unfälle, bei denen Angaben über Alter oder Führerschein fehlen. Die auffallend über dem Durchschnitt von 47,1 vH liegenden Werte sind kursiv gesetzt

weiter nach Gruppen verschiedener Dauer des Führerscheinbesitzes unterteilt worden.

Diese tiefere Gliederung ist angezeigt, weil man es in den einzelnen Altersklassen mit Massen zu tun hat, die, was das Merkmal der Fahrpraxis anbelangt, sehr unterschiedlich zusammengesetzt sind. Im allgemeinen werden die Jüngeren bis zu 25 Jahren noch keine längere Fahrpraxis haben. In dieser Altersklasse überwiegen die Anfänger. Sie umfaßt aber auch Fahrer, die ihren Führerschein gleich nach dem 18. Lebensjahr erworben haben, die ihn also schon mehrere Jahre besitzen können. Wie aus den erhobenen Zahlen hervorgeht, handelt es sich in dieser Altersgruppe bei der Hälfte der Ursachenfälle um Fahrer, die ihren Führerschein weniger als zwei Jahre lang besaßen. Nur bei rund 5 vH der Ursachenfälle ist der Führerschein schon vor etwa sechs Jahren erworben worden. Der Anteil der langjährigen Fahrer nimmt dann in den Altersklassen von 25 bis unter 55 Jahren zu, der der Anfänger entsprechend ab. In der Altersgruppe von 55 und mehr Jahren hatten rund drei Viertel der Fahrer den Führerschein mindestens sechs Jahre oder länger. Auf die Anfänger entfielen nur 7 vH. Sie spielen also bei den älteren Fahrern nur eine relativ geringe Rolle.

Es ist noch einmal eine Bestätigung für die Brauchbarkeit des angewendeten Verfahrens, daß in dieser tieferen Gliederung die mit der Dauer des Führerscheinbesitzes abnehmende Tendenz des Ursachenanteils in allen Altersgruppen ziemlich klar wiederzuerkennen ist. Der Ursachenanteil ist überall bei den Anfängern am höchsten und bei den langjährigen Fahrern am niedrigsten. Die geringfügigen Schwankungen sind wohl dadurch bedingt, daß die statistischen Massen durch die Aufgliederung wesentlich kleiner geworden sind. Sie hängen aber auch damit zusammen, daß neben Alter und Fahrpraxis noch andere Faktoren, wie etwa charakterliche Mängel, in diesen Ursachenverhältnissen zum Ausdruck kommen.

Um den Inhalt der Tabelle zu veranschaulichen, wird auf Abb. 2 verwiesen. Die Abhängigkeit des Ursachenanteils von der Dauer der Fahrpraxis kommt in dem abfallenden Verlauf aller Kurven zum Ausdruck.

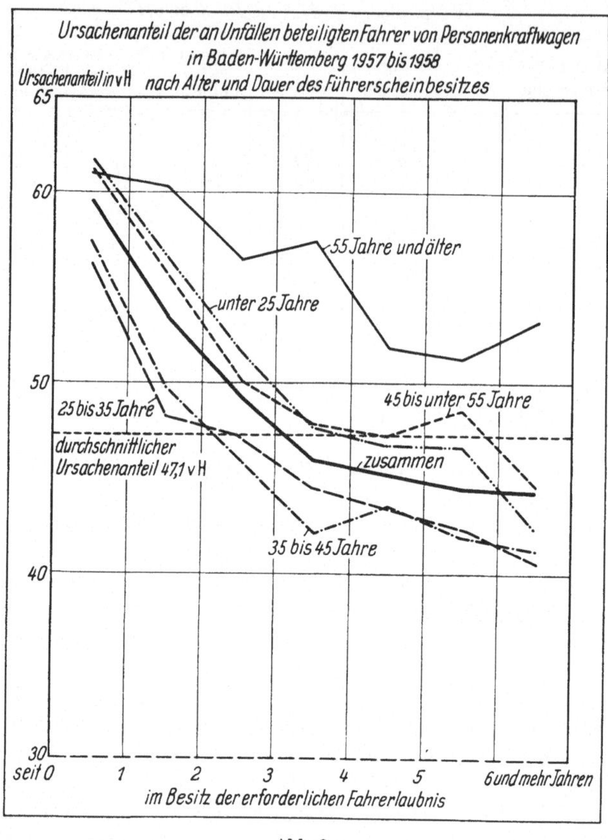


Abb. 2

Interessant ist das Verhältnis zur Kurve des Durchschnitts aller Altersklassen. Über dieser verstärkt gezeichneten Reihe liegen die Kurven für die Fahrer in den Altersgruppen von 55 und mehr Jahren und der Altersgruppen von 45 bis 55 Jahren. In der Altersklasse der Jüngeren unter 25 Jahren liegt der Anteil der Ursachenfälle, mit Ausnahme der letzten Untergruppe der Fahrer mit einem Führerschein von sechs und mehr Jahren, ebenfalls unter der Gesamtkurve aller Altersklassen. Günstiger erscheinen dagegen die mittleren Altersklassen von 25 bis 45 Jahren, die unter der Kurve des Durchschnitts aller Altersklassen bleiben.

In der Abb. 2 ist nun noch als waagerechte Linie der durchschnittliche Anteil der Ursachenfälle eingezeichnet, der sich für die nichtgegliederte Gesamtmasse aller unfallbeteiligten Fahrer ergeben hat. Da bei dieser Berechnung alle Fälle ohne Angabe über Führerschein und Lebensalter weggelassen sind, ergibt sich hier mit rund 47 vH ein etwas niedrigerer Durchschnitt als vorher mit 49 vH. Daran gemessen, lassen sich die kritischen Zonen eines auffälligen, relativ unfallträchtigen Verkehrsverhaltens nochmals überschlägig abgrenzen.

Kritisch sind offenbar in allen Altersklassen die Gruppen der Anfänger, die den Führerschein noch nicht länger als ein Jahr besitzen. In der Altersgruppe unter 25 Jahren ist diese Zone der Unsicherheit besonders ausgeprägt. Das läßt darauf schließen, daß hier nicht nur Übung und Erfahrung fehlen — ein Mangel, der sich durch längere Fahrpraxis bis zu einem gewissen Grad beheben läßt — sondern daß auch mit einer bestimmten, für jüngere Menschen typischen Verhaltensweise gerechnet werden muß. Zu denken ist hier vor allem an eine zu wenig verantwortungsbewußte Einstellung zum Verkehr, die auf einer noch nicht genügenden Reife beruht. Bei den älteren Fahrern kommen neben der spezifischen Unsicherheit des Anfängers auch altersmäßig bedingte Leistungsminderungen zum Ausdruck, die man sich im einzelnen, wenn man länger fährt und die Bequemlichkeit eines eigenen Wagens nicht aufgeben will, bekanntermaßen nicht gerne eingesteht. Im Hinblick auf diese Feststellungen der Statistik, die sich ja durchaus mit den allgemeinen Erfahrungen decken, wird zu prüfen sein, mit welchen praktischen Maßnahmen den hier aufgezeigten Gefahren begegnet werden kann.

Hier wird daran zu denken sein, Führerscheine an Jugendliche unter 18 Jahren nur in wenigen besonders begründeten Ausnahmefällen zu erteilen. Dem scheint die bisherige Praxis auch zu entsprechen, da im Rahmen der Unfallstatistik nur wenig Jugendliche unter 18 Jahren erfaßt worden sind, denen nach Ablegung der Fahrprüfung ein Führerschein ausgestellt worden ist. Die meisten Ursachenfälle in dieser Altersgruppe rühren von Jugendlichen her, die noch keinen Führerschein hatten. Die Frage, welche Anforderungen an Jugendliche unter 18 Jahren zu stellen sind und welche Bedingungen sie zur vorzeitigen Erlangung eines Führerscheines erfüllen sollen, darf deshlab nicht gering geachtet werden, weil sie nur einen sehr kleinen Ausschnitt aus der Gesamtmasse betrifft.

Die Gruppe der Minderjährigen von 18 bis unter 21 Jahren hat dagegen in der Unfallstatistik leider schon wesentlich größere Bedeutung erlangt. So sind in Baden-Württemberg im Jahr 1957 rund 2800 Unfälle auf minderjährige Fahrer von Krafträdern und etwa 2400 Unfälle auf minderjährige Fahrer von Personenkraftwagen zurückzuführen. Wie weit hier an eine Heraufsetzung des Mindestalters für die Erteilung einer Fahrerlaubnis gedacht werden muß, ist eine schwierige Frage, die nur auf Grund medizinisch-psychologischer Erkenntnisse und Erfahrungen beantwortet werden kann. Die für das heutige komplizierte Verkehrsgetriebe doch relativ große Unsicherheit und Unerfahrenheit der zahlreichen Anfänger aller Altersklassen stellt eine beträchtliche Verkehrsgefahr dar, die durch altersbedingte Leistungsminderung noch verstärkt wird. Es liegt deshalb wohl nahe, wenigstens für die Anwärter aus den höheren Altersklassen eine medizinisch-psychologische Voruntersuchung ins Auge zu fassen.

Wie dringend alle diese Probleme heute geworden sind, mögen Sie noch den folgenden Angaben entnehmen. Es besteht heute die begründete Vermutung, daß die erneute und überraschend hohe Zunahme der Zahl der Unfälle, der Toten und Verletzten im Jahr 1959 zu einem gewichtigen Teil auf den Zugang einer großen Zahl von Anfängern zurückgeführt werden kann. In Baden-Württemberg hat z. B. bei den Unfällen mit Personenschaden im Jahr 1959 in der Gruppe der unfallbeteiligten Personenkraftwagen die Zahl der mit Ursachen belasteten Fahrer um 2550 zugenommen. Davon entfielen fast zwei Fünftel allein auf Anfänger im ersten oder zweiten Jahr der Fahrpraxis. Bei dem gegenwärtigen schnellen Wachstum der Kraftfahrzeugbestände, insbesondere der Bestände von Personenkraftwagen, muß mit einem verstärkten Eintritt von Anfängern in den Verkehr gerechnet werden. Die damit verbundene erhöhte Unfallgefährdung erfordert aber vorbeugende Maßnahmen, wenn es gelingen soll, die bisherige Entwicklung der Unfallzahlen auch nur etwas aufzuhalten.

K. Händel, Karlsruhe: **Das Verhalten Jugendlicher am Steuer.**

Ein Jugendlicher — und darunter sollen in diesem Zusammenhang auch die Heranwachsenden, also schlechthin alle Minderjährigen, verstanden werden — hat mir vor wenigen Tagen das Stichwort für mein Thema gegeben. Ich mußte an einer Verkehrsampel bei „Rot" halten; als die Ampel auf Rot/Gelb schaltete, fuhr gerade ein herankommender Rollerfahrer zügig zwischen meinem Nebenmann und mir durch, gefährdete eine den jenseitigen Fußgängerüberweg benutzende ältere Frau und konnte eben noch einen Zusammenstoß mit dieser vermeiden. Ich konnte ein Stück weiter den Rollerfahrer stellen und hielt ihm sein Fehlverhalten vor. Seine Erklärung und Entschuldigung: „Sie müssen das verstehen — als junger Mensch fährt man eben gern zügig und möchte sich nicht aufhalten lassen; vor der Frau habe ich ja noch rechtzeitig bremsen können." Damit hat dieser 19jährige Rollerfahrer das Fahrverhalten Jugendlicher auf eine sehr kurze Formel zu bringen vermocht: bedenkenloses Mißachten wichtiger Verkehrsregeln und Verletzung der Verkehrsdisziplin, um die Geschwindigkeit der Maschine auskosten zu können, einerseits und reaktionsschnelles Handeln andererseits.

Ein derartiger Vorfall — und er ereignet sich täglich unzählige Male auf unseren Straßen — erscheint in keiner Statistik; er wird kaum zur Kenntnis genommen, obwohl es sich um ein typisch unfallträchtiges Verhalten handelt. Die Statistik nimmt erst Notiz, wenn sich tatsächlich ein Unfall ereignet hat. Ob es zu einem solchen kommt, hängt von vielen Umständen ab, die zu einem großen Teil außerhalb des Willens- und Handlungsbereichs des Jugendlichen liegen, für ihn also zufallsbedingt sind. Darüber hinaus haben wir keine zuverlässigen Angaben über den Anteil Jugendlicher am motorisierten Verkehr. Das Fahrverhalten Jugendlicher läßt sich deshalb nicht statistisch darstellen, sondern nur empirisch begründen. Die Erfahrungen hierzu können in erster Linie die

Organe der Verkehrspolizei und der Verkehrsstrafjustiz sammeln; der Verkehrsmediziner und der Verkehrspsychologe bekommen im wesentlichen nur eine Auswahl von Fällen zu Gesicht, und ihre allgemeinen Beobachtungen in der Praxis des Verkehrsgeschehens kranken naturgemäß daran, daß sie Persönlichkeit und Alter des Verkehrsteilnehmers nur in beschränktem Maße zu bestimmen vermögen. Andererseits sind Polizei- und Justizorgane sich durchaus darüber im klaren, daß bei ihnen nur die negative Auslese in Erscheinung tritt, so daß sie schwerlich allgemeingültige Aussagen über das Fahrverhalten der Jugendlichen schlechthin machen können. Aber die durch ein Fehlverhalten aufgefallenen Jugendlichen zeigen weitgehend übereinstimmende, typische Merkmale ihres Fahrverhaltens.

Um die positive Seite vorwegzunehmen: der durchschnittliche Jugendliche von heute bringt ein beachtliches technisches Verständnis mit, das manchem bejahrten Kraftfahrer selbst nach vieljähriger Praxis noch abgeht. Körperliche Mängel, wie sie uns bei vielen alten Kraftfahrern Sorge machen, liegen bei Jugendlichen kaum jemals vor: Seh- und Hörfähigkeit, Wahrnehmungsvermögen und allgemeine Aufmerksamkeit sind in aller Regel völlig einwandfrei. Die Reaktionsfähigkeit ist meist tadellos. Obwohl es den Jugendlichen an routinemäßiger Fahrerfahrung fehlt, beherrschen sie ihr Fahrzeug im Normalfalle vollkommen.

Aber gerade diese positiven Eigenschaften verleiten den Jugendlichen leicht, sich und der Maschine mehr zuzutrauen und zuzumuten, als wirklich vertretbar ist. Er geht sogar noch weiter: er wagt bewußt die Gefahr und fordert das Schicksal heraus. Er überschätzt seine Fähigkeiten und die maschinellen Kräfte. Fahren mit einer der Verkehrslage nicht angemessenen Geschwindigkeit, riskante Überholmanöver, Heranfahren mit hoher Geschwindigkeit an Kreuzungen, unerwartet scharfes Bremsen und dadurch bedingtes Irritieren der kreuzenden Verkehrsteilnehmer, gewollt knapper Abstand beim Vorbeifahren an Fußgängern — das sind Verhaltensweisen, die vorzugsweise bei Jugendlichen zu beobachten sind; sie werden hundertfältig praktiziert, bis es schließlich doch einmal zum Unfall kommt. Die verwegene Fahrweise ist typisch, der Unfall mindestens zum Teil zufallsbedingt.

Der Teil der Jugendlichen, der sich so verhält, ist gegen Mahnungen und Aufklärungen taub; im Gegenteil, er fühlt sich dadurch gegängelt und bevormundet und bekundet seine Opposition und Trotzhaltung dadurch, daß er sein Fahrverhalten nicht nur fortsetzt, sondern eher noch verstärkt, vielleicht auch nur, um sich selbst zu beweisen, daß bei ihm alle Bedenken fehl am Platze seien. Gebührenpflichtige Verwarnungen und gerichtliche Bestrafungen bleiben daher ohne nachhaltige Wirkung, wie auch der eigene Körper- und Sachschaden durch einen Unfall keineswegs das zukünftige Fahrverhalten ernstlich zu beeinflussen pflegt. Wir sehen das an der Vielzahl rückfälliger jugendlicher Verkehrssünder zur Genüge. Ein markantes Beispiel: ein Jugendlicher, der in sehr gut situiertem Elternhaus lebt, so daß er seinen eigenen schnellen Wagen fahren kann, ist innerhalb kurzer Zeit an vier Unfällen beteiligt, von denen mindestens einer von ihm allein verschuldet ist. Bei diesem letzteren

Unfall, der der Polizei damals nicht bekannt wurde, wurde der Mercedes des Vaters erheblich demoliert. Im Februar wurde der Jugendliche wegen grober Verkehrsdisziplinwidrigkeiten aus einem Kraftfahrverband ausgeschlossen. Trotzdem wollte er — drei Tage nach seinem 21. Geburtstag — an einer motorsportlichen Veranstaltung dieses Verbandes teilnehmen. Auf dem Wege vom Wohnort zum Startort befuhr er eine kurvenreiche Bundesstraße; in der nur etwa 200 Meter langen Geraden zwischen zwei Kurven versuchte er einen mit etwa 80 Stundenkilometern fahrenden Karmann zu überholen. Bei Beginn der nächsten Kurve war er schließlich neben dem Karmann auf der linken Fahrbahnhälfte; als jetzt ein Kraftrad mit mäßiger Geschwindigkeit entgegenkam, versuchte er zu bremsen, geriet etwas ins Schleudern und stieß frontal mit dem Kraftrad zusammen. Ergebnis: Kraftradfahrer und Kraftradmitfahrerin tot, bedeutender Sachschaden. Trotzdem antwortete mir der Täter auf eine entsprechende Frage, er sei überzeugt, verantwortungsbewußt und vernünftig, „nur vielleicht etwas zu schnell" gefahren zu sein. Aus seinen früheren Unfällen hatte er keinerlei Lehren gezogen.

Der Jugendliche unter 16 Jahren kann regelmäßig nur als Fußgänger und als Radfahrer am Verkehr teilnehmen. Vom 16. Lebensjahr an hat er die Möglichkeit, mit einem Moped selbst motorisierter Verkehrsteilnehmer zu sein. Das Moped ist die Vorstufe des schnellen Kraftrades. Also muß es nach allgemeinem Aussehen, nach Farbe, Lärm und Geschwindigkeit dem Kraftrad möglichst angeglichen werden; Rennsattel und die sogenannte Rennfahrerhaltung des Benutzers steigern das Kraftgefühl, das Wohlbehagen und den Eindruck, auf einem „richtigen" Kraftrad zu sitzen. Wer das Moped nur um der zweckentsprechenden Fortbewegung willen benutzt, wird es leise und vernünftig fahren und die Möglichkeiten sparsamen, sinnvollen Betriebes ausnutzen. Das gerade tut ein Großteil der Jugendlichen nicht. Es fehlt ihm an einem inneren Verhältnis zum Fahrzeug, wie es vielen älteren Kraftfahrern eigen ist und sich sogar in einer personifizierenden Namengebung, vor allem aber in guter Pflege und schonender Fahrweise äußert. Für den Jugendlichen ist das Moped ein Instrument, mit dem Geschwindigkeit erreicht und Lärm verursacht werden, mit dem man auffallen und in den Mittelpunkt des Geschehens treten kann, erst recht, wenn ohne jedes Fahrziel diese Eigenschaften des Mopeds beim rudelweisen Umfahren immer der gleichen Häuserblocks verstärkt gezeigt werden können. Die Leistungsfähigkeit des Fahrzeugs und die Rücksicht auf eine möglichst lange Haltbarkeit spielen keine Rolle; schnelles Anfahren und scharfes Bremsen gelten als Zeichen der Beherrschung des Motors. Die Industrie fördert durch Herstellung entsprechender Mopeds und durch Eingehen auf die besonderen Wünsche der jugendlichen Käufer diese Einstellung noch. Man will „sportlich" fahren, und sportlich ist gleichbedeutend mit rasant und laut — das haben uns Jugendliche im Gerichtssaal häufig genug offen erklärt. Die Lautstärke wird notfalls dadurch erzeugt, daß im Leerlauf Vollgas gegeben und der Schalldämpfer am Auspuff abmontiert wird; das Zurichten von Mopeds und Krafträdern durch Abmontieren des Schalldämpfers ist ein ausschließlich bei Jugendlichen übliches Delikt.

Ich muß dabei immer wieder erwähnen, daß selbstverständlich nicht alle Jugendlichen sich so verhalten, sondern daß es auch einen beachtlichen Teil gibt, der das Kraftfahrzeug, insbesondere das zweiräderige, nicht als Instrument der Effektsucht, sondern ganz schlicht normal für die bessere Fortbewegung benutzt. Aber die Zahl derer, die sich in der geschilderten Weise verhalten, ist sicher nicht gering. Die wirtschaftlichen Verhältnisse unserer Zeit machen es nicht schwer, sich ein solches Fahrzeug anzuschaffen; es ist offenbar sogar so leicht, daß der in dem Moped investierte Wert ebensowenig geachtet wird wie die Kosten, die für reine „Bewegungsspiele" mit dem Moped aufgewendet werden. Daß eine solche Benutzungsweise ausgesprochen unfallfördernd ist, liegt auf der Hand und wird durch die Zahl der Mopedunfälle immer wieder bewiesen.

Von dem auf Rennmodell frisierten Moped zum Kraftrad ist kein weiter Weg; meist bedarf es nur der rein zeitlichen Voraussetzung, die das Führen von Krafträdern von der Vollendung des 18. Lebensjahres abhängig macht. Mit dem Kraftrad hat der Jugendliche ein Fahrzeug in der Hand, das es an Geschwindigkeit mit jedem schnellen Kraftwagen aufnimmt. Während aber der Kraftfahrer — je älter, desto mehr — die in seinem Fahrzeug steckenden Möglichkeiten nur ausnutzt, wenn Straßen- und Verkehrsverhältnisse dies gestatten, wird der Jugendliche die Macht, die er über die Maschine zu haben glaubt, möglichst oft zu entfalten versuchen, wobei er sich — ich habe dies eingangs schon hervorgehoben — über die gesetzlichen Beschränkungen ebenso wie über die Verkehrslage hinwegzusetzen geneigt ist. Die Geschwindigkeitsbeschränkungen werden dabei besonders gern übertreten. Wir haben Fälle erlebt, in denen es solchen Jugendlichen ein besonderes Vergnügen bereitete, sich in rasender Fahrt von der Polizei durch die Straßen der Stadt jagen zu lassen, wobei Blaulicht und Sirene des Verfolgers den Reiz nur erhöhten. Im nachträglichen Gespräch mit den Kameraden und bei der Schilderung aller Phasen der Verfolgungsjagd erleben die Imponiersucht und das Geltungsstreben wahre Höhepunkte. Daß in manchen Fällen Aggressionslust und Zerstörungstendenzen hervortreten, möchte ich nur beiläufig erwähnen.

Diese psychische Situation der Heranwachsenden reicht, je nach der persönlichen Reifung, oft noch bis in die Mitte des dritten Lebensjahrzehnts hinein; die tödlichen Kraftradunfälle sind demgemäß in diesen Altersstufen besonders bedeutsam. Soweit Jugendliche Kraftwagen besitzen, gelten im wesentlichen die gleichen Erfahrungssätze.

Ohne Bedenken setzen sich, gestützt auf die Fähigkeit, rein technisch-manuell ein Kraftfahrzeug zu führen, Jugendliche gern über die Führerscheinvorschriften hinweg. Das Fahren ohne Führerschein ist zu einem erheblichen Teil ein typisches Jugenddelikt. Eine weit gefährlichere Deliktsform schließt hier an: Kraftfahrzeugdiebstahl und mißbräuchliche Kraftfahrzeugbenutzung. Die jungen Täter geben es oft unumwunden zu, daß ein richtiges „Autofieber" die Grundlage dieser Taten ist. Es kommt ihnen im Regelfalle nicht etwa auf die Erlangung des Sachwertes an, sondern allein auf die Möglichkeit, mit einem möglichst leistungsstarken Kraftrad oder Kraftwagen, wie sie es selbst nicht besitzen können, ein Höchstmaß an Geschwindigkeit zu erreichen. Rücksichten auf die Erhaltung des Fahrzeugs gibt es dabei nicht. Das Fahrzeug wird, solange noch ein Tropfen Benzin darin ist, mit äußerster Härte gefahren. Allgemeiner Mangel an Fahrpraxis, Unkenntnis des Fahrzeugtyps, rücksichtslose Ausnutzung der Motorkräfte, daneben die Angst, ergriffen zu werden, aber auch das Bestreben, sich dadurch zur Geltung zu bringen, führen zu einer besonderen Häufung von Unfällen bei der Benutzung rechtswidrig verwendeter Kraftfahrzeuge.

Kraftfahrzeugdiebstahl und Gebrauchsanmaßung haben in den letzten Jahren in einem Ausmaß zugenommen, wie kein anderes Delikt. Von 1953 bis 1959 ist die Zahl unaufhaltsam von 18807 auf 95676 gestiegen; das ist eine Verfünffachung. Die Zahl der aufgeklärten Fälle, in denen also der Täter ermittelt werden konnte, liegt demgegenüber erschreckend ungünstig. Waren es 1953 noch 53,7%, so fiel die Aufklärungsquote in den folgenden Jahren stetig, bis sie 1959 nur noch 29,03% betrug. Unter den aufgeklärten Fällen lagen die Jugendlichen als Täter weit an der Spitze. 1959 wurden als Täter der aufgeklärten Fälle ermittelt: *36,74⁰/₀ Erwachsene, aber 63,26⁰/₀ Minderjährige.*

Es besteht kein Zweifel, daß diese Zahlen bei einer höheren Aufklärungsquote sich noch mehr zu Lasten der Minderjährigen verschieben würden. Berücksichtigen wir die Tatsache, daß die 63,26% sich nur auf die Minderjährigen beziehen, daß aber ein weiterer großer Anteil der Täter in den unmittelbar anschließenden Jahrgängen zu finden ist, so wird man nicht fehlgehen, wenn man den Anteil der Unter-30-jährigen mit mindestens 75%, wahrscheinlich noch höher, ansetzt. Es sei hierzu bemerkt, daß die deutschen Zahlen mit den Kriminalstatistiken des Auslandes, vor allem denen der Vereinigten Staaten und Schwedens, weitgehend übereinstimmen. So waren 1956 in den Vereinigten Staaten 73% der Diebe und mißbräuchlichen Benutzer von Kraftfahrzeugen unter 18 Jahren; die Aufklärungsquote war noch sehr viel schlechter als bei uns — sie betrug nur 11%. Savitz, der die amerikanischen Verhältnisse genauer untersucht hat, hebt hervor, daß die jungen Autodiebe in größerem Maße vorbestraft waren als andere junge Delinquenten, daß sie aber häufig aus geordneten häuslichen Verhältnissen kommen. Die Rückfallwahrscheinlichkeit ist nicht gering; Autodiebstahl steht nicht selten am Anfang einer kriminellen Laufbahn.

Ein nicht geringer Teil dieser Kraftfahrzeugdiebstähle wird in einem Zustand alkoholbedingter Enthemmung begangen. Jugendliche spielen aber auch sonst eine große Rolle unter den alkoholbeeinflußten Verkehrsteilnehmern. 37,6% der wegen Trunkenheit am Steuer verhängten Entziehungen der Fahrerlaubnis betrafen 21- bis 30jährige (1956). Bei einer Auswertung von 1250 im Zusammenhang mit Verkehrsvorfällen — nicht nur Unfällen, sondern auch sonstigen Beanstandungen im Straßenverkehr — entnommenen Blutalkoholuntersuchungen, für deren Zurverfügungstellung ich Herrn Prof. Dr. Berthold Mueller zu Dank verpflichtet bin, ergab sich, daß von den Betroffenen

12,1% unter 20 Jahre alt waren,
18,5% waren 21 bis 25 Jahre alt und
15,1% waren 26 bis 30 Jahre alt,

also 45,7% gehörten zu den „jungen Menschen" unter 30, und 30,6% waren unter 25 Jahre alt und damit Jugendliche im Sinne der heutigen Ausführungen oder in den unmittelbar anschließenden Altersklassen. Der weit überwiegende Teil dieser Menschen hatte ein Kraftrad oder Moped benutzt. Allein die 22jährigen Kraftradfahrer stellten eine Zahl, die genau dem Anteil aller über-58-jährigen Verkehrsteilnehmer aller Sparten entsprach. 50,5% der alkoholbeeinflußten Kraftradfahrer und 36% der entsprechenden Mopedfahrer waren unter 25 Jahre alt.

Die Schlußfolgerungen, die aus unseren Erfahrungen über das Verhalten Jugendlicher am Steuer zu ziehen sind, gehen dahin, daß rein körperliche Mängel, die bei einer einfachen ärztlichen Untersuchung festzustellen wären, kaum je vorliegen. Die Gefahren, die von jugendlichen Kraftfahrern ausgehen können, liegen vorwiegend auf dem Gebiete des Charakterlichen, vor allem in Unausgeglichenheit, Imponiergehabe und Geltungsstreben, bewußter Risikolust und mangelnder Widerstandskraft gegen die Versuchung, Alkohol zu genießen und trotzdem ein Kraftfahrzeug zu führen. Von der Möglichkeit, ausnahmsweise unter die gesetzlichen Grenzen der Führerschein-Altersstufen zu gehen, sollte nur mit allergrößter Vorsicht und Strenge Gebrauch gemacht werden. Der längst erwartete Führerschein Klasse 5 für Mopeds ist eine unerläßliche Notwendigkeit; es sollte aber ernstlich erwogen werden, die Altersgrenze angesichts der bekannten Leistungsfähigkeit der Mopeds der für Kraftradführerscheine geltenden Grenze anzugleichen. Der von gewisser Seite propagierte „Junioren-Führerschein" ist abzulehnen. Gegen eine Heraufsetzung des Mindestalters für den Erwerb der Führerscheine aller Klassen ist von unserer Seite nicht nur nichts einzuwenden, sondern sie wäre zu begrüßen. Ob eine verkehrspsychologische Untersuchung jugendlicher Führerscheinbewerber möglich ist, scheint mir deshalb zweifelhaft, weil es an einer ausreichenden Zahl geeigneter Verkehrspsychologen und Verkehrsmediziner fehlen dürfte, so sehr ich grundsätzlich eine solche Untersuchung begrüßen würde.

Schließlich sollte bei jugendlichen Verkehrsdelinquenten, und ich verstehe auch hier unter „jugendlich" mindestens alle Minderjährigen, von der Möglichkeit der Entziehung der Fahrerlaubnis großzügiger Gebrauch gemacht werden. Dabei sollte nicht erst abgewartet werden, bis ein schwerwiegender Unfall geschehen ist, sondern schon ein Verhalten, das objektiv unfallträchtig und gefährlich ist, sollte zur Entziehung der Fahrerlaubnis führen. Die Sperrfristen bis zur Wiedererlangung einer Fahrerlaubnis sollten bei Jugendlichen nicht zu kurz, sondern so ausgiebig bemessen werden, daß wirklich eine Persönlichkeitsreifung in der Zwischenzeit erfolgen kann. Vor der Wiedererteilung der Fahrerlaubnis an einen jungen Menschen sollte in jedem Falle eine verkehrsmedizinische und verkehrspsychologische Untersuchung, die sich besonders mit Persönlichkeit und Charakter beschäftigen müßte, gefordert werden.

Ich bin überzeugt, daß mit diesen Maßnahmen die Bekämpfung der Verkehrsunfälle, soweit Jugendliche als Kraftfahrer an ihnen beteiligt sind, wesentlich gefördert werden könnte.

**Literatur.** Berner, P., H. Hoff u. R. Schindler: Z. Verkehrssicherheit **1958**, 299. — Bundeskriminalamt, Polizeiliche Kriminalstatistik. Wiesbaden 1953 ff., bes. 1959. — Händel, K.: Alkoholbedingte Verkehrsgefährdung. Hamm: Hoheneck-Verlag 1958. — Jugend im Straßenverkehr. Schriftenreihe Jugend im Blickpunkt Berlin—Darmstadt: H. Luchterhand 1960. — Polizei-Praxis **1958**, 209. — Wiedererteilung der Fahrerlaubnis nach vorangegangener Entziehung. Technische Überwachung, S. 377, 1959. — Händel, K., R. Lochner u. J. Rauschke: Handbuch für Verkehrsstrafsachen. Darmstadt: N. Stoytscheff 1957. — Herren, R.: Der Psychologe, **1957**, 168. — Krist, R.: Z. Verkehrssicherheit **1958** 349. — Laves, W., F. Bitzel u. E. Berger: Der Straßenverkehrsunfall. Stuttgart: F. Enke 1956. — Mayer, K.: Z. Verkehrssicherheit **1959**, 17. — Savitz, L.: J. Crim. Law, Criminology and Police Science 50 (1959), 132. — Strotzka, H.: Z. Verkehrssicherheit **1959**, 226. — Wilfert, O.: Z. Verkehrssicherheit **1959**, 232.

H. Lewrenz, Hamburg: **Welche lebensphasischen Einflüsse können das Verhalten des Jugendlichen im Verkehr bestimmen?**

Jede menschliche Leistung zeigt schon für sich gesehen, aber noch deutlicher in ihrer Wechselbeziehung zu einem bestimmten Sozialfeld und dessen Forderungen ihre Abhängigkeit von einer lebensphasischen Disposition. Das gilt in unserem Zusammenhang, d. h. für die Beherrschung technischer Abläufe bei Teilnahme am motorisierten Straßenverkehr, speziell für höhere Lebensaltersstufen wie für jugendliche Menschen.

Die Zulassungsbestimmungen des Straßenverkehrsrechts geben praktisch Kindern wie gebrechlichen, greisen Menschen Gelegenheit, sich um eine Erlaubnis zum Führen von Kraftfahrzeugen zu bewerben. Dabei sind an die Erteilung einer Fahrerlaubnis vor Erreichung des 18. Lebensjahres (bzw. des 16. Lebensjahres bei Mopedfahrern) gewisse Bedingungen geknüpft, die der Gesetzgeber in einer Dienstanweisung unter den recht dehnbaren Begriff der „außergewöhnlichen" körperlichen und geistigen Reife brachte. Bis heute ist dieser Begriff unseres Wissens rechtlich nicht definiert worden. In der Praxis werden darum die verschiedensten Kriterien als Zeichen besonderer Reife angesehen.

Daß man damit unterschiedliche Maßstäbe anlegt, soll im Rahmen dieser Erörterungen nicht in den Blick genommen werden, sondern vielmehr der Umstand, daß speziellere altersabhängige Leistungsbedingungen und Leistungsgrenzen für die besonderen Erfordernisse zum Führen eines Kraftfahrzeuges nicht klar genug als Voraussetzung gefordert werden. Die Praxis vieler Zulassungsbehörden geht auch heute noch dahin, daß sie sich in den meisten Fällen die notwendige körperliche Reife durch ärztliches Urteil bestätigen und die außergewöhnliche geistige Reife durch Schul-, Polizei- und Leumundszeugnisse nachweisen lassen. Dieses Verfahren ist meines Erachtens nicht ausreichend, wenn man wirklich die außergewöhnliche körperliche und geistige Reife als Voraussetzung zur Fahrerlaubniserteilung bei Jugendlichen vor Erreichung der gesetzlichen Altersgrenze fordern will.

Gerade lebensphasische Dispositionen wirken sich auf verschiedenen sozialen Leistungsfeldern wegen der unterschiedlichen Anforderungsverhältnisse auch verschieden aus, so daß die Kraftfahrleistung nicht —

wie im mittleren Lebensalter oft recht augenfällig zu beobachten ist —
in einem gewissen Korrespondenzverhältnis zu anderen Sozialleistungen
steht.

Gute Einlagerung in die Familie, Beständigkeit und Fleiß im Beruf
müssen, um es noch zu verdeutlichen, nicht Ausdruck einer aktiv gestal-
teten Sozialanpassung sein, sondern kommen im jugendlichen Alter auch
als Zeichen von Passivität, Antriebsschwäche und Phantasiearmut vor.
FIGOY konnte bei der Bearbeitung eines Forschungsauftrages für das
Land Schleswig-Holstein feststellen, daß gerade die Antriebsschwäche
das führende Syndrom bei solchen jugendlichen Kraftfahrern war, die
bereits im Verkehr auffällig wurden und aus diesem Grunde zur Untersuchung in unser Institut kamen. Es wurde beobachtet, daß sich dieser
Mangel in der Regel auch im sensomotorischen Leistungsbild ausdrückte.

Ich habe schon an anderer Stelle darauf hingewiesen, daß gerade Antriebsschwäche unter dem Bilde der Hypobulie[1], der mangelnden Spann-
kraft und, wie sich zeigen läßt, auch unter dem Ausdruck mangelnder
Leistungszentrierung zu verkehrsgefährdender Fahrweise führt, denn
vor allem die korrekte Fahrbahnbenutzung, situationsangepaßte Ge-
schwindigkeitsregulierung, Gefahreneinschätzung und darauf ausgerich-
tete Handlungsimpulse setzen eine ungestörte Antriebsverfassung voraus.

Man erkennt in diesem Zusammenhang, daß unter psychischem Antrieb
nicht nur eine treibende Kraft verstanden wird, sondern eine hochdiffe-
renzierte seelische Funktion, die, wie ALBRECHT darlegte, das Handeln
bestimmt und ausrichtet auf die Forderung der Umwelt, aber dieses nicht
etwa im Sinne einer zwischengliedlosen Reaktion auf einen Umweltreiz
wie noch im frühen Kindesalter oder beim hyperprosektisch Manischen,
sondern in einer Distanzierung vom Umweltgeschehen und von den eigenen inneren Regungen in einer Freistellung zur Auswahl unter einer Fülle
von Möglichkeiten. Zur Bewältigung dieser Möglichkeiten bedarf es des
psychischen Antriebes zur Anfangsetzung, zur Konzentration und zum
Durchhalten. Betrachtet man unter diesem Gesichtspunkt die menschliche Antriebsfunktion in ihrem ungeheuer komplexen Aufbau, dann
wird auch ihre Störbarkeit und Anfälligkeit gegenüber Einflüssen, die
von innen oder von außen kommen, einsichtig. Es erscheint dann auch
nicht mehr selbstverständlich, daß diese hochspezialisierte menschliche
Leistung neben gewissen körperlichen Funktionen im Entwicklungszuge
der Persönlichkeit harmonisch mitreift. Man versteht vielmehr, daß gerade der Umbruch in der puberalen Lebensphase oft tiefgreifende Veränderungen in der Antriebsstruktur mit sich bringt. Unter diesen Umständen wird man aber auch hierin eine besondere lebensphasische Dis-
positionsschwäche für den jugendlichen Kraftfahrer sehen müssen.

Es sei in diesem Zusammenhang noch darauf hingewiesen, daß die
Pubertät ein Lebensabschnitt ist, der in besonderer Weise zu endogenen
psychotischen Veränderungen disponiert, die sowohl unter dem Bilde
körperlich-vegetativer Schwächeerscheinungen auftreten als auch in

---

[1] Charakterologische Aspekte bei der Begutachtung von Kraftfahrern. Kriminal-
biologische Gegenwartsfragen. Tagung der Kriminalbioloigschen Gesellschaft vom
2. bis 4. 10. 1959.

depressiver, hypomanischer Stimmungsveränderung oder gereizt-disphorischer Grundstimmung bzw. auch als hebephrene Prozeßpsychose, die unter Umständen lange Zeit unerkannt bleibt.

In einem Lebensabschnitt, in dem die Vororganisation des mitmenschlichen Verhaltens sich gerade erst auszufalten beginnt, wird man den Einfluß der Grundstimmungstönung auf die Kraftfahrleistungen nicht unterschätzen dürfen. „Nicht der Verstand ist der oberste richtunggebende Herrscher im Seelischen, sondern die Stimmung", sagte PAUL SCHRÖDER. „Das Urteil über Menschen, Situationen, Dinge, die Auffassungen von sich selbst, von Zukunft, Gegenwart und Vergangenheit, die Stellungnahme zu Politik und Weltanschauung wechselt ebenso wie Mimik, Haltung und Verhalten mit der Grundstimmung; was an herrschenden Vorstellungen, an Denkrichtungen charakteristisch für eine Persönlichkeit und fest an sie gebunden zu sein scheint, ändert sich vollkommen mit jedem Umschwung der Stimmungsgrundlage."

Es ist natürlich sehr schwer, besondere Fahrstileigentümlichkeiten in ein Bezugsverhältnis zur Stimmungsgrundlage zu bringen. Daß aber z. B. ein dysphorisch gereizter Stimmungshintergrund nicht den ohnehin nur schwächlichen mitmenschlichen Bezug beim Führen eines Kraftfahrzeuges fördert, erscheint einleuchtend. Im Hinblick darauf, daß die Dysphorie als Grundstimmungsverfassung in der Pubertät sehr häufig vorkommt, wird man ihr auch besondere Beachtung bei der Beurteilung der Kraftfahreignung im jugendlichen Alter schenken müssen. Mögen die Auswirkungen bestimmter biologischer Voraussetzungen für den Einzelfall sehr bedeutungsvoll sein, sie bestimmen aber nicht allein das Verhalten des jungen Menschen. Man wird die Einflüsse der jugendlichen Lebensphase auf bestimmte Leistungen innerhalb eines bestimmten Sozialfeldes kaum hinlänglich beurteilen können, wenn man sich nicht bemüht, sie auch aus einem soziologischen Ansatz zu verstehen:

Die Zeiten einer traditionsgesteuerten Verhaltensprägung, in der die Erziehung ohne Reden durch „Bild und Vorbild" geleistet wurde, gehören der Geschichte an. Versuche also, die dahin gehen, den „Verkehrskavalier", „Gentleman am Steuer" für den heranwachsenden Menschen zum Erziehungsideal zu machen, sind anachronistisch. So schwer diese Einsicht auch fallen mag, für die Masse der Kraftfahrer und auch der jugendlichen Fahrer werden sie niemals Bedeutung erlangen. Man sollte sich auch nicht darüber hinwegtäuschen, daß auch bei uns jene Zeit, die ihre Erziehung auf abstrakte Ideale wie „Treue", „Gewissen", „Ehre", „Fleiß", „Toleranz" ausrichtete, abgelaufen ist und auch durch die gut gemeinten Bemühungen der verschiedensten Interessentengruppen nicht zurückgestellt werden kann.

Unverkennbar sind Autoritätsabbau, Auflösung abstrakter Ideale und sozialpsychologisch wirksamer Leitbilder nur Teil- und Zwischenstationen eines umfassenderen Umwälzungsprozesses, der praktisch jede Schichtung, so auch die Altersschichtung, aufhebt. Es bleibt als gemeinsames Interesse der unverbrüchliche Anspruch auf Teilnahme an der Konsumfülle des Lebens. Daß in diesem Zusammenhang das Kraftfahrzeug eine immer größere Bedeutung erlangen wird, kann heute niemand mehr bezweifeln.

RIESMAN hat in seinem Buch „The lonely Crowd" die Stadienabfolge zur Entwicklung der modernen industriellen Gesellschaft sehr einleuchtend dargelegt: Die Anerkennung durch andere, durch die Umwelt, ist das erstrebenswerte Hauptziel geworden. Soziales Prestige und Konformismus gewinnen auch bei uns immer mehr an Bedeutung. So wird das soziale Leben nicht mehr primär von Leistungen bestimmt, sondern von der Beurteilung, die man durch andere empfängt. Sie kann von Leistungen abhängen, muß es aber nicht. In diesem Zusammenhang hat das Kraftfahrzeug als Statuszeichen eine entscheidende Funktion (KNEBEL). Es verleiht außer Kraft, Genuß, Zugang zum Konsum auch soziales Selbstbewußtsein. Wer hieran zweifelt, möge sich eine Gruppe jugendlicher Kraftfahrer auf ihren Motorrädern vergegenwärtigen. Bei ihnen ist das Kraftfahrzeug nicht mehr „statusgebundenes" Verkehrsmittel wie bei vielen Erwachsenen, sondern unter Umständen *nur noch* Attribut sozialen Selbstvewußtseins. Die Zweckentfremdung legt aber auch den Mißbrauch nahe oder doch zumindest den nicht mehr zweckmäßigen Gebrauch. Daß daneben auch zweckentsprechend ordnungsgemäßes Verhalten geleistet wird, steht hierzu nicht im Widerspruch. Es sollte nur darauf hingewiesen werden, wie biologisch begründete Voraussetzungen zum Umgang mit dem Kraftfahrzeug schon oder gerade in jugendlicher Lebensphase in ihren Auswirkungen geformt werden durch Antriebe aus der Gesellschaftsordnung selbst.

Wenn man dem nun gegenüberstellt die Forderung: Nicht verbieten, sondern erziehen ist wesentlich für die Ordnung unseres Verkehrsverhaltens, so kann man nicht an der Frage vorbeigehen, wie diese Erziehung geleistet werden soll und welche Form sie haben soll. Auch das Verbot ist eine Erziehungsmaßnahme, und ob es — wie vielfach behauptet wird — schlechter ist als eine Erziehung, die auf abstrakte Ideale zurückgreifen möchte wie „Anstand", „Höflichkeit", „Rücksicht" usw., wurde bis heute noch nicht erwiesen. Diese Erziehungsform würde auch, wie SCHELSKY meines Erachtens zutreffend anmerkt, den Jugendlichen dauernd in das Dilemma zwischen „innen" und „außen" zwingen. Denn er muß vorbildlos das „Innen" erst nach „außen" projizieren, um überhaupt zu erkennen, was von ihm verlangt wird. Tatsächlich verlangt man damit eine Leistung, die im Grunde einen lebenserfahrenen, differenzierten Menschen zur Voraussetzung hat, oder aber einen außergewöhnlich veranlagten und gereiften Jugendlichen.

Nun gibt es noch eine andere Form der Erziehung. Sie ist die modernste. Theorienfern verlangt sie Einsicht in die Erfordernisse und praktisch gegebenen Rechte des anderen. Es handelt sich also um eine traditions- und institutionsarme, rein pragmatische Erziehung. Sie ist, wo sie wirksam werden soll, an die Anerkennung eines Partners gebunden und setzt das Erlebnis eines Partnerschaftsverhältnisses voraus. Hierzu sind die allgemeineren Bedingungen im Verkehr schlecht, und sie werden für den Jugendlichen noch schlechter durch das seit langem bekannte entwicklungspsychologische Problem der Reifung von der „Ichhaftigkeit" zur

„Wirhaftigkeit" (Künkel), ein Prozeß, der in der Regel weit jenseits der eigentlichen puberalen Lebensphase erst in der zweiten Hälfte des dritten Lebensjahrzehnts seinen Abschluß findet.

Als eine spezifische Verkehrserziehungsform ist schließlich auch das abschreckende Beispiel nicht nur für die Jugendlichen, sondern für praktisch alle Verkehrsteilnehmer unwirksam geblieben. Kraftfahrzeugwracks am Straßenrand, Bilder der Getöteten und Verletzten in der Boulevardpresse werden zwar mit Interesse registriert, bestimmen aber nicht das Verhalten der motorisierten Verkehrsteilnehmer, weil es dem Menschen naturgemäß mitgegeben ist, seine eigene Vernichtung oder auch Aufhebung seiner Daseinsgrundlagen durch Verstümmelung und lebenslanges Siechtum nicht im aktuellen inneren Erlebnisfeld ständig mit sich herumzutragen, sondern diese Möglichkeit sogar so gründlich auszublenden, daß er sich auch nicht mit dem Schicksal des anderen, d. h. des Getöteten oder Verletzten identifiziert. Und gerade der jugendliche Mensch lebt aus der Fülle der Vitalität, dazu noch erfahrungslos, kompromißlos in eine unbegrenzte Zukunft hinein, wenn er erst einmal den riskanten Abschnitt der Hochpubertät überwunden hat.

Es ist im Zusammenhang mit dem Erziehungsproblem noch eine letzte Bemerkung zu machen: Die Erziehung kann zur Erlangung der Kennerschaft und Beherrschung der Verkehrsvorgänge zweifellos nicht früh genug beginnen. Insofern ist der Verkehrsunterricht in den Schulen eine außerordentlich wichtige Maßnahme. Sie rechtfertigt aber nicht, dem Jugendlichen schon im unreifen Alter die Führung eines Kraftfahrzeuges und die damit erforderliche Entscheidungsfreiheit bei Teilnahme am motorisierten Straßenverkehr zu gestatten. Eine volle Ausreifung der sensomotorischen Koordination, die in der Regel nicht vor dem 16. Lebensjahr soweit abgeschlossen sein dürfte, daß sie auch belastungsstabil genug ist, muß unter allen Umständen abgewartet werden. Denn gerade das früh einsetzende Streben nach sozialem Prestige und Anerkennung durch die Umwelt bringt die Gefahr mit sich, daß Leistungsziele gesteckt werden, zu deren Erlangung die Bewältigungsvoraussetzungen noch fehlen. Später bleibt mindestens bis zum 20. Lebensjahr zu prüfen, ob eine hinlänglich körperlich-vitale Belastbarkeit gegeben ist und ob Antriebsstruktur, Stimmungsgrund, mitmenschliches Verhalten und Erlebnisfähigkeit keine so erheblich lebensphasisch spezifischen Veränderungen mehr aufweisen, daß man von ihnen gefahrbringende Auswirkungen auf das Verhalten beim Führen eines Kraftfahrzeuges erwarten muß.


H. Gramm, Leipzig: **Über die Häufigkeit tödlicher Kinderunfälle.** (Mit 8 Abb.)

Man stößt in der medizinischen Literatur des öfteren auf die Meinung, daß der tödliche kindliche Unfall immer bedrohlicher in den Vordergrund trete. Der Leser nimmt dann an — der Autor meint es manchmal auch in diesem Sinne —, die Zahl solcher Unfälle nehme ständig und erheblich zu. Das ist ein statistischer Fehlschluß.

In Abb. 1 sind für die Jahre 1900 und 1930 (Deutsches Reich) und 1957 (DDR) einige Sterbeziffern der Kinder von 0 bis unter 15 Jahren durch Kurvenzug verbunden, wobei die Zwischenjahre übersprungen sind. Es ist ja bekannt, daß die Sterbefälle insgesamt wie besonders die Sterbefälle an ansteckenden Krankheiten außerordentlich zurückgegangen sind. Kaum spürbar aber haben die Unfallsterbeziffern nachgelassen. Wenn nun 1957 in der DDR (und wir könnten eben sogut die Bundesrepublik einsetzen) die Ziffer der ansteckenden Krankheiten unter die des Unfalltodes hinabgesunken ist, neben dem Unfallsterben aber keine andere Todesursachengruppe eine ähnlich hohe Sterbehäufigkeit hervorruft, so steht nunmehr der tödliche Unfall in der Todesursachenstatistik der Kinder weitaus an erster Stelle, aber wohlverstanden, ohne daß die Unfallsterbeziffer selbst im geringsten angestiegen wäre! *Richtig* ist also: Unfall ist im Kinderalter — mit Ausnahme der Säuglinge — die häufigste Todesursache geworden.

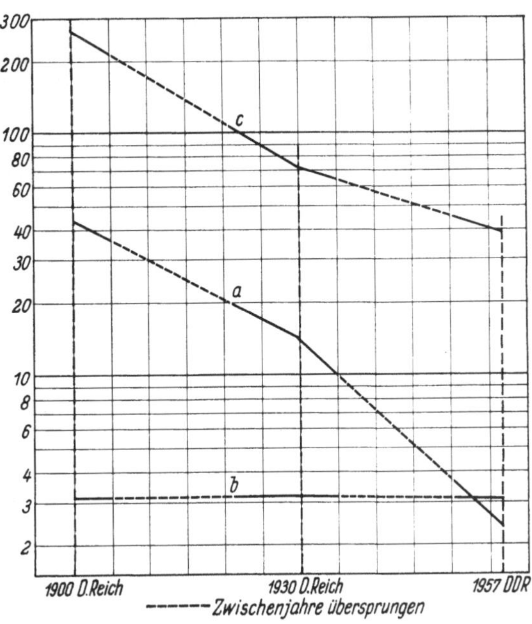


Abb. 1. Von 10000 Kindern von 0 bis 15 Jahren starben an *a* ansteckenden Krankheiten, *b* Unfall, *c* allen anderen Todesursachen

*Falsch* ist die Folgerung, Tod durch Unfall müsse deshalb häufiger geworden sein.

Seinen jetzigen Vorrang verdankt der Unfall nur den großen Erfolgen der vergangenen Jahrzehnte in der Bekämpfung der ansteckenden und anderer Krankheiten.

Wir müssen nun aber bei näherer Betrachtung die Altersklassen unterscheiden. Die *Säuglinge* stehen gesondert da. Es folgen die *Kleinkinder (1 bis 5)* und die *Schulkinder (5 bis 15)*. [Die Sterbestatistiken teilen die Klassen nach runden Jahrfünften ein; darum können wir die Schnitte nicht bei 6 und 14 Jahren legen.] Das Alter 5 bis 15 werden wir immer dann, wenn die Unterlagen es gestatten, in 5 bis 10 und 10 bis 15 trennen. Das erste Lebensjahr werden wir aus verschiedenen Gründen weniger in unsere Untersuchung einbeziehen, weil seine Unfälle ja selten mit der eigenen Aktivität des Kindes zusammenhängen und zu den Hauptunfallgruppen des übrigen Kindesalters (Verkehr, Ertrinken, Verbrühen) fast keine Beziehung haben.

Die Abb. 2 stellt für die Unter- und für die Über-5-jährigen die Infektions- und die Unfallsterbeziffern aus 1930 und 1957 nebeneinander. Man sieht nicht nur die Infektionssterbeziffern gesunken, sondern es wird auch ein Nachlassen des Unfalltodes in beiden Altersklassen deutlich; es wäre noch deutlicher, wenn ich die mir nachträglich bekannt gewordenen Ziffern von 1958 hätte einzeichnen können. Aus dem dreifachen Überwiegen der Infektionen 1930 (3,3 : 1) wird 1957 ein kleineres Überwiegen der Unfallsterbeziffer im Alter von 1 bis 5 (1 Inf. : 1,3 Unf.) und ein noch ausgesprocheneres zwischen 5 und 15 Jahren (1 Inf. : 2,6 Unf.). Gerade im Schulalter in welchem die Unfallsterbeziffer mit 1,85 %/$_{000}$ weit niedriger ist als im Säuglingsjahr (6,96) und bei den Kleinkindern (4,49), ist der Vorrang dieser Ziffer vor der der Infektionen am allergrößten: 2,6fach! Wie falsch wäre es, aus diesem Vorsprung eine besonders betonte Unfallgefährdung der Schulkinder zu folgern! Das Zunehmen des relativen Vorsprungs der Unfallsterbeziffern vor den Ziffern anderer Todesursachen besagt nicht, daß die Unfallziffer selbst habe zunehmen müssen. Der Vorsprung ist vielmehr — innerhalb des Kindesalters — da am größten, wo das Sterben durch Unfall am geringsten ist, im Schulalter. Bei den Säuglingen betrug das Verhältnis 1930 14 Inf. : 1 Unf., 1957 zwar nur noch 1,6 Inf. : 1 Unf., aber noch überwiegt der Unfall nicht. Auch andere Ursachen als die Infektionskrankheiten stehen im ersten Lebensjahr dem Tod durch Unfall noch voran.

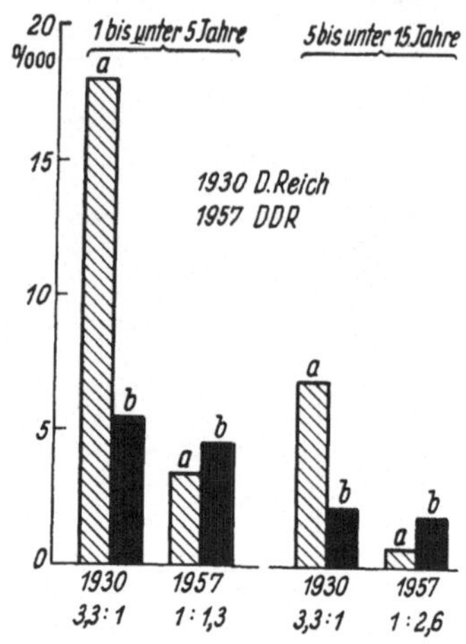



Abb. 2. Von 10000 Kindern je Altersklasse starben an *a* ansteckenden Krankheiten, *b* Unfall

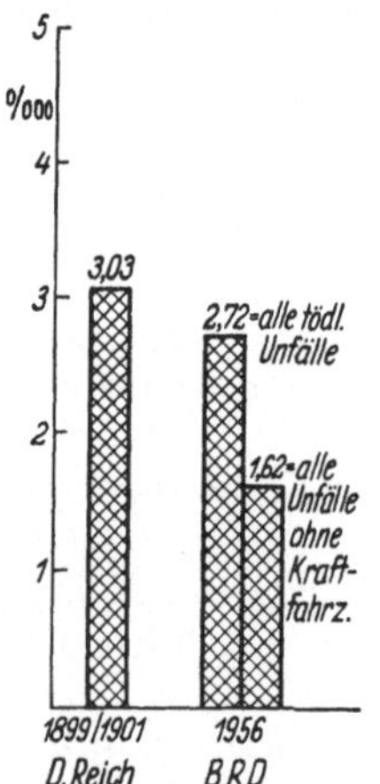



Abb. 3. Von 10000 Kindern von 1 bis 15 Jahren starben durch Unfall

Wenn wir so gezeigt haben, daß der Unfall seine heute führende Rolle unter den kindlichen Todesursachen nur einem statistischen Zusammenhang, nicht einer wachsenden Häufigkeit tödlicher Unglücke verdankt, so wollten wir damit unnötig beunruhigende Übertreibungen richtigstellen. Zur Unruhe bleibt aber noch Grund genug. Warum konnten so viele Todesursachen, voran die ansteckenden Krankheiten, so weit zurückgedrängt werden, nicht aber die Unfälle? Die Antwort gibt uns die Aussonderung derjenigen Unfälle, an denen Kraftfahrzeuge beteiligt waren.

Abb. 3 läßt die Säuglinge aus und zeigt uns, daß die Unfallsterbeziffer der Kinder von 1 bis unter 15 in knapp 60 Jahren wohl etwas nachließ, von 3,03%/$_{000}$ auf 2,72 %/$_{000}$, d. h. um 10%, daß sie aber ohne die Unfälle im

Kraftverkehr heute nur $1{,}62\,^0/_{000}$ betragen würde. Das wären 47% weniger. Wenn wir nun auch bedenken müssen, daß in Abwesenheit von Kraftfahrzeugen andere Fahrzeuge sie vertreten müßten, die auch Unfälle verursachen könnten, so würde das doch nur eine geringe Korrektur der Ziffer $1{,}62\,^0/_{000}$ nach oben bedeuten. Das Schuldkonto des Verkehrs mit Kraftfahrzeugen läßt sich mit diesem Einwand nicht aus der Welt schaffen.

Abb. 4 stellt in je drei Altersklassen von Knaben und Mädchen, ohne die Säuglinge, die Unfallsterbeziffern aus 1951/52 denen aus 1955/56

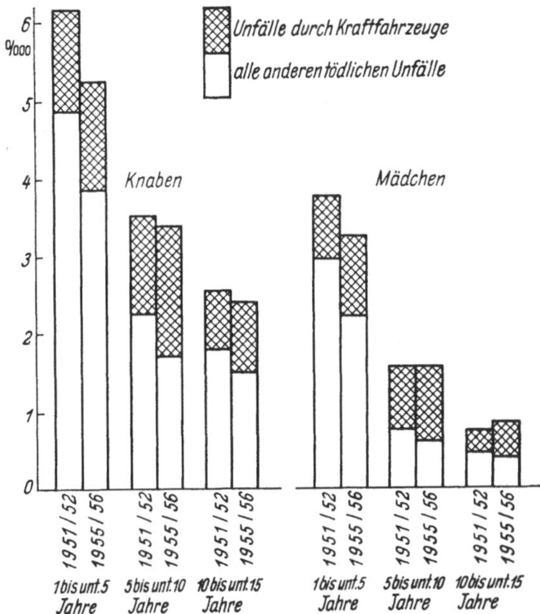


Abb. 4. Bundesrepublik. Unfälle durch Kraftfahrzeuge und andere tödliche Unfälle auf 10000 je Altersklasse und Geschlecht

gegenüber, wobei die Unfälle mit Beteiligung von Kraftfahrzeugen abgesetzt sind. Wir setzen als bekannt voraus, daß Knaben wesentlich häufiger verunglücken als Mädchen und jüngere Kinder häufiger als ältere. Beides kommt hier klar zum Ausdruck. Wichtiger ist uns die verschiedenartige Bewegung der Unfälle *ohne* und der Unfälle *mit* Beteiligung von Kraftfahrzeugen. Sie wird durch das folgende Bild klar herausgehoben.

Abb. 5 bringt dieselben Ziffern wie Abb. 4, trennt aber die Kraftfahrzeugunfälle von den sonstigen ab. Links unter a finden sich für Knaben und Mädchen die tödlichen Kraftfahrzeugunfälle in Ziffern auf 10000 je Altersklasse, die von 1951/52 auf 1955/56 sämtlich ansteigen; rechts unter b die Ziffern der sonstigen tödlichen Unfälle, sämtlich abnehmend. Das ist im Blick auf die Unfälle durch Kraftverkehr ein ernster Sachverhalt. Es *muß* nicht so sein, wie Abb. 6 zeigt.

In den USA sinken bei Gegenüberstellung der Jahre 1948 und 1956 die Ziffern unter a (Abb. 6 folgt dem Darstellungsschema der Abb. 5) ebenso wie die unter b, mit Ausnahme der Mädchen 10 bis 15 unter a. Auch wir müssen von steigenden zu sinkenden Zahlen der kindlichen Kraftverkehrsunfälle gelangen. Nach Fertigstellung der Abb. 5 wurden uns die entsprechenden Zahlen der Bundesrepublik für 1957 bekannt. Danach sind von 1956 auf 1957 die tödlichen Unfälle durch Kraftfahrzeuge nur noch unter den Knaben von 5 bis 10 und unter den Mädchen von 1 bis 5 etwas angestiegen. Bei leichtem Nachlassen in den übrigen Jahrgängen ergibt eine Gesamtberechnung für alle Kinder von 0 bis 15 etwa einen Gleichstand der Sterbeziffer durch Kraftfahrzeugunfälle 1956 und 1957. Die Aussage, daß der tödliche Verkehrsunfall, einschließlich der Unfälle durch nichtmotorisierte Fahrzeuge, die sonstigen tödlichen Unfälle an Häufigkeit übertreffe, gilt nach Abb. 7 in der Bundesrepublik für die Knaben und Mädchen 1 bis 5 1956 nicht; und auch 1957 nicht; wohl aber für die beiden älteren Klassen 5—10 und 10—15. Zwi-

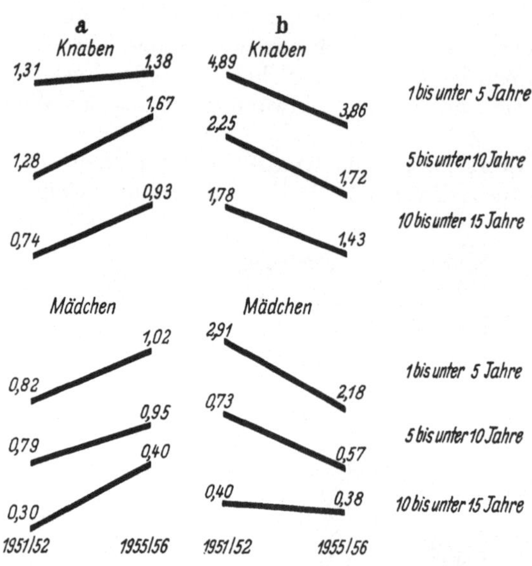



Abb. 5. Bundesrepublik. a) tödliche Unfälle durch Kraftfahrzeuge, b) alle anderen tödlichen Unfälle 1951/52 und 1955/56 auf 10000 je Altersklasse und Geschlecht. Ordinate logarithmisch

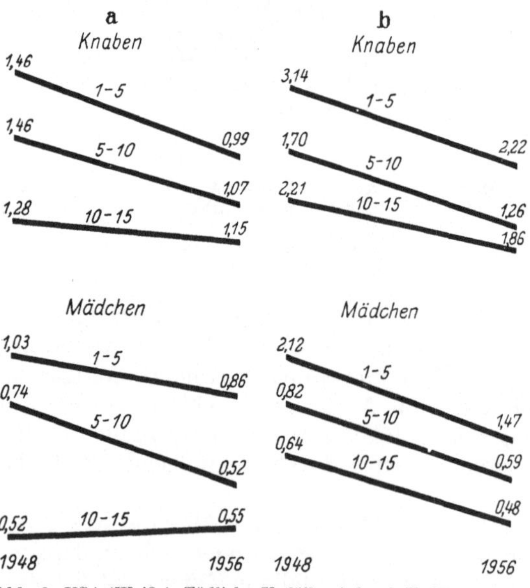



Abb. 6. USA (Weiße). Tödliche Unfälle a) durch Unfälle, b) aus sonstigen Anlässen auf 10000 je Geschlecht und Altersklasse 1948 und 1956. Ordinate logarithmisch

schen dem 5. und 10. Jahre sind allein die Unfälle durch Kraftfahrzeuge häufiger als die Nichtverkehrsunfälle, bei Knaben wie Mädchen. Kommen wir über das 10. Jahr hinaus, so gilt dasselbe wie vor dem 10. Jahr nur für die Mädchen. Die Jungen von 10 bis 15 hatten 1956 an Verkehrsunfällen wie an sonstigen Unfällen etwa die gleiche Zahl. 1957 waren ihre Nichtverkehrsunfälle sogar zahlreicher als die durch den Verkehr verursachten, jedoch ausschließlich durch vermehrte Fälle von Ertrinken. Darauf kommen wir sogleich zurück. Gerade Abb. 7 weist uns nach, wie berechtigt die Unruhe ist, von der wir sprachen. In absoluter Zahl: 1956 allein in der Bundesrepublik 1072 im Kraftverkehr getötete Kinder, und 1957 1077, fast dieselbe Zahl, als müßte es so sein. Es muß nicht so sein!

Ist es der Verkehr, und zwar der mit Kraftfahrzeugen, an den wir zunächst denken und denken *müssen*, wenn wir die Unfallziffern der Kinder senken wollen, so gibt es im Kindesalter doch noch zwei weitere Unfallgruppen, die allen anderen so zahlreichen Möglichkeiten, tödlich zu verunglücken, weit voranstehen. Da ist einmal das Ertrinken, und zwar bei Klein- wie Schulkindern, und zum anderen — aber nur unter den Kindern von 1 bis 5 — das Verbrühen (Unfälle durch heiße Substanzen, ätzende

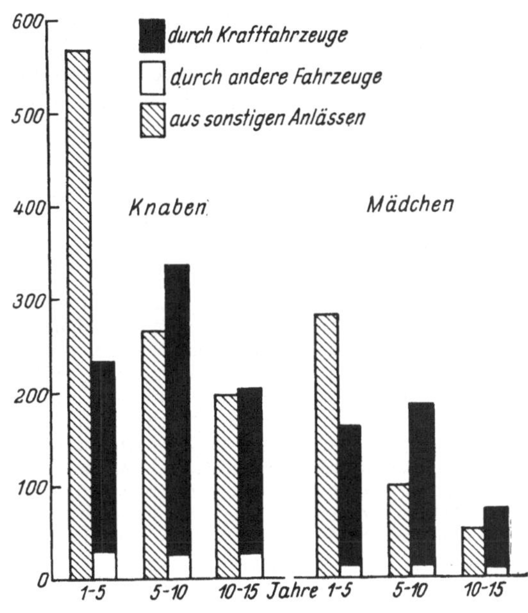


Abb. 7. Bundesrepublik 1956. Tödliche Unfälle in Grundzahlen

Flüssigkeiten, Dampf und Strahlung). In Abb. 8 sind die Anteile der Verkehrsunfälle *a*, des Ertrinkens *b* und des Verbrühens *c* an je 100 tödlichen Unfällen je Geschlecht und Altersklasse angegeben; der verbleibende Rest, in den sich alle anderen Unfallursachen teilen, ist schwarz

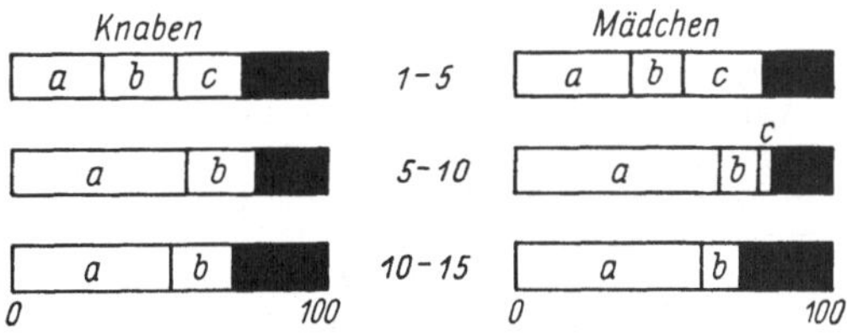


Abb. 8. Bundesrepublik 1956. Von 100 tödlichen Unfällen je Altersklasse und Geschlecht waren Unfälle durch *a* Kraft- oder andere Fahrzeuge, *b* Ertrinken, *c* Verbrühen. (Tod durch heiße Substanzen ätzende Flüssigkeiten, Dampf und Strahlung)

abgesetzt. Die jährliche Zahl der Fälle von Ertrinken schwankt bei den Kindern von mehr als 10 Jahren (und noch mehr bei den Jugendlichen von 15—20) je nach dem Wetter. Heißer Sommer! Vermehrtes und ungestümes Badebedürfnis! Im Alter von 5—10 ist ein solches Schwanken

der Häufigkeit mit dem Wetter nur schwach angedeutet, und es fehlt
natürlich bei den Kleinkindern. Ohne Verkehrsunfälle und ohne Ertrinken, und bei den Kleinkindern auch ohne Verbrühen, sänken die
Kinderunfälle auf einen Bruchteil der tatsächlichen Zahlen.

Wir fassen zusammen. Die Häufigkeit der tödlichen Unfälle der Kinder, die das erste Lebensjahr überschritten haben, ist zurückgegangen,
wenn wir von Verkehrsunfällen absehen. Sie muß und kann weiter gesenkt werden durch bessere Behütung der Kleinkinder vor Verbrühen
und vorm Sturz ins Wasser, durch Erziehung der älteren Kinder zur Besonnenheit beim Baden. Die Hauptsorge aber gilt dem Kraftverkehr. Die
von ihm verursachten kindlichen Unfälle nahmen jüngst bei kleinen wie
größeren Kindern noch ständig zu. Es gibt aber Länder, in denen sie seit
Jahren abgenommen haben. Das muß auch bei uns erreicht werden durch
Verkehrserziehung der Kinder und der Kraftfahrer, welche lernen müssen, die Unberechenbarkeit von Kindern einzukalkulieren.

DRACKLÉ, Mannheim: Das Verhalten des Jugendlichen am Steuer wird, wie nicht
nur die aufmerksame Beobachtung im alltäglichen Verkehrsleben, sondern auch der
Inhalt diesbezüglicher Unfallakten beweist, von einer Reihe Faktoren beeinflußt,
welche auch sonst in der Lebensführung und -haltung des Jugendlichen in der heutigen Zeit viel zu beobachten sind. Einmal ist es die Impulsivität des Handelns mit
einem deutlichen Schuß Unüberlegtheit bezüglich der möglichen Folgen, zum anderen
das Bestreben, sich herauszustellen, aufzufallen, allen anderen, Gleichaltrigen,
Jüngeren und Älteren sowie nicht zuletzt dem anderen Geschlecht zu imponieren.
Zum dritten es den aus Film, Fernsehen und billigen Romanen gewählten Vorbil-
dern, starken Männern, waghalsigen Fahrern und Draufgängern, die alle Gefahren
meistern, nachzutun und schließlich, neben noch anderen Zügen, das Leben im
vollen zu genießen, wozu die heutigen Verdienstmöglichkeiten genügend Mittel
auch dem Jugendlichen zur Verfügung stellen.

Wie oft beobachten wir den auf seinem starken Motorrad, das über tausend
Mark kostet, gebückt auf den Lenker mit verbissenem Gesicht durch die Straßen
jagenden Jugendlichen, für welchen die 50-km-Grenze nicht existiert, der auch nicht
daran denkt, daß es einen Gegenverkehr gibt. Daß Leute die Straße überqueren
müssen, daß aus den Nebenstraßen etwas kommen kann, denn er lebt ja in dem
Bewußtsein, die Hauptverkehrsstraße zu befahren und will dabei imponieren, einmal durch seine Geschwindigkeit und zum anderen durch den Lärm, den er erzeugt
und die Aufmerksamkeit der Passanten bewundernd auf ihn lenken soll. Er denkt
sich dabei, wie ihn die anderen anstaunen in seiner Fahrsicherheit und der Schönheit
seiner Maschine und seiner Schnelligkeit, während in Wirklichkeit der Passant
höchstens an die Unvernunft und Narrheit eines solchen Betragens denkt.

Auf meinen täglichen Fahrten über Autobahn und Hauptverkehrsstraßen habe
ich genügend Gelegenheit, das Verhalten Jugendlicher am Steuer zu beobachten
und stelle immer wieder fest, daß es gerade die genannten Faktoren sind, die in
überwiegender Zahl die Fahrtechnik und Verhaltensweise des Jugendlichen beeinflussen. Ich muß auf meinen Fahrten über 5 km hinweg eine Strecke in einem sehr
engen Tal befahren, wo sich Kurve an Kurve reiht, alle in S-Form. Es vergeht kein
Tag, an dem ich nicht in diesen Kurven, die völlig unübersichtlich sind, von jugendlichen Motorradfahrern und Pkw-Fahrern überholt werde, obwohl in den
Kurven jeden Moment mit einem Gegenwagen — auch Lastzügen — zu rechnen ist.
Es muß — auch aus meinen speziell versicherungsmedizinischen Erfahrungen mit
der laufenden Bearbeitung von Unfallakten — als ein vordringliches Anliegen der
Verkehrsmedizin bezeichnet werden, Mittel und Wege zu finden, daß die Jugendlichen, ehe sie an das Steuer — sei es eines Motorrades, sei es eines Pkws — gelassen
werden, den Ernst und die Schwierigkeiten der Verkehrsverhältnisse heutzutage
erfassen. Sie können erst überhaupt als Führer eines Kfz zum Verkehr zugelassen
werden, wenn sie *bewiesen* haben, daß sie über die nötige Reife und Einsicht verfügen.

Deshalb ist die Ausarbeitung von Richtlinien für die Erteilung des Führerscheines an Minderjährige eine vordringliche Aufgabe, die in erster Linie die Eigenart des Jugendlichen mit seinen inneren Spannungen, Unausgeglichenheiten, Impulsivitäten und Geltungsbestreben zu berücksichtigen hat, also darauf abzuzielen, daß der den Führerschein anstrebende Jugendliche beweist, daß er „fahr*mündig*" ist. Auch auf anderen Gebieten wird die Mündigkeit erst zu einem Lebensalter zugestanden, wo eine gewisse Abgeklärtheit vorausgesetzt werden kann. Der Jugendliche muß wissen, welche Verantwortung er trägt, wenn er heute am Steuer eines Pkws oder am Lenker eines Motorrades sitzt und somit Teilnehmer am Verkehrsfluß wird, daß er nicht aber Herrscher über denselben ist, und der Verkehr nicht das Forum ist, auf dem er Gefahren nur deshalb heraufbeschwören kann, um sie zu meistern zu versuchen, wie es theoretisch ihm in Wort und Bild vorgeführt wird.

Wenn ein noch nicht 18jähriger sich wenige Wochen vor seinem 18. Geburtstag einen Pkw mittlerer Klasse kauft, um ihn sofort zur Verfügung zu haben, wenn er nach dem 18. Geburtstag seinen Führerschein erhält, am Tage nach der Prüfung in Urlaub in die Schweiz mit einer Begleiterin fährt, dann kann man nicht sagen, daß dieser junge Mann, dessen Sparsinn an sich zu loben ist, fahrmündig sei. Das Sparen war zwecklos, der Wagen wurde zu Schrott, der Urlaub war vertan, denn er und seine Begleiterin lagen vier Wochen im Krankenhaus. Der Rausch der Geschwindigkeit, die Sucht zum Imponieren und Auffallen, hatten das ihrige getan.

Eine kleine Geschichte zum Schluß, die den Vorzug hat, gut erfunden zu sein, wenn sie nicht wahr sein könnte. Sie gilt aber nicht nur für den Jugendlichen, von dem sie handelt, sondern leider auch für manchen, der sich erwachsen fühlt. In einem breiten Straßenkreuzer fährt ein 19jähriger mit seinen beiden Freundinnen neben sich auf den Vordersitzen — der übliche Unfug — mit 80 Sachen lässig durch eine Ortschaft. Er wird gestoppt, und der Verkehrspolizist macht ihm Vorhaltungen über die Geschwindigkeitsüberschreitung. Auf die Antwort des Fahrers, daß er doch wohl mit seinem starken Wagen auch schnell fahren könne, reicht ihm der Polizist eine Zündholzschachtel mit der Aufforderung, dieselbe aufzuschieben. Er tut's Dann kommt die Aufforderung, sie wieder zuzuschieben. Er tut's. Dann wieder auf-schieben und wieder zuschieben, noch einmal und noch einmal. Schließlich wird's dem Jüngling zu dumm und er ruft aus: „Was soll dieser Unsinn eigentlich. Das kann doch jeder Idiot!" Worauf der Verkehrspolizist lächelnd antwortet: „Das Gaspedal heruntertreten auch!"

K. H. Bauer, Heidelberg: Entwurf einer *Resolution* über Richtlinien für die Er-teilung des Führerscheins an Minderjährige.

Da jugendliche Fahrer von Kraftfahrzeugen besonders häufig Unfälle verur-sachen, wird dringend empfohlen, das Mindestalter für die Erteilung der Fahr-erlaubnis (Führerschein) von 18 Jahren auf 21 Jahre zu erhöhen. In Anbetracht der Tatsache, daß nicht technische Unkenntnis oder Ungeschicklichkeit, sondern in den meisten Fällen Mangel an Verantwortungsbewußtsein und fehlende charakterliche Reife Grund der Kaftfahrzeugunfälle der Jugendlichen sind, jedoch in Würdigung der Tatsache, daß nicht wenige Jugendliche die charakterliche Voraussetzung er-füllen, sind Ausnahmen vorzusehen, zumal berufliche Gründe einen früheren Er-werb der Fahrerlaubnis als mit 21 Jahren notwendig machen können. In den Aus-nahmefällen sollte die Fahrerlaubnis nur ausdrücklich „auf Probe" als vorläufig und jederzeit widerrufbar gegeben werden.

Mit einer solchen Regelung ist auch erzieherisch Erfolg zu erwarten.

Folgende Richtlinien für die Erteilung der Fahrerlaubnis an Minderjährige wer-den vorgeschlagen:

1. Minderjährige sollen nur in Ausnahmefällen vor Vollendung des 21. Lebens-jahres und nicht vor Vollendung des 16. Lebensjahres eine Fahrerlaubnis erhalten.

2. Als Voraussetzung für die Ausnahmegenehmigung sind zu fordern:

a) berufliche Notwendigkeit oder wichtige familiäre Gründe; b) die nötige charak-terliche Reife für das richtige Verhalten im Verkehr oder Fahren nur unter Aufsicht; c) die erforderlichen technischen Kenntnisse und Fertigkeiten sowie Vertrautsein mit den vorgeschriebenen Verkehrsregeln und gesetzlichen Grundlagen.

3. Die Ausnahmefahrerlaubnis soll nur als vorläufig und jederzeit widerrufbar erteilt werden.

DIERKES, Bonn: Ich kann mich kurz fassen, da Herr BAUER das Wesentliche vorgetragen hat, möchte aber besonders darauf hinweisen, daß eine Fahrerlaubnis, die nur nach besonderer Prüfung an Jugendliche ausnahmsweise — wenn auch vielleicht in einer großen Zahl von Ausnahmefällen — gegeben wird, eine Auszeichnung darstellt, deren psychologische und pädagogische Auswirkung nicht unterschätzt werden sollte. Außerdem scheint mir wichtig, daß ein Führerschein für Menschen unter 21 Jahren nur vorläufigen Charakter haben sollte, damit er ohne Formalitäten entzogen werden kann. Auch hierin dürfte das erzieherische Moment eine besondere Wirksamkeit entfalten können.

DÖPP-WOESLER, Jugenheim: Mehr als 2200 Schüler und Schülerinnen an Volks- und Mittelschulen Hessens wurden im Laufe der letzten Jahre nach dem Unfallerlebnis gefragt, das ihnen am deutlichsten im Gedächtnis geblieben war. Auf diese Weise sollte erkennbar werden, welche physischen und psychischen Belastungen für Kinder und Jugendliche, z. B. bei der Mithilfe im Hause, bei der Beteiligung im Verkehr entstehen. Von den 2200 Fällen war bei 1071 die Straße die Gefahrenzone.

In der Niederschrift wurde angegeben, was in der Umwelt des Gefährdeten in jenem Augenblick ungünstig war. Außerdem sollte jeder versuchen, sein eigenes Verhalten, gegebenenfalls seinen eigenen Fehler zu erläutern.

Bei dieser Grundlagenuntersuchung kam es darauf an, festzustellen, wie die Jugendlichen solche Gefahrensituationen bewerten. Die schriftliche Befragung wurde durch Einzelgespräche ergänzt, um die tieferen Ursachen des Fehlverhaltens zu erhellen.

Es erwies sich als günstig, für das Alter von 5 bis 17 Jahren fünf Gruppen zu bilden, für die bestimmte Entwicklungsphasen kennzeichnend sind. Wenn auch jeder Fall individuell ist, so kristallisierten sich doch Gemeinsamkeiten in spezifischen Verhaltensweisen heraus, die Jugendliche als Fußgänger, als Radfahrer und als Mopedfahrer gefährden können. Soweit die Betroffenen (als Spielende oder Sporttreibende) nicht *unmittelbar* am Verkehr teilnehmen wollten, wurden sie in jeder Altersstufengruppe besonders zusammengefaßt. Ebenfalls ergab sich jeweils eine Gruppe von Kindern und Jugendlichen, die alle die zusammenfaßte, die sich offensichtlich einwandfrei verhalten hatten, aber durch Fehlverhalten Dritter in Gefahr gekommen waren.

*Einige Einzelergebnisse:* Es gibt Kinder, die zuvor oftmals schwierige Verkehrssituationen gemeistert hatten, aber in jenem (beschriebenen) Fall nur nach *einer* Seite sicherten. In anderen Fällen wurden auf beiden Fahrbahnhälften herankommende Fahrzeuge zwar wahrgenommen, aber der nächste erforderliche Denkschritt, nämlich Geschwindigkeit und Entfernung abzuschätzen, erfolgte nach dem ersten Registrieren nicht zwangsläufig. In vielen Fällen erwies sich die heute noch geübte Methode, durch Gebote und Verbote eine Art Schutzzone für das Kind zu schaffen, als nicht hinreichend, und es zeigte sich, daß diese Verkehrserziehungs-Methode schon früh ersetzt werden muß durch Schulung im vorausschauenden Denken, d. h. im schnellen Vorausberechnen der möglichen Entwicklungen eines Verkehrsvorganges.

*Weitere Ergebnisse:* Jungen erlernen das Radfahren unter optimalen Straßen- und Witterungsbedingungen und ohne Gegenverkehr. Gleich darauf wagen sie sich auf belebte Verkehrsstraßen und erleben dann dort mit mangelhafter Fahrerfahrung die schlechteren Straßen- und Witterungsbedingungen. Viele Jungen probieren, was ihre Fahrzeuge hergeben, andere wagen rasendes Fahren, weil es sich die übrigen Verkehrsteilnehmer bisher gefallen ließen.

In den 1071 Berichten wurden auch die geringsten Körperverletzungen genannt. Wenn auch nur der kleinste Teil durch unmittelbaren Zusammenstoß verschuldet war, so ist die Zahl der Fälle, in denen es zu einer Körperverletzung kam, verhältnismäßig hoch: In 337 Fällen ganz geringfügige Verletzungen und in 224 Fällen erheblichere Verletzungen; die übrigen waren Beinahe-Unfälle.

W. Scholz, Hamburg: **Zur Tauglichkeitsbeurteilung bei Eisenbahnern.**
(Mit 1 Abb.)

Wer sich mit der Entwicklung der Verkehrsmedizin beschäftigt, findet
sehr schnell heraus, daß die heute wesentlichen Probleme schon auftraten,
als der mechanisierte Kraftverkehr mit der Einführung der Eisenbahn
begann, vor nun rund 130 Jahren. Auch die ärztliche Tätigkeit für die
Eisenbahn erscheint früh, sie blickt mittlerweile auf einen mehr als
100jährigen Bestand zurück. Wenn anfänglich Krankheitsbeurteilung
und Krankenbehandlung im Vordergrunde standen, so ergab sich doch
bald die Notwendigkeit, den Arzt auch bei der Prüfung der Voraussetzungen für eine Personalauswahl und -Verwendungsmöglichkeit, soweit
sie die körperlichen Verhältnisse betrifft, als *Gutachter* heranzuziehen.
Aus dieser Aufgabenstellung entwickelte sich die *Tauglichkeitsbeurteilung,*
in der wir heute die wichtigste bahnärztliche Tätigkeit erblicken.

Um Ihnen einen Eindruck von den Größenordnungen zu vermitteln,
die uns zur Überprüfung unserer Erfahrungen zur Verfügung stehen, habe
ich aus dem Bereich einiger Eisenbahnverwaltungen die in jeweils
5jährigen Zeiträumen angefallenen und der Tauglichkeitsbeurteilung
dienenden Untersuchungen ermittelt. Es handelt sich dabei um Ein-
stellungsuntersuchungen für neueintretende Bewerber und um die sogenannten Wiederholungsuntersuchungen. Diese beziehen sich auf Personal, bei dem die *Erhaltung* der Tauglichkeit im Hinblick auf die Verwendung an Brennpunkten des Betriebes zur Aufrechterhaltung der *Betriebs-
sicherheit* besonders wichtig ist. Im Französischen heißen sie auch
„examen de sécurité". Ich berücksichtige dagegen nicht Untersuchungen,
die eine allgemeine Prüfung des Gesundheitszustandes bezwecken, also
in das Gebiet der ärztlichen Vorsorge gehören. Wir führen solche bisher
bei Jugendlichen bis zum vollendeten 21. Lebensjahre durch, während
bei der SNCF, den französischen Staatsbahnen, das gesamte Personal alle
zwei Jahre einmal untersucht wird.

Um die bei den Tauglichkeitsbeurteilungen gewonnenen Erfahrungen
gegenseitig zu verwerten, bedarf es guter, internationaler Zusammenarbeit. Sie hat es dank der Tatsache, daß die Schiene ein ausgesprochen
völkerverbindendes Element darstellt, auch immer gegeben, und zwar für
alle Gebiete des Eisenbahnwesens, bevorzugt natürlich technische Fragen, aber genauso juristische, wirtschaftliche und andere. Den organisa-
torischen Rahmen bildet der Internationale Eisenbahnverband (UIC) in
Paris, dessen Präsident der erste Präsident der DB, Herr Prof. Dr. Oefte-
ring ist. Die UIC wurde 1922, im selben Jahre wie Ihre Gesellschaft, ge-
gründet.

Dazu gehört als angeschlossene Organisation der Internationale Verband für den bahnärztlichen Dienst (UIMC). Nach dem heutigen Stande
sind 28 Eisenbahnverwaltungen Europas, der Türkei und Japans, vertreten.

Nun also zu den ermittelten Zahlenangaben. Ich verdanke sie meinen
Freunden aus Frankreich, Belgien, Italien und der Schweiz. Diese Angaben vermitteln Ihnen wohl doch die Vorstellung, daß wir für die Samm-

Tabelle. *Tauglichkeitsbeurteilungen im bahnärztlichen Dienst innerhalb 5 Jahren*

| Verwaltung | Einstellungs-U. | Wiederholungs-U. |
|---|---|---|
| Schweiz .................... | 13 833 | 3 042 (nur Lokf.) |
| Belgien .................... | 13 075 | — |
| Italien..................... | 60 111 | 80 440 |
| Frankreich ................. | 73 918 | 158 016 |
| Deutschland (DB) .......... | 301 457 | 455 727 |
| | 462 394 | 697 225 |

Zusammen: 1 159 619 Tauglichkeitsbeurteilungen (davon DB: 756 624).

lung von Erfahrungen über genügend Material verfügen. Für einen reibungs- und gefahrlosen Ablauf des Eisenbahnbetriebes ist einwandfreie Tauglichkeit der damit beauftragten Bediensteten erstes Gebot. Daher bezeichnen wir ihre Feststellung ja auch als unsere wichtigste Tätigkeit. Wir erfassen sie jedoch nicht nur als *Momentaufnahme* der körperlichen Einzelbefunde. Das hat seinen Grund. Unsere Bediensteten treten in der Regel schon als Jugendliche oder junge Leute (diesseits des 30. Lebensjahres) in den Dienst ein und sollen ihm ein ganzes Berufsleben bis zum vollendeten 65. Lebensjahre angehören. Nach der Art der gültigen Lohntarifverträge bzw. des Bundesbeamtengesetzes bedarf es zu einem vorzeitigen Ausscheiden aus Gründen mangelnder Tauglichkeit schon so erheblicher Maßstäbe, wie sie für die Berufsunfähigkeit nach der RVO oder die dauernde Dienstunfähigkeit nach dem BBG gefordert werden.

Aus diesem Grunde sieht sich der Bahnarzt bei der Einstellungsuntersuchung in die Notwendigkeit versetzt, sozusagen einen *Blick in die Zukunft* zu tun. Wir haben daher unsere Routineuntersuchung durch die Anwendung weiterer Untersuchungsarten vermehrt, um das aufgezeigte Ziel durch eine weitgehend funktionale Untersuchungsmethodik zu erhalten. Ich spreche in diesem Zusammenhang von „Tauglichkeit als Funktionsbegriff". Eine Arbeit hierüber ist in Vorbereitung.

Für die Funktionskreise der Sinnesorgane Auge und Ohr wurde die funktionale Untersuchungsmethodik schon vor langer Zeit eingeführt. Ihr folgten das Kreislaufsystem und die Lungenfunktion. Schließlich hat sich nun auch die funktionale Untersuchungsmethodik des Knochengerüstes, insbesondere der Wirbelsäule, mehr und mehr eingebürgert. Man findet doch häufiger, als ursprünglich angenommen, für die Belastbarkeit mit gröberen körperlichen Arbeiten nicht unwesentliche Veränderungen. Darüber haben u. a. Jentschura, Kellner und Brocher berichtet, unsere eigenen Erfahrungen bestätigen die Ergebnisse. Ohne besondere Auffälligkeit oder grobe äußere Befunde entdeckt eine Röntgenuntersuchung Verdrehungen und Verbiegungen der Wirbelsäule bis zur Keilwirbelbildung wie auch einen Scheuermann oder Osteochondrose.

Die Verhältnisse liegen also für den Eisenbahndienst anders als z. B. für den aktiven Dienst bei der Bundeswehr. Bei der Musterung wird ja beurteilt, ob ein junger Mann in Kürze und für eine sehr begrenzte Zeit zum Dienst tauglich ist. Die Beurteilung des Führerscheinbewerbers im Kraftverkehr nähert sich dann schon mehr wieder den Verhältnissen bei der Eisenbahn, weil auch für ihn eine langfristige Tauglichkeit gewünscht wird. Tauglichkeitsbeurteilung sollte im übrigen, wie es bei uns und bei der Musterungsuntersuchung geschieht, vom untersuchenden Arzt *allein* abgegeben werden, auch dann, wenn er für sein Urteil fachärztliche Zusatzuntersuchungen verwendet hat. Dies Verfahren hat sich in Jahrzehnten bewährt. Wir können uns deshalb nicht für den Vorschlag erwärmen, eine besondere psychiatrische Tauglichkeitsermittlung im Regelfall vorzunehmen, weder für den Eisenbahner, noch für den Kraftfahrer. Unter dem Personal der DB sind übrigens auch einige tausend Berufskraftfahrer, die von uns regelmäßig untersucht und beurteilt werden.

Ich möchte meine Ausführungen über Tauglichkeit nicht beenden, ohne noch auf ihre Abgrenzung gegen die *Eignung* einzugehen. Sie sollte so exakt wie möglich vorgenommen werden. Das gilt auch für die darüber erlassenen gesetzlichen Bestimmungen. Diesen Vorschlag habe ich bereits 1954[1] nachdrücklich vertreten. Andernfalls werden daraus entstandene Überschneidungen immer zu Unklarheiten und Mißverständnissen führen. Ich möchte sogar behaupten, daß die augenblickliche Diskussion über eine Bedrohung oder Einengung der Kompetenzen des ärztlichen Gutachters im Rahmen der Führerscheinentziehung, STVZO § 3 (1) vom 29. 3. 1956, wie sie in dem Artikel von KÜHN[2] temperamentvoll behandelt wird, so erklärt werden kann.

Die Deutsche Reichsbahn hat sich mit der Feststellung der Eignung seit langem befaßt. Durch Erlaß des Reichsverkehrsministers vom 28. 12. 1920 wurde eine Psychotechnische Versuchsstelle geschaffen. Ihr gingen mehrjährige Erprobungen von WALTHER MOEDE im „Institut für industrielle Psychotechnik und Arbeitstechnik" an der TH Berlin-Charlottenburg voraus. Hier hat er seit 1915 im Auftrage der Militärverwaltung schon systematisch Kraftfahrer psychologisch begutachtet. Er dürfte damit für diese Tätigkeit wie auch die eignungstechnischen Untersuchungsverfahren der Eisenbahn als Initiator anzusprechen sein.

Die Deutsche Bundesbahn setzt diese Arbeit fort. Auch heute noch werden jugendliche Nachwuchskräfte und Bewerber im einfachen und mittleren Dienst psychotechnisch, die Bewerber für den führungswichtigen gehobenen Dienst auch charakterologisch untersucht. Hierzu stehen diplomierte Berufspsychologen zur Verfügung. Im Ausland verlief die Entwicklung oft anders, weil sich dort auch Ärzte mit diesen Gebieten verantwortlich befaßten, so z. B. im psychotechnischen Dienst der französischen Staatsbahnen Dr. BINOIS, bei den italienischen Staatsbahnen Prof. BOGANELLI. Diesem steht für das Fach Ophthalmologie Prof. MIGLIORINO, Palermo, zur Seite, da in Italien die Sinnesphysiologie zu den psychologischen Arbeitsgebieten gehört. Bei der heutigen Deutschen Reichsbahn in Berlin-Ost gehört die Abteilung Verkehrspsychologie zum Zentralinstitut des Medizinischen Dienstes für das Verkehrswesen.

So, wie die STVZO neben dem Arzt und Psychologen den technischen Sachverständigen unterscheidet, haben wir auch bei der Eisenbahn diese

---

[1] Ärztl. Dienst DB **12**, 269 (1954).
[2] Ärztl. Mitt. (Köln) H. 1 (1960).

dritte „Säule" für das Gebäude, das zur Gesamtbeurteilung einer Bediensteten- oder Bewerberpersönlichkeit zu errichten ist. Ich habe dafür den Begriff der *Leistung* eingeführt. Für die Beurteilung des Bediensteten ist der Begriff klar. Für den Bewerber ergibt sich sein Inhalt aus dem bisherigen Berufsleben oder -vorleben. Dies kann aus Schulzeugnissen belegt werden oder durch andere Ausbildungsnachweise von Fachschulen sowie sonstige Beurteilungsunterlagen, z. B. Lehrstellen- oder Beschäftigungszeugnisse. Man könnte hier auch den Ausdruck „Berufs-Anamnese" gebrauchen.

Wir haben also für das eben erwähnte Gebäude drei Säulen, die genau und sorgfältig zu trennen sind. 1. die *Tauglichkeit* (zur Ermittlung der körperlich-geistigen Funktion); 2. die *Eignung* (zur Erfassung von Persönlichkeitsstruktur und Reaktionsverhalten) und 3. die *Leistung* (als Grad der Bewährung in einer beruflichen Tätigkeit bzw. Ausbildung). Eine solche Aufteilung ergibt zwanglos eine klare Trennung für die Tätigkeitsbereiche der in Betracht kommenden Gutachter: Die Beurteilung der *Tauglichkeit* kann immer nur und ausschließlich durch einen *Arzt* erfolgen.

Die *Psychotechnik* muß durch einen psychologisch geschulten Prüfer, die *charakterologische* Eignung durch einen Diplompsychologen geprüft werden. Die *Leistung* ist durch den technischen Sachverständigen zu beurteilen. In unserem Fall ist dies im allgemeinen der Dienststellenvorsteher. Wenn ich für die erwähnten drei Säulen auf scharfer Trennung gegeneinander bestehe, muß ich mich doch noch um einen für alle gemeinsamen *Oberbegriff*. sozusagen das Dach des Gebäudes, bemühen. Eines derartigen Oberbegriffes bedarf sowohl die Eisenbahnverwaltung wie z. B. auch die Straßenverkehrsbehörde. Die Verwaltungen erteilen ja auf Grund der vorgelegten Beurteilungen *Entscheide*. Dies gilt sowohl für die Ernennung zum Beamten im Bundesbahndienst, wie für die Erteilung (oder den Entzug) des Führerscheins für Kraftfahrzeuge (STVG v. 29. 12. 1952, § 2).

Dieser Oberbegriff muß also durch ein anderes, klares und unabhängiges Wort gebildet werden. Mein Vorschlag hierzu lautet: *Befähigung*.

Zur Begründung darf ich mich auf bestimmte Vorgänge beziehen.

Für alle in der Bundesrepublik Deutschland betriebenen Eisenbahnen hat der Bundesminister für Verkehr (BMV) die *Eisenbahnbefähigungs-Verordnung* vom 22. 8. 1957 (BGBl. II, S. 1234) erlassen. Sie enthält nicht nur die Voraussetzungen körperlicher Art, sondern auch Alters- und Ausbildungsgrundsätze und Zuverlässigkeitsanforderungen, die an einen mit bestimmten Aufgaben des Eisenbahnbetriebes beauftragten Menschen gestellt werden. Diese Benennung ist ebenfalls keine Neuschöpfung. Der Begriff der Befähigung findet sich bereits in den „Bestimmungen über die *Befähigung* von Bahnpolizeibeamten und Lokomotivführern" des Bundesrates des Deutschen Reiches vom 12. 6. 1876.

Auch auf einem anderen Gebiet des Verkehrswesens ist dieser Begriff in der Gesetzgebung bereits vorhanden. Das Seemannsgesetz vom 26. 7. 1957 enthält in § 142 (3) die Ermächtigung zum Erlaß von Rechtsverordnungen über Befähigungszeugnisse. Der gleiche Begriff findet sich in der Verordnung über die Eignung und Befähigung der Schiffsleute des Deckdienstes auf Kauffahrteischiffen vom 28. 5. 1956 (BGBl. II, S. 591). Und nach der Gewerbeordnung § 31 wird in der noch gültigen Schiffsbesetzungsordnung vom 29. 6. 1931 der Grad der Befähigungszeugnisse für die Besetzung von Kauffahrteischiffen mit Kapitänen und Schiffsoffizieren festgestellt. Und in einem dritten Sektor des Verkehrswesens fand ich ihn soeben wiederholt: „Das Muster eines Schifferpatentes" enthält als Voraussetzung für die Erteilung die Forderung des erbrachten *Befähigungsnachweises*. (Oberpolizeiliche Vorschriften für die Schiffahrt auf dem Bodensee, Erlasse der bayerischen (1900) bzw. württembergischen Verwaltung (1902), die heute noch gültig sind.)

Meines Erachtens kann dem Herrn Bundesminister für Verkehr dieser Begriff, *Befähigung*, für den Straßenverkehr also schon deshalb empfohlen werden, weil ihn die Rechtsgrundlagen für drei wesentliche Teile seines Geschäftsbereichs, die Eisenbahn, die Seefahrt und die Binnenschiffahrt bereits enthalten.

In nebenstehender bildlicher Darstellung würde mein Vorschlag etwa folgendermaßen aussehen:

Natürlich bin ich mir bewußt, daß dieser Vorschlag nicht die einzig mögliche Lösung darstellt. Ich bemühe mich, bereits eingeführte Begriffe zu verwenden. *Daß* irgendeine Lösung solcher Art gefunden werden muß, darin werden Sie mir wohl zustimmen. Worauf es in erster Linie ankommt, ist, sich darüber klar zu sein, daß im Rahmen der auf *gesetzlicher Grundlage* durch die *Behörde* erfolgenden *Verwaltungsentscheidungen* für diese die Hilfe von *Fachgutachtern* erforderlich ist, um zuverlässige Unterlagen für die Entscheidung zu erhalten. Hierbei kommen im Gebiet des Verkehrswesens drei Gruppen von Sachverständigen in Betracht, wobei es vom Einzelfall abhängt, ob nur einer oder alle beteiligt sind: Der *technische* Sachverständige zur Beurteilung der *Leistung*, der *psychologische* Sachverständige zur Beurteilung der *Persönlichkeitsstruktur* und der *medizinische* Sachverständige zur Beurteilung der *Tauglichkeit*.

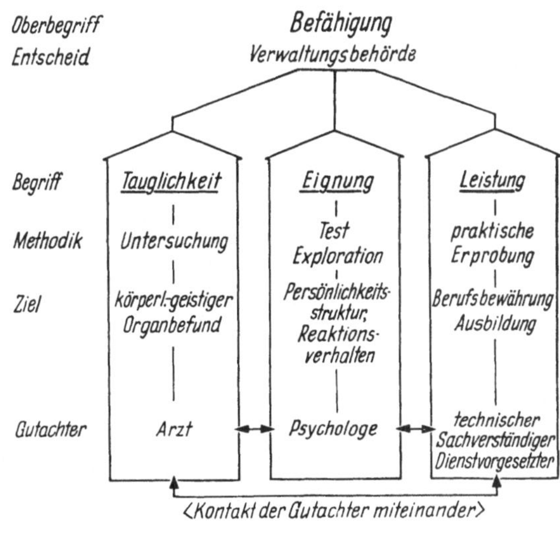


Abb. 1

### E. Kurus, Heidelberg: Das Problem der Einäugigkeit.

Im Rahmen dieses Kongresses bedarf es keiner eingehenden Begründung dafür, daß der Zustand der Einäugigkeit im Hinblick auf die Genehmigung zur Führung eines Kraftfahrzeuges immer einschneidende Fragen aufwerfen wird. Tatsächlich besteht ja zu diesem Problem eine Reihe von Soll- oder Mußvorschriften, die aber ebenso klein ist wie der Umfang der Literatur zu diesem Fragenkomplex.

Mit Definitionen möchte ich Sie nicht aufhalten, aber schon der Begriff der Einäugigkeit ist problematisch: Tatsächlich handelt es sich um eine *Letztäugigkeit* oder *praktische Einäugigkeit*, wenn wir von „Einäugigkeit" sprechen. Wirklich einäugig ist nur der Cyclop. Da er aber nicht lebensfähig ist und nur in der Sagenwelt eine Rolle spielt, können wir von diesem seltenen Kuriosum absehen. Wichtiger ist, daß wir uns klarmachen, daß der Begriff der Einäugigkeit nur einen *Sammeltopf* darstellt, wie etwa die Bezeichnung „akutes Abdomen" in der Chirurgie oder „Vergiftung" in der gerichtlichen Medizin.

Wir dürfen deshalb die Feststellung der „Einäugigkeit" nicht als einfache Tatsache hinnehmen, sondern müssen sie weiter analysieren, um die Problematik jedes einzelnen Falles abschätzen zu können.

Diesen Gedanken möchte ich Ihnen nahebringen, weil er den Hintergrund der Forderung unseres Faches nach einer augenärztlichen Untersuchung der Einäugigen darstellt.

Die angeborenen Formen der praktischen Einäugigkeit (Mißbildungen, einseitige Brechungsfehler, die Amblyopie usw.) möchte ich außer Acht lassen. Praktisch wichtig sind die *Formen der erworbenen Einäugigkeit*, und hier muß die *Kardinalfrage* lauten: *Wie ist es zur Erblindung des ersten Auges gekommen?*

Das Auge ist ein paarig angelegtes Organ. Bestimmte Erkrankungen, die zur Erblindung führen können, verlaufen symmetrisch, alternierend wechselseitig oder — oft mit einem zeitlichen Zwischenraum — beiderseits.

Zu diesen Erkrankungen, die wir auch als „endogene oder idiopathische Erkrankungen" bezeichnen, gehören das Glaukom, die Netzhautablösung, die Entzündungen. Ist es zur Erblindung eines Auges durch eine sogenannte endogene oder idiopathische Augenerkrankung gekommen, so bedeutet das eine *extreme Disposition zur Erkrankung auch des anderen Auges*.

Wer zum Beispiel am linken Auge einen *akuten Glaukomanfall* erlebt hat, muß mit einer Wahrscheinlichkeit von 70% in einem Zeitraum von fünf Jahren auch einen akuten Anfall am rechten Auge erwarten.

Noch höher liegen die Wahrscheinlichkeitszahlen beim chronischen Glaukom: ein *chronisches* Glaukom am linken Auge weist mit einer Wahrscheinlichkeit von 80 bis 92% in einem Zeitraum von 15 Jahren auch auf eine zu erwartende Erkrankung des rechten Auges hin. Auch eine durchgemachte *Netzhautablösung* am ersten Auge disponiert mit einer Wahrscheinlichkeit von etwa 60% zu einer Erkrankung des zweiten Auges.

Überraschend sind die Untersuchungsergebnisse, die wir an 100 Fällen durchgeführt haben, bei denen eine *äußere Verletzung zur Erblindung des ersten Auges* geführt hat. Stellen wir uns einen 30jährigen Mann vor. Er hat durch einen Betriebsunfall sein linkes Auge verloren. Man ist geneigt zu sagen: „Er hat sein linkes Auge verloren, aber — Gott sei Dank — er hat ja noch sein zweites Auge." *Dabei unterstellt man unbewußt, daß dieses letzte Auge gesund ist.*

*Unsere Untersuchungsergebnisse zeigen, daß diese Vorstellung sehr problematisch ist.* Wir fanden in unseren untersuchten Fällen zum Beispiel folgende krankhafte Befunde an den letzten Augen:

| | |
|---|---|
| Brechungsfehler | 52% |
| Degenerationen (Netzhaut, Aderhaut) | 33% |
| Narben (Hornhaut, Aderhaut) | 22% |
| Medientrübungen | 15% |
| Visusherabsetzung (nicht korrigierbar) | 14% |
| Störung der Dunkeladaptation | 50% |
| Subjektive Blendung | 43% |
| Schwierigkeiten beim Entfernungsschätzen | 31% |

Ein Viertel aller Patienten hatte einen völlig normalen Befund am letzten Auge, nur ein Fünftel gab keine subjektiven Störungen, z. B. durch Blendung, den verlorenen Gesichtsfeldanteil usw., an.

Zufällig besaßen 40% einen Führerschein für Kraftfahrzeuge, 15% haben wegen subjektiver Schwierigkeiten das Fahren jedoch aufgegeben. Weitere 15% besaßen ein Moped oder fuhren mit dem Fahrrad. Von diesen haben nur 2% das Fahren aufgegeben. Es handelt sich natürlich um sehr genaue Untersuchungen. Die praktisch wichtigen Brechungsfehler dürften zum Beispiel 30% kaum überschreiten. Häufig fand sich eine gewisse Indolenz, oft aber eine eindeutige dissimulatorische, zum Teil *euphorische Schilderung der völligen Beschwerdelosigkeit,* wenn man von einigen Rentenneurotikern absieht. Acht Verkehrsunfälle (davon drei bei einem Patienten mit Protanomalie) wurden unter keinen Umständen mit dem Zustand der Einäugigkeit in Verbindung gebracht.

Der Sinn des Vortrages war, den Begriff der Einäugigkeit zu analysieren. Er darf nicht einfach als Sammelbegriff hingenommen werden. Bei endogenen Augenerkrankungen können sehr früh Gesichtsfeldausfälle oder eine Herabsetzung des Sehvermögens den Wert des letzten Auges entscheidend mindern. Aber auch in den Fällen, in denen das erste Auge durch eine Verletzung erblindet ist und wo wir zu unterstellen gewohnt sind, daß das letzte Auge noch voll funktionsfähig sei, finden sich an diesem letzten Auge zum Teil grobe pathologische Befunde, die uns dazu zwangen, einzelne unserer untersuchten Patienten sofort stationär zur Operation aufzunehmen (Grüner Star, drohende Netzhautablösung).

Auch der kleinste Nebenbefund oder gar die Summe von Nebenbefunden, die beim Gesunden noch hingenommen werden können, sind bei Einäugigen unter Umständen das Vorspiel zu einer letzten Erkrankung, die wir so fürchten. Subjektiv nicht wahrgenommene Gesichtsfeldausfälle usw. gefährden ihn und andere im Straßenverkehr.

Wenn man noch bedenkt, daß auch der Zustand der praktischen Einäugigkeit subjektiv oft nicht bemerkt und nur zufällig entdeckt wird —

eine Erfahrung, die jeder Augenarzt schon oft gemacht hat —, unterstreicht das die augenärztliche Forderung nach einer Untersuchung unseres wichtigsten Sinnesorganes vor Erteilung der Genehmigung zur Führung eines Kraftfahrzeuges. Das gilt insbesondere für die Fälle von Einäugigkeit, um zu vermeiden, daß sie sich und andere schuldlos schuldhaft in Gefahr bringen.

**G. Hager, Rostock: Gesichtsfeld-, Blickfeld- und Umblickfeldunterschiede bei Rechtseinäugigen und Linkseinäugigen in bezug auf die Verkehrstauglichkeit. (Mit 5 Abb.)**

Der Kraftfahrer orientiert sich bei der Führung seines Fahrzeuges fast ausschließlich nach den Eindrücken seines Sehorgans. Es wird zu einem gewissen Teil zwar auch das Hörorgan hinzugezogen, doch spielt dieses nur eine ganz untergeordnete Rolle. Die Tatsachen, daß in einigen Großstädten ein absolutes Hupverbot besteht und daß nach Beobachtungen und Statistiken in vielen Ländern die Unfallhäufigkeit völlig gehörloser Kraftfahrzeugführer niedriger, zum mindesten aber nicht höher ist als die der Kraftfahrer mit gutem Hörvermögen, zeigen, daß die Führung von Kraftfahrzeugen ohne Benutzung akustischer Signale möglich ist. Der Geruchs-, Geschmacks- und Tastsinn spielen für die Führung eines Kraftfahrzeuges unter heutigen Verhältnissen keine primäre Rolle. Somit liegt das Hauptgewicht der ärztlichen Untersuchung zur Beurteilung der Fahrtüchtigkeit auf der Untersuchung des Sehorgans. Als Grundforderungen werden eine ausreichende Sehschärfe, ein intaktes Gesichtsfeld, ein normaler Lichtsinn, Tiefensehen und Farbentüchtigkeit verlangt.

Normalerweise hat der Mensch zwei Augen, die koordiniert als Doppelorgan zusammenarbeiten. Fällt nun ein Auge aus, so erleidet das Sehorgan eine bedeutende Funktionseinbuße. Zu den Einäugigen rechnen wir in funktioneller Hinsicht auch die Menschen, bei denen die Sehschärfe des schlechteren Auges weniger als ein Zehntel beträgt und bei denen immer jeweils ein Auge vom Sehakt ausgeschlossen ist, wie es z. B. bei den Schielern häufig der Fall ist. Der Wegfall des räumlichen oder stereoskopischen Sehens stellt eine sehr bedeutende Funktionsminderung dar. Zwar lernen es die Einäugigen nach Gewöhnung an den Zustand, sich in gewissem Maße auch räumlich zu orientieren, doch handelt es sich hierbei nur um einen Behelf und niemals um die vollwertige Sehqualität der Stereoskopie.

Eine erhöhte Blendungsempfindlichkeit, eine um 25% schlechtere Dunkelanpassungsfähigkeit, starke Behinderung, wenn ein Fremdkörper in das einzige Auge fliegt, sowie die Angaben, daß schon sehr kleine Alkoholmengen die optischen Funktionen bei Einäugigen besonders stark beeinflussen, sollen in diesem Zusammenhang als Sehfunktionsminderungen Einäugiger Erwähnung finden.

Auch das Gesichtsfeld, Blickfeld und Umblickfeld erfahren durch Ausfall eines Auges eine Einengung. Darauf soll im nachfolgenden näher eingegangen werden. Gestatten Sie bitte, daß ich Ihnen diese ophthalmologischen Begriffe vorweg noch einmal definiere: Unter Gesichtsfeld verstehen wir das Gebiet des Raumes, das gleichzeitig übersehen werden kann. Als Blickfeld bezeichnen wir mit HELMHOLTZ das Feld, das der Blickpunkt bei fixiertem Kopf mit bewegten Augen durchlaufen kann. Unter Umblickfeld verstehen wir nach COMBERG ganz allgemein das Feld, das ein stehender Mensch mit dem Blickpunkt ohne Änderung der Ausgangsfußstellung bei Ausnutzung aller Bewegungsmöglichkeiten durchlaufen kann. Hiervon abzugrenzen sind die Umblickfelder sitzender, liegender, gehender oder laufender Menschen. Unseren Betrachtungen sollen die Umblickfelder sitzender, nämlich auf dem Führersitz eines Kraftfahrzeuges sitzender Personen, zugrunde gelegt werden.

Alle drei Felder, das Gesichts-, das Blick- und das Umblickfeld erfahren beim physiologischen Altern infolge allgemeiner Funktionserlahmungen eine signifikante Einengung, wovon die Einengung des Gesichtsfeldes nur bei Schwellenwertreizen nachweisbar ist, praktisch also keine Rolle spielt, die Einengung des Blickfeldes eine unwesentliche und die Einengung des Umblickfeldes, und damit eng verbunden die Abnahme der Umblickleistung, eine nicht ganz zu vernachlässigende Funktionseinbuße darstellen.

Der augengesunde Mensch hat zwei Einzelgesichtsfelder, ein Gesichtsfeld des rechten und ein Gesichtsfeld des linken Auges. Beide zusammen stellen das Gesamtgesichtsfeld eines zweiäugigen Menschen dar, wovon wiederum das binoculare Gesichtsfeld, also das Feld, in dem Binocularsehen besteht, abzugrenzen ist. Entsprechend sind die Verhältnisse beim Blickfeld und Umblickfeld. Infolge des anatomischen Baues des Auges und der Lage der Augäpfel am Schädel erstrecken sich das Gesichtsfeld, Blickfeld und Umblickfeld des rechten Auges exzentrisch nach rechts und die Felder des linken Auges exzentrisch nach links. Wenn auch die Feldgrößen des rechten und linken Auges gleich groß sind, so ist der Gebrauchswert infolge der Exzentrizität der Felder zum Fixierpunkt bei Mitberücksichtigung äußerer Bedingungen für Rechtseinäugige und Linkseinäugige verschieden. Die Herabsetzung der Sehqualität bei Einäugigkeit im Bereich des normalerweise vorhandenen binocularen Gesichts-, Blick- und Umblickfeldes infolge Wegfall des Binocularsehens ist anfangs bereits erwähnt.

Im Nachfolgenden werden die Sehverhältnisse von Einäugigen unter verkehrstechnischen Bedingungen, wie sie in Deutschland üblich sind, nämlich bei Rechtsverkehr und Linkssteuerung, an Hand von Untersuchungsergebnissen und Berechnungen dargestellt. Insbesondere sollen die Unterschiede bei Rechtseinäugigkeit und Linkseinäugigkeit und ihre verkehrstechnische Bedeutung herausgestellt werden.

Das Gesamtgesichtsfeld eines augengesunden zweiäugigen Menschen hat nach beiden Seiten hin eine Ausdehnung von rund 90°, nach oben von 40° und nach unten von 60° (Abb. 1). Es ist symmetrisch um den Fixierpunkt herum gelegen. Die Gesichtsfelder von Einäugigen sind um 30° enger. Diese Einengung besteht bei Rechtseinäugigen an der linken Seite, bei Linkseinäugigen an der rechten Seite des Gesichtsfeldes. Dadurch kommt die Exzentrizität zustande. Eine von sehr vielen Einäugigen getätigte geringgradige Seitwärtswendung des Kopfes (Abb. 2), und zwar bei Rechtseinäugigkeit nach links und bei Linkseinäugigkeit nach rechts, ist als gewisse Selbstkorrektur zu betrachten, wodurch die Gesichtsfelder infolge Änderung der Stellung des Gesichtsschädels zur Augenachse

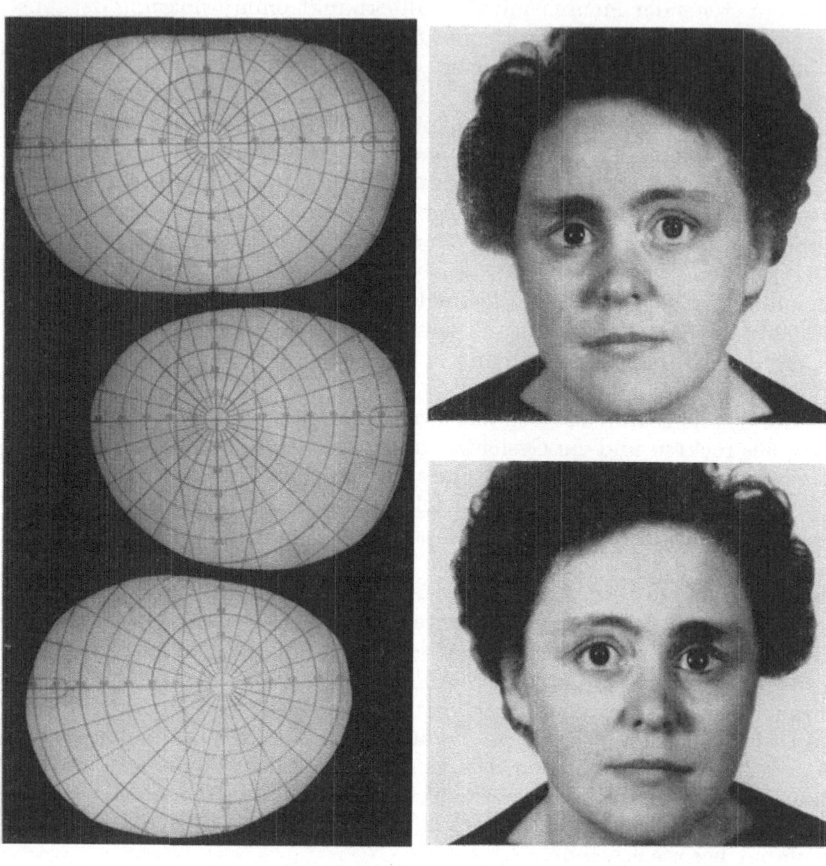

Abb. 1. Oben das Gesichtsfeld eines gesunden zweiäugigen Menschen, in der Mitte das Gesichtsfeld eines Rechtseinäugigen und unten das eines Linkseinäugigen

Abb. 2. Linkseinäugige Frau mit typischer Kopfhaltung im oberen Bild. Das untere Bild ist ein rechts-links-vertauschter Abzug der gleichen Photoaufnahme. Dadurch kommt die geringgradige Seitwärtswendung des Kopfes noch deutlicher zum Ausdruck

geringgradig zentriert werden. Infolge des anatomischen Baues der Augäpfel ist jedoch eine vollständige Zentrierung nicht möglich. Auf der Abb. 2 ist im oberen Bild eine linkseinäugige Frau mit typischer Kopfhaltung abgebildet. Die Patientin war vor der Aufnahme aufgefordert, genau in den Photoapparat zu sehen. Die geringgradige Seitwärtswendung des Kopfes nach rechts kommt durch Zugabe des unteren Bildes noch deutlicher zum Ausdruck. Das untere Bild ist ein rechts-links-vertauschter Abzug der gleichen Photoaufnahme.

In allen folgenden Gesichtsfelddarstellungen ist die durch Seitwärtswendung des Kopfes entstandene geringgradige Zentrierung der Gesichtsfelder Einäugiger schon mitberücksichtigt. Alle Darstellungen erfolgten in Winkelgraden. In der ersten Abbildung ist das obere Gesichtsfeld das eines normalen zweiäugigen Menschen, das mittlere das eines Rechtseinäugigen und das untere das eines Linkseinäugigen.

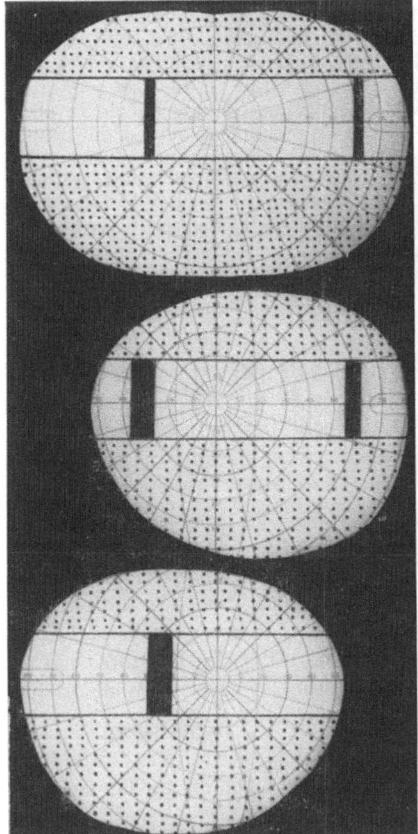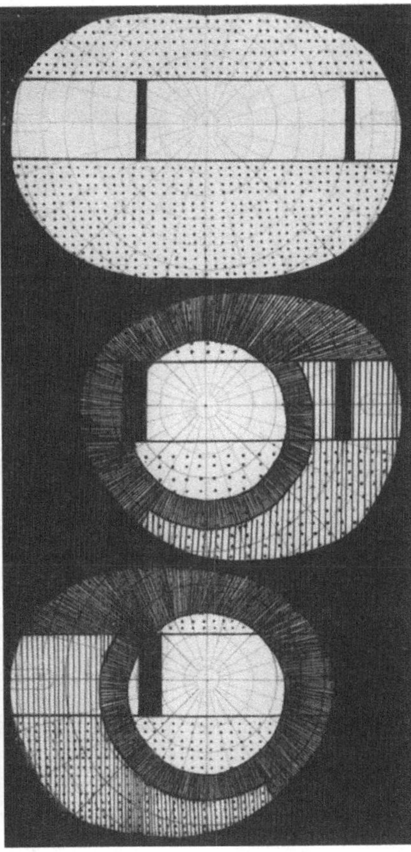

Abb. 3. Halbschematische Darstellung der einem Autofahrer zur praktischen Nutzung zur Verfügung stehenden Gesichtsfeldteile. Die senkrechten schwarzen Balken stellen die durch die beiden vorderen Fensterholme bedingten Ausfälle dar. Die im oberen und unteren Bereich punktierten Felder sind Teile des Gesichtsfeldes, die im Wageninneren liegen. Die obere Zeichnung stellt die Verhältnisse bei einem gesunden Zweiäugigen, die mittlere bei einem Rechtseinäugigen, die untere bei einem Linkseinäugigen dar

Abb. 4. In der Mitte und unten sind die Gesichtsfelder von einäugigen Autofahrern mit einer Brille + 4,0 dp tr dargestellt. Oben ist zum Vergleich nochmals das Gesichtsfeld eines gesunden zweiäugigen Autofahrers wiedergegeben. Genaue Beschreibung s. Text

Einem Autofahrer stehen jedoch infolge der Fensterbegrenzung nur Teile dieser Gesichtsfelder zur praktischen Auswertung zur Verfügung. Durch die drei Zeichnungen der Abb. 3 werden die durch die Fensterscheiben, also durch das Vorderfenster und durch die Seitenfenster eines Autos, in unserem Beispiel eines Skoda 440, zur Beurteilung der Außenwelt brauchbaren Gesichtsfeldteile dargestellt. Die Zeichnungen sind halb schematisch insofern, als die Gesichtsfeldbänder in der Horizontalen maßstabgerecht, in der Vertikalen jedoch nur im durch den Fixierpunkt laufenden Meridian maßstabgerecht sind. Bei Linkssteuerung sind die brauchbaren Gesichtsfeldteile rechts niedriger und links höher als in meinen Zeichnungen dargestellt. Bei Rechtssteuerung ist es umgekehrt. Eine maßstabgerechte Darstellung in beiden Ausdehnungen ist bei der Wiedergabe der Gesichtsfelder in Winkelgraden, wie es hier geschieht, nicht möglich. Da für Autofahrer praktisch nur die horizontale Ausdehnung der brauchbaren Gesichtsfeldteile eine Bedeutung hat, die vertikale Ausdehnung — natürlich nur soweit sie sich innerhalb gewisser üblicher Grenzen bewegt — keine große Rolle spielt, scheint mir die Darstellung in dieser halbschematischen Form gerechtfertigt. Diese halbschematischen Zeichnungen haben darüber hinaus den Vorteil, daß sie nicht nur für den von mir als Beispiel gewählten Autotyp, sondern sinnentsprechend für alle Wagentypen Geltung haben. In allen

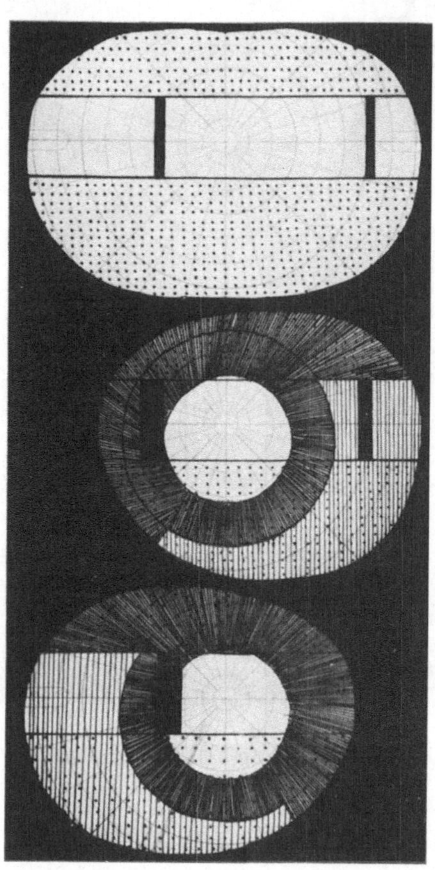

Abb. 5. Gesichtsfelder von Einäugigen mit einer Brille von + 10,0 dptr, sonst wie Abb. 4

drei Darstellungen werden die beiden vorderen Fensterholme durch tiefschwarze senkrechte Balken gezeigt, die wiederum in der horizontalen Ausdehnung maßstabgerecht dargestellt sind.

Bei zweiäugigem Sehen sind die durch die Fensterrahmen entstehenden Gesichtsfeldausfälle geringer als bei einäugigem Sehen. Die Lage dieser Gesichtsausfälle im Verhältnis zum Fixierpunkt ist bei Rechtseinäugigkeit und Linkseinäugigkeit verschieden. Alle Darstellungen beziehen sich auf Autos mit Linkssteuerung. Ich möchte besonders darauf hinweisen, daß das Gesichtsfeld des Linkseinäugigen bei Geradeausblick nicht bis zum rechtsseitigen vorderen Fensterrahmen reicht.

Bei Brillenträgern kommen zusätzliche Gesichtsfeldausfälle hinzu, die zum Teil durch den Brillenrahmen, zum anderen Teil durch die optische Wirkung des Brillenglases bedingt sind und die wiederum bei Konvexgläsern besonders hervortreten. Der von Comberg so bezeichnete Ringdefekt hat bei einem Rechtseinäugigen mit einer Brille z. B. von + 4,0 dptr folgende Auswirkungen: Das durch das Brillenglas hindurch brauchbare Gesichtsfeld eines sich im Führersitz eines Autos befindlichen Rechtseinäugigen reicht vom linken vorderen Fensterholm bis etwa zum rechtsseitigen Drittel der Vorderscheibe (Abb. 4). Links außerhalb des Ringdefekts ist kein Sehen mehr, rechts außerhalb noch ein unscharfes Sehen bis zur normalen Gesichtsfeldaußengrenze möglich. Bei einem linkseinäugigen Autofahrer mit einer Brille gleicher Stärke reicht das Gesichtsfeld beim Blick geradeaus nur etwa bis zur Mitte der Vorderscheibe. Mit Zunahme der Brillenstärke nimmt auch die Breite des Ringdefekts im Gesichtsfeld zu. Auf der Abb. 5 sind die Verhältnisse mit einer Brille + 10,0 dptr dargestellt.

Auch die Blick- und Umblickfelder von Einäugigen sind gegenüber denen von Zweiäugigen eingeengt. Diese Verengungen wirken sich etwa entsprechend so wie bei den Gesichtsfeldern aus, wobei besonders die brillenbedingten Ausfälle Bedeutung haben.

Ich darf wohl annehmen, daß aus meinen Schilderungen und Darstellungen ersichtlich wurde, daß die Sehleistungen Einäugiger erheblich schlechter als die Zweiäugiger sind. Es bestehen, bedingt durch die anatomischen Verhältnisse, Funktionsunterschiede bei Rechtseinäugigkeit und Linkseinäugigkeit. Die Sehverhältnisse unter verkehrstechnischen Bedingungen, wie sie in Deutschland üblich sind, nämlich bei Rechtsverkehr und Linkssteuerung, wurden erörtert. Die Herabsetzung der Sehfunktionen wirkt sich unter diesen äußeren Bedingungen bei Rechtseinäugigen und Linkseinäugigen verschieden aus.

Die Benutzung optischer Brillen bewirkt durch Ausgleich von Refraktionsfehlern eine Besserung der zentralen Sehschärfe, bringt jedoch zwangsläufig Funktionsminderungen im peripheren Gesichts-, Blick- und Umblickfeld mit sich. Durch ringförmige Einengungen der durch die Brillengläser hindurch bestehenden Sehfelder Einäugiger werden die primären Unterschiede zwischen Rechtseinäugigkeit und Linkseinäugigkeit weitgehend aufgehoben, so daß eine Differenzierung in der Tauglichkeitsbeurteilung zwischen Rechtseinäugigen und Linkseinäugigen sich nicht als notwendig erweist. Die Gesichtsfelder von nach unserer Ansicht als Grenzfälle zu betrachtenden einäugigen Brillenträgern mit einer Glasstärke von + 4,0 dptr wurden in Abbildungen dargestellt.

Bei Zulassung zum Kraftfahrzeugverkehr sollten künftig Einäugige als Berufskraftfahrer nicht mehr zugelassen werden. Einäugige Brillenträger scheinen nach ophthalmologischen Gesichtspunkten zur Führung offener Kraftfahrzeuge mit einer Geschwindigkeit über 30 km/st untauglich, zur Führung geschlossener Kraftfahrzeuge nur dann tauglich, wenn die zur Vollkorrektur benötigten Gläser ∓ 4,0 dptr nicht überschreiten.


J. Adam, Halle/Saale: **Zur Analyse der Unfälle in einem Industriebezirk.**

Von den Unfallkategorien: Verkehrs-, Betriebs-, Sport-, Haushaltsunfälle usw., die das gesamte Unfallgeschehen umfassen, sind die Verkehrs- und die Betriebs- (einschließlich der Betriebswege)unfälle meldepflichtig und auch statistisch von Bedeutung. Verkehrsunfälle sind besondere Vorkommnisse auf öffentlichen Straßen und demgemäß laut Strafgesetzbuch der Polizei gegenüber meldepflichtig. *Alle* Betriebsunfälle sind im Betrieb zu melden und zu registrieren. Offizielle Statistiken durch die Sozialversicherung werden jedoch nur geführt von Unfällen, welche mindestens einen Tag Arbeitsunfähigkeit eines Beteiligten nach sich ziehen. Insofern sind die beiden Unfallkategorien nicht vergleichbar. Betriebsunfälle ausschließlich mit Sachschaden gibt es in dieser Statistik nicht. Betriebswegeunfälle, die den Charakter eines Verkehrsunfalles haben, werden in beiden Statistiken gezählt.

Es soll nicht die gesamte Unfallstatistik des Bezirkes mitgeteilt werden. Zweck des Vortrages ist es, auf einige Besonderheiten hinzuweisen. Der Bezirk Halle ist ein Industriebezirk und hat demgemäß eine relativ hohe Verkehrsdichte von Lastfahrzeugen und während der Zeiten des Schichtwechsels in den Betrieben starke Spitzen von Pkw-, Kraftrad-, Fahrrad- und Busverkehr. Eine weitere Besonderheit besteht darin, daß in der alten Stadt Halle mit ihren engen und winkligen Straßen schwierige Verkehrsbedingungen bestehen. Die Zahl der Kraftfahrzeuge hat von 1958 zu 1959 um ein Sechstel zugenommen, und eine Modernisierung des Kraftfahrzeugbestandes ist im raschen Fortschreiten begriffen. Der Bezirk hat einen hohen Grad der Industrialisierung mit einem starken Überwiegen der Großindustrie. Für das Unfallgeschehen ist weiterhin die starke Zunahme der Mechanisierung des Bauwesens und der Landwirtschaft in den letzten Jahren von Bedeutung. Demgegenüber sind einige Randindustrien technisch zurückgeblieben. Andererseits wurde die Ausbildung sowohl der Kraftfahrzeugführer als auch der Arbeiter an den Maschinen intensiviert und verbessert.

*Verkehrsunfälle.* An den Verkehrsunfällen des Bezirkes Halle waren folgende Personengruppen schuldhaft beteiligt:

|  | 1958 | 1959 |
|---|---|---|
| 1. Kraftwagenfahrer | 44,3 | 44,1 |
| 2. Kraftradfahrer | 23,6 | 24,1 |
| 3. Fußgänger | 13,4 | 12,0 |
| 4. Radfahrer | 10,5 | 10,5 |
| 5. Weitere Personengruppen | 8,2 | 9,3 |
|  | 100% | 100% |

In der Stadt Halle selbst ereigneten sich im Jahre 1959 1431 Unfälle, bei welchen 33 Personen getötet und 890 verletzt wurden. Sachschaden wurde an 1320 Kraftfahrzeugen verursacht. An diesen Unfällen sind Kraftfahrzeugfahrer mit 6,5% schuldhaft beteiligt. Kraftradfahrer hatten in 11,5% der Fälle die Schuld. In 90 bis 95% aller Unfälle liegen die Ursachen in einem Fehlverhalten der Menschen, wie das schon Laves, Bitzel und Berger feststellten und wie das Koch und andere Autoren im Grunde bestätigten.

Nur wenige Unfälle werden durch ausgesprochene technische Mängel an Fahrzeug und Fahrbahn verursacht.

54,4% aller Kraftfahrzeuge waren 1959 Krafträder, 17,8% Pkws. An Unfällen beteiligt waren von den Krädern 3,2% (Vorjahr 3,5), von Pkws 7,1% (Vorjahr 8,1), von den sonstigen Fahrzeugen (vorwiegend Lastfahrzeuge) 15,6% (Vorjahr 16,1). Diese Zahlen sind wenig aussagekräftig, da die einzelnen Fahrzeugarten in verschiedenem Ausmaß genutzt werden: Krafträder seltener, Pkws häufiger, Lkws ihrem Bestandanteil entsprechend. Dies stimmt mit Nejedliks Mitteilung aus Wien überein. Eine Stichprobenuntersuchung vom 1. Quartal 1960 in großen Verkehrsbetrieben ergab, daß, bezogen auf die gleiche Fahrleistung (gemessen in Fahrtkilometern), Lkw 10mal und Busse 4mal mehr Unfälle verursachen als Personenkraftwagen. Während bei den Pkws (Taxi) dieser Betriebe auf rund 1000000 Fahrtkilometer 1 schuldhafter Unfall kam, waren die entsprechenden Zahlen für Busse 250000 km und für Lastkraftwagen 100000 km. Diese Zahlen sind allerdings insofern nicht voll repräsentativ, als es sich ausschließlich um Berufsfahrer handelt.

Die meisten Kraftwagenunfälle werden von Fahrern verursacht, die erst kurz im Besitz der Fahrerlaubnis sind, ein Zeichen für die Bedeutung von Übung und Fertigkeit. Die Altersspitze liegt bei 25 bis 35 Jahren. Bei Kraftradfahrern überwiegen Jugendliche von 18 bis 25 Jahren. Obwohl die jüngeren Menschen meist auch erst kurze Zeit im Besitz der Fahrerlaubnis sind, scheint letzteres bei Kradfahrern nicht die entscheidende Rolle zu spielen. Leichtsinnshandlungen überwiegen. Z. B. stehen bei Kradfahrern das Fahren unter Alkohol und das Nichtbeachten der Vorfahrt in der Stadt Halle als Unfallursache an der Spitze. Bei Pkw- und Lkw-Fahrern gehören die Delikte unter Alkohol nicht mehr zu den Hauptunfallursachen, sind aber keineswegs beseitigt.

Die häufigsten Unfallursachen bei Kraftfahrern (Kraftwagenfahrern und Kraftradfahrern) sowie Radfahrern im Bezirk sind folgende:

| *Kraftfahrer* | 1958 | 1959 |
|---|---|---|
| Nichtbeachten der Vorfahrt .............. | 16,0% | 15,0% |
| Falsches Überholen ..................... | 14,0% | 17,2% |
| Überschreiten der Höchstgeschwindigkeit ... | 11,4% | 9,7% |
| Nichteinhalten der rechten Fahrbahnseite ... | 9,8% | 9,4% |
| Fahren unter Alkoholwirkung ............ | 5,5% | 4,6% |

| *Radfahrer* | | |
|---|---|---|
| Nichtbeachten der Vorfahrt .............. | 25,9% | 26,2% |
| Nichtanzeigen der Fahrtrichtungsänderung .. | 25,0% | 26,2% |
| Nichteinhalten der rechten Fahrbahnseite ... | 13,5% | 16,1% |

An den Personenschäden sind die Kradfahrer unverhältnismäßig hoch beteiligt. Der Anteil der Verletzten auf Krafträdern stieg von 32,0% im Jahre 1958 auf 44,4% 1959. Demgegenüber sank der Anteil der verletzten Kraftwageninsassen von 18,3 auf 14,9%. Die entsprechenden Zahlen der Verkehrstoten zeigen die gleiche Tendenz.

Wir führen die subjektiven Unfallursachen auf drei Faktoren zurück: 1. Auf mangelnde Kenntnis der Verkehrsregeln und Beherrschung des Fahrzeugs, 2. auf mangelndes Verantwortungsbewußtsein dem Leben, der Gesundheit und dem Eigentum anderer gegenüber und 3. auf geistige und körperliche Mängel des Kraftfahrzeugführers. Eine scharfe Grenze zwischen den drei Faktoren läßt sich nicht ziehen. Dauernde körperliche und geistige Unfähigkeit zur Führung von Kraftfahrzeugen wird durch die Straßenverkehrszulassungsordnung theoretisch und praktisch weitgehend ausgeschlossen. Eine Lücke im Gesetz besteht darin, daß bei älteren Kraftwagenfahrern keine periodischen Nachuntersuchungen vorgesehen sind.

Zeitweilig eintretende Unfähigkeit als alleinige Unfallursache bildet statistisch eine untergeordnete Gruppe. Einzelne Fälle von Schocks bei Diabetes, Herz- und Kreislaufstörungen und anderes sind bekannt. Als Mitursache spielen der Gesundheitszustand und die körperliche Verfassung jedoch keine nebensächliche Rolle. Nach früheren Schätzungen (Becker 1952) wirkten bei 15% aller Verkehrsunfälle Gesundheitszustand, seelischer Zustand und Ermüdungsgrad unfallfördernd.

Bei Fußgängern bilden falsches Überqueren der Fahrbahn vor oder hinter haltenden Fahrzeugen und Nichtüberzeugen vom Freisein der Fahrbahn zusammen fast alle Unfallursachen, d. h., daß bei den Fußgängern mangelnde Kenntnis der Verkehrsordnung und falsche Einschätzung des Verkehrs die Hauptrolle spielen. Wenn Doyen mitteilt, daß von den tödlich verunglückten Fußgängern in den USA neun Zehntel nicht im Besitz des Führerscheines waren, während sonst 50% der Erwachsenen einen solchen besitzen, so können wir den darin ausgedrückten Grundgedanken, daß die Hauptursache für Fußgängerunfälle mangelnde Verkehrskenntnis ist, bestätigen.

Verkehrsunfälle werden im wesentlichen durch bewußt zu beeinflussendes Verhalten der Menschen verursacht und somit auch vermindert. Dazu stehen in erster Linie zwei Wege offen. 1. Die Vermehrung des Wissens über das Verhalten im Verkehr sowie des zur Fertigkeit ausgebildeten Könnens im Umgang mit Fahrzeugen und 2. die Erziehung zu einem verantwortungsbewußten Handeln.

Im Bezirk Halle hat man der Erziehung der Verkehrsteilnehmer erhöhte Aufmerksamkeit zugewandt. Sie geschieht zusätzlich zu den sehr humanen staatlichen Straf- und Erziehungsmaßnahmen bei Verkehrssündern vor allem auf folgenden Wegen:

a) Schulungsgruppen in Häuserblocks, Betrieben usw. unter Fahrlehrern, Berufsfahrern, Angehörigen der Verkehrspolizei als freiwillige Bildungsmaßnahme interessierter Personen; b) Bildung von Verkehrsaktivs in Straßen und Betrieben. Sie geben Hinweise an Behörden über Straßenzustand, Beleuchtung u. a., aber auch in Fällen von Verkehrsuntüchtigkeit ihnen bekannter Fahrzeuge. Sie führen Bildungszirkel durch und ziehen Verkehrssünder aus ihrem Bekanntenkreis kameradschaftlich zur Rechenschaft; c) In den Schulen wird Verkehrsunterricht durchgeführt; d) Durch Revisionskommissionen wird der Betriebszustand aller und insbesondere der Großfahrzeuge in Betrieben laufend überprüft.

Die Verkehrserziehung von Fußgängern und Radfahrern bleibt ungenügend.

In einigen Verkehrsbetrieben wurde die Unfallquote gesenkt. In einem Verkehrsbetrieb mit 202 Kraftfahrzeugen sank die Zahl der Unfälle (bezogen auf die gleiche Fahrleistung) vom 1. Quartal 1959 zum 1. Quartal 1960 um 30%. Hier ist auch ein absolutes Absinken vorhanden. Allgemein hat die Unfallquote (Unfälle bezogen auf Fahrzeugbestand) von 1958 zu 1959 im Bezirk Halle auf 89% abgenommen. Die Unfälle steigen also nicht proportional der Verkehrsdichte an, wenn auch zweifellos mit der Verkehrsdichte die Gefährdung zunimmt.

Die *Betriebs- und Betriebswegeunfälle* stellen den Hauptteil aller Unfälle. 1959 betrug die Unfallquote im Bezirk Halle 56,63 auf tausend Berufstätige und hat gegenüber 1958 um 3,17 auf Tausend abgenommen. Wesentliche Abnahmen traten ein in Energiebetrieben (64 auf 57), im Bergbau (107 auf 84), in der Metallurgie (159 auf 138), in der Textilindustrie (46 auf 36), in der Polygraphie (59 auf 43) und im Eisenbahn- (74 auf 59) sowie Kraftverkehr und Straßenwesen (72 auf 6).

Die Unfallquoten nehmen auch dort ab, wo eine hohe betriebliche Mechanisierung und Automatisierung weitere Fortschritte macht, wie in der Zellstoff- und Papierindustrie (61 auf 50). Die Unfälle sind dort angestiegen, wo eine rasche Mechanisierung für die Arbeiter zunächst ungewohnt ist, wie in der Landwirtschaft (19 auf 27), im Gartenbau (29 auf 32), der Forstwirtschaft (115 auf 125) und im Bauwesen (98 auf 106).

Auffällig ist, daß im Bergbau die Unfallquote mit 83,68 niedriger ist als in der Glas- und keramischen Industrie mit 114,40. Bei letzteren handelt es sich jedoch nur um einige wenige Betriebe von geringerer Bedeutung. Die niedrigste Quote innerhalb der industriellen Sphäre weist die Konfektionsindustrie mit 11,64 auf. Nach Unfallvorkommen gegliedert stehen nach wie vor die Transportunfälle an der Spitze. Ihr Anteil betrug 1959 23,7%, 1958 dagegen nur 21,1%. An zweiter Stelle steht der Fall von Personen (von Leitern, Treppen usw.), dessen Anteil 20,5% im Jahre 1959 gegenüber 19,8% im Jahre 1958 betrug. Diese beiden Unfallvorkommen haben also weiterhin zugenommen. Deutliche Abnahmen sind aber mit zunehmender Mechanisierung dieser Einrichtungen an den Fördermaschinen und -anlagen zu beobachten. Auch durch Zusammenbruch, Einsturz, Herab- und Umfallen von Gegenständen sind 1959 weniger Unfälle vorgekommen als 1958. Letzteres scheint darauf zurückzuführen zu sein, daß Dienstaufsichtspersonen in verstärktem Maße durch gewerkschaftliche und betriebliche Organe zur Verantwortung angehalten und herangezogen worden sind. Daß die Unfallquote im Bezirk Halle über dem Republikdurchschnitt liegt, beruht zu einem großen Teil darauf, daß eine Hauptindustrie dieses Bezirks, die Chemie, mit 68,27 über dem Durchschnitt der Republik mit 53 liegt.

Daß Frauen auch unter Berücksichtigung ihres Anteils an den Berufstätigen an den Unfällen weniger beteiligt sind als Männer, gilt im Bezirk Halle wie überall und beruht darauf, daß Frauen weniger mit unfallgefährdeten Arbeiten beschäftigt sind. Bezüglich der Verteilung der Unfälle über die Tage der Woche und die Stunden des Tages kann nur das bestätigt werden, was von anderen Autoren (z. B. HERING u. HUNGER) schon mitgeteilt wurde: der Montag weist eine starke Unfallhäufigkeit auf, nach Arbeitspausen steigt die Unfallzahl an. In einem von uns untersuchten chemischen Großbetrieb liegt die Unfallquote montags beim 1,3fachen des Durchschnittes der übrigen Wochentage. Auch bei Betriebsunfällen überwiegen diejenigen die auf menschliches Fehlverhalten zurückzuführen sind. Betriebsunfälle unter Alkohol sind zwar ihrer wahren Zahl nach nicht bekannt, Einzeluntersuchungen geben aber kein erfreuliches Bild. Man hat auch die Alkoholnachwirkungen zu beachten. Deshalb ist die Forderung nach weiteren alkoholfreien Getränken zu erheben und endlich die Ausgabe von Alkohol im Betrieb generell zu untersagen. Die Verteilung der Unfälle auf Altersklassen bestätigt bekannte Aussagen. 20- bis 30jährige Männer sind am stärksten gefährdet.

Das technische Versagen von Aggregaten spielt bei Betriebsunfällen eine größere Rolle als bei Verkehrsunfällen. Deshalb wird der Frage der sicheren Technik erhöhte Aufmerksamkeit zugewendet. Das enthebt weder die Betriebsleitung noch die Gewerkschaftsleitung der Pflicht, die Arbeiter über die Gefahren im Betrieb aufzuklären und für die Einhaltung der Arbeitsschutzbestimmungen zu sorgen. Daß auf diesem Wege Erfolge zu erwarten sind, zeigt die Senkung der Unfallquote im letzten Jahr um 5% im Bezirk. Die Gewerkschaften und auch die betrieblichen Einrichtungen des staatlichen Gesundheitswesens haben weitgehende Rechte und Möglichkeiten im Hinblick auf Arbeits- und Gesundheitsschutz.

Die Gewerkschaften gehen bei ihrem Kampf gegen die Unfälle von der richtigen Tatsache aus, daß Unfälle vom Menschen direkt oder durch die von Menschen geschaffene Technik verursacht werden und daß sie demgemäß auch von Menschen verhindert werden können. Jeder Unfall ist prinzipiell vermeidbar. Auch wenn man weiß, daß dieses Gesetz nur asymptotisch gilt, bedeutet seine Anerkennung in der Praxis die Senkung des Unfallstandes.

Tope, Hannover: Das Blick- und Umblickfeld von Fahrzeugführern wird bedauerlicherweise nicht nur durch organische Mängel nachteilig beeinflußt, sondern vielfach auch durch mangelhafte Fahrzeugkonstruktionen. Es gibt eine ganze Reihe von Fahrzeugen, in denen größere Fahrer bei normaler Sitzhaltung den Verkehr weder in der Geradeausrichtung noch seitwärts in ausreichendem Maße beobachten können. Um dies zu können, wird zwangsläufig eine Haltung herbeigeführt, die äußerst körperschädigend ist und zu schneller Ermüdung und beim Vorhandensein ungünstiger Schwingungen im Fahrzeug zur Bewußtseinsabschaltung führen kann.

Der VDI-Ausschuß „Anpassung des Fahrzeugs an den Menschen", in dem Ärzte, Psychologen, Kraftfahrsachverständige, Unfallingenieure, Vertreter der Ministerien, der Industrie, der Sozial- und Kraftfahrverbände usw. vertreten sind, ist seit Jahren darum bemüht, daß die Industrie Fahrzeuge erstellt, die dem Menschen angepaßt sind. Es ist wünschenswert, daß anläßlich der Jahrestagung das Bundesverkehrsministerium erneut nachdrücklich aufgefordert wird, nur Fahrzeuge zuzulassen, die den Fahrzeugführern angepaßt und im Innenraum und außen so entschärft sind, daß keine vermeidbaren Verletzungen mehr auftreten können.

**H. Elbel, Bonn: Neue Ergebnisse der Blutalkoholforschung** (Blutalkoholgehalt und Grenzen der Fahrtauglichkeit). (Mit 2 Abb.)

In der Verkehrsunfallursachenforschung arbeitet die Medizin noch zum guten Teile kasuistisch. Das ist gefährlich, gerade *weil* die Kasuistik so eindrucksvoll sein kann. Es kommt dadurch zu Gewichtsverlagerungen, die Aufgaben werden nicht der Dringlichkeit nach geordnet. Was aber die Statistik bisher ergeben hat, läßt keinen Zweifel daran, daß wir uns in erster Linie dem alkoholbedingten Verkehrsunfall zu widmen haben, der sämtliche anderen in den Interessenbereich einer Verkehrsmedizin fallenden Ursachen zusammen um ein Vielfaches überwiegt. Ich darf es mir ersparen, hier in diesem sachkundigen Kreise die in der Fachliteratur der ganzen Welt niedergelegte Feststellung noch einmal in extenso zu belegen, daß der aus den amtlichen Statistiken hervorgehende Anteil der Alkoholwirkung an den Verkehrsunfallursachen nicht den Tatsachen entspricht.

Neues wertvolles Material ist in den letzten Jahren in Frankreich gesammelt worden, seit dort die Blutalkoholbestimmung für gewisse Indikationen obligatorisch geworden ist. So schätzt Brunaud den Alkoholanteil an den Verkehrsunfallursachen auf mindestens 20%, wobei er nur Werte über 1‰ berücksichtigt. Besson und Redor fanden bei 32% aller Unfälle und Körperverletzungen über 1‰. Thalheimer berechnet 25% aller Verkehrsunfälle als alkoholbedingt, Dervillee und Seguin hatten bei 38% aller Verkehrsunfallschuldigen mehr als 1‰. Unsere Schätzung von mindestens 20% alkoholbedingten Verkehrsunfällen erweist sich also als um so optimistischer, je mehr Material bekannt wird.

Die Bedeutung dieser Zahlen steigt entscheidend dadurch, daß die Morbidität und die Letalität des alkoholbedingten Unfalles so hoch sind. Ich habe erst vor zwei Jahren die Mitteilungen aus aller Welt seit 1951 zusammengestellt und daraus errechnet, daß 39% der Verkehrsunfallverletzten und der Toten zur Zeit des Unfalles unter relevanter Alkoholeinwirkung gestanden haben.

Dazu einige Einzelheiten aus eigenen statistischen Untersuchungen des letzten Jahres: in je über 8000 Fällen von Blutalkoholbestimmungen bei Verkehrsdelikten verhielten sich die Unfälle mit Verletzung oder Tod zu denen ohne Personenschaden einmal wie 3 : 2, das andere Mal wie 3 : 1. Der Anteil der Personenschadensfälle an den Verkehrsunfällen beträgt nach allen Massenstatistiken gut ein Drittel; zählt man, wie wir es getan haben, nur die Alkoholfälle, dann sind es mindestens zwei Drittel! Nimmt man nur den prozentualen Anteil der Verletzten an Unfällen, so beträgt er allgemein rund 30%; dem stehen 59% in unserem „Alkohol"-Material gegenüber. Ich berichte dazu in Ergänzung meines Berichtes vor zwei Jahren die neuesten Literaturangaben über Blutalkoholwerte bei Verkehrstoten und Verkehrsverletzten:

Die Möglichkeit der Feststellung von Alkoholeinfluß ist in Großbritannien äußerst beschränkt. Immerhin berechnet SPRIGGS für die tödlichen *Nacht*unfälle einen Alkoholanteil von 50%, ebenso JEFFCOATE für die Autofahrer, bei den Fußgängern ermittelte sie sogar 62%. Die Gesamtbeteiligung Betrunkener (und nur um solche handelt es sich bei diesen englischen Statistiken) an *allen* Verkehrstodesfällen gibt JEFFCOATE mit 18% an. Noch ähnlich harmlos ist die Statistik WOODWARDS für Virginia 1956: 25% betrunkene Autofahrer bei tödlichen Unfällen. Die Zahlen der anderen Autoren sind wesentlich höher: in Maryland sind es (JEFFCOATE) 59% gewesen, in Baltimore (FREIMUTH u. a.) hatten 38,6% aller getöteten Autofahrer über 1,5‰, 61,4% über 0,5‰. Die Werte für die Fußgänger betragen 30,9 und 44%, sind also etwas niedriger, weil ja viele nüchterne Fußgänger von betrunkenen Kraftfahrern getötet werden.

HADDON und BRADESS: 49% der getöteten Autolenker hatten mehr als 1,5‰, 69% mehr als 0,5‰. DREW u. a.: in Delaware 1957 15 getötete Autofahrer, davon 10 mehr als 1,5‰, 12 mehr als 1‰. Nur 3 waren nüchtern. Natürlich ist aus einer so kleinen Zahl keine statistische Signifikanz abzuleiten, sie stimmt aber mit den gesicherten Werten überein. Aus Delaware gibt es für 1955 noch eine andere Statistik (CAMBELL): 138 Fahrer waren in 97 tödliche Unfälle verwickelt, davon hatten 56 Fahrer Alkohol genossen, d. h. 40,6% der Fahrer oder 57% der tödlichen Unfälle. RABOURDIN: 190 Verkehrsverletzte, 90% davon über 0,5‰, 83% über 1,0‰, 73% über 1,5‰. Diese Zahlen sind fast nicht zu glauben, aber gerade RABOURDIN hat seine Untersuchungen lückenlos an allen eingelieferten Verletzten ausgeführt. RAYMOND: 59% aller Verkehrsverletzten alkoholpositiv. ZANALDI: von 67 tödlich verunglückten Autofahrern hatten 30 über 0,6‰. PEARSON: 39,4% aller Verkehrstoten über 1‰. DELIE: von 97 Verkehrsverletzten 57 über 1‰, nur 7 waren ganz nüchtern. PUCHOWSKI (Polen): in 42% der tödlichen Verkehrsunfälle Alkoholeinfluß. Diese Angabe und den Befund von GYÖNGYÖSI, wonach in Budapest Alkoholeinfluß bei 65% aller tödlichen Unfälle festgestellt worden ist, verdanke ich VAMOŠI, der in der Slowakei in 39 bis 42% der tödlichen Verkehrsunfälle maßgeblichen Alkoholeinfluß mitteilt.

So sehr uns die amtlichen Statistiken hinsichtlich der allgemeinen unfallkausalen Bedeutung des Alkohols im Stich lassen, bei den Verletzten und Toten geben sie einigen Aufschluß: im Landgerichtsbezirk Essen erfolgten im Jahre 1958 16,5% der Verurteilungen wegen fahrlässiger Körperverletzung in Tateinheit mit Trunkenheit im Verkehr, diese Tateinheit bestand dagegen in 40% der Verurteilungen wegen fahrlässiger Tötung. Nach den Angaben des Statistischen Bundesamtes für 1958 war der Anteil der Alkoholbeeinflussung an den Verletzten und Toten des Verkehrs 23,2%. Sehr bemerkenswert sind auch die entsprechenden amtlichen Zahlen für 1956/57: bei Unfällen mit Sachschaden beträgt der Alkoholanteil 3,6%, mit Personenschaden 9,6%, mit Toten 15,1% der Ursachen. Überraschend ist die Übereinstimmung der entsprechenden Zahlen für Dänemark (1956; nach Andreasson): 4,9%, 8,2%, 15,3%. Der Alkoholeinfluß steigt also mit hoher Signifikanz mit der Schwere der Unfallfolgen.

Da die amtliche Statistik nach Ursachen und nicht nach Unfällen zählt, für jeden Unfall aber oft mehrere Ursachen in den statistischen Berichten der Polizei angegeben werden, erhöhen sich die eben genannten Zahlen nach einer Berechnung von Hosse um je etwa 20%. Das ergibt sogar nach der unvollkommenen amtlichen Statistik 18% Alkoholbeteiligung an Unfällen mit Toten oder 2160 Alkoholverkehrsunfalltote im Jahr. Wenn ich also seinerzeit die Zahl von 5000 Toten und Schwerverletzten im Jahr in der Bundesrepublik genannt habe, die wir alkoholbeeinflußten Verkehrsteilnehmern zu verdanken haben, so bestätigt sich das immer mehr.

Bei den Literaturangaben fällt auf, daß der Maßstab der Trunkenheit wechselt, die Zahlen sind auf Blutalkoholwerte von 0,5‰, 1‰ oder 1,5‰ bezogen, gelegentlich heißt es auch nur „alkoholbeeinflußt". Das führt uns in die zweite Fragestellung, die ich in diesem Referat berühren will: die Frage der relevanten Dosis:

„Es steht fest, daß alkoholbedingte Leistungsschädigungen auftreten, bevor irgendwelche Zeichen einer Trunkenheit im landläufigen Sinne erkennbar werden." Diese Präambel des Medical Research Council zu einem einschlägigen Memorandum ist eine wissenschaftliche Selbstverständlichkeit.

Die oft gebrauchte Kurzformel „Trunkenheit im Verkehr" in der Aktensprache ist wissenschaftlich eine simplification terrible und hat einen Wertungscharakter, der dem Verständnis der Öffentlichkeit für die berechtigten Maßnahmen der Rechtsprechung nicht zuträglich ist. Es besteht keine Schwierigkeit für die Einsicht, daß ein „Betrunkener" nicht ohne Gefahr für sich und für andere — insbesondere am motorisierten Verkehr teilnehmen kann; dagegen ist die Beeinträchtigung der Verkehrsleistung durch Alkoholdosen, die keine leicht erkennbaren Wirkungen im allgemeinen Verhalten hervorrufen, stets Gegenstand eines Sachverständigenbeweises, der nicht nur vom Betroffenen oft ohne innere Überzeugung aufgenommen wird. Maßgebend ist dabei die Vorstellung, daß ein sozial unstreitig und allgemein gebilligter, also durchaus „mäßiger"

Alkoholkonsum („social drinking") nicht den wesentlichen Inhalt eines Schuldvorwurfes bilden könne. Vorausgesetzt, daß es gelingt, den wissenschaftlichen Beweis für die Relevanz solcher geringer Dosen für die Verkehrstauglichkeit zu führen, halte ich es nicht für ganz aussichtslos, diese Erkenntnis auch dem Verständnis der Allgemeinheit näherzubringen. (Schließlich wird ja das Rauchen einer Zigarette unstreitig und allgemein — zumindest sittlich — gebilligt, der heutige Durchschnittsmensch wird es aber nicht als ungerecht ansehen, wenn man ihm das Rauchen einer Zigarette in einer Garage unter Umständen als ein Verschulden anrechnet).

Bekanntlich kommt es bei der gerichtlich-medizinischen Bewertung einer Alkoholwirkung darauf an, ob sie den Betroffenen außerstande gesetzt hat, sich sicher im Verkehr zu bewegen (§ 2 I StVZO) bzw. ein Fahrzeug sicher zu führen (§ 315 a StGB). Die StVZO führt außerdem den Begriff der „erheblichen" Wirkung geistiger Getränke ein (§ 3 II). Nach der Rechtsprechung sind diese Tatbestände bei einer Blutalkoholkonzentration von 1,5‰ aufwärts mit Sicherheit als erfüllt anzusehen. Dieser Maßstab wird auch in der Judikatur der Sozialgerichte auf die Feststellung einer „Lösung vom Betrieb" angewandt, desgleichen im Zivilrecht, wenn es sich um die Entscheidung handelt, ob eine alkoholbedingte Bewußtseinsstörung im Sinne der Unfallversicherungsbedingungen bei einem motorisierten Verkehrsteilnehmer vorgelegen hat.

Es ist in diesem Kreise müßig, zu sagen, daß sich die ärztliche Beurteilung der Alkoholwirkung im Verkehr nicht nach der Rechtsprechung richten kann, sondern daß die Beziehung natürlich umgekehrt sein muß. Wie das im konkreten Falle manchmal im Argen liegt, weiß jeder Sachkundige. Die große Linie der Rechtsprechung hat aber mit der wissenschaftlichen Erkenntnis soweit Schritt gehalten, als es bei der notwendigen Zurückhaltung und Sicherung möglich war. Ob die zu erhoffende Lösung des brennenden Problems der alkoholbedingten Verkehrsunfälle auf dem Wege der rechtlichen Sanktionen wesentlich gefördert werden wird, hängt davon ab, daß Gesetzgeber und Richter weiter die Folgerungen aus den wissenschaftlich gesicherten Zusammenhängen zwischen Alkoholwirkung und Verkehrsunfällen ziehen.

Über den Begriff der Verkehrstauglichkeit und ihren Zusammenhang mit der Alkoholwirkung gibt es eine umfangreiche Literatur. Wir haben uns 1956 in unserer Monographie recht ausführlich dazu geäußert. Gerade zu spät für die Korrektur wurde uns die schwedische Straßenverkehrsordnung von 1955 bekannt. Sie enthält die Formulierung, welche uns dem Sinne nach vorgeschwebt hat: „Die Führung von Kraftfahrzeugen ist Personen untersagt, die Alkohol in solchem Maße zu sich genommen haben, daß sie außerstande sind, das Fahrzeug *in vollständig befriedigender* Weise zu führen". Solange sich die Rechtsprechung an negativen Normen, wie Untauglichkeit, Unfähigkeit ausrichtet und die geforderte Sicherheit nicht näher positiv präzisiert, wie es das schwedische Gesetz tut, werden immer gewisse Schwierigkeiten bestehen. Da im deutschen Strafrecht die Bestrafung der sogenannten Trunkenheit im Verkehr auf der Schuldvoraussetzung des bedingten Vorsatzes beruht, vermag ich — vielleicht nur als juristischer Laie — nicht einzusehen, warum man nicht nach dem Vorbilde von Schweden ein wachsendes Verschulden bei steigendem Konsum zur Grundlage einer *gesetzlichen* Regelung machen oder die Formulierung des französischen Straßenverkehrsgesetzes vom 15. 12. 1958 wählen sollte, wonach „der Lenker eines Kraftfahrzeuges im Zustande der Trunkenheit oder unter dem Einfluß von Alkohol" strafbar ist.

Wachsendes Verschulden bedeutet nun in bestimmten Wirkungsbereichen aufgenommenen Alkohols keineswegs eine proportional oder überhaupt wachsende Gefährdung. Und wenn wir das ganze vom sozialmedizinischen Standpunkt ansehen, müssen wir erst recht einen scharfen Unterschied machen zwischen der Verschuldenshöhe einerseits (subjektiv) und der Risikoerhöhung andererseits (objektiv). Nur diese Risikoerhöhung ist einer Untersuchung mit naturwissenschaftlichen Methoden zugänglich, die statistisch oder experimentell sein können. Über die neuesten statistischen Arbeiten habe ich schon etwas gesagt. Genauso eindrucksvoll sind die Ergebnisse neuer experimenteller Untersuchungen.

Die Übertragbarkeit derartiger Versuchsergebnisse auf die Praxis ist allerdings um so umstrittener, je theoretischer die Versuchsanordnung war. Das heißt aber zugleich, je empfindlicher sie war. Dazu brauche ich wohl nicht zu erwähnen, daß es grundsätzlich keine Alkoholdosis gibt, deren auf irgendeinem Gebiete leistungsverschlechternde Wirkung nicht mit geeigneten Methoden nachweisbar wäre. Die Auswahl der Versuchsanordnung ist deshalb die entscheidende Frage bei allen derartigen Arbeiten.

Es ist das Verdienst einer Arbeitsgruppe Drew, Colquhoun und Long, ein Verfahren ausgearbeitet zu haben, dessen Tauglichkeit zur Prüfung der Fahrtüchtigkeit schlechthin unbestreitbar ist, das aber in seiner exakten Durchführung doch schon feinste Schädigungen zu registrieren erlaubt. Die Anordnung selbst ist eigentlich nicht originell, sie steht etwa zwischen den sonst in ihrem Format etwa vergleichbarem Laboruntersuchungen von Goldberg und den Fahrversuchen, wie sie in den letzten Jahren besonders exakt von Abele durchgeführt worden sind. Das Originelle bei Drew und Mitarbeitern ist die Beschränkung aus Alkoholdosen, die unterhalb der forensisch im Zusammenhange mit der Verkehrssicherheit überhaupt diskutierten Grenze liegen.

Auch diese Anordnung hat Vorgänger gehabt. Von Goldberg und Bjerver (1950) stammen sehr exakte Fahrversuche und sie haben in dieser Arbeit zum ersten Male wirklich schlüssig nachgewiesen, daß bei Blutalkoholwerten um 0,5‰ je nach dem Test Verlängerungen der gebrauchten Zeit bis zu über 70% auftraten (der stärkste Fffekt zeigte sich beim Einparken nach hinten; sehr interessant, dieses Manöver scheint tatsächlich das schwierigste zu sein und lockt bei ungeübten Fahrern oft ein belustigtes oder hilfreiches Publikum an).

Eine qualitative Auswertung ganz ähnlicher Teste stammt von Borkenstein 1956: die Fehlerzahl betrug bei den Kontrollen 3,5, bei rund 1‰ 12,7, bei mehr als 1,5‰ 40. Mit demselben Test fanden Coldwell und Mitarb. die Leistung oberhalb von 0,8‰ bei der Hälfte ihrer 50 Versuchspersonen eindeutig verschlechtert. Die Störung begann bei 0,3‰ und war bei 1,2‰ in 80% schon signifikant. Sehr schön sind auch die Modellfahrversuche von Loomis und West, sie erhielten bei dem relativ groben Test einen Leistungsabfall aller Versuchspersonen oberhalb von 0,5‰, er begann bei 0,3‰, und die Leistung sank bei 1,5‰ auf ein Drittel.

Aus unserem eigenen neuesten Material stammt das folgende Kurvenbild (Abb. 1), in dem über 8000 Verkehrsdelikte nach Unfällen und Übertretungen aufgeschlüsselt sind. Es ist zu erkennen, daß das Blutalkoholmaximum bei den Unfällen niedriger ist, als bei den Übertretungen. Das ist an sich nichts Neues, bemerkenswert ist aber, daß die „Übertretungskurve" die Unfallkurve bei etwa 1,2 ‰ kreuzt und dann deutlich zu den höheren Konzentrationen hin verschoben ist. Das heißt nichts anderes, als daß ein Blutalkoholgehalt *bis* etwa 1,2 ‰ gegenüber der Übertretung zum Unfall disponiert, man könnte auch sagen: der unfallkausal Ange-

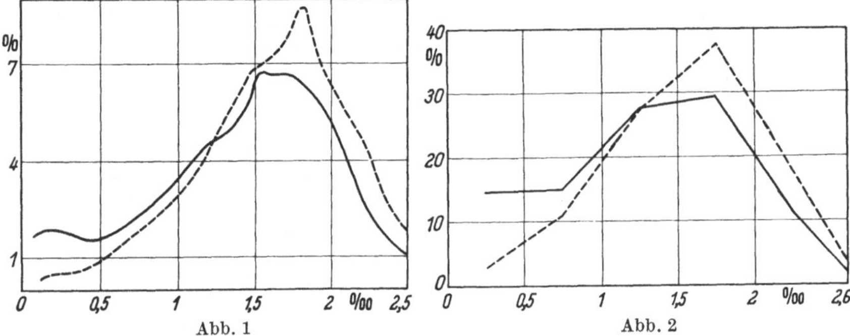

Abb. 1 und 2. Aufschlüsselung von je etwa 8000 Blutalkoholuntersuchungen nach Unfällen (ausgezogene Linie) und nach Übertretungen (gestrichelte Linie)

trunkene fällt bis 1,2 ‰ noch nicht auf. Man sieht das besonders gut auch an der groben Diskrepanz der Kurven im Bereiche bis etwa 0,6 ‰: hier besteht schon eine deutlich erhöhte Unfallfrequenz, der Fahrer wird aber in diesem Bereiche nicht öfter wegen einer Übertretung gestellt, als es ohnehin bei allen Fahrern vorkommt (1%). Der für die Unfallfrequenz entscheidende Bereich ist leicht aus der Neigung der Kurve zu erkennen: er liegt zwischen 0,6 und 1,5 ‰. Eine zweite Kurve (Abb. 2) aus einer ebenfalls sehr großen eigenen neuen Statistik zeigt dasselbe Bild. HOLCOMB hat von 0,5 bis 1,5 ‰ ein Ansteigen der Verletzungswahrscheinlichkeit von 1 auf 12,4 gefunden. Das sagt zunächst noch nichts, da ja gleichzeitig, wie wir eben gesehen haben, die Unfallwahrscheinlichkeit viel schneller ansteigt. VAMOSI berechnet für Preßburg in einer sehr schönen Untersuchung diesen Anstieg von der Chance 1 bei 0,3 ‰ auf die Unfallchance 30 bei 1,5 %. MC FARLAND von 1 bei 0 ‰ auf 6 bei 1 ‰, auf 64 bei mehr als 1,5 ‰.

Wir[1] haben nun festgestellt, daß sich das Verhältnis von Unfällen mit Personenschäden zu den reinen Sachschäden bei steigendem Blutalkoholgehalt nicht ändert. Es sinkt bei Autofahrern sogar von 0,5 bis 1,9 ‰ leicht ab. Das allgemein durch Alkohol erhöhte Verletzungs- und Todesrisiko ist also vom Grade der Trunkenheit nicht abhängig, d. h. bei den niedrigen Werten genauso hoch, wie oberhalb von 1,5 ‰. Es kann vorsichtig angenommen werden, daß dies mit der Fahrgeschwindigkeit zusammenhängt, die ja als unmittelbare Unfallursache gerade bei den leicht Angetrunkenen so bedeutungsvoll ist. Interessant war, daß wir bei den Fußgängern ein deutliches Ansteigen der Verletzungs- und Todeswahrscheinlichkeit mit steigendem Blutalkoholgehalt gefunden haben.

---

[1] SCHLEYER, F.: Zbl. Verkehrs-Med. **6**, 164 (1960).

Es ist also ziemlich klar, daß schon von sehr geringen Blutalkohol-konzentrationen an sicher Schädigungen auftreten, die für die Fahrtaug-lichkeit von Bedeutung sind. Geht man nun von der in ihrer Berechtigung nicht zu bestreitenden Forderung aus, daß dem motorisierten Verkehrs-teilnehmer die Erhaltung seiner *vollen* individuellen Leistungsfähigkeit zumutbar ist, dann interessiert die *untere* Grenze der Alkoholwirkung, bzw. des Blutalkoholgehaltes, bei dem eine relevante Leistungsminderung a) auftreten kann, b) durchschnittlich zu erwarten ist, c) stets sicher vor-handen ist.

In diese Lücke stößt neuerdings die Untersuchung der Arbeitsgruppe Drew vor.

Sie haben unter Berücksichtigung aller nur denkbaren Fehlerquellen mit einem sehr guten Modellfahrgerät gearbeitet, welches die Registrie-rung der Fahrgeschwindigkeit, des Spurhaltens, der Größe der Abwei-chungen von der Spur, der Zahl und der Ausschläge der Lenkradbewe-gungen, der Beschleunigungen, Bremsungen und Schaltvorgänge erlaubt. 40 Personen erhielten 20%igen Alkohol in vier Dosen, welche durch-schnittlich 0,2, 0,4, 0,6 und 0,8‰ Blutalkohol erzeugten; der fünfte Versuch diente als Leerkontrolle. Alle Versuchspersonen wurden mehre-ren projektiven Persönlichkeitstesten unterzogen. Das Ergebnis der Arbeit war folgendes:

Unterstellt man, daß es eine für die Leistungsfähigkeit unerhebliche Blutalkoholkonzentration gibt, dann liegt sie unterhalb von 0,2 bis 0,3‰. Im großen und ganzen könne man sagen, daß im Experiment stets ein Leistungsabfall nachweisbar ist, wenn im Blut exogener Alkohol chemisch sichergestellt ist.

Die Schädigung steigt bei manchen Leistungen linear mit dem Blut-alkoholgehalt, bei anderen, z. B. bei der Eigenkontrolle und bei Aus-gleichsbewegungen, asymptotisch. Je komplexer und schwieriger die Leistung, desto stärker wird sie geschädigt. Es ist ein prinzipieller Fehler, nur nach dem Gesamteffekt zu urteilen, der bei einer verlangten Arbeit registriert wird, denn er ist die Resultierende aus Verlusten und Kompen-sationen. Die reelle Schädigung liegt in der Störung der Abstimmung zwischen den einzelnen Leistungskomponenten. Deshalb gibt bei gerin-geren Graden von Wirkung nur die analytische Methode der Leistungs-prüfung das echte Bild der potentiellen Risikoerhöhung.

Die individuellen Schwankungen der Empfindlichkeit konnten natür-lich auch von Drew bestätigt werden. Dabei war seine Feststellung inter-essant, daß konträre Persönlichkeitstypen — die er auf die Formel extrovertiert/introvertiert bringt — auf Alkohol ähnlich verschieden reagieren wie auf Ermüdung. Das ist ein indirekter Beweis für die prak-tisch so außerordentlich wichtige Tatsache der kumulierenden Wirkung von Alkohol und Ermüdung.

Im übrigen ist fast zu gleicher Zeit auch eine kanadische Arbeit (M. Vogel) erschienen, die ebenfalls bei Dosen bis höchstens 0,8‰ ausge-sprochene Unterschiede der Wirkung bei zwei Personengruppen heraus-fand, welche ähnlich psychologisch differenziert waren, wie die Gruppen von Drew. In die gleiche Richtung weist indirekt eine Arbeit von Grüner.

Selbst bei der kurzen Versuchszeit von zwei Stunden, welche DREW angewandt hat, zeigte sich bei einzelnen und gerade für die Fahrsicherheit wichtigen Teilleistungen — z. B. bei der Größe der Steuerausschläge —, daß die einer bestimmten Blutalkoholkonzentration entsprechende Alkoholwirkung in der Anstiegsphase stärker ist als in der Abstiegsphase. Das ist für den Sachkundigen nichts Neues. Seit den Untersuchungen von MELLANBY ist es wiederholt bestätigt worden: MILLES, GRAF, von uns selbst mit DANGER, SCHELB, BEHRENS u. a., von EGGLETON, GOLDBERG, BSCHOR, ALHA, GRÜNER (1955), PIHKANEN. Schon MILES und wir selbst haben wie später MIRSKY sowie BSCHOR angenommen, daß es sich um ein funktionales Prinzip, ein Anflutungsphänomen, handelt. Dazu paßte es sehr gut, daß EGGLETON und NEWMAN auch eine Abhängigkeit der Wirkung vom Tempo des Blutalkoholanstieges gefunden haben. Die Änderungen des Verteilungsverhältnisses von Blut- und Gehirnalkohol im Laufe des Alkoholumsatzes lassen auch an eine rein quantitative Erklärung denken: in der Anstiegsphase enthält das Gehirn mehr Alkohol als das periphere Blut, später weniger. Neuere Tierversuche von uns (MEYER) und Alkoholbestimmungen in den Gehirnen von menschlichen Leichen von PROKOP haben gezeigt, daß gerade in der Resorptionsphyse erhebliche Unterschiede im Alkholgehalt verschiedener Hirnpartien bestehen, wobei das Telencephalon an der Spitze steht. Das scheint mir eine sehr einleuchtende Begründung für den starken Leistungsausfall in der Resorptionsphase zu sein; außerdem macht es verständlich, warum in dieser Phase die Beeinträchtigung der höheren geistigen Leistungen so im Vordergrund steht.

In den Versuchen von BSCHOR bei einem mittleren Blutalkoholgehalt von $1{,}3\%_0$ verhielt sich der Leistungsabfall bei einem komplexen Test in der aufsteigenden und absteigenden Blutalkoholphase wie $4:1$. EGGLETON hat bei $1\%_0$ Blutalkohol $6\%$ Leistungsabfall gefunden, wenn der Anstieg der Konzentration des Alkohols im Blute $0{,}02\%_0$ pro Minute war. Bei steilerem Anstieg mit $0{,}07\%_0$ pro Minute war bei gleichem absolutem Blutalkoholwert bei derselben Versuchsperson die Schädigung $45\%_0$.

Die praktische Bedeutung dieser Erkenntnisse und des Ausmaßes der Unterschiede je nach der Umsatzphase ist offenkundig: es gibt keinen generellen Grenzwert einer relevanten Blutalkoholkonzentration für eine bestimmte Leistung, wenigstens nicht im naturwissenschaftlichen Sinne.

Wenn ich jetzt noch einmal auf die Arbeit von DREW zurückkommen darf: die Autoren wußten und betonen es ausdrücklich, daß sie mit ihrem Modellfahrversuch entscheidende Wirkungen des Alkohols nur ganz am Rande erfaßt haben: nämlich die Erhöhung der Risikobereitschaft durch die auftretende Persönlichkeitsschädigung, die ja im Laboratoriumsversuch nicht ohne weiteres zu reproduzieren ist, in der Praxis der Bewegung im Verkehr aber eine maßgebende Rolle spielt. Diese Persönlichkeitsveränderungen — sie sind ja sehr auffällig und bilden im großen und ganzen die Grundlage der Trunkenheitsdiagnose des Laien — hat man experimentell bisher kaum fixiert. Erst die moderne Testpsychologie hat hier weitergeführt. Auf die eindrucksvollen Ergebnisse von BOCHNIK mit dem Warteggzeichentest habe ich schon an anderer Stelle hingewiesen, ähnliche verblüffende Resultate mit deutlichen Ausschlägen bei wenigen Zehntelpromillen Unterschied in der Blutalkoholkonzentration wurden vor nicht langer Zeit von den Psychologen des Instituts für Verkehrssicherheit in Stuttgart demonstriert. Hierher gehören auch die Untersuchungen von SCHWEITZER, die von GERCHOW mit einem Schreibtest, der Graphik-Test von RESTEN und andere.

Am besten haben in neuerer Zeit CÒHEN und Mitarb. gezeigt, wo der Fehler bei allen Leistungsprüfungen liegt: sie zeigen nur, was unter Alkoholwirkung noch innerhalb einer vorgegebenen Aufgabe geleistet werden kann. Das Leistenkönnen ist aber keineswegs ausschlaggebend, sondern es kommt darauf an, wieviel davon realisiert wird und wieweit der Angetrunkene seine Leistungsgrenze nach oben erkennt und danach handelt. Ich glaube, daß Graf der erste gewesen ist, welcher dieser Frage im Experiment nachging. Cohen und Mitarb. sind sehr einfach vorgegangen: sie ließen erfahrene Omnibusfahrer zuerst schätzen, wie breit ein Tor sein müsse, um mit dem Fahrzeug noch durchzukommen und dann ermittelten sie die tatsächliche Breite des Tores, die die Versuchspersonen zur fehlerlosen Durchfahrt mit dem Omnibus brauchten. Es ergab sich, daß die Schätzung der erforderlichen Breite mit zunehmendem Konsum immer geringer wurde, die tatsächlich erforderliche Breite erwartungsgemäß immer größer. Der Unterschied war schon bei 0,2 Promille zu erkennen, bei einem mittleren Wert von 0,6 Promille war er statistisch signifikant. Dabei war die Risikobereitschaft objektiv unverändert, d. h. subjektiv erhöht, weil infolge der falschen Schätzung und der geringeren Leistung die zu bewältigende Aufgabe mit steigendem Blutalkoholgehalt anstieg.

Cohen hat ganz bewußt eine Personengruppe untersucht, welche hinsichtlich der Leistungsfähigkeit als Fahrer eine positive Auslese darstellte und die Autoren meinen, auf diese Weise Mindestschädigungen ermittelt zu haben. Das blieb nicht unwidersprochen, und zwar wies man darauf hin, daß hochgezüchtete Leistungen für Alkohol anfälliger sind und nicht so wirksam durch die initiale Kompensation bei geringen Wirkungsgraden in ihrem Niveau gehalten werden können wie einfache Leistungen (Vogel). Diese allgemeingültige Regel spielt sicher eine erhebliche Rolle bei manchen älteren Untersuchungen, in denen man bis etwa 1 Promille keine statistisch signifikanten Wirkungen gefunden hatte, ganz gleich, ob man echte Fahrteste, Modellfahrversuche oder Laboratoriumsmethoden angewandt hatte.

Erst die Verfeinerung der Technik und vor allem die moderne Testpsychologie liefern jetzt den Beweis dafür, daß es ein Fehler ist, die entscheidende Wirkung des Alkohols auf die Verkehrstauglichkeit des Kraftfahrers nur in der Beeinträchtigung der Sinnesleistungen und der psychomotorischen Reaktionsbereitschaft im engeren Sinne zu sehen. Die Veränderungen in der Persönlichkeitsstruktur sind mindestens von ebenso großer Bedeutung.

Diese treten aber schon bei Blutalkoholwerten auf, die man bisher überwiegend als für die Verkehrstauglichkeit unerheblich ansieht. Dadurch wird das Problem des alkoholbedingten Verkehrsunfalles weitgehend ein Problem der kleinen Dosen.

Will man gegen die Tausende von Toten, die Zehntausende von Verletzten und die Milliardenschäden als jährliche Folge von Alkoholwirkung bei Verkehrsteilnehmern wirksam etwas unternehmen, dann wird man diese Erkenntnisse berücksichtigen müssen, *auch in der Rechtsprechung.*

**Literatur.** Abele, G.: Zbl. Verkehrs.-Med. 5, 34 (1959). — Alha, A. R.: Ann. Acad. Sci. fenn. A V, 26 (1951). — Andreasson, R.: Alkohol und Kraftverkehr. Hamburg: Neuland-Verlag 1959. — Behrens, A.: s. H. Elbel und F. Schleyer. — Besson u. Redor: zit. n. P. Dervillee u. J. Seguin. — Bjerver, K. B., u. L. Gold-

Berg: Quart. J. Stud. Alcohol. 11, 1 (1950). — Borkenstein: zit. n. G. C. Drew .u a. — Brunaud: zit. n. P. Dervillee u. J. Seguin. — Bschor, F.: Dtsch. Z. ges. gerichtl. Med. 40, 309 (1950). — Cambell, H. C.: zit. n. R. Andreasson. — Cohen, J., E. J. Dearnalley u. C. E. M. Hansel: Brit. med. J. 1958, 1439. — Coldwell, B. B., D. W. Penner, H. W. Smith, G. H. W. Lucas, R. F. Rodgers u. F. Darroch: Quart. J. Stud. Alcohol. 19, 590 (1958). — Danger, F.: s. H. Elbel u. F. Schleyer. — Delie, P.: Ann. Méd. lég. 39, 447 (1959). — Dervillee- P., u. J. Seguin: Ann. Méd. lêg. 39, 437 (1959). — Dotzauer, G: in Laves, Bitzel, Berger: Der Straßenverkehrsunfall, Stuttgart: Ferd. Enke 1956. — Drew, G. C., W. P: Colquhoun u. H. A. Long: Spec. Rep. Ser. med. Res. Counc. (Lond.) 1959, H. 38: — Eggleton, M. G.: Brit. J. med. Psychol. 32, 52 (1941). — Elbel, H.: Alkohol, Verkehrsunfall und Verkehrstod. Hamburg: Neuland-Verlag 1958. — Ciba-Symposium 7, 242 (1960). — Elbel, H., u. F. Schleyer: Blutalkohol. Stuttgart: G. Thieme 1956. — Freimuth, H. C., R. W. Spencer u. R. S. Fischer: J. Forensic. Sci. 3, 65 (1958). — Gerchow, J.: Dtsch. Z. ges. gerichtl. Med. 49, 70 (1959). — Goldberg, L.: Acta physiol. scand. 5, Suppl. 16, 1 (1943). — Graf, O., Arbeitsphysiologie 6, 169 (1933). — Grüner, O.: Dtsch. Z. ges. gerichtl. Med. 45. 401 (1956) u. 49, 84 (1959). — Gyöngyösi: zit n. M. Vamosi. — Haddon, W., u. V. A. Bradess: J. Amer. med. Ass. 169, 127 (1959). — Holcomb, R. L.: J. Amer. med. Ass. 111, 1076 (1938). — Hosse, H.: Suchtgefahren 3, H. 2 (1957). — Jeffcoate, G.O.: Brit. J. Addict. 55, 37 (1958). — Mc Farland, R. A.: Am. J. med. Sc. 234, 1 (1957). — Mellanby, E.: Spec. Rep. Ser. med. Res. Counc. (Lond.) 1919, H. 31. — Meyer, K. H.: I. D. Bonn 1957. — Miles, W. R.: Carnegie Inst. Publ. 333, 214 (1924). — Mirsky, J. L., P. Piker, M. Rosenbaum u. H. Lederer: Quart. J. Stud. Alcohol. 2, 35 (1941). — Loomis, T. A., u. T. C. West: Quart. J. Stud. Alcohol. 19, 30 (1958). — Newman, H. W., u. M. Abramson: Quart. J. Stud. Alcohol. 3, 351 (1942). — Pearson, A.: Med. J. Austr. 44, 166 (1957). — Pihkanen, T. A.: Quart. J. Stud. Alcohol 18, 183 (1957). — Prokop, O.: Dtsch. Z. ges. gerichtl. Med. 50, 1 (1960). — Puchowski: zit. n. M. Vamosi. — Rabourdin: Rév. Al.213 (1957). — Raymond: zit. n. R. Dervillee u. J. Seguin. — Reich, S.: I. D. Freiburg 1956. — Resten, R.: Rev. pol. crim. 14, 226 (1959). — Rösch, E.M.: I. D. Bern 1955. — Rouvillois u. Derobert: zit. n. P. Dervillee u. J. Seguin. — Schelb, F.: s. H. Elbel u. F. Schleyer. — Schweitzer, H.: Öff. Gesundh. Dienst 16, 361 (1955). — Spriggs, N. J.: Med. Press 1958, 933 u. 963. — Thalheimer: zit. n. P. Dervillee u. J. Seguin. — Vamosi, M.: 4. Sommerkurs z. wissensch. Studium der Verhütung des Alkoholismus, Genf 1958; Soudni Lék. III/9, 133 (1958). — Vogel, M.: Quart. J. Stud. Alcohol. 19, 573 (1958). — Woodward, F. D.: J. Amer. med. Ass. 163, 325 (1957). — Zanaldi, L.: zit. n. A. Franchini: Rass. clin. Sci. 32, 103 (1956).

A. Ander, Stuttgart: **Häufigkeitsverteilung der Blutalkoholwerte bei 12000 Straßenverkehrsunfällen in Baden-Württemberg. (Mit 2 Abb.)**

Die Festsetzung einer Grenze für die Beurteilung der unbedingten Fahruntauglichkeit nach der Blutalkoholkonzentration, wie sie in dem bekannten Urteil des Bundesgerichts vom 5. 11. 1953 auf Grund der verkehrsmedizinischen Erfahrung mit 1,5 Promille vorgenommen worden ist, mag für die Rechtsprechung eine Hilfe und eine Orientierung bedeuten. Sie soll vor allem dem Bedürfnis voller Rechtssicherheit der einzelnen in Verkehrsdelikte verwickelten Fahrzeugführer dienen. Bald nach Bekanntwerden der Gründe dieses Urteils sind in der Presse und in sonstigen Drucksachen Tabellen erschienen, aus denen zu entnehmen ist, welche Mengen bestimmter alkoholischer Getränke noch konsumiert werden können, wenn diese bei der Strafverfolgung gefährlichen 1,5 Promille nicht überschritten werden sollen. Wie dieses Beispiel zeigt, hat die Fixierung einer gewissermaßen absoluten Grenze der Fahruntauglichkeit offenbar auch unerwünschte psychologische Nebenwirkungen, was ihre Problematik unterstreicht. Es bedeutet eine erhebliche allgemeine Verkehrsgefahr, wenn es nicht ernst genommen wird, daß schon geringe Alkoholmengen die Fahrfähigkeit im Verkehr schwer beeinträchtigen und damit zu sehr folgenreichen Verkehrsunfällen führen können. In vielen dieser Fälle, was selbst auch bei höherem Alkoholkonsum trinkgewohnter Fahrer gilt, mag es zuweilen noch gut gehen. Tritt aber in der Begegnung mit anderen Verkehrsteilnehmern oder durch äußere Umstände eine auch nur etwas schwierigere Verkehrssituation ein, in der die herabgesetzte Fahrfähigkeit nicht mehr ausreicht, so ist der Unfall geschehen. Hier ist es wohl angezeigt, die verkehrsmedizinische Betrachtung dieser Zusammenhänge, auf deren Ergebnisse sich das Bundesgerichtsurteil stützt, durch eine allgemeine statistische Darstellung zu ergänzen.

Sollen die Auswirkungen verschieden hoher Blutalkoholkonzentrationen in der Masse der Unfälle statistisch erforscht werden, so muß von vornherein ein sehr umfangreiches Untersuchungsgut herangezogen werden. Die bisher in der statistischen und in der verkehrsmedizinischen Literatur veröffentlichten Auswertungen von Häufigkeitsverteilungen der Blutalkoholwerte leiden durchweg unter der Verwendung zu kleiner statistischer Massen, die es nicht mehr gestatten, noch in genügend große Teilmassen nach Arten der Verkehrsteilnehmer zu unterscheiden, wie es für die richtige Isolierung der Zusammenhänge unbedingt notwendig ist. Nach einem ersten Versuch mit nur 900 Fällen, der hauptsächlich der allgemeinen Charakterisierung der alkoholbedingten Verkehrsunfälle dienen sollte[1], sind deshalb im Statistischen Landesamt Baden-Württemberg in den Jahren 1957 und 1958 für rund 12000 Verkehrsunfälle Angaben über die dabei ermittelten Blutalkoholwerte gesammelt und in Verbindung mit den Unfalldaten ausgewertet worden. Nach Ausscheiden unsicherer Angaben verblieben für eingehende Untersuchungen rund 11000 Fälle.

Was die Sicherheit der verwendeten Blutalkoholwerte anbelangt, so ist hier anzumerken, daß ihre Bestimmung nach der Widmarkschen Methode erfolgt ist und daß sie außerdem noch nach der ADH-Methode kontrolliert worden sind. Der statistischen Untersuchung sind in der Regel die auf den Zeitpunkt des Unfalls zurückgerechneten Werte zugrunde gelegt. Blutalkoholwerte unter 0,1 Promille blieben außer Betracht.

Die Gliederung der Masse der Fälle bis zu den Dezimalen der Promille-Werte ergibt ungefähr ein Bild der Häufigkeitsverteilung, wie es in groben Zügen im allgemeinen bei biologisch bestimmten Tatbeständen erwartet werden kann. Die Verteilung entspricht zwar nicht der idealen Form der Gaußschen Fehlerkurve, sie ist im Vergleich dazu etwas asymmetrisch mit einem stärkeren Gewicht der Fälle unter 1,5 Promille. Der häufigste Wert liegt, wie der Abb. 1 zu entnehmen ist, bei 1,7 Promille. Der asymmetrischen Form der Verteilung entspricht dann auch ein gewogenes arithmetisches Mittel von 1,48 Promille.

---

[1] Vgl. dazu: N. MACH, Zur Charakteristik der alkoholbedingten Straßenverkehrsunfälle, Jahrb. f. Statistik und Landeskunde von Baden-Württemberg **3**, H. 1, 1—12 (1957).

Der erste entscheidende Schritt der Untersuchung bestand nun in der Untergliederung nach neun Verkehrsteilnehmergruppen, von denen die wichtigsten ebenfalls in diesem Schaubild gestellt sind. Die absoluten

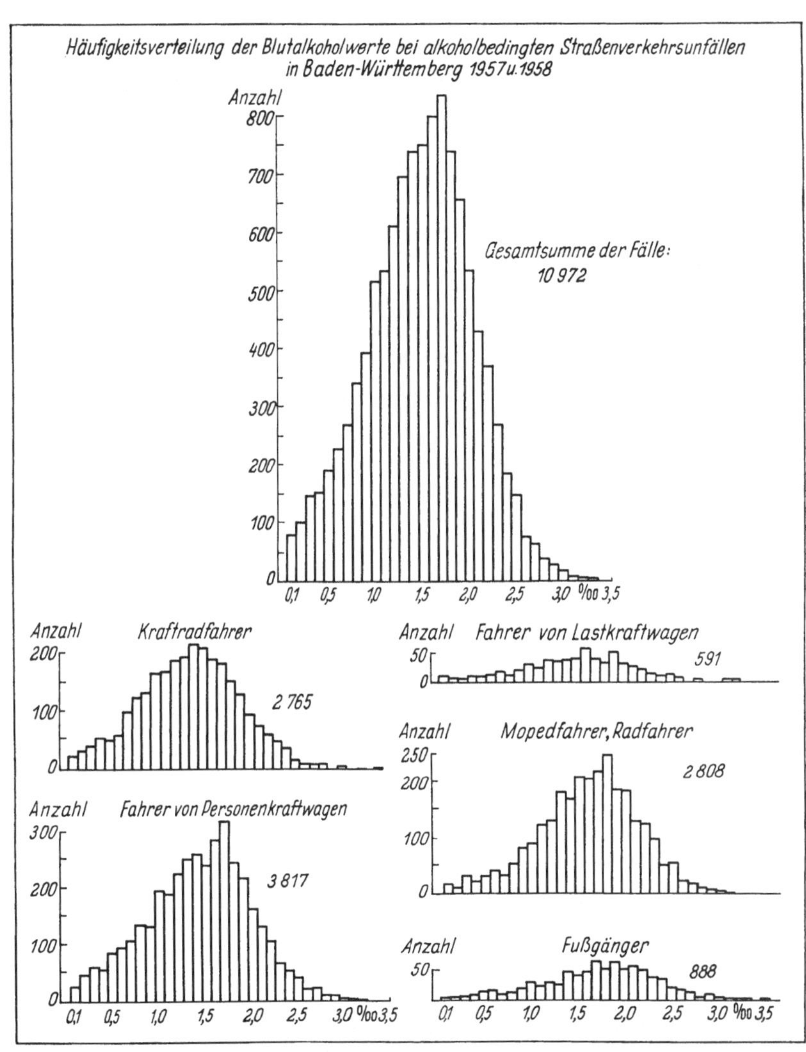


Abb. 1

Gewichte dieser Teilmassen und ihre spezifischen Häufigkeitsverteilungen der Blutalkoholwerte weichen stark voneinander ab. Es ist besonders bemerkenswert und bestätigt auch die Richtigkeit der neueren Tendenzen in der Beurteilung der Alkoholdelikte bei Kraftradfahrern, daß der häufigste Wert bei dieser Kategorie der Verkehrsteilnehmer wesentlich unter dem Gesamtdurchschnitt aller Fälle liegt, nämlich bei nur 1,4 Promille.

In der Gruppe der Personenkraftwagenfahrer entspricht der häufigste Wert dem Gesamtdurchschnitt von 1,7 Promille. Ein verhältnismäßig hoher Wert ergibt sich in der Gruppe der Rad- und Mopedfahrer mit 1,8 Promille. Dieser erstaunliche Unterschied zu den Kraftradfahrern mag bis zu einem gewissen Grade seine Ursache auch darin haben, daß die Benutzer dieser Zweirad- fahrzeuge sich nicht vor dem Entzug eines Führerscheines zu fürchten brauchen wie die Kraftradfahrer.

Von Bedeutung für die weitere Betrachtung ist dann vor allem der Unterschied der Häufigkeitsverteilung der Blutalkoholwerte in der Gruppe der Führer von Personenkraftwagen und der Kraftradfahrer. Um noch leichter vergleichen zu können, ist in dem beigegebenen zweiten Schaubild auch eine prozentuale Darstellung wiedergegeben. Zur besseren An-

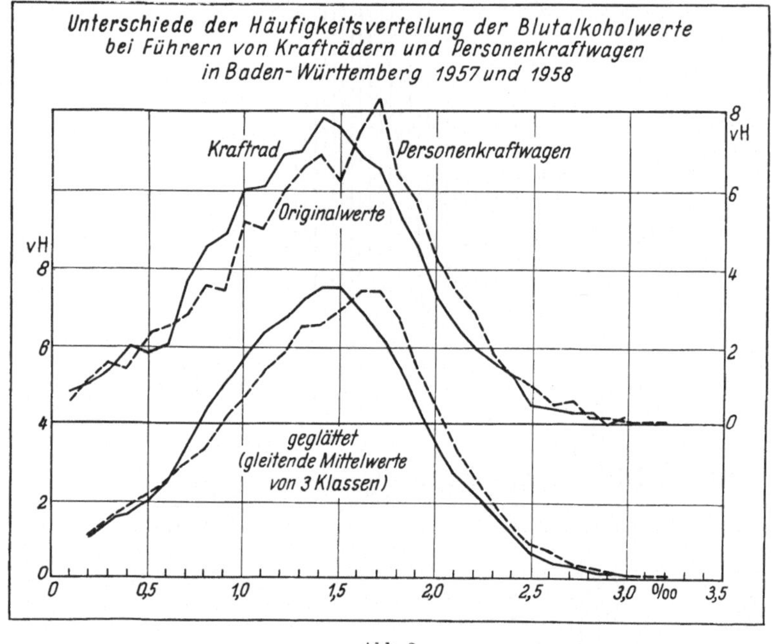


Abb. 2

schaulichkeit sind dazu nach dem Verfahren der gleitenden Mittelwerte von Schwankungen bereinigte Verteilungskurven gekennzeichnet worden. Im Gegensatz zu der Gruppe der Führer von Personenkraftwagen ist die Verteilung der Blutalkoholwerte bei den Kraftradfahrern fast symmetrisch. Das arithmetische Mittel der Promille-Werte weicht deshalb vom häufigsten Wert nur noch geringfügig ab. Es wird bei diesem Vergleich deutlich, daß mit einer allgemeinen Grenzziehung bei 1,5 Promille den nach Verkehrsarten doch sehr unterschiedlichen Anforderungen an die Fahrtüchtigkeit nicht Rechnung getragen ist. Bei den Krafträdern führen schon niedrige Blutalkoholkonzentrationen relativ viel häufiger zu Verkehrsunfällen als etwa bei Personenkraftwagen. Oder anders ausgedrückt: die negative Beeinflussung des Gleichgewichtsgefühls und der Koordinationsfähigkeit durch Alkohol wirkt sich unter den Kraftradfahrern schon bei geringeren Mengen, d. h. also bei niedrigeren Werten der Blutalkoholkonzentration aus als bei den Fahrern von Personenkraftwagen. Das wird hauptsächlich in den unterschiedlichen Anforderungen an die Fahrer begründet sein. Daneben lassen sich aber andere Einflüsse, wie z. B. des Alters oder der allgemeinen Fahrgewöhnung nicht ausschließen. Es ist auffällig, daß die Verteilung der Blutalkoholwerte bei den Fahrern von Personenkraftwagen in der Altersgruppe bis unter 25 Jahren, die von der der höheren Altersgruppen nicht unbeträchtlich abweicht, dem Bild der Verteilung in der Gruppe der Kraftradfahrer ziemlich ähnlich ist, in der ja Personen bis zu 25 Jahren überwiegen. Um die hier möglicherweise noch bestehenden Zusammenhänge freizulegen, sind jedoch die verfügbaren statistischen Massen noch zu klein.

Es ist aber aufschlußreich, die Unterschiede in der Form der Häufigkeitsverteilung der Blutalkoholwerte bei den Fahrern von Personenkraftwagen wenigstens für sich noch näher zu betrachten. Bei der verfügbaren Zahlenmasse von 3100 Fällen werden sie am deutlichsten sichtbar durch eine Zusammenfassung nach Gruppen der Blutalkoholwerte, wie dies in der Tabelle 1 geschehen ist. Es kann damit gezeigt werden, wie der

Tabelle 1. *Lebensalter und Dauer des Führerscheinbesitzes bei Fahrern von Personenkraftwagen nach Gruppen der Blutalkoholkonzentration*

| Blutalkohol-konzentration (Promille) | Von jeweils 100 sistierten Blutalkoholwerten entfielen auf den Fahrer | | | |
|---|---|---|---|---|
| | im Alter von* | | mit einem Führerschein von** | |
| | unter 25 Jahren | 45 und mehr Jahren | weniger als 2 Jahren | 6 und mehr Jahren |
| 0,1—0,4 | 44 | 18 | 38 | 36 |
| 0,5—0,9 | 37 | 23 | 27 | 38 |
| 1,0—1,4 | 26 | 24 | 20 | 44 |
| 1,5—1,9 | 16 | 32 | 20 | 48 |
| 2,0—2,4 | 11 | 33 | 21 | 47 |
| 2,5 und mehr | 10 | 34 | 12 | 57 |
| Durchschnitt | 22 | 28 | 21 | 45 |

* Bei insgesamt 3113 Fällen.   ** Bei 2922 Fällen.

Anteil der Fahrer im Alter bis zu 25 Jahren, der in der Gruppe von 0,1 bis 0,4 Promille noch über zwei Fünftel der Gesamtsumme beträgt, mit wachsender Blutalkoholkonzentration ziemlich stetig abnimmt. In der Gruppe der Werte von 2,5 Promille und mehr beträgt er nur noch 10 vH.

Ähnliche Verhältnisse ergeben sich bei einer Untersuchung nach der Dauer des Führerscheinbesitzes. So erreicht der Anteil der Fahrer, die den Führerschein erst vor weniger als zwei Jahren erworben haben, an der Gesamtsumme in der Gruppe der Blutalkoholwerte von 0,1 bis 0,4 Promille fast die gleiche Größe wie bei den Fahrern unter 25 Jahren. Er beträgt 38 vH und nimmt dann mit höherer Blutalkoholkonzentration in ähnlicher Weise ab. Es wird nicht einfach sein, diese Erscheinungen eindeutig zu erklären. Größere Vorsicht gegenüber dem Alkoholgenuß aus Furcht vor dem Verlust des eben erworbenen Führerscheines bei den jungen Fahrern kann hier ebenso zum Ausdruck kommen, wie eine größere Anfälligkeit für die Wirkung des Alkohols infolge der geringeren allgemeinen Fahrsicherheit bei Anfängern und im Durchschnitt eine größere Alkoholgewöhnung bei den älteren Personen.

Eine auf den ersten Eindruck geradezu sensationell anmutende Beobachtung hat sich dadurch ergeben, daß den bei Fahrern von Personenkraftwagen ermittelten Blutalkoholwerten in der Gliederung nach Promille-Gruppen die bei den Unfällen gezählten Toten und Verletzten gegenüber gestellt worden sind. So entsprechen z. B. der Zahl von 187 positiven Blutproben in der Gruppe von 0,1 bis 0,4 Promille 263 verunglückte Personen, den 1311 Fällen in der Gruppe von 1,5 bis 1,9 Promille 853 verunglückte Personen. Jeweils auf 100 Fälle bezogen, errechnen sich demnach in der ersten Gruppe 141 und in der an zweiter Stelle genannten Gruppe 65 Verunglückte. Die auf diese Weise ermittelten Werte der relativen Häufigkeit der Verletzung von Personen bei alkoholbedingten Verkehrsunfällen nehmen, wie aus der Tabelle 2 hervorgeht, mit wachsendem Blutalkohol-

Tabelle 2. *Unterschiede der relativen Häufigkeit der Verletzung von Personen bei alkoholbedingten Unfällen von Personenkraftwagen in Baden-Württemberg 1957 und 1958 nach Gruppen der Blutalkoholwerte*

*a) Gesamtüberblick*

| Blutalkohol-konzentration (Promille) | Sistierte Fälle | Bei den Unfällen verunglückte Personen | Auf 100 Fälle kamen Verunglückte |
|---|---|---|---|
| 0,1—0,4 | 187 | 263 | 141 |
| 0,5—0,9 | 562 | 639 | 114 |
| 1,0—1,4 | 1 129 | 1 023 | 91 |
| 1,5—1,9 | 1 311 | 853 | 65 |
| 2,0—2,4 | 520 | 294 | 57 |
| 2,5 und mehr | 108 | 47 | 44 |
| Zusammen | 3 817 | 3 124 | 82 |

*b) Unfälle mit 2 Verkehrsteilnehmern.*
*Auf 100 Fälle kamen . . . Verunglückte*

| Blutalkohol-konzentration (Promille) | Verunglückte | | darunter Tote und Schwerverletzte | |
|---|---|---|---|---|
| | insgesamt | nur beim Pkw | insgesamt | nur beim Pkw |
| 0,1—0,4 | 143 | 63 | 62 | 23 |
| 0,5—0,9 | 113 | 51 | 57 | 22 |
| 1,0—1,4 | 80 | 34 | 34 | 13 |
| 1,5—1,9 | 62 | 26 | 25 | 8 |
| 2,0—2,4 | 45 | 18 | 20 | 8 |
| 2,5 und mehr | 48 | 11 | 16 | 2 |
| Durchschnitt | 77 | 32 | 33 | 12 |

gehalt nicht etwa zu, sondern ab. Die Reihe der Häufigkeitswerte bewegt sich von 141 Verunglückten in der Gruppe von 0,1 bis 0,4 Promille bis zu 44 Verunglückten in der Gruppe von 2,5 Promille und mehr.

Am deutlichsten kommt dieser Zusammenhang zur Geltung, wenn die Betrachtung auf die Masse der Fahrer von Personenkraftwagen beschränkt wird, die mit einem zweiten Verkehrsteilnehmer kollidierten. Die hierfür errechneten Häufigkeitswerte sind ebenfalls in dieser Tabelle der Anlage aufgeführt. Sie zeigen für die Toten und Schwerverletzten das gleiche Bild.

Da ja bis zu einem gewissen Grade die Zahl der Verunglückten bei Verkehrsunfällen von der Art und der Sicherheit sowie aber auch von der Besetzung der Fahrzeuge abhängt, die jeweils miteinander kollidieren, so war von vornherein noch mit Unregelmäßigkeiten im Verlauf der Reihe zu rechnen. Um so erstaunlicher ist das eindeutige Ergebnis, das nichts anderes bedeutet, als daß die Unfälle bei noch niedrigeren Blutalkoholgehalten relativ viel verlustreicher sind als bei höheren Werten. Es erweist sich demnach als verfehlt, Blutalkoholgehalte von 0,1 bis etwa 0,8 oder 1,0 Promille zu bagatellisieren. Sie erfordern jedenfalls eine viel größere Aufmerksamkeit als bisher. Wichtig ist nun außerdem die Feststellung, daß alkoholbedingte Verkehrsunfälle selbst in den höheren Promille-Gruppen noch viel verlustreicher sind als es dem Gesamtdurchschnitt aller Verkehrsunfälle entsprechen würde. Auf 100 Unfälle, die von einem Personenkraftwagen verursacht worden sind, kamen im Gesamtdurchschnitt einschließlich der alkoholbedingten Unfälle 42 Verunglückte, bei den alkoholbedingten Unfällen allein dagegen 77.

Für die Erklärung dieser Erscheinung ist eine weitere Beobachtung sehr bedeutsam. Es zeigt sich nämlich, daß die relative Häufigkeit der Ursache zu schnellen Fahrens ebenfalls mit höherem Blutalkohol abnimmt. Dieser Beobachtung liegen die Angaben von 1694 alkoholbedingten Alleinunfällen von Personenkraftwagen zugrunde, bei denen 693mal zu schnelles Fahren in der Kurve festgestellt worden ist. Die relative Häufigkeit dieser Ursache nimmt von 55 Feststellungen auf 100 Blutalkoholbefunde in der Gruppe von 0,1 bis 0,4 Promille bis zu 22 Feststellungen in der Gruppe von 2,5 und mehr ab. Das spricht dafür, daß die höheren Verluste in den niedrigeren Promille-Gruppen, wenn nicht ausschließlich, so doch zu einem wesentlichen Teil mit höherer Geschwindigkeit zusammenhängen. Etwas unerwartet mag es wohl sein, daß diese der Enthemmungsphase eigentümlichen Wirkungen schon bei verhältnismäßig niedrigen Promillewerten zum Ausdruck kommen.

Ergänzend dazu wird es von Interesse sein, Zahlen für die relative Häufigkeit einiger anderer typischen Unfallursachen mitzuteilen. In der Tabelle 3 sind deshalb noch weitere Angaben über die Ursachen „Nichtbeachten der Vorfahrt und falsches Einbiegen" sowie über „Fehler beim Überholen und beim Begegnungsverkehr" aufgeführt. Die hier genannten Zahlen beziehen sich auf Unfälle zwischen zwei Verkehrsteilnehmern, Nichtbeachten der Vorfahrt und falsches Einbiegen kommt bei niedrigen Promille-Werten relativ viel häufiger vor als bei höherer Blutalkoholkonzentration. Bei falschem Überholen und bei Fehlern im Begegnungsverkehr liegen die Verhältnisse umgekehrt. Hier zeigen sich die höheren Gruppen der Blutalkoholwerte stärker belastet als die niedrigeren Gruppen.

Eine erschöpfende Interpretation dieser Zahlenreihen ist im Rahmen eines nur kurzen Berichts nicht möglich. Sie sind erwähnt worden, um zu zeigen, daß der amtlichen Statistik mit ihrem umfassenden Material noch

Tabelle 3. *Relative Häufigkeit weiterer Unfallursachen neben Alkohol bei Fahrern von Personenkraftwagen nach Gruppen der Blutalkoholkonzentration. Anzahl der Ursachen auf 100 sistierte Blutalkoholwerte*

| Blutalkohol-konzentration (Promille) | Zu schnelles Fahren in Kurven* | Nichtbeachten der Vorfahrt und falsches Einbiegen** | Fehler beim Überholen und beim Begeg-nungsverkehr** |
|---|---|---|---|
| 0,1—0,4 | 55 | 21 | 16 |
| 0,5—0,9 | 54 | 23 | 22 |
| 1,0—1,4 | 43 | 16 | 31 |
| 1,5—2,0 | 38 | 14 | 36 |
| 2,0—2,5 | 30 | 13 | 42 |
| 2,5 und mehr | 22 | 5 | 50 |
| Durchschnitt | 41 | 16 | 32 |

* Bei 1695 Alleinunfällen.
** Bei 1899 Unfällen zwischen zwei Verkehrsteilnehmern.

weitere Möglichkeiten gegeben sind, zur Erforschung der Alkoholwirkung im Verkehr beizutragen. Für die aktuelle Diskussion ist wohl die Beobachtung am wichtigsten, daß die relative Häufigkeit der Verletzung von Personen bei niedrigerer Blutalkoholkonzentration wesentlich bedeutender ist, als bei höheren Promille-Werten. Aber auch absolut gesehen, und das mag zum Schluß gesagt sein, erfordern die Unfälle infolge Fahrunsicherheit bei noch niedrigerem Blutalkoholgehalt sehr viel mehr Aufmerksamkeit als ihnen bisher entgegengebracht worden ist. Von den 3124 Personen, die in den Jahren 1957 und 1958 in Baden-Württemberg bei alkoholbedingten Unfällen von Personenkraftwagen verunglückt sind, entfallen 62 vH, also der größere Teil, auf die Promille-Gruppen unter 1,5.


**J. Gerchow, Kiel: Statistische und experimentelle Untersuchungen zur Frage einer unterschiedlichen Bewertung bei steigenden und fallenden Blutalkoholkonzentrationen. (Mit 2 Abb.)**

Von gerichtsmedizinischer Seite wird im allgemeinen betont, daß die in Promille ausgedrückte Blutalkoholkonzentration (BAK) nur eine relative Zahl darstellt, die erst in einem vielfältigen Bezugssystem zur Beurteilungsgrundlage werden kann. Dieser Standpunkt ist forensisch sehr unbequem. Viele Juristen vertreten nämlich die Tendenz, aus der Blutalkoholkonzentration Stufenleitern des Trunkenheitsgrades abzulesen. Wir wehren uns gegen solche Schematisierung und sind der Auffassung, daß eine lineare Abhängigkeit des Trunkenheitsgrades von der Blutalkoholkonzentration nicht besteht. Untersuchungen an kleinen Gruppen haben vor allem eine leistungsmäßige Differenz zwischen resorptiver und postresorptiver Phase bei gleicher BAK ergeben. Bschor hat dafür eine einleuchtende Erklärung gefunden. Er nimmt an, daß nicht nur die absolute Höhe, sondern auch die rasche Erhöhung der Konzentration in der Zeiteinheit, gewissermaßen die „Anflutung des Gehirns mit Alkohol" im Sinne eines „Überhöhungseffektes" ausschlaggebend ist, während sich in der postresorptiven Phase „die Abwehr- und Anpassungsmechanismen" eingestellt haben.

Scheinbar verwirrend und unübersichtlich wird das Problem der fraglichen linearen Abhängigkeit des Trunkenheitsgrades von der BAK durch den zunächst erschreckend hohen Prozentsatz ärztlicher Untersuchungsdiagnosen, die mit dem Alkoholbefund nicht in Einklang gebracht werden können: z. B. „kaum merkbar angetrunken" bei 2‰. Man spricht offen von „falschen ärztlichen Diagnosen". Dabei ist uns und vielen ganz anderen Gutachtern bekannt, daß sich die Entnahmeärzte in aller Regel besondere Mühe geben, zumal sie sich bezüglich der erwähnten Diskrepanz oft belastet fühlen.

Über „Wert und Unwert der klinischen Diagnose" kann hier nicht weiter diskutiert werden. Sicher ist aber, daß verallgemeinernde Abwertungen der klinischen Tätigkeit bei der Blutentnahme, versteckte oder gar offene Vorwürfe, nicht nur die Bereitschaft zur Mitarbeit beeinträchtigen, sondern ungerechtfertigt sind. Eigene statistische und experimentelle Untersuchungen begründen diesen Standpunkt.

Wir haben uns die Frage vorgelegt, ob sich signifikante Unterschiede der klinisch sicher erfaßbaren, im allgemeinen sogar für den Laien erkennbaren Trunkenheitssymptome bei steigenden und fallenden Blutalkoholkonzentrationen feststellen lassen. Das Material wurde sorgfältig auf seine Verwendbarkeit geprüft; verwertbar blieben rund 10 000 Fälle. Besonderer Wert wurde auf die Festlegung der Zeitspanne zwischen Trinkende und Blutentnahme gelegt. Danach wurde das Material differenziert. Über 50% aller Blutentnahmen erfolgten mehr als zwei Stunden nach Trinkende, rund 30% mehr als drei Stunden nach Trinkende. Die ärztliche Beurteilung hat also sehr oft erst zu einem späten Zeitpunkt der postresorptiven Phase stattgefunden, in dem ein ganz anderes Verhaltensbild erwartet werden kann als im Augenblick des überwiegend nahe am Trinkende gelegenen strafrechtlich interessierenden Vorfalls.

Schon bei grober Sichtung fällt auf, daß 15 bis 30 Minuten nach Trinkende die Diagnose „nüchtern" überhaupt nur bei einem Blutalkoholgehalt bis 0,4‰ gestellt wurde. In der Zeitspanne 60 bis 90 Minuten nach Trinkende findet sich diese Diagnose bis etwa 1,3‰. In der postresorptiven Phase wurde in einzelnen Fällen sogar bis 2,8‰ der klinische Gesamteindruck als „nüchtern" bezeichnet. Die Feststellung eindeutiger Trunkenheitssymptome ist von den gleichen Gesetzmäßigkeiten abhängig. In der resorptiven Phase wird bereits bei 0,7 bis 0,8‰ „hochgradig angetrunken", ab 1,4‰ gelegentlich „sinnlos betrunken" angegeben. Zwei Stunden nach Trinkende findet sich kaum die Diagnose „hochgradig", fünf Stunden nach Trinkende in keinem Falle „sinnlos betrunken".

In der resorptiven Phase sind also wesentlich häufiger eindeutige klinische Trunkenheitssymptome in Abhängigkeit vom Blutalkoholgehalt festgestellt worden, als in der postresorptiven Phase bei vergleichbaren Konzentrationen. Schon diese Hinweise lassen gewisse Gesetzmäßigkeiten in Abhängigkeit von der Aufnahme- und Ausscheidungsphase erkennen. Der sogenannte Zeitfaktor — gemeint ist die Zeit zwischen Trinkende und Beurteilungszeitpunkt — scheint also für die klinische Beurteilung eine maßgebliche Rolle zu spielen. Wir sind der Überzeugung, daß er entscheidend für die unterschiedlichen Diagnosen bei gleichen Konzentrationen und entsprechend für die Diskrepanz zwischen ärztlich-klinischen Feststellungen und Blutalkoholbefund verantwortlich zu machen ist. Von „falschen ärztlichen Diagnosen" ganz allgemein zu sprechen, erscheint uns deshalb wenig begründet.

Die aus unseren Tabellen ablesbare Tendenz ist eindeutig: Die Zahl der Personen mit deutlichen Trunkenheitszeichen nimmt erwartungsgemäß

Tabelle

| Alkohol-konzentration in ‰ | 15-60 Min. abs. | % | 61-90 Min. abs. | % | 91-120 Min. abs. | % | 121-180 Min. abs. | % | 181-300 Min. abs. | % | über 300 Min. abs. | % | Zeilensumme absolut |
|---|---|---|---|---|---|---|---|---|---|---|---|---|---|
| 0,4—1,0‰ | 33 | 19,8 | 36 | 14,7 | 13 | 5,2 | 18 | 4,6 | 10 | 2,2 | 8 | 2,0 | 118 |
| 1,1—1,5‰ | 134 | 40,6 | 110 | 27,1 | 65 | 14,2 | 70 | 11,2 | 51 | 9,3 | 29 | 9,5 | 459 |
| 1,6—2,0‰ | 378 | 65,3 | 323 | 51,8 | 190 | 29,8 | 185 | 22,1 | 104 | 16,5 | 49 | 17,2 | 1229 |
| 2,1—2,5‰ | 248 | 81,6 | 222 | 67,0 | 122 | 56,7 | 101 | 30,7 | 94 | 30,6 | 30 | 22,1 | 817 |
| 2,6—3,0‰ | 63 | 100,0 | 36 | 69,3 | 35 | 66,0 | 24 | 45,3 | 25 | 50,0 | 9 | 20,9 | 192 |
| Spaltensumme: | 856 | | 727 | | 425 | | 398 | | 284 | | 125 | | 2815 |

Anteil der „gröbere Trunkenheitszeichen" Zeigenden absolut und in % nach Trinkende. Abnahme des prozentualen Anteils in jedem Konzentrationsbereich mit Vergrößerung des zeitlichen Abstandes nach Trinkende (→). Zunahme des prozentualen Anteils mit steigenden Konzentrationen in jedem Zeitbereich (↓).

mit steigender Konzentration zu. Gleichzeitig verringert sich diese Zahl mit zunehmendem Abstand vom Trinkende. Anders ausgedrückt heißt das: In jedem Zeitbereich — z. B. 15 bis 60 Minuten nach Trinkende — erfolgt mit steigenden Konzentrationen eine Zunahme, in jedem Konzentrationsbereich — z. B. 0,4 bis 1‰ — mit Vergrößerung des zeitlichen Abstandes nach Trinkende eine Abnahme der klinisch als deutlich von Alkohol beeinflußt Erkannten.

Im Diagramm wird diese Tendenz noch deutlicher. Für jeden Konzentrationsbereich sind die prozentualen Anteile der klinisch als deutlich angetrunken Bezeichneten als Ordinatenwerte abgetragen und zu den auf der Abszisse vermerkten Zeiten nach Beendigung des Trinkens in Beziehung gesetzt. Es ergeben sich fünf Kurven, die im wesentlichen ein einheitliches Verhalten zeigen.

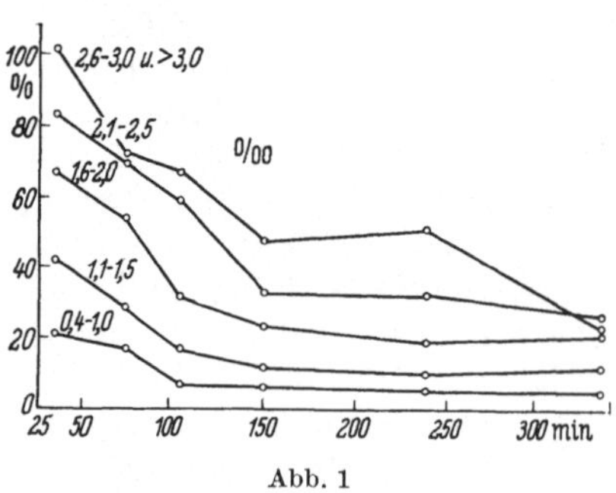


Abb. 1

Die Zahlen lassen erkennen, daß bei Blutentnahmen zur Alkoholbestimmung, die aus irgendwelchen Gründen erst zwei oder drei Stunden nach Trinkende erfolgen, selbst bei hohen Konzentrationen nur in etwa 30% die Feststellung grober klinischer Trunkenheitssymptome erwartet werden kann. Die Alkoholwirkung nimmt also wesentlich rascher ab als der Blutalkoholgehalt abfällt.

Die massivsten Ausfallserscheinungen scheinen kurz vor Abschluß der Resorption zu bestehen. Eine sprunghafte Abnahme der groben klinischen Trunkenheitssymptome erfolgt rund 90 Minuten nach Trinkende. Bis 120 Minuten nach Trinkende kommt es zu einer weiteren, noch sehr deutlichen Abnahme. Damit sind an einem großen statistischen Material von rund 10000 Fällen alle bisherigen experimentellen Untersuchungen an kleinen Gruppen bestätigt worden. Mit Abschluß der Resorption regulieren sich die Abwehrmechanismen des Körpers ein. Etwa zweieinhalb Stunden nach Trinkende ist die weitere Abnahme der klinischen Trunkenheitserscheinungen nur gering. Die Anpassung des Körpers an die toxische Wirkung des Alkohols ist dann vollzogen.

Die komplexe Gesamtheit alkoholbedingter Schädigungen läßt sich so allerdings nicht erfassen und nicht beurteilen; vor allem nicht jene Schädigungen, die sich im Straßenverkehr besonders nachhaltig auswirken, wie Störungen der Aufmerksamkeit, der Auffassung, der Umstellungsfähigkeit, der Umsicht und Besonnenheit. Wir haben an anderer Stelle in Übereinstimmung mit ELBEL und SCHLEYER bereits darauf hingewiesen, daß solche alkoholbedingten Persönlichkeitsveränderungen von weit größerer Bedeutung für die Verkehrsleistung sind als grobe, nach außen hin erkennbare Trunkenheitserscheinungen.

Um diese feineren Störungen erfassen zu können, insbesondere die Steigerung des Bewegungsdranges, des Leichtsinns, der Sorglosigkeit und die damit verbundene Schwächung des Verantwortungsbewußtseins, haben wir gemeinsam mit WITTLICH einen graphologischen Kontrolltest entwickelt. Dieser hat sich als ein sehr feiner Indikator erwiesen. Auf die Versuchsanordnung kann hier nicht eingegangen werden. Die neuesten Ergebnisse, denen ein Vergleich zwischen resorptiver und postresorptiver Phase zugrunde liegt, sind an anderer Stelle veröffentlicht worden. Im Prinzip handelt es sich darum, daß ein breites Leistungsspektrum nicht nacheinander, sondern gewissermaßen zu gleicher Zeit geprüft wird. Die Ergebnisse zeigen, daß der Proband das für seine individuelle Situation am wichtigsten Erscheinende am meisten beachtet und den damit verbundenen Auftrag bei mittlerer Alkoholisierung auch recht gut erfüllt. Zu gleicher Zeit sinken andere Leistungen jedoch stark ab. So wird z. B. sehr schnell geschrieben, um eine gute Schreibleistung zu erzielen. Aber in gleichem Maße lassen Sorgfalt und Genauigkeit nach. Auf die Verkehrssituation übertragen bedeutet das, daß der leicht alkoholisierte Kraftfahrer sein Augenmerk wohl auf bestimmte Handlungen und Überlegungen konzentrieren kann — z. B. auf die Lenkung des Fahrzeuges —; er ist damit aber so stark in Anspruch genommen, daß die Fähigkeit zur überschauenden Beurteilung der Gesamtsituation deutlich nachläßt.

Diese Testergebnisse stehen in völliger Übereinstimmung mit unseren statistischen Feststellungen. Also auch schreibmotorische Veränderungen zeigen keine einfache lineare Abhängigkeit von der BAK. Neben der zur Wirkung gelangten Trinkmenge spielt der Zeitfaktor eine entscheidende Rolle. Entsprechend ist bei der Beurteilung der Fahrtüchtigkeit in der postresorptiven Phase ein anderer Maßstab anzulegen als in der resorptiven. Eine Schematisierung der Fahrtüchtigkeitsbeurteilung ist deshalb allenfalls von einer bestimmten Grenze an vertretbar, im übrigen aber nicht haltbar. In Übereinstimmung mit Rauschke und Bschor haben wir festgestellt, daß der sogenannte Schädigungsschwellenwert in der Aufnahmephase außerordentlich niedrig liegt. Konzentrationen zwischen 0,4 und 0,8 ‰ sind hier immer gefährlich und bedeutungsvoll.

Anders ist die Situation in der Ausscheidungsphase mit zunehmendem zeitlichen Abstand vom Trinkende. Die Wirkungsschwellen liegen hier wesentlich höher. Es gibt sicher Kraftfahrer, die drei bis fünf Stunden nach Trinkende bei 0,8 bis 1,0 ‰ kaum noch nachweisbare Störungen der psychomotoirschen Leistungsfähigkeit aufweisen.

In unserem graphologischen Kontrolltest haben sich die Merkmalsfaktoren Regelmaß und Gleichförmigkeit als besonders leicht störbar und sehr empfindlich erwiesen. Sie ermöglichen auch eindeutige Rückschlüsse auf alkoholbedingte Persönlichkeitsveränderungen.

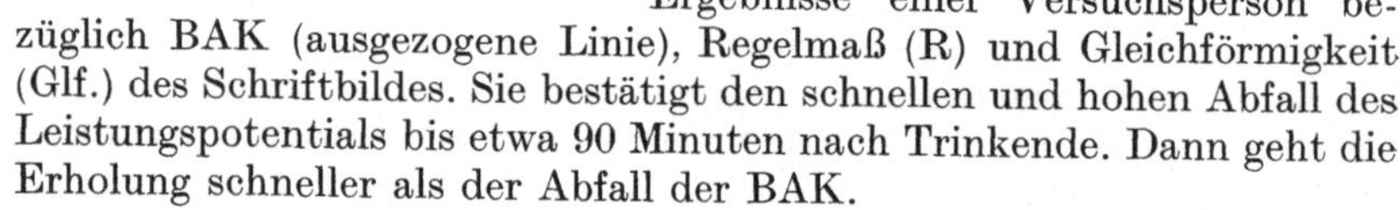

Abb. 2

Die graphische Darstellung zeigt die Ergebnisse einer Versuchsperson bezüglich BAK (ausgezogene Linie), Regelmaß (R) und Gleichförmigkeit (Glf.) des Schriftbildes. Sie bestätigt den schnellen und hohen Abfall des Leistungspotentials bis etwa 90 Minuten nach Trinkende. Dann geht die Erholung schneller als der Abfall der BAK.

*Zusammenfassend* ist festzustellen, daß sich die Ergebnisse statistischer und experimenteller Art gegen jede Schematisierung und gegen Tendenzen wenden, Stufenleitern des Trunkenheitsgrades allein aus der BAK abzuleiten. Es bestehen signifikante Unterschiede bei Promille-Vergleichswerten in der resorptiven und postresorptiven Phase.

Die klinische Diagnose bei der Blutentnahme ist wesentlich vom sogenannten Zeitfaktor abhängig. Die experimentellen Untersuchungen, die sehr feine Störungen erfassen können, stehen in völliger Übereinstimmung mit den statistischen Ergebnissen, die sich auf klinische Befunde stützen. Es besteht also keine lineare Abhängigkeit des Trunkenheitsgrades von der BAK.

**Literatur.** Alha, A. R.: Ann. Acad. Sci. fenn. A V 26, (1951). — Alha, A. R.: Ärztl. Lab. **2**, 9 (1956). — Bschor, F.: Dtsch. Z. ges. gerichtl. Med. **40**, 399 (1951) u. **41**, 273 (1952). — Danger: Inauguraldissertation, Göttingen 1937. — Elbel, H., u. F. Schleyer: Blutalkohol. Stuttgart: G. Thieme 1956. — Gerchow, J., u. B. Wittlich: Experimentelle Untersuchungen zum Nachweis alkoholbedingter

Persönlichkeitsschädigungen. Privatdruck Kiel 1958. — Gerchow, J., u. B. Witt-lich: Experimentelle und statistische Untersuchungen über alkoholbedingte Persönlichkeitsveränderungen in der postresorptiven Phase. Privatdruck Kiel 1960. — Grüner, O.: Dtsch. Z. ges. gerichtl. Med. 44, 187 (1955) u. 45, 401 (1956). — Grünewald, G.: Arch. Psychiat. Nervenh. 198, 687 (1959). — Goldberg, L.: Acta physiol. scand. 5. Suppl. 16, 1 (1943). — Haase, D.: Inauguraldissertation, Bonn 1955. — Hempel, W.: Trunkenheitssymptome in ihrer Abhängigkeit von der resorptiven und postresorptiven Phase. Inauguraldissertation, Kiel 1957. — Mellanby, E.: Brit. med. Counc. Spec. Rep. Ser. 31 (1919). — Miles, W. H.: Carnegie Inst. Publ. 333, 214 (1924). — Rauschke, J.: Dtsch. Z. ges. gerichtl. Med. 41, 474 (1952). — Touvinen: zit. bei H. Elbel u. F. Schleyer: Blutalkohol. Stuttgart: G. Thieme 1956.

**K. Luff**, Frankfurt/Main: **Über die versicherungsrechtliche Bedeutung des Alkoholeinflusses als Unfallursache.**

Die vom Bundesgerichtshof festgelegten Grenzen der absoluten Fahruntüchtigkeit von 1,5‰ für Autofahrer[8] und 1,3‰ für Motorradfahrer[9] bringen vom Standpunkt der Prozeßökonomie zweifellos gewisse Vorteile. Da es sich aber um „Sicherheitsgrenzen" und keine echten biologischen Grenzen handelt, lassen sie leicht bei Laien völlig falsche Vorstellungen über die Verkehrsgefährdung durch Alkohol entstehen und führen zur Gefahr der Schematisierung. Dies ist ganz besonders bedenklich im Versicherungsrecht, wo in der Regel nicht eine öffentliche Verhandlung alle Möglichkeiten der Interpretation bietet.

Zwar stehen die strafrechtlichen Konsequenzen der Trunkenheit am Steuer im Vordergrund des öffentlichen Interesses, auf der anderen Seite ist aber der Verlust des Versicherungsschutzes für die Betroffenen unter Umständen wesentlich schwerwiegender und einschneidender als etwa die derzeit üblichen Freiheitsstrafen und der befristete Entzug des Führerscheins. Bei Unfällen, die zum Tode oder zur Invalidität des Fahrers führen, kann es sogar für die Hinterbliebenen oder Angehörigen eine Existenz- oder Lebensfrage sein. Hinzu kommt, daß im Versicherungsrecht die Beweislast umgekehrt ist, d. h. der Verletzte oder gegebenenfalls die Angehörigen müssen bei begründetem Verdacht den Beweis führen, daß der Unfall nicht durch den Alkoholeinfluß verursacht worden ist, eine zumeist sehr schwere, ja fast unlösbare Aufgabe, wenn eine entsprechende Blutalkoholkonzentration nachgewiesen wurde. Zwar hat nach einem Kommentar von Prölls[6] zum § 61 VVG der Versicherer den Beweis für die schuldhafte Herbeiführung des Versicherungsfalles zu führen, jedoch ist die Beweisführung durch die anerkannten Regeln des prima-facie-Beweises und durch die Anwendung allgemeiner Erfahrungssätze erleichtert, was de facto einer Umkehr der Beweislast gleichkommt, wenn die Grenzwerte der Fahruntüchtigkeit überschritten sind. Unter diesen Umständen erweist es sich als ein ausgesprochener Mangel, daß die gesetzlichen Vorschriften und Grundlagen für die versicherungsrechtliche Beurteilung des Alkohols als Unfallursache nach unserer Überzeugung völlig unzureichend sind. Die Ausschlußklauseln der Versicherungsbestimmungen, die zu einer Zeit entworfen und genehmigt wurden, als man den Grad der Motorisierung und den Einfluß des Alkohols auf die

Verkehrssicherheit noch nicht im entferntesten ahnen konnte, enthalten keine klaren und unmißverständlichen Ausführungen über den Alkohol bzw. über berauschende Mittel wie z. B. die Straßenverkehrszulassungsordnung oder das Strafgesetzbuch nach Inkrafttreten des Gesetzes über die Sicherung des Straßenverkehrs vom 19. 12. 1952. In der privaten Unfallversicherung und in der Lebensversicherung mit Unfallzusatz wurde der Leistungsausschluß aus dem § 3 Ziff. 5 der AUVB abgeleitet und der Alkoholeinfluß als Bewußtseinsstörung angesehen, eine Auffassung, die durch die grundsätzliche Entscheidung des Reichsgerichts vom 10. 5. 1940[10] gestützt wurde und der sich auch nach dem Kriege mehrere Oberlandesgerichte und der Bundesgerichtshof angeschlossen haben[11, 12, 13, 14, 15]. Wir haben schon früher[5] gegen diese Auslegung Bedenken geäußert, weil sie sich mit der eigentlichen alkoholbedingten Bewußtseinsstörung im medizinischen Sinne, so wie sie z. B. bei der Beurteilung der strafrechtlichen Verantwortlichkeit Anwendung findet, nicht deckt. Geht man nun noch von den im Strafrecht üblichen absoluten und relativen Grenzen der Verkehrsuntüchtigkeit als Beurteilungsgrundlage aus, dann müssen wir Bewußtseinsstörungen von Kradfahrern, Autofahrern, Radfahrern und Fußgängern unterscheiden. Eine derartige Abgrenzung ist unseres Ermessens ärztlicherseits nicht vertretbar, nicht nur weil sie rein biologisch nicht zu rechtfertigen ist, sondern weil sie auch deutlich die willkürliche, zweckgebundene Auslegung zeigt. Theoretisch könnte man sogar so weit gehen, jeden Verkehrsunfall, der nicht durch technische Mängel des Fahrzeuges, sondern durch menschliches Versagen bedingt ist, von der Leistungspflicht auszuschließen, indem man jede Unaufmerksamkeit als risikoerhöhende Bewußtseinsstörung ansieht.

Wir hatten kürzlich im Auftrag einer Versicherungsgesellschaft die Frage zu prüfen, ob bei einem Pkw-Fahrer, der mit 1,2 bis 1,3‰ einen Unfall verursacht hatte, eine Bewußtseinsstörung in Sachen des § 3 Ziff. 5 AUVB vorgelegen hat. Der Fahrer hatte mit dem Wagen seines Schwagers eine Probefahrt gemacht und war nach Ansicht der Polizei absichtlich durch eine große Wasserpfütze auf der für ihn linken Straßenseite gefahren. Dabei kam er ins Schleudern, prallte gegen einen Baum und zog sich tödliche Verletzungen zu.

Man wird ohne Zweifel hier vermuten können, daß die nicht situationsgerechte, leichtsinnige Fahrweise auf den genossenen Alkohol zurückging. Berechtigt das aber zu der Annahme, daß eine Bewußtseinsstörung im oben genannten Sinne vorgelegen hat, nachdem es sich ganz offensichtlich um ein vorsätzliches, beabsichtigtes Fahrmanöver handelte? Wir könnten uns einer solchen Ansicht jedenfalls nicht anschließen, zumal ein derartiges unvernünftiges Verhalten keineswegs nur bei Alkoholeinfluß vorkommt.

In der sozialen Unfallversicherung wird nach der herrschenden Rechtsprechung bei alkoholbedingter Fahruntüchtigkeit im Rahmen der §§ 542 und 543 RVO eine Lösung vom Betrieb angenommen[16, 17, 18, 19], was einem Leistungsausschluß gleichkommt. Es kann und soll hier nicht bestritten werden, daß die Berufsgenossenschaften, ebenso wie die Privatversicherungen, mit gutem Recht auf die beträchtliche Erhöhung des Unfallrisikos durch Trunkenheit hinweisen, und wir sind auch der Auffassung, daß grob fahrlässiges und disziplinloses Verhalten den Verlust des Versicherungsschutzes rechtfertigt. Trotzdem möchten wir auch hier vor einer zu schematischen Beurteilung der Blutalkoholwerte warnen, um so mehr, wenn die Lösung vom Betrieb allein die Leistungspflicht des Versicherers aufhebt und es nach einem Urteil des Landessozialgerichtes Niedersachsen vom 13. 9. 1955[20] auf die Kausalität zwischen Fahruntüchtigkeit und Unfall dabei gar nicht ankommt. Auch der II. Senat des Bundessozialgerichtes hat am 30. 5. 1956 die Ursächlichkeit des Alkoholgenusses für den Unfall als unerheblich betrachtet, in einer neueren Entscheidung vom 22. 4. 1959 jedoch selbst Zweifel an dieser Auffassung geäußert, was nach DÄHNE[1] auf die umfangreiche Kritik zurückgehen soll*. Daß darüber hinaus die Sozialgerichte noch Unterschiede zwischen unternehmensbedingter und unternehmensfremder Trunkenheit machen, zeigt die Fragwürdigkeit solcher Entscheidungen, besonders wenn man liest, daß der Zusammenhang mit der Betriebstätigkeit beim Alkoholgenuß von Bardamen, Barmixern, Weinprüfern und Handelsvertretern anerkannt, bei Bauarbeitern aus Anlaß eines Richtfestes jedoch abgelehnt wird[21, 22]!

Wir hatten vor kurzem für ein Sozialgericht einen tödlichen Unfall zu beurteilen, bei dem zwei Kausalfaktoren, nämlich eine nachweislich auf Betriebstätigkeit zurückgehende Übermüdung und Alkoholeinfluß eine Rolle spielten. Ein Vorarbeiter hatte mit einer Arbeitskolonne bis weit in die Nacht hinein Überstunden gemacht, um ein bestimmtes Bauvorhaben abzuschließen. Von der Firma war er beauftragt worden, seine Arbeitskollegen, die im Raum zwischen Frankfurt a. M. und Darmstadt wohnten, mit einem Kraftwagen nach Hause zu fahren, da öffentliche Verkehrsmittel zu dieser Zeit nicht mehr verfügbar waren. Jeder, den er vor seiner Wohnung absetzte, fühlte sich nun verpflichtet, den gefälligen Vorarbeiter noch zu einem kleinen Umtrunk einzuladen. Bei der letzten Fahrt geriet er auf einer verkehrsstillen Landstraße 2. Ordnung nach einer langen Geraden über den Kurvenrand, wobei sich der Wagen überschlug und er tödliche Verletzungen erlitt. Der schlafende Beifahrer war aus dem Wagen geschleudert worden und mit einigen unwesentlichen Schürfwunden davongekommen. Da keine Schleuder- und Bremsspuren gefunden wurden, mußte Einschlafen am Steuer als auslösende Ursache angenommen werden.

Wenn es im allgemeinen auch kaum möglich ist, bei dem komplexen Zusammenwirken von Alkoholeinfluß und Übermüdung den jeweiligen Anteil am Unfallgeschehen zu bestimmen, so haben wir doch die betriebsbedingte körperliche Erschöpfung nach der anstrengenden Arbeit in den Vordergrund gestellt, obwohl eine Blutalkoholkonzentration von etwas über 1,5 ‰ nachgewiesen wurde. Dazu waren wir unseres Erachtens bei der Art des Unfalls und der Vorgeschichte berechtigt, unabhängig davon, ob eine Lösung vom Betrieb überhaupt vorgelegen hat, was uns recht zweifelhaft erscheint.

Wenn man davon absieht, daß hier menschliche, psychologische Aspekte unberücksichtigt bleiben, dann gibt es auch sehr reale Gründe dafür, mit der versicherungsrechtlichen Beurteilung von Blutalkoholbefunden vorsichtig und zurückhaltend zu sein. So hat SCHLEYER[7] un-

---

* Inzwischen hat der 2. Senat des Bundessozialgerichtes entschieden, daß es darauf ankomme, ob der Alkoholeinfluß die wesentliche Ursache eines Verkehrsunfalles gewesen sei. Bei verkehrsgerechtem Verhalten müsse auch bei Blutalkoholkonzentrationen von mehr als 1,5 ‰ bzw. 1,3 ‰ dem Kraftfahrer der gesetzliche Unfallschutz erhalten bleiben. (BSG-Urteil vom 30. 6. 1960 — 2 RU 86/58).

längst darauf hingewiesen, daß Rückrechnungen vom Entnahme- auf den Unfallzeitpunkt wegen der Unregelmäßigkeit im Verlauf der Blutalkoholkurve nicht zulässig sind, und Grüner[2] fand nach Schock- und Stresszuständen beachtliche Differenzen der Alkoholwerte in kürzeren Zeitabständen. Eigene Untersuchungen vor und nach einer körperlichen Belastung, nämlich einem 400-m-Lauf, ergaben Unterschiede bis zu 0,2 ‰. Als physiologische und pathophysiologische Ursachen kommen nach den Versuchen von Grüner[3] vor allem ungleichmäßige Austauschvorgänge zwischen Blut- und Gewebsflüssigkeit in Betracht. Man muß weiter berücksichtigen, daß außer den mehr oder weniger schweren Verletzungen selbst, die in der Regel ja Gegenstand der Versicherung sind, auch therapeutische Maßnahmen wie Narkose oder Infusion von hochprozentigen Salz- oder Zuckerlösungen sowie offenbar alle Einwirkungen auf das Vegetativum, die zu Störungen der Blutzirkulation führen können, Veränderungen in der Verteilung des Alkohols im Körper bedingen. Hinzu kommen gewisse Unsicherheiten bei der Entnahme von Leichenblut. So hat erst vor kurzem Hebold[4] wieder darauf hingewiesen, daß nur die Entnahme aus der Vena femoralis verwertbare Ergebnisse erwarten läßt. Nicht immer werden aber die Blutproben von sachkundigen Kollegen entnommen. Wir haben einmal, kurz nach dem Bonner Versuch, erlebt, daß ein Amtsarzt bei einem tödlich Verletzten aus einer Schädeltrümmerwunde ausfließende blutige Flüssigkeit, die aus Blut, Liquor und Gewebstrümmern bestand, auffing und auf zwei Glasröhrchen verteilte. Das eine Röhrchen ließ er in Mainz, das andere bei uns in Frankfurt a. M. untersuchen und war noch darüber erstaunt, daß sich eine Differenz von 0,6 ‰ ergab, was übrigens von der Tagespresse als Sensation aufgegriffen wurde.

Wenn wir nun aus den genannten Gründen ernste Bedenken gegen die derzeitige versicherungsrechtliche Beurteilung von Blutalkoholbefunden äußern, dann wollen wir damit keineswegs verantwortungs- und disziplinlose Kraftfahrer in Schutz nehmen. Uns geht es vielmehr darum, daß saubere und klare Verhältnisse geschaffen werden. Wie sind der Meinung, daß jeder Versicherungsnehmer Anspruch darauf hat, bereits in den Versicherungsbestimmungen eingehend über das Risiko des Alkoholgenusses und die damit verbundene Gefahr eines Verlustes des Versicherungsschutzes aufgeklärt zu werden. Jede Alkoholkonzentration, auch eine solche, die sachkundig nachgeprüft wurde, ist unseres Erachtens als Begründung für einen Leistungsausschluß infolge „Bewußtseinsstörung" oder „Lösung vom Betrieb" weder gerichtsärztlich zu verantworten noch rechtlich unbedenklich, sofern nicht an den Nachweis der Kausalität des Alkoholeinflusses für den Unfall hohe Anforderungen gestellt werden. Wenn eine große Versicherungsgesellschaft kürzlich einen bei ihr Versicherten für die „vorgelegte" Haftpflichtsumme von rund DM 5180,— regreßpflichtig machte mit der Begründung, er habe als Motorradfahrer den Unfall bei einer Blutalkoholkonzentration von 0,39 bis 0,40 ‰ im Zustand relativer Fahruntüchtigkeit verursacht, dann zeigt dies eine beängstigende Tendenz, unbequeme Forderungen durch unsachliche Argumentation und falsche Interpretation von medizinischen Erfahrungen abzulehnen. Nach dem Polizeibericht war der junge Mann von einem entgegenkommenden Pkw geblendet worden und anschließend mit dem Krad gestürzt, wobei der Beifahrer verletzt wurde. Wir haben in der letzten Zeit zunehmend den Eindruck gewonnen, daß Fälle wie dieser keine Ausnahme darstellen, und daß Versicherungsgesellschaften und Berufsgenossenschaften immer mehr dazu übergehen, die Alkoholbefunde anzufordern oder aus den Strafakten zu entnehmen, um dann, ohne einen ärztlichen Sachverständigen zu hören, die geforderte Leistung nach der im Versicherungsrecht üblichen Praxis anzuerkennen oder abzulehnen. Bei dem zumeist komplexen Unfallgeschehen darf die Blutalkoholbestimmung aber nur im Rahmen einer umfassenden Gesamtbeurteilung durch einen erfahrenen Gerichts- oder Verkehrsmediziner bewertet werden, wenn man nicht falsche Schlußfolgerungen und Fehlurteile riskieren will. Da es bei den Schadensfällen in der gesetzlichen und privaten Unfallversicherung in der Regel um das Schicksal und die Existenz von Menschen geht, müßten alle Erkenntnisquellen zur Wahrheitsfindung herangezogen und eine schematische Beurteilung des Blutalkohols vermieden werden. Wir Ärzte sollten deshalb gerade bei versicherungsrechtlichen Fragen mit der vorbehaltlosen Abgabe von labortechnischen Befunden sehr zurückhaltend sein.

**Literatur.** [1]DÄHNE, E.: Soziale Sicherheit **9**, 117 (1960). — [2]GRÜNER, O.: Dtsch. Z. ges. gerichtl. Med. **48**, 4 (1958). u. [3]**46**, 744 (1958). — [4]HEBOLD, G.: Münch. med. Wschr. **102**, 925 (1960). — [5]LUFF, K.: Dtsch. Autorecht **23**, 289 (1954). — [6]PRÖLLS, E. R.: Versicherungsvertragsgesetz. München u. Berlin 1960. — [7]SCHLEYER, F.: Med. Sachverst. **55**, 151 (1959).

Gerichtsentscheidungen. [8]BGH – Urteil v. 5. 11. 53 (3 St R 504/53). — [9]BGH – Urteil v. 6. 3. 59 (4 St R 517/58). — [10]RG – Urteil v. 10. 5. 40 (R.G.Z. Bd. 164 S. 49). — [11]BGH – Urteil v. 24. 10. 55 (N.J.W. 1956, 21). — [12]OLG Köln – Urteil v. 3. 11. 54 – Vers.R. 1955, 76. — [13]OLG Bamberg – Urteil v. 29. 3. 55 – Vers.R. 1955, 266. — [14]OLG Zelle – Urteil v. 17. 5. 56 – Vers.R. 1956, 401. — [15]OLG Karlsruhe – Urteil v. 6. 10. 58 – Vers.R. 1959, 22. — [16]BSG – Urteil v. 30. 5. 56 – Vers.R. 1956, 720. — [17]LSG Bayern – Urteil v. 18. 3. 54 – BG 1954, 359. — [18]LSG Niedersachsen – Urteil v. 24. 1. 56 – BG 1956, 263. — [19]LSG Hamburg – Urteil v. 18. 12. 56 – BG 1957, 280. — [20]LSG Niedersachsen – Urteil v. 13. 9. 55 – BG 1956, 345. — [21]BSG – Urteil v. 30. 11. 56 – B.Ar.Bl. 1957, 106. — [22]BSG – Beschluß v. 12. 8. 58 (2 RU 234/57) S Gb 1958, 285.


E. BURGER, Heidelberg: **Einfluß von Tranquillizer-Substanzen auf die Alkoholwirkung**

Während wir eingehende Kenntnisse über die Potenzierung der Alkoholwirkung durch Schlafmittel, speziell der Barbitursäurereihe, besitzen, ist über die Auswirkung der sogenannten Tranquillizer bei gleichzeitigem Alkoholgenuß bisher nur wenig bekannt geworden. Diese in den vergangenen Jahren sprunghaft an Bedeutung gelangten speziellen Arzneimittelgruppen umfassen Stoffe verschiedenster Zusammensetzung. Sie werden auch als Neuroleptica, Ataraktica oder Psychopharmaca bezeichnet und unterscheiden sich wesentlich von der Gruppe der lediglich sedierend wirkenden Stoffe. Die Tranquillizer sollen in erster Linie

Spannungs- und Angstzustände beseitigen, eine sogenannte „Harmonisierung" der Persönlichkeit soll die Folge sein. Neben dem breiten Anwendungsgebiet in der Psychiatrie kommen diese Substanzen gleichfalls in allen anderen Zweigen der Medizin zur Anwendung, daneben aber auch mehr und mehr in unkontrollierbarer Weise ohne ärztliche Verordnung, teils allein, teils in Verbindung mit anderen Sedativa oder Hypnotica.

Laves hat in einer Veröffentlichung zur Pharmakopsychologie von Verkehrsunfällen darauf hingewiesen, daß die Tranquillizer durch ihre euphorische Wirkung und auch durch die Wirkung einer gewissen Gleichgültigkeit im Kraftfahrzeugverkehr gefährlich werden können. Über die Beeinflussung der Leistungsfähigkeit, auch durch Tranquillizer, am Steuer eines Kraftfahrzeuges, hatte H. J. Wagner bereits zuvor berichtet. Bei keiner Arzneimittelgruppe sei die individuelle Reaktionsform größer als hier, so daß abhängig von der Ausgangslage und der Höhe der Dosierung eine variationsreiche Skala der zu beachtenden psychischen Effekte auftritt. Weatherall weist in einer Veröffentlichung, betitelt „Drugs and Motorists" in der britischen Zeitschrift für gerichtliche Medizin gleichfalls auf diese Probleme hin.

Chemisch gesehen handelt es sich bei den Tranquillizern um folgende Substanzgruppen: Die Gruppe der *Phenothiazinderivate*, die Medikamente, die das Reinalkaloid aus Rauwolfia serpentina, das *Reserpin*, enthalten, sowie schließlich ein Derivat des Propandiols, das unter der abgekürzten Bezeichnung *Meprobamat* bekannt ist. Auf die näheren chemischen Einzelheiten der Substanzen kann in der hier zur Verfügung stehenden Zeit nicht eingegangen werden.

Mit vier trinkgewohnten Studenten als Versuchspersonen haben wir in unserem Institut Versuche mit Tranquillizer-Substanzen bei gleichzeitigem Alkoholgenuß durchgeführt. Aus der Phenothiazinreihe haben wir das *Pacatal*, das *Verophen* und das *Soprintin* verwendet. Weiterhin wurde *Truxal* und *Dominal-forte* in die Versuche einbezogen. Von den Reserpin-haltigen Substanzen haben wir *Rivasin* und Phasein-forte verwendet. Schließlich wurden mehrfache Versuche mit *Miltaun* vorgenommen. Zur Prüfung hinsichtlich der Beeinflussung der Fahrtüchtigkeit wurden folgende Teste in der postresorptiven Phase durchgeführt: Reaktionszeit mit Licht- und Tonsignal, dann Wahlversuch mit wechselseitig optisch und akustischem Signal, dann Störempfindlichkeit mit Lichtsignal und Schreckempfindlichkeit mit Tonsignal. Weiterhin wurde der Streichtest nach Bourdon, dann der Schraffiertest und der Geschicklichkeitstest am Kurbelgerät vorgenommen. Außerdem die Rombergsche Probe und Prüfung des Nystagmus. Auf eine genaue Beobachtung des Verhaltens der Versuchspersonen wurde geachtet. Es wurde mit Alkoholica so belastet, daß 1,3, 1,5 und 1,6‰ an Blutalkohol erreicht wurden. Entsprechende Leerversuche ohne das Medikament und Versuche, bei denen nur das Medikament gegeben wurde, waren durchgeführt worden. Bei den meisten Versuchen wurde das Medikament eine Stunde vor Trinkbeginn in einer Dosis, die einer normalen Gesamttagesdosis entsprach, in Form von Dragees gegeben. Bei Miltaun und Reserpin wurde bereits am Abend zuvor ein Teil der vorgesehenen Dosis eingenommen. Mit den Versuchen wurde stets morgens eine Stunde nach einem kleinen Frühstück begonnen.

Beim Versuch mit *Pacatal* zeigten sich bei den Reaktionstests geringergradige Verzögerungen. Allgemein wirkte die V. P. etwas enthemmter als im Vergleichsversuch. Auffallend war eine besonders stark einsetzende Müdigkeit drei Stunden nach Trinkende. Beim Versuch ohne Alkohol und lediglich einer Gabe von zwei Tabletten zu 50 mg waren keine Besonderheiten bemerkt worden.

Auch bei *Verophen*, welches von der Herstellerfirma als das Phenothiazinderivat für die tägliche Praxis bezeichnet wird, zeigte sich zusammen mit Alkoholgenuß keine meßbare potenzierende Wirkung. Es trat lediglich auch hier der sedierende Effekt gegen Ende des Versuches in Erscheinung.

Bei *Soprintin*, das neben einem Phenothiazinkörper noch Bromural enthält, waren im Versuch die Trunkenheitssymptome stärker ausgeprägt; dies machte sich auch in schlechteren Testergebnissen bemerkbar. So streute z. B. die Reaktionszeit (opt.) zwischen 35 und 90/100 sec gegenüber 24 bis 55/100 sec beim Leerversuch mit Alkohol allein.

Mit *Meprobamat* (Miltaun) haben wir mehrfache Versuche mit unterschiedlichen Dosierungen und verschiedenen V. P. durchgeführt, ohne daß sich eine ausgesprochene Potenzierung der Alkoholwirkung gezeigt hätte. Die Reaktionstests waren sogar teilweise besser ausgefallen als beim Vergleichsversuch. Eine sedierende Wirkung zeigte sich nicht, auch nicht bei Einnahme der Tabletten allein.

Bei den nun folgenden beiden Substanzen, *Dominal-forte* und *Truxal*, zeigten sich zusammen mit Alkohol die größten Effekte. Es muß aber vorausgeschickt werden, daß die Hersteller in den Firmenprospekten darauf hinwiesen, daß die Mittel bei akuten Alkohol- und Barbituratintoxikationen kontraindiziert sind. Beim Dominal-forte konnten wir außerdem feststellen, daß zwei V. P. sehr verschieden darauf reagierten. Bei der einen V. P. setzten bereits 30 Minuten nach Trinkende schlagartig Trunkenheitssymptome ein, die sich in lallender Sprache, unsicherem Gang manifestierten. Müdigkeit trat daneben ein. Eine Stunde nach Trinkende wurden dann sämtliche Teste durchgeführt. Die V.P. schlief dazwischen immer wieder ein und sträubte sich, die verlangten Aufgaben zu erfüllen. Nach Beendigung der nur mit energischem Zureden durchgeführten Teste konnte die V.P. schließlich nicht mehr stehen und wurde auf ein Ruhebett gelegt, wo sie sich völlig apathisch zeigte, sie war schwer ansprechbar, Schmerzreize wurden fast nicht beantwortet, dann tiefer Schlaf. Vier Stunden danach wurde die V.P. wachgerüttelt. Sie klagte jetzt über Schmerzen im Augenhintergrund und über starke Kopfschmerzen. Letztere hielten noch weitere acht Stunden an. Die eingangs aufgeführten Teste hatten sich unter Dominal wesentlich verschlechtert. Eine zweite V.P. fühlte sich eine halbe Stunde nach Trinkbeginn angetrunken, die Sprache war normal noch, eine leichte Euphorie trat auf. Nach einer weiteren halben Stunde wurde über Müdigkeit geklagt, der Gang war nicht mehr sicher, ausgesprochen auffällige Trunkenheitssymptome waren jedoch zu diesem Zeitpunkt nicht vorhanden. Im anschließend durchgeführten Koordinationstest zeigte sie große Abweichungen. Eine Stunde nach Trinkende waren 1,6‰ erreicht, es traten die ersten stärkeren Trunkenheitssymptome auf, was sich in verwaschener Sprache, unsicherem Gang, starker Rötung des Gesichtes und Schweißbildung bemerkbar machte. Bei den durchgeführten Testverfahren waren jedoch keine signifikanten Verzögerungen gegenüber dem Versuch mit Alkohol allein eingetreten.

Bei einem Versuch mit einer Gabe von drei Dragees zu 15 mg an *Truxal*, einem neuartigen Psychopharmakon, war dieselbe V.P. des zuletzt geschilderten Versuches völlig enthemmt, lallte dummes Zeug, imitierte Hundegebell, sang laut und pfiff gellend und wurde grob zum

Versuchsleiter. Die Ergebnisse der psychotechnischen Versuche waren sämtlich schlechter als beim entsprechenden Vergleichsversuch ohne das Mittel.

Schließlich darf ich noch über zwei Versuche mit *Reserpin*-Präparaten kurz berichten: Zunächst wurde *Rivasin* (Reserpin Giulini) in einem Alkoholversuch gegeben, und zwar drei Tabletten zu 0,15 mg. Die V.P. war stark betrunken, der Gang war schwankend und äußerst unsicher. Sie wurde handgreiflich und weigerte sich, den Anordnungen des Versuchsleiters zu folgen. Die Sprache war lallend, drückender Kopfschmerz bestand, zwei Stunden nach Versuchsende bestand Unwohlsein und Erbrechen. Außerordentliches Durstgefühl, innere Unruhe, Platzangst und großes Schlafbedürfnis waren vorhanden. Puls und Blutdruck waren merklich erhöht. Gegenüber dem Alkoholversuch ohne das Mittel war hier eine recht große Potenzierung der Alkoholwirkung durch Reserpin bewirkt worden. In einem weiteren Versuch wurde *Phasein-forte*, und zwar zwei Dragees mit je 1 mg Reserpin und 50 mg Orphenadrin, eingenommen. Die V.P. empfand dabei leichte Kopfschmerzen, der Blutalkohol war 1‰, die Sprache war normal, der Nystagmus war geringgradig positiv, eine geringe Sehstörung machte sich bemerkbar, Gegenstände in 3 bis 4 m wurden nur verschwommen wahrgenommen. Eine wesentliche Pozentierung der Alkoholwirkung wurde jedoch hier nicht festgestellt.

Für die Verkehrsmedizin ergibt sich auf Grund dieser Versuche die Forderung, diesen Tranquillizersubstanzen erhöhte Aufmerksamkeit zu schenken. Während bei den Phenothiazinderivaten eine potenzierende Wirkung der Alkoholwirkung bei einmaliger Normaldosierung nicht wesentlich in Erscheinung trat, sondern sich hauptsächlich der sedierende Effekt bemerkbar machte, fanden wir bei den speziellen Substanzen der Prothipendyl-Gruppe und der Thiaxanthen-Reihe, dem Dominal und Truxal, drastische Auswirkungen. Auch die Einnahme von Reserpin zusammen mit Alkohol zeigte eine potenzierende Wirkung. Wohl haben wir in unserem Bereich noch keinen Unfall infolge Steigerung der Alkoholwirkung durch Tranquillizer erlebt. Unsere Urinuntersuchungen von Personen, denen Blut zur Blutalkoholbestimmung entnommen wurde, ergaben jedoch, daß solche Mittel eingenommen werden. In 4 von bisher 50 untersuchten Urinproben konnten wir Phenothiazinderivate nachweisen. Über den chemischen Nachweis der Tranquillizersubstanzen wird an anderer Stelle berichtet werden.

**Literatur.** Laves, W.: Münch. med. Wschr. **101**, 1427—1430 (1959). — Wagner. H. J.: Münch. med. Wschr. **101**, 275—282 (1959). — Weatherall, J.: Med. leg. J (Camb.) **27**, 44—56 (1959).

H. Witter, Homburg (Saar): **Alkohol, Zurechnungsfähigkeit und Verkehrsdelikt.**

Das zur Erörterung stehende forensische Thema läßt sich in drei Stufen darstellen, die jeweils eine sich steigernde Komplizierung der psychiatrisch-juristischen Problematik erkennen lassen: Zunächst stellt sich das Grundproblem der Zurechnungsfähigkeit im allgemeinen, dann als zweites die Frage nach der Beeinträchtigung der Zurechnungsfähigkeit durch Alkoholeinfluß als ein Spezialfall des allgemeinen Grundproblems und schließlich als drittes die gleiche Frage im Zusammenhang mit den ganz besonderen Bedingungen und Umständen des Verkehrsdelikts.

Einige Bemerkungen über das allgemeine Problem der Zurechnungsfähigkeit müssen unbedingt vorausgeschickt werden, um die weitere Verständigung zu gewährleisten. Unsere Rechtsordnung stellt unter einer bestimmten Formulierung (§ 51 StGB) an den ärztlichen Sachverständigen die Frage, ob die Fähigkeit zur Einsicht oder zum einsichtsgemäßen Handeln beschränkt oder aufgehoben war. Es muß hier ausdrücklich festgehalten werden, daß es bei der „Fähigkeit zum einsichtsgemäßen Handeln‘, also der sogenannten Willensfähigkeit, tatsächlich um die „freie" Willensbestimmung geht, auch wenn die Neufassung des § 51 StGB im Jahre 1933 die Formulierung „freie Willensbestimmung" eliminiert hat. Alle Versuche, die Freiheitsfrage bei der Beurteilung der Zurechnungsfähigkeit ganz herauszulassen, müssen in einer terminologischen Selbsttäuschung münden. Wir wissen aber, daß die empirischseinswissenschaftliche Medizin über „Freiheit'' nichts auszusagen vermag, und doch muß in der forensischen Praxis die „Freiheitsfrage" von der Medizin ausgehend irgendwie beantwortet werden. Zur Überwindung dieser Schwierigkeit bietet sich zunächst eine allseits anerkannte konventionelle Regel an, nach der die Zurechenbarkeit derjenigen Handlungen aufgehoben ist, die zeitlich zusammenfallen mit dem Auftreten qualitativ abnormer psychischer Phänomene, die auf echte Krankheit im medizinischen Sinne rückführbar sind. Kurz: Die Psychose exculpiert. Dies entspricht der am konsequentesten von K. Schneider vertretenen Konzeption. Mit der so skizzierten konventionellen Regel allein kommen wir aber auf weite Strecken nicht aus. So wird man manchmal auch im Hinblick auf nur quantitativ abnorme Phänomene eine Beeinträchtigung der Zurechnungsfähigkeit zuerkennen wollen, wenn spezifische Beziehungen zwischen der Art der Persönlichkeitsabnormität (z. B. explosibler Psychopath) und der Art des zur Diskussion stehenden Delikts (z. B. Beleidigung) nachweisbar sind. Oder wie soll man urteilen, wenn abnorme Phänomene zwar nicht auf Krankheit rückführbar sind, aber doch die Kennzeichen des qualitativ Abnormen tragen? Und wie schließlich soll man urteilen, wenn die Phänomene zwar nur die Kennzeichen des quantitativ Abnormen tragen, aber doch auf Krankheit rückführbar sind, so wie dies öfters bei den subacuten oder chronischen körperlich begründbaren seelischen Störungen, — z. B. auch bei der Alkoholintoxikation —, der Fall sein kann? In all diesen Fällen kann die Befolgung der vorgenannten konventionellen Regel in unerträglichen Widerspruch zu unserem Evidenzerlebnis menschlicher Schuldfähigkeit treten oder sogar eine einigermaßen sinnvolle Bezugsetzung völlig verloren gegangen sein. In dieser Lage muß über die „freie" Willensbestimmung durch richterliches Ermessen entschieden werden. Der Sachverständige wird sich in dieser Situation (leider) meist darauf einlassen müssen, selbst aus der

Analyse des Beziehungsgefüges zwischen Täterpersönlichkeit und Tatsituation ein vor-richterliches Ermessensurteil zu bilden. Mit diesen knappen Hinweisen auf die Grundprobleme der Beurteilung der Zurechnungsfähigkeit im allgemeinen soll für unsere weiteren Ausführungen herausgestellt werden, daß sich Zurechnungsfähigkeit oder -unfähigkeit nie im naturwissenschaftlichen Sinne „beweisen" läßt, sondern nur im Wege einer generellen Konvention und/oder einer individuellen Wertung zu- oder aberkannt werden kann.

Die seelischen Störungen durch Alkohol gehören zu den körperlich begründbaren. Das wesentliche für uns faßbare körperliche Substrat ist bei den akuten Störungen der Blutalkoholspiegel. Leider lassen sich nun keineswegs so brauchbare schematische Beziehungen zwischen Alkoholspiegel und Verantwortungsfähigkeit, wie etwa zwischen diesem und Fahrtüchtigkeit festlegen. Grobe Anhaltspunkte gibt es zwar auch hier und in Anlehnung an Ponsold kann man etwa sagen, daß die Zurechnungsfähigkeit bei 1‰ nur sehr selten, bei 2‰ manchmal und bei 3‰ fast immer als aufgehoben erachtet werden kann. Ein oberer weitgehend verbindlicher „Grenzwert" würde sich also wohl auch in diesem Zusammenhang festlegen lassen, aber im Gegensatz zur Fahrtüchtigkeit würde bei der Beurteilung der Zurechnungsfähigkeit in erster Linie ein unterer Grenzwert interessieren, und für einen solchen gibt es keinen wirklich brauchbaren Anhalt. Es muß danach jedenfalls der psychopathologische Befund im Einzelfalle die Entscheidung über die Verantwortungsfähigkeit bestimmen und der Blutalkoholspiegel hat — vor allem bei den niedrigen Werten — lediglich die Bedeutung eines Hinweises. Bei den alkoholbedingten chronischen seelischen Störungen oder Persönlichkeitsveränderungen wird der Blutalkoholspiegel in der Regel sogar bedeutungslos sein und wir sind auf andere allgemeine sehr schwer oder gar nicht quantifizierbare somatische Befunde angewiesen.

Bei der psychopathologischen Beurteilung einer alkoholbedingten Störung scheint es nun ziemlich gleichgültig, an welchem der psychopathologisch juristischen Begriffe des § 51 StGB wir im Einzelfalle anknüpfen, etwa an dem der „Bewußtseinsstörung" oder dem der „krankhaften Störung der Geistestätigkeit". Letztlich ist dies eine ganz einfache Frage terminologischer Übereinkunft, die keine echte Problematik beinhaltet. Wesentlich ist, daß akute Störungsbilder wie der pathologische Rausch und die Alkoholpsychosen oft so reichlich qualitativ abnorme Phänomene bieten, daß sich ohne Schwierigkeit die Zurechnungsfähigkeit nach der vorgenannten „konventionellen Regel" festlegen läßt. Der einfache Rausch und die chronischen psychischen Veränderungen beim Alkoholismus bieten dagegen meist nur oder doch vorwiegend quantitativ abnorme Phänomene und erfordern damit ein weit stärkeres Eintreten in Ermessenserwägungen. Bei diesen Erwägungen pflegen wir meist recht „streng" zu sein, und dies hat seine leicht aufzeigbaren psychologischen Gründe.

Die durch Alkoholgenuß hervorgerufene körperlich begründbare seelische Störung war für den Betroffenen fast immer voraussehbar und durch eigene „Willenshandlung" selbst verschuldet. Dieser Sachverhalt und daran anknüpfende kriminalpolitische Überlegungen haben die Einführung des § 330 a StGB veranlaßt, durch den das schuldhafte Sich-Berauschen strafbar wird unter der zusätzlichen Vorbedingung, daß in diesem Zustand schuldlos (nach § 51 Abs. 1 StGB) eine mit Strafe bedrohte Handlung begangen wurde. Diese sehr merkwürdige und allein aus praktischen Notwendigkeiten und kriminalpolitischen Gesichtspunkten zu rechtfertigende Konstruktion, durch die eine schuldhafte, aber nicht strafbare Handlung durch eine weitere schuldlose aber mit Strafe bedrohte Handlung strafbar wird, hat zahlreiche Probleme aufgeworfen, die sich in den verschiedenen höchstrichterlichen Entscheidungen und den unterschiedlichen Auffassungen einzelner Strafrechtslehrer spiegeln. So ist strittig, ob das Sich-Berauschen oder die Rauschtat der unrechtsbedeutsame Anteil sei. Es ist weiter strittig, ob nur der Rausch oder auch die Rauschtat als solche für den Täter voraussehbar sein mußte, um eine Strafbarkeit zu begründen. Strittig ist schließlich, ob neben dem äußeren Tatbestand der Rauschtat auch die subjektive innere Tatseite Berücksichtigung finden muß und wenn ja, dann inwieweit? Wenn etwa der Rauschtäter einen Tatbestand verwirklichte, dessen Rechtswidrigkeit er auch ohne Rausch nicht hätte erkennen können, soll er dann bestraft werden oder soll er leer ausgehen, also genauso wie ein unberauschter Täter straflos bleiben? Mit anderen Worten: Soll das Schuldprinzip auch beim Berauschten insofern Anwendung finden, als die Strafbarkeit entfällt, wenn die subjektiven Unrechtselemente Vorsatz und Fahrlässigkeit ganz unabhängig von der Tatsache des Berauschtseins fehlten? Gerade zu diesem letzten Fragenkomplex ist eine umfangreiche Literatur und Rechtsprechung entstanden. Alle diese Streitfragen haben aber ganz vorwiegend juristische Interesse und sollen deshalb hier nicht weiter erörtert werden.

Für den ärztlichen Sachverständigen ist aber von Bedeutung, daß die Bestrafung nach § 330 a StGB an die Bedingung geknüpft ist, daß die Zurechnungsfähigkeit durch den Rauschzustand nicht nur vermindert (§ 51 Abs. 2), sondern aufgehoben (§ 51 Abs. 1) war. Bei Zweifeln, ob § 51 Abs. 1 oder § 51 Abs. 2 anzuwenden sei, wurde nun die merkwürdige Auffassung vertreten, daß nach dem Grundsatz in dubio pro reo für die Rauschtat nach § 51 Abs. 1 zu exkulpieren, eine Bestrafung des Sich-Berauschens nach § 330 a aber unzulässig sei, weil die Voraussetzungen des § 51 Abs. 1 nicht bewiesen seien und möglicherweise nur die zur Anwendung des Abs. 2 vorlägen. Schließlich hat der Große Senat des Bundesgerichtshofes 1956 entschieden, daß bei solchen Zweifeln doch nach § 330 a zu bestrafen sei. Dieser Entscheidung des Bundesgerichtshofes hätte es eigentlich nicht bedürfen sollen, denn die ganze Streitfrage ist ein Scheinproblem, welches auf dem Denkfehler beruht, daß die Zurechnungsunfähigkeit ein objektiv gegebener Sachverhalt sei, den man suchen, vorfinden und schließlich „beweisen" könne. Zurechnungsunfähigkeit kann aber tatsächlich niemals in diesem Sinne festgestellt und bewiesen werden, sie kann lediglich zu- oder aberkannt werden, oder um es noch akzentuierter auszudrücken: Zurechnungsunfähigkeit kann dem Täter vom Gericht „verliehen" werden, wobei diese „Verleihung" natürlich an einen Rahmen bestimmter Voraussetzungen gebunden bleibt.

Wenn nun innerhalb dieses Rahmens von Voraussetzungen die Wahl zwischen der Zuerkennung einer verminderten oder aufgehobenen Zurechnungsfähigkeit allein vom Ermessen des Richters (und des Sachverständigen) abhängt, dann kann eine solche Ermessensentscheidung wohl nicht in ein und demselben Verfahren für zwei Bezugspunkte verschieden sein. Zweifel, ob die Anwendung des Abs. 1 oder 2 des § 51 *angemessen* ist, können *vor* der Festlegung der Ermessensentscheidung diskutiert, aber nicht nach der einmal erfolgten Zu- oder Aberkennung neuerlich geltend gemacht werden. Die ganze Streitfrage hat also mit dem Grundsatz in dubio pro reo überhaupt nichts zu tun.

Ein weiteres Problem, welches in erster Linie den ärztlichen Sachverständigen angeht, ergibt sich daraus, daß das Sich-Berauschen nur dann nach § 330a bestraft werden kann, wenn es schuldhaft erfolgt ist. Damit taucht die Frage auf, ob eine Alkoholsucht nicht derartig die Einsichts- und Steuerfähigkeit beeinträchtigen kann, daß das Sich-Berauschen nicht mehr zurechenbar ist? ROMMENEY will aus der Feststellung der zur Tatzeit vorherrschenden Trinkgewohnheiten des Täters Anhaltspunkte zu einer Unterscheidung wechselnder Stadien der Zurechenbarkeit gewinnen. Seine Überlegungen laufen in der Praxis letztlich darauf hinaus, daß der haltlos süchtige Trinker nicht nach § 330a bestraft werden könne, weil ihm die zur Vermeidung des Sich-Berauschens erforderliche Willensstärke fehle, während dagegen dem gelegentlich Strauchelnden diese Willensstörung nicht zuerkannt werden könne und dieser demnach zu bestrafen sei. Wollte man einer solchen Auffassung beitreten, dann müßte der doch gerade zur Bekämpfung des Gewohnheitsverbrechers geschaffene § 330a jeden kriminalpolitischen Sinn verlieren. Dies sieht auch ROMMENEY ein, meint aber, daß der ärztliche Sachverständige Erwägungen, die das Sozialverhalten und die Rechtsordnung betreffen, nicht in sein Gutachten einfließen lassen dürfe, da er sich damit dem Vorwurf aussetze, die Grenzen seines Aufgabenbereiches zu überschreiten. Er übersieht dabei ganz offensichtlich, daß er bereits mit seiner Aussage über die Willensfähigkeit des Täters den medizinischen Aufgabenbereich überschritten hat und in die eigentlich nur dem Richter zustehende Wertung eines psychologischen Zustandes eingetreten ist. Obgleich durch höchstrichterliche Entscheidungen die Beurteilung der Willensfähigkeit wiederholt in die Zuständigkeit des Richters verwiesen wurde, wird allerdings in der Praxis sehr häufig vom Sachverständigen eine derartige Stellungnahme verlangt und die meisten Sachverständigen werden sich einer entsprechenden Mitwirkung bei der Bewertung des psychologischen Zustandes eines Täters auch nicht versagen. Aber wenn ein Sachverständiger sich darauf einläßt, seine fachwissenschaftlich begründete Aussagemöglichkeit dergestalt zu überschreiten, dann muß er konsequenterweise *alle* Gesichtspunkte gelten lassen und auch die rechtspolitischen Notwendigkeiten berücksichtigen, denn sonst wird sein Ermessen zwangsläufig unangemessen, weil einseitig orientiert. Über die Bewertung der Willensfähigkeit bei abnormen Persönlichkeitshaltungen und -artungen, — auch über die Alkoholsucht —, entscheidet ein zeit- und kulturabhängiges Werturteil der Gesellschaft, und ob solche Menschen bestraft werden, entscheidet die

Kriminalpolitik. Das Sich-Berauschen ist danach in aller Regel schuldhaft und strafbar, auch beim Alkoholsüchtigen. Gewiß bleibt es dem verantwortungsbewußten Ermessen des Sachverständigen unbenommen bei einer individuellen Wertung im Einzelfalle von dieser Regel abzugehen und ein Sich-Berauschen als schuldlos zu bewerten. Er darf dabei aber nicht der Selbsttäuschung verfallen, nun eine „richtige" Beurteilung medizinisch errechnet zu haben, sondern muß sich darüber klar bleiben, daß er ein aus heterogensten Bezügen geschöpftes Werturteil abgegeben hat, welches „gut" sein kann, aber außerhalb der biologischen Kategorien „richtig und falsch" liegt. Die Sonderfälle, bei denen wir das Sich-Berauschen als nicht-schuldhaft erachten möchten, lassen sich deshalb eigentlich auch nur in kasuistischen Zusammenhängen darstellen. Als allgemein gültige Kriterien zur Annahme einer schuldlosen Berauschung, möchten wir das Fehlen der Voraussehbarkeit (z. B. erstmals erlebter pathologischer Rausch nach geringfügigem Alkoholgenuß) und die psychotische oder dementielle Persönlichkeitsveränderung herausstellen. Beide Kriterien werden manchmal im Zusammenhang mit Gewaltdelikten Bedeutung haben, während bei unserem gegenwärtigen Thema, dem Verkehrsdelikt, ein solcher Sachverhalt wohl kaum jemals zur Diskussion stehen wird.

Zum allgemeinen Thema „Alkohol und Zurechnungsfähigkeit" soll abschließend festgehalten werden, daß gerade die Besinnung auf die Beschränktheit der medizinischen Aussagemöglichkeiten besonders geeignet ist, die Problematik zu entwirren und auf diejenigen Grundgehalte zu reduzieren, die ganz allgemein für die Beurteilung der Zurechnungsfähigkeit gelten.

Die wichtigsten Gesichtspunkte für die Beurteilung der Beeinträchtigung der Zurechnungsfähigkeit durch Alkoholeinfluß im Zusammenhang mit den ganz besonderen Bedingungen und Umständen des Verkehrsdelikts lassen sich nunmehr sehr leicht und kurzgefaßt darlegen. — Wer am Verkehr teilnimmt, obgleich er durch Alkoholgenuß nicht mehr verkehrstüchtig ist, wird wegen einer Übertretung nach der StVZO bestraft, auch wenn er keinen Unfall verursachte. Wer in diesem Zustand vorsätzlich oder fahrlässig eine „Gemeingefahr" herbeiführte, wird wegen eines Vergehens nach dem Strafgesetzbuch (§§ 315a, 316) bestraft. Bei dieser Übertretung und diesem Vergehen ist die Frage nach einer durch Alkohol beeinträchtigten Zurechenbarkeit meistens rechtsunerheblich, weil eine actio libera in causa angenommen werden kann, wie dies z. B. Ponsold in seinem Lehrbuch sehr übersichtlich dargestellt und an Beispielen erläutert hat. Es ist dies der in der Praxis der Gerichte typische Fall, daß ein geistesgesunder Kraftfahrer Alkohol in größerer Menge zu sich nahm, obgleich er voraussehen konnte, daß er anschließend sein Kraftfahrzeug benutzen werde. Wieweit man nun im Einzelfalle bei der Annahme einer actio libera in causa gehen soll, unterliegt allein der juristischen Würdigung des Sachverhaltes und somit außerhalb der Zuständigkeit des medizinischen Sachverständigen. Auch für den Alkoholsüchtigen ist die voraussichtliche spätere Teilnahme am Verkehr voraussehbar und man wird ihm in aller Regel die notwendige Verantwortungsfähigkeit zusprechen müssen, sich gemäß dieser Voraussehbarkeit zu verhalten. Nach unseren früheren Ausführungen bedarf es keiner besonderen Begründung mehr, daß dem Alkoholsüchtigen eine rechtlich relevante Willensstörung, die ihm ein normgemäßes Verhalten unmöglich machte, nicht zuerkannt werden soll. Unseres Erachtens käme die Zuerkennung einer solchen rechtlich relevanten Willensstörung nur in Betracht, wenn vor Trinkbeginn bereits durch eine psychotische oder dementielle Persönlichkeitsveränderung eine generelle, sich auf alle Handlungen erstreckende Schuldunfähigkeit vorausgesetzt würde.

Kommt es im Zuge der rechtswidrigen Teilnahme am Verkehr nun zu weiteren Delikten, bei denen das Gericht wegen des Mangels an Voraussehbarkeit eine actio libera in causa verneint, dann erst gewinnt die Frage nach der durch Alkohol bedingten Beeinträchtigung der Zurechnungsfähigkeit erhebliche rechtliche Bedeutung. Straftaten, für deren Begehung eine verminderte Zurechnungsfähigkeit nach Maßgabe des § 51 Abs. 2 zuerkannt wird, werden bestraft, und es bleibt dabei ganz dem Ermessen des Richters überlassen, inwieweit er von der fakultativen Strafmilderung nach § 51, Abs. 2 Gebrauch macht. Mit Strafe bedrohte Handlungen, für deren Begehung Zurechnungsunfähigkeit nach Maßgabe des § 51 Abs. 1 zuerkannt wird, geben Anlaß, den Rauschzustand — nicht die mit Strafe bedrohte Handlung — nach den Grundsätzen des § 330a zu bestrafen. Der Tatbestand der mit Strafe bedrohten Handlung erfährt zwar insofern auch Berücksichtigung, als er für die Strafzumessung bedeutsam ist, doch liegen die in diesem Zusammenhang sich ergebenden Rechtsfragen ganz außerhalb der Zuständigkeit des medizinischen Sachverständigen.

**Literatur.** PONSOLD, A.: Lehrbuch der gerichtlichen Medizin. 2. Aufl. Stuttgart: G. Thieme 1957. — ROMMENEY, G.: Med. Sachverst. **56**, 14 (1960). — SCHNEIDER, K.: Die Beurteilung der Zurechnungsfähigkeit. 3. Aufl. Stuttgart: G. Thieme 1956. Gerichtsentscheidungen: BGH St 9, 390. — BGH 7, 238. — BGH 8, 113.

ELBEL, Bonn: Wenn ich Herrn LUFF richtig verstanden habe, so hat er grundsätzliche Bedenken gegen die weitgehende Auslegung des Begriffes der Bewußtseinsstörung im Sinne von § 3 Ziff. 5 der Allgemeinen Unfallversicherungsbedingungen bei der Anwendung auf Zustände von Alkoholwirkung. Er hat vor allem betont, daß man als ärztlicher Sachverständiger von der Auffassung ausgehen muß, welche der Versicherungsnehmer von den entsprechenden Ausschlußbestimmungen hat.

Dementgegen vertrete ich die Ansicht, daß sich der ärztliche Sachverständige nur entweder an die Begriffsauslegung der Rechtssprechung oder an die wissenschaftliche Definition halten kann. In der Rechtssprechung war die Stellungnahme zunächst nicht einheitlich, so hat z. B. das OLG Celle in einem Urteil vom 8. 10. 1953 (NJW **1954**, 396) allein auf die Helligkeit des Bewußtseins abgestellt und auf diese Weise eine nicht vorhandene quantitative Beziehung zwischen Bewußtlosigkeit im grob klinischen Sinne und Bewußtseinsstörung im psychologischen Sinne hergestellt. Diese Frage ist jedoch rechtlich inzwischen durch das Urteil des BGH vom 24. 10. 1955 (NJW **1956**, 21) geklärt. Der BGH sagt nämlich: „...infolgedessen liegt in allen Fällen einer alkoholbedingten Fahrunfähigkeit auch eine Bewußtseinsstörung vor". Dabei bezieht sich das Gericht auf das alte Grundsatzurteil des RG vom 10. 5. 40 (RGZ **164**, 49ff). Richtet man sich also nach der Rechtssprechung, dann ist die Haltung des Gutachters festgelegt: jede alkoholbedingte Fahruntauglichkeit ist eine Bewußtseinsstörung im Sinne der Versicherungsbedingungen.

Die andere Möglichkeit besteht darin, sich nach der wissenschaftlichen Definition des Bewußtseins zu richten. Dann wird man alle Störungen der Besinnung und der Besonnenheit als Bewußtseinsstörungen ansehen müssen. Diese Auslegung ist im allgemeinen noch schärfer und für den Versicherungsnehmer ungünstiger als die Definition des BGH.

Herr Luff beanstandet, daß in den Versicherungsbedingungen der unexakte und zu Mißdeutungen Anlaß gebende Begriff der Bewußtseinsstörung steht und daß man diese Ausschlußklausel gewissermaßen für Alkoholfälle mißbraucht. Es müsse erreicht werden, daß in die Unfallversicherungsbedingungen eine klare und eindeutige Bestimmung über den Leistungsausschluß bei Trunkenheitsunfällen aufgenommen werde. Dies scheint mir auch dringend erforderlich, jedoch halte ich es nicht für richtig, eine solche Neuformulierung dadurch zu forcieren, daß man als ärztlicher Gutachter den Begriff der Bewußtseinsstörung bei Alkoholwirkung entgegen der Rechtsprechung und entgegen der wissenschaftlichen Definition so zugunsten des Versicherungsnehmers auslegt, daß die Versicherungsträger zu einer Änderung der Bestimmungen gezwungen werden. Eine solche Tendenz bedeutet eine Überschreitung der Zuständigkeit des ärztlichen Sachverständigen. Wenn man aber schon als Gutachter rechtspolitische Tendenzen gelten läßt, dann muß man auch den Gesichtspunkt berücksichtigen, daß die Ausschlußbestimmungen ja unstreitig den Zweck haben, unbillige Risikoerhöhungen zu verhindern. Gerade die alkoholbedingte Beeinträchtigung von Leistungen, die wir unstreitig als solche des Bewußtseins ansehen müssen, stellt aber eine Risikoerhöhung dar, welche weit größer ist als die übrigen, zusammen mit der Bewußtseinsstörung als Ausschlußvoraussetzungen aufgeführten Zustände (Schlag-, Krampf-, Ohnmachts- und Schwindelanfälle, Geistes- oder Bewußtseinsstörungen).

Luff, Frankfurt/M.: Zu den Einwänden von Herrn Elbel darf ich folgendes entgegnen:
Die von der herrschenden Rechtsprechung gestützte Praxis, die alkoholbedingte Fahruntüchtigkeit als Bewußtseinsstörung im Sinne des § 3 Ziff. V AUVB auszulegen, hat sich verständlicherweise beim Fehlen spezieller, das Alkoholrisiko betreffender Versicherungsbestimmungen im Laufe der letzten 20 bis 30 Jahre entwickelt. Daß es sich dabei um keine glückliche Lösung handelt, wird auch von Herrn Elbel nicht bestritten. Sie zwingt nämlich den Arzt dazu, mit medizinischen Begriffen gelegentlich zu jonglieren, so z. B., wenn er bei einem Fahrer, der mit einem gestohlenen Motorrad und einer Blutalkoholkonzentration von 1,3‰ einen Unfall verursacht und verletzt wird, die Bewußtseinsstörung versicherungsrechtlich bejahen, strafrechtlich dagegen bei der Beurteilung der Verantwortlichkeit verneinen muß. Es darf und kann nicht bezweifelt werden, daß bei den zur Zeit geltenden Grenzwerten der Verkehrsuntauglichkeit Veränderungen des Bewußtseins, die man natürlich auch als Bewußtseinsstörungen bezeichnen kann, vorliegen. Es würde aber nach unserer Überzeugung nicht nur für alle am Versicherungsfall Beteiligten klare und bessere Verhältnisse schaffen, sondern auch der wirklichen Bedeutung des Alkohols für die Verkehrssicherheit Rechnung tragen, wenn man zum Beispiel in den Versicherungsbestimmungen etwa folgende Ausschlußklausel einfügte: „Der Versicherer ist von der Leistungsverpflichtung frei, wenn der Versicherungsnehmer sich vorsätzlich oder fahrlässig durch Genuß alkoholhaltiger Getränke in einen Zustand der Fahruntüchtigkeit versetzt und dadurch einen Unfall verursacht.''
Man könnte sogar noch weiter gehen und im zweifellos berechtigten Interesse der Versicherungsgesellschaften Risikogrenzen festlegen, die der wirklichen Verkehrsgefährdung durch Alkohol entsprechen müßten, allerdings unter der Voraussetzung, daß die Versicherungsnehmer unmißverständlich und nachdrücklich auf die Gefahr des Alkoholgenusses und die daraus resultierenden versicherungsrechtlichen Konsequenzen hingewiesen werden. Eine derartige Maßnahme hätte wahrscheinlich auch für die Sicherheit des Straßenverkehrs positive general- und spezialpräventive Auswirkungen. Es widerspricht aber zumindest den Geboten der Fairneß, wenn bei einem Vertragsabschluß ein Partner über sehr wesentliche Bedingungen im Unklaren gelassen wird, denn schließlich kann man wohl nicht von einem Laien erwarten, daß er bei Durchsicht der Versicherungsbestimmungen die Bedeutung und

Tragweite des § 3 Ziff. V AUVB erkennt und insbesondere Vorstellungen über die rechtsverbindlichen Auslegungen und Ausweitungen des Begriffes „Bewußtseinsstörung" besitzt. Insoweit halten wir die Auffassung, die der Versicherungsnehmer von den Ausschlußklauseln hat, allerdings für nicht unwesentlich. Wir beabsichtigen dagegen keineswegs eine Änderung der bestehenden gesetzlichen Grundlagen durch einseitige, für den Versicherten günstige Auslegung des Begriffes der „alkoholbedingten Bewußtseinsstörung" vom Versicherungsträger zu „erzwingen". Es ist aber unser ernstes Anliegen, auf die Fehlerquellen hinzuweisen und auf die Gefahr der Schematisierung, die im Strafrecht bereits vielfach dazu geführt hat, daß in den Gerichtssälen bei Trunkenheitsdelikten der Nachweis der Verkehrsuntauglichkeit vom erbitterten Kampf um die Grenzwerte überschattet wird. Unstreitig wird dies begünstigt durch unzutreffende Vorstellungen über die eigentlichen biologischen und psychologischen Wirkungen des Alkohols, so wie man sie bei Juristen nicht ganz selten antrifft. Es ist richtig, daß die Rechtsprechung nicht Aufgabe des Sachverständigen ist, jedoch darf das nicht ausschließen, daß der Arzt mit allem Nachdruck Einwände erhebt, wenn er erkennen muß, daß seine Feststellungen und Befunde falsch ausgelegt werden und Mißverständnisse oder Fehldeutungen Anlaß für Rechtsfehler sind. Daß die schematische Beurteilung von Blutalkoholwerten gerade im Versicherungsrecht nicht unbedenklich ist und derartige Gefahren mit sich bringt, sollte unser Beitrag aufzeigen.

PONSOLD, Münster: Für die Beurteilung der Auswirkung der Alkoholbeeinflussung ist von entscheidender Bedeutung, in welcher Phase der Alkohol zur Auswirkung kommt: in der Resorption oder im Abbau. In der Resorption ist die Auswirkung eine deutlich gesteigerte. Die Steigerung ist um so ausgesprochener, je schneller getrunken wird (s. Vortrag GERCHOW).

In einem Selbstversuch wurde eine halbe Flasche Asbach-Uralt auf einen Zug ausgetrunken. Hierbei wurde ein Promillewert von 1,7 erreicht. Während dieser Promillewert in der Abbauphase geringfügige Ausfälle bei mir bedingte, stellten sich nun beträchtliche Ausfälle ein, vor allem ein Doppelsehen, das ich sonst noch nie an mir hatte beobachten können.

Während dieser Resorptionsphase besuchte ich eine Kinovorstellung. Hierbei nahm ich zwar jedes Einzelbild für sich wahr. Ich konnte aber nicht die Brücke von Einzelbild zu Einzelbild schlagen, weil ich das vorangegangene schon vergessen hatte, als das nachfolgende auftauchte. Mit anderen Worten: es blieben keine Eindrücke haften. Nachträglich erschien das als eine Gedächtnislücke. Dazu kam die Enthemmung, die sich darin äußerte, daß ich meine neben mir sitzende Frau immer wieder von neuem fragte, was nun im Film vor sich ginge. Dieses Fragen fand so ungeniert statt, daß man sich nach mir umsah, als ich mit dem Fragen trotz der Ermahnungen meiner Frau nicht aufhörte.

Das alles in so ausgeprägter Form, weil ich mich im Stadium der Alkoholresorption und nicht im Stadium des Alkoholabbaues befand.

OSTAPOWICZ, Berlin: Es war für uns in der Unfallabteilung Berlin, Ziegelstraße, interessant festzustellen, daß von rund 50000 Unfällen der letzten fünf Jahre 3% nach Alkohol-Abusus entstanden. 18% davon waren allein Betriebsunfälle. Der errechnete Mittelwert des Blutalkohols betrug bei unseren Patienten 1,5‰. Es war bemerkenswert, daß die Straßenunfälle einen höheren Blutalkoholspiegel aufwiesen als die übrigen Unfälle, und es klingt fast grotesk, daß die Bagatellunfälle mit rund 1,7‰ einen höheren Mittelwert zeigten als die schweren Verletzungen; dies entspricht wohl der laienhaften Volksmeinung, daß dem Betrunkenen selten etwas passiert. So verunglückte ein Maler leicht bei der Arbeit mit einem extremen Wert von 5,12‰.

Es stimmte uns jedoch traurig zu erfahren, daß von unseren 1420 Alkoholunfällen 7,5% auf Jugendliche entfallen. Der jüngste Knabe war 13 Jahre alt, das jüngste Fräulein 15 Jahre. Dabei handelte es sich bei den 107 Jugendlichen zumeist um Lehrlinge, die augenscheinlich durch ihre älteren Kollegen zum Trinken verleitet wurden. Einer der Lehrlinge hatte einen Blutalkoholgehalt von 3,33‰. Es ist wohl am Platz

Tabelle. *Blut-Alkoholgehalt bei 1419 Unfällen*
*1955—1959 Unfallabteilung, Berlin, Ziegelstraße*

| Unfallart | Arbeit | Weg | Straße | Verkehr | Heim |
|---|---|---|---|---|---|
| Mittelwert ...... | 1,11‰ | 1,44‰ | 1,83‰ | 1,37‰ | 1,68‰ |
| Streuung ....... | ± 0,95 | ± 0,68 | ± 0,77 | ± 1,01 | ± 0,85 |
| Extremwerte .... | 0,04—5,12 | 0,23—2,82 | 0,06—3,99 | 0,05—3,6 | 0,06—4,85 |
| Anzahl ......... | 129 | 31 | 999 | 142 | 118 |

Tabelle 2. *Blut-Alkoholgehalt bei 1419 Unfällen nach Alkohol-Abusus*

| Unfallart | Bagatell | leicht | schwer | stationär | Commotio |
|---|---|---|---|---|---|
| Mittelwert ....... | 1,69‰ | 1,64‰ | 1,62‰ | 1,70‰ | 1,61‰ |
| Streuung ........ | ± 0,79 | ± 0,91 | ± 0,87 | ± 0,81 | ± 0,74 |
| Extremwerte ..... | 0,05—3,73 | 0,04—5,12 | 0,06—4,85 | 0,05—3,99 | 0,1—3,99 |
| Anzahl ......... | 281 | 850 | 288 | 128 | 90 |

zu fordern, daß wir als Ärzte eine intensive antialkoholische Propaganda, sowohl in der Klinik wie in der Praxis aufnehmen und vielleicht nicht zuletzt selbst mit gutem Beispiel vorangehen sollten.

WUERMELING, Freiburg i. Br., vorgetragen von B. MUELLER, Heidelberg: Die Statistiken zeigen mehr und mehr, welche entscheidende Rolle den geringen Blutalkoholkonzentrationen für die Verkehrsunfälle zukommt. Aus einer Reihe von Untersuchungen ist weiter die erhöhte Alkoholempfindlichkeit des Jugendlichen im Straßenverkehr bekannt. Konsequenterweise sollte man darum mindestens bei den Jugendlichen Wege finden, sie nur in alkoholnüchternem Zustande Motorfahrzeuge im Straßenverkehr führen zu lassen. Dazu bietet sich, ohne daß der Gesetzgeber bemüht werden muß, eine Möglichkeit an: die Beschränkung der Fahrerlaubnis auf den alkoholnüchternen Zustand. Diese müßte der Verwaltungsbehörde jeweils dann vorgeschlagen werden, wenn ein Jugendlicher wegen der Erteilung einer Fahrerlaubnis ärztlich begutachtet wird. Eine solche Beschränkung läßt sich medizinisch mindestens so gut begründen wie die Auflage für einäugige Motorradfahrer, eine Schutzbrille zu tragen. Wenn die Verwaltungsbehörden den Vorschlägen der Gutachter folgen, dann ist damit ein erster Schritt in Richtung auf die Einführung der Gefährdungsgrenze getan. Das gleiche gilt für Heranwachsende, die im allgemeinen erst dann einer ärztlichen Begutachtung zugeführt werden, wenn sie auffällig geworden sind. Der Jugendrichter sollte vom ärztlichen Gutachter auf die Möglichkeit hingewiesen werden, alkoholnüchterne Teilnahme am Straßenverkehr als Auflage zu erteilen.

B. MUELLER, Heidelberg: Herr ELBEL hat die Bonner Versuche erwähnt, man wird uns fragen, wie es jetzt mit der Sicherheit der Methodik steht. Es wird bekannt sein, daß wir die methodischen Vorschriften vereinheitlicht haben und daß wir jetzt außer nach der Widmarkschen Methode noch nach der Ferment-Methode (ADH-Methode) bestimmen und darauf achten, daß beide Werte gut zusammenliegen. Außerdem muß von Zeit zu Zeit eine von Merck bezogene bekannte Alkohollösung mituntersucht werden.

Im Bundeslande Baden-Württemberg haben sich diejenigen Institute, die Blutalkoholbestimmungen vornehmen, in dem von RIECHERT geleiteten medizinisch-diagnostischen Institut der Städtischen Krankenanstalten Karlsruhe unter der Leitung von WEYRICH, Freiburg i. Br., zusammengesetzt; die Untersucher hatten ihre technischen Assistentinnen bzw. Laborantinnen, ihre Stammlösungen und — soweit möglich — auch ihre Apparaturen mitgebracht; sie untersuchten gemeinsam das Serum eines Blutes, das von RIECHERT einer unter Alkohol stehenden Versuchsperson entnommen wurde. Die Höhe des Blutalkoholgehaltes war also vorher niemandem bekannt. Sieht man den Durchschnitt der Ergebnisse als den wahren Blutalkoholgehalt an, und geht man von dem Grundsatz aus, daß alle gewonnenen Einzelzahlen zugunsten des Betroffenen auszuwerten sind, so stellte sich heraus, daß nur ein einziger Sachverständiger den wahren Wert um $0,04‰$ überschritten hatte; eine solche Streuung ist durchaus tragbar und kann in Rechnung gestellt werden. Ergebnisse, die etwas unter dem wahren Werte liegen, schädigen niemanden und können vernachlässigt werden.

Wenn wir nach dem Stande der gegenwärtigen Rechtsprechung in jedem der zahlreichen Fälle durch einen Mitarbeiter mündlich in der Hauptverhandlung die Frage erörtern lassen müssen, ob der Betreffende gerade in diesem Falle fahruntüchtig war, so stellt dies auf die Dauer eine fast unerträgliche Belastung unserer Mitarbeiter und auch der Justiz dar. Wir sind mit der gegenwärtigen Rechtsprechung und Gesetzgebung nicht zufrieden. Herr Regierungspräsident Dr. FELLNER hat in seiner Begrüßungsansprache mit Recht darauf hingewiesen, man solle nicht allzusehr an den einzelnen, sondern an die Allgemeinheit denken. Auch uns erscheint die Einführung einer Vorbeugebestimmung notwendig, etwa in der Form wer $x‰$ (sagen wie $1‰$) Alkohol im Blut hat, darf nicht fahren, tut er dies doch, so ist dies eine Übertretung; sie kann bestraft werden. Wichtiger als die Strafe erscheinen uns aber *vorbeugende* Maßnahmen, Entzug des Führerscheins, Verbot des nächtlichen Fahrens, Auferlegung einer alkoholischen Enthaltsamkeit beim Fahren u. ä. Daß man die Verkehrssünder im Gefängnis Tüten kleben läßt, erscheint uns nicht übermäßig sinnvoll, man kommt fast zu dem Eindruck, daß die Bestrafungen der jetzigen Art nicht mehr wirksam sind.

H. BÜRKLE DE LA CAMP, Bochum: **Die Unfallchirurgie der Wirbelsäule. (Mit 1 Abb.)**

Seitdem im Jahre 1940 bei der 64. Tagung der Deutschen Gesellschaft für Chirurgie L. BÖHLER und ich die Referate über die *Wirbelbruchbehandlung* gehalten haben, die starke Gegensätze aufgedeckt und zu einer lebhaften Aussprache geführt haben, ist auf Tagungen und in Schriften zu den einzelnen aufgeworfenen Fragen wiederholt Stellung genommen worden. Das erste große Referat über „Klinik und Therapie der Wirbelsäulenverletzungen" hielt seit dieser Zeit A. N. WITT auf dem Kongreß der Deutschen Orthopädischen Gesellschaft 1959.

Ich beschränke mich in meinem heutigen Vortrag auf die Behandlung der *frischen Wirbelsäulenverletzung* und streife die Spätfolgen nur kurz, kann auf die Rückenmarksschädigungen im Zusammenhang mit Wirbelsäulenverletzungen leider auch nicht ausführlich eingehen.

Wer Wirbelbrüche behandelt, der muß über *Anatomie* und *Bewegungsphysiologie der Wirbelsäule* genau unterrichtet sein und die Wirbelsäule als eine funktionelle biologische Einheit betrachten. Jede Störung in der Gesamtheit der zur Einheit zusammengefaßten Wirbel bedeutet eine Behinderung nicht nur in einem umschriebenen Abschnitt, sondern sehr häufig in der ganzen Wirbelsäule.

Mittelbar und unmittelbar *einwirkende Gewalten* führen zu Verletzungen der Wirbelsäule. Eine *Stauchung in der Längsrichtung* durch plötzlichen Druck oder Stoß auf den Kopf oder Aufprallen auf das Gesäß führt meistens Druckstauchungen der Wirbelkörper herbei, kann aber auch Bänderzerreißungen und Frakturen der Gelenkfortsätze und Wirbelbögen verursachen. Der *Biegungsbruch durch zu starke Beugung* erzeugt einen übermäßigen Druck auf die vorderen Wirbelabschnitte verbunden

mit einem oft das Maß der Elastizität und Haltbarkeit überschreitenden
Zug in den hinteren Abschnitten, also zum Stauchungsbruch der Wirbelkörper, häufig nur zum Einbruch und zur leichten Verschiebung einer
Deckplatte, und zur Zerreißung der Bänder an den kleinen Wirbelgelen-
ken, zwischen den Bögen und Dorn- oder Querfortsätzen. Wie bei allen
Brüchen am Skelet reißen dann die Bänder am knöchernen Ansatz ab
oder führen zu Knochenabrissen oder -durchbrüchen.

Die *Biegungsverletzungen in Streckung* führen umgekehrt zur Druckwirkung im Bereich der hinteren Wirbelabschnitte und zur Zugverletzung
vorne. Diese Zugwirkung ist oft im Röntgenbild nicht erkennbar, wenn
der vordere Bandapparat an den Kanten der Wirbelkörper abgerissen
ist, — dabei sieht man erst nach Wochen die Callusbildung an der Abriß-
stelle. Oder aber es reißt eine ganze Knochenkante, die am Band fest-
haftet, ab und ist mehr oder weniger verlagert. Die Druckwirkung im
hinteren Abschnitt aber wirkt infolge der Schrägstellung der kleinen
Wirbelgelenke, der Bögen und Dornfortsätze zu Abscherfrakturen, die
meistens im Bereich der Bögen, und zwar in ihren vorderen Abschnitten
sich befinden.

Ähnliche Vorgänge finden bei den *seitlichen Biegungsschädigungen*
statt.

Die physiologischen Krümmungen der Wirbelsäule und auch die pathologischen Verbiegungen, die wir teilweise angeboren, teils als Wachstums-
störungen recht oft beobachten, bringen es mit sich, daß eine reine
Stauchungsfraktur in der Längsrichtung sehr selten ist. Diese Verkrüm-
mungen führen meistens zu einem Zusammenwirken von Kräften und
Gegenkräften in verschiedenen Druck- und Zugrichtungen. L. BÖHLER
und A. LOB haben die *Entstehungsursachen* von Wirbelsäulenverletzungen
systematisch nach verschiedenen Gesichtspunkten eingeteilt. Ich kann
an dieser Stelle nur darauf verweisen.

Sehr häufig liest man in Gutachten die Diagnose „*Kontusion*" oder
„*Distorsion*" der Wirbelsäule. Man muß aber bedenken, daß eine reine,
unmittelbare Kontusionswirkung der Wirbelsäule nur im hinteren Abschnitt möglich ist, da nur dort eine Gewalt den Knochen ungeschützt
treffen kann, alle übrigen Teile der Wirbel sind durch Weichteile und
Körperhöhlen weitgehend gegenüber einem unmittelbaren Bruch oder
einer Quetschung geschützt. Es sind also hauptsächlich die Dornfortsätze,
die einem unmittelbaren Stoß ausgesetzt sind.

Eine *Distorsion* der Wirbelsäule aber darf gar nicht leicht genommen
werden. Auch wenn man im Röntgenbild zunächst nichts sieht, müssen
vorhandene oder bleibende Schmerzen sehr ernst genommen werden,
wenn sie auf eine Verletzung der Wirbelsäule hinweisen. Sehr viele übersehene Wirbelsäulenverletzungen — die Zahl ist nach unseren Erfahrungen wirklich groß — sind anfänglich nur als Kontusion oder Distorsion
betrachtet worden. Die Wirbelsäule ist sehr viel häufiger *mit*verletzt, als
man annimmt.

Eine primäre Verletzungsschädigung der *Bandscheibe* ist recht selten.
Da sie aber nicht häufig ist, muß man bei Untersuchungen frischer Verletzungen ganz besonders daran denken und darauf achten, um spätere

gutachtliche Fragen mit der erforderlichen Klarheit beantworten zu können. Eine Mitbeteiligung der Bandscheibe bei Wirbelkörperbrüchen ist, wenn die Deckplatten geborsten sind, immer vorhanden. Ich verweise auf die sehr schönen Untersuchungen von Lob und auch von Junghanns. Das Hineinbrechen der zerstörten Bandscheibe in einen Trümmerbruch eines Wirbelkörpers bedeutet eine Störung der Callusbildung in diesem Bereich, also eine Verzögerung der knöchernen Ausheilung des Wirbelkörperbruches. Besonders bei der Aufrichtung zusammengestauchter Wirbelkörper ist mit einer solchen Heilungsverzögerung zu rechnen, wie A. Lob besonders betont, der das Zusammensintern des aufgerichteten Wirbelkörpers darauf zurückführt.

Ich möchte hier nicht die *Gelegenheitsursachen* aufzählen, die zu Wirbelbrüchen führen. Ich muß aber hervorheben, daß der Sturz auf den Rücken ebenso zu Wirbelkörperbrüchen führen kann, wie die übermäßige Beugung, die wir gerade beim Bergmann oft sehen, dessen Kopf und Schultern durch hereinbrechende Kohle oder Gesteinsmassen gegen die Oberschenkel gedrückt werden, so daß die Elastizitätsgrenze aller Gewebe der Wirbelsäule überschritten wird und es zum Stauchungsbruch eines oder mehrerer Wirbelkörper kommt. Nach unseren Beobachtungen haben in den letzten Jahren zwei Verletzungsarten an Häufigkeit zugenommen: das sind die Frakturen und Luxationsfrakturen der *Halswirbelsäule* durch Sprung in untiefes Wasser beim sommerlichen Baden im Freien und ferner die Schleuderverletzungen der Wirbelsäulen beim Kraftfahrer. Auf diese letzte Verletzung möchte ich noch näher eingehen.

Die *Schleuderverletzung* der Halswirbelsäule beim Kraftfahrer ereignet sich beim Auffahren eines Fahrzeuges gegen ein Hindernis oder beim Angefahrenwerden von hinten. Fährt ein Fahrzeug schnell auf ein Hindernis auf, wird die kinetische Energie der Masse Wagen schlagartig vernichtet, und schon bei einer Geschwindigkeit, bei der sich der Insasse

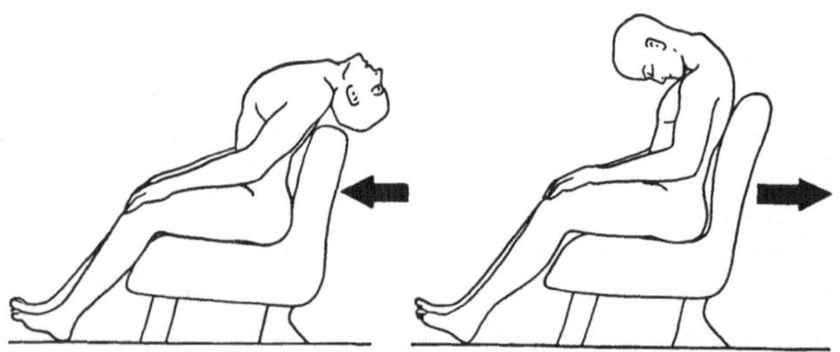

Abb. 1. Entstehung einer Schleuderverletzung der Halswirbelsäule des Kraftwagenfahrers

noch gar nicht von seinem Sitz löst, bewegt sich der schwere Kopf in der Fahrtrichtung mit solcher Wucht weiter nach vorne, daß es zu einer Beugungsfraktur oder zu einer Luxationsfraktur in Flexion der Halswirbelsäule kommt. Schon eine Geschwindigkeit von 15 bis 20 km/Std genügt, um eine solche Verletzung durch den nach vorne geschleuderten Kopf zu erzeugen, s. rechtes Bild in Abb. 1.

Ein Hin- und Zurückpendeln des Kopfes aber tritt ein, wenn ein Fahrzeug mit großer Geschwindigkeit von hinten auf einen stehenden oder wesentlich langsamer fahrenden Wagen auffährt. Dadurch wird das von hinten angefahrene Fahrzeug unvorbereitet in schnelle oder beschleunigte Bewegung versetzt, die mit dem Sitz und der Rücklehne in Verbindung stehenden Körperteile (Rumpf, Arme, Beine) der im angefahrenen Wagen befindlichen Insassen werden dadurch ruckartig in eine unvorbereitete Vorwärtsbewegung versetzt, während der Kopf mit seiner ganzen Schwere den Anschluß an diese Bewegung nicht sofort findet, gewissermaßen stehenbleibt, während der Rumpf nach vorne geht, und nun willenlos in den Nacken geschleudert und überstreckt wird. So kommt es zu einer Hyperextensionsverletzung der Halswirbelsäule. Wenn nun, während dies gerade geschehen ist, der nach vorne beschleunigte Wagen auch noch auf ein davorstehendes Hindernis (Kettenunfälle im Nebel z. B.) auffährt, wird nun der Kopf aus der Hyperextension der Halswirbelsäule in eine plötzlich starke Beugung geschleudert, und nun kann es zur Beugungsfraktur oder Luxationsfraktur in Hyperflexion kommen.

Die Bezeichnung „Schleuderverletzung" (J. VOLLMAR) ist meines Erachtens weit zutreffender als der amerikanische Ausdruck „whiplash injuries", d. h. Peitschenschnurverletzung.

Verletzungen des ersten und zweiten Halswirbels und Mitverletzungen des Schädels im Bereiche des Atlas werden nicht selten übersehen oder nicht richtig erkannt, da nicht nur die Herstellung guter und richtiger Röntgenbilder, sondern auch das Lesen der Röntgenaufnahmen Übung erfordern. Es empfiehlt sich, beim Betrachten solcher Röntgenbilder ein Skelet zur Hand zu haben, um durch den Vergleich mit dem Normalen das Krankhafte erkennen zu können.

*Bänderverletzungen im Bereich des Atlas und Epistropheus*, vor allem am dens epistrophei erkennt man durch Lageveränderungen der Wirbel gegeneinander oder zur Hinterhauptschuppe, die oft nur gering sind. Bei allen Verletzungen der Halswirbelsäule aber, die mit Schmerzen, Bewegungseinschränkungen oder Fehlhaltungen einhergehen, muß man an eine Bänderschädigung, Fraktur oder Luxationsfraktur denken. Nach unseren Erfahrungen ist es nicht überflüssig, diese Mahnung immer wieder auszusprechen. Wir wissen auch, daß manchmal diese Beschwerden erst nach einer gewissen Zeit, sogar erst nach einigen Tagen geäußert werden, weil sie anfänglich entweder nur gering waren oder aber wegen anderer, mehr schmerzender Nebenverletzungen oder in der Aufregung des Unfallvorganges nicht genügend beobachtet worden sind.

Der Bogen des *Atlas* bricht meistens an seiner schwächsten Stelle am sulcus oder canalis arteriae vertebralis; dabei kann der Bruch auch durch die breiteren oberen Gelenkflächen des Atlas hindurchgehen, so daß ein kleiner Teil der Gelenkflächen am hinteren Bruchstück hängenbleibt. Der mit Verschiebung erfolgte Bruch des Wirbelbogens, der am hinteren Bandapparat haftenbleibt, bewahrt nicht selten bei der Luxation des Wirbelkörpers das Rückenmark vor der zerstörenden Quetschung.

Die Halswirbel sind im Verhältnis zur Schwere des Kopfes und im Vergleich mit den Wirbeln der Brust- und Lendenwirbelsäule klein und zierlich. Das erklärt die Häufigkeit der Luxationsverletzungen und Luxationsfrakturen in diesem Wirbelsäulenabschnitt, denn in der weitaus kräftiger und stärker ausgebildeten Brust- und Lendenwirbelsäule sind die Luxationen weitaus seltener. In der *Brustwirbelsäule*, die durch den daran ansetzenden Brustkorb verhältnismäßig stark ist, verlaufen die Brüche und Verrenkungen meistens harmloser, dagegen in der sehr viel freier beweglichen Lendenwirbelsäule sind sie doch ernster. Verletzungen der Querfortsätze sind an der Brustwirbelsäule selten, sie stehen oft im Zusammenhang mit Rippenbrüchen. Dagegen an der Lendenwirbelsäule sieht man sie doch häufig. Daß die *Querfortsätze der Lendenwirbelsäule* unmittelbaren Gewalteinwirkungen ausgesetzt sind, erkennt man daran, daß z. B. beim Bergmann, der in gebückter Stellung arbeitet, ein hereinbrechender Stein oder Kohlebrocken, der in den Lendenbereich fällt, Querfortsatzfrakturen herbeiführen kann. Die Querfortsätze können aber auch durch *übermäßigen Muskelzug* einreißen und abbrechen. So habe ich einen Querfortsatzbruch bei einem gesunden Mann gesehen, der auf Glatteis ausglitt, ohne zu stürzen eine Abwehrbewegung machte und dabei ein Krachen im Lendenbereich mit einem heftigen Schmerz verspürte. Und bei einem Telegrafenarbeiter, der mit Hilfe eines oben am Telegrafenmast angebundenen Seils einen in der Erde schon weitgehend gelockerten Mast umreißen wollte, kam es beim „Hau-ruck"-Ziehen ebenfalls zu einem Querfortsatzbruch. Bei schweren Lendenwirbelfrakturen oder Luxationsfrakturen sind Mitverletzungen der Querfortsätze recht häufig.

Bei *Beckenbrüchen* der verschiedenen Entstehungsursachen sind Verletzungen der *Lendenwirbelsäule* in gehäuftem Maße zu beobachten. Da die Beschwerden des Beckenbruches den gleichzeitig vorhandenen Wirbelbruch übersehen lassen, haben wir es uns zur Regel gemacht, bei allen Beckenbrüchen die Lendenwirbelsäule gleichzeitig mitzuröntgen. Dieses Verfahren lohnt sich, wie die Häufigkeit der Mitverletzung der Lendenwirbel beweist.

Es ist wichtig und keineswegs überflüssig, darauf hinzuweisen, daß bei der *Untersuchung* des Verletzten die *Betrachtung* der Form der Wirbelsäule und die genaue *Betastung* wichtig sind. Betrachten und Betasten erlauben es, eine Diagnose der Art der Wirbelverletzung zu stellen. Wer wenig mit Wirbelsäulenverletzungen zu tun hat, ist meistens übermäßig ängstlich und vorsichtig bei der Lagerung und beim Umlegen des Verletzten. Wer aber durch ein großes Verletztengut an diese Untersuchung gewöhnt ist, der weiß, daß auch der Wirbelverletzte nicht wie eine zerbrechliche Porzellanfigur übermäßig vorsichtig und nur ganz zart angefaßt zu werden braucht. Eine Luxation läßt sich meistens durch Betasten, oft auch durch Betrachten erkennen. Verletzungen im Bereich der Halswirbelsäule zeigen eine charakteristische Kopfhaltung. Bei jeder Wirbelsäulenverletzung ist unbedingt ein genauer Nervenbefund zu erheben, alle *Innervationsstörungen* sind in einem Schema *einzuzeichnen*.

Zur Behandlung der Wirbelsäulenbrüche gibt es verschiedene Methoden, von denen die drei wichtigsten sind:

a) die Behandlung durch Lagerung; b) die funktionelle Behandlung; c) die Aufrichtungsbehandlung.

Die Behandlung durch *Lagerung* bei leichten und mittelschweren Wirbelbrüchen ist überholt. *Ein Gipsbett ist bei der Wirbelbruchbehandlung überflüssig*, meistens sogar nur schädlich. Die Lagerung in der Rauchfußschen Schwebe, die auch K. H. BAUER empfiehlt, kann zur Aufrichtung eingestauchter Wirbelbrüche dienen, auch Teilverrenkungen können sich in dieser Lagerung zurückbilden. L. GUTTMANN behandelt die mit Lähmungen einhergehenden Frakturen und Luxationen nur durch Lagerung mit untergelegten Kissen, bei Luxationen verwendet er dazu Zugverbände, bei Halswirbelluxationen die im Schädelknochen angreifende Klammer nach CRUTCHFIELD.

Die sogenannte *funktionelle Behandlung*, die von G. MAGNUS angegeben worden ist, bediente sich früher auch in der ersten Zeit nach der Verletzung der Lagerung, um dann nach drei bis vier Wochen eine beschränkte Bewegungsbehandlung einzuleiten. Ich habe in den ersten Jahren nach der Übernahme des „Bergmannsheil" (1933) nach MAGNUS diese Behandlung ebenso durchgeführt und habe 1940 darüber berichtet. Die Behandlung bei uns ist aber seither nun *wirklich „funktionell" ausgebaut* worden. Ich möchte den Gang der Behandlung anschließend schildern.

Die *funktionelle Behandlung* nach BÜRKLE DE LA CAMP gestaltet sich folgendermaßen:

Leichte und mittelschwere Frakturen werden nicht aufgerichtet. Luxationen werden sofort eingerenkt, und zwar in Narkose. Über die Beseitigung der Halswirbelluxationen habe ich auf der 76. Tagung der Deutschen Gesellschaft für Chirurgie 1959 und auf der ersten Tagung der Österreichischen Gesellschaft für Chirurgie und Unfallheilkunde 1959 eingehend berichtet und unsere Technik im Film dargestellt.

Frakturen der unteren Brust- und der Lendenwirbel ziehen oft eine vorübergehende Darmlähmung mit Meteorismus nach sich, Nebenerscheinungen, die für den Verletzten recht quälend sind, aber keinen besonderen Eingriff erfordern, da sie sich meistens in den ersten drei bis fünf Tagen, sobald das retroperitonaeale Hämatom, das diesen Zustand bedingt, aufgesaugt ist, zurückbilden. Solange der Patient durch diese ersten Erscheinungen nach der Verletzung stark behindert ist, wird er *unter Erhaltung der physiologischen Krümmungen der Wirbelsäule* mit Unterlegen entsprechender Kissen in verschiedener Größe gelagert und gedreht. Die Kissen müssen ziemlich hart (Füllung mit Roßhaar oder Kapok) sein und dürfen die Körperbreite nicht überragen, damit sie die notwendige Drehung des Patienten nicht hindern. Der Verletzte soll nicht auf dem Rücken liegenbleiben, er *muß*, auch wenn keine Lähmungen vorhanden sind, alle zwei Stunden gedreht werden bis zur seitlichen Lage. Dies geschieht anfänglich mit den Kissen, um die Wirbelsäulenhaltung nicht zu verändern. Sobald der Verletzte sich wohl genug fühlt, oft schon am ersten oder zweiten Tage, dreht er sich selbst. Arme und Beine sind regelmäßig zu bewegen. Sobald die Baucherscheinungen verschwunden sind, wird der Verletzte auch *auf den Bauch gelagert* mit erhöhtem Brustkorb und nach hinten gebeugten Oberschenkeln. In dieser Lage beginnt er nun auch mit *Armstützübungen*, die er etwa in zweistündigen Abständen auszuführen hat. Je nach der Schwere der Verletzung halten wir den Patienten in dieser Weise vier bis sechs Wochen in Bettruhe.

Schwerere Frakturen und Brüche der Lendenwirbelsäule, die ein stärkeres Gewicht zu tragen hat, erfordern eine längere Behandlung als leichtere Brüche und Verletzungen der oberen Wirbelsäule. Sehr frühzeitig erfolgt neben dieser *muskelkräftigenden Bewegungsbehandlung* Massage in Bauchlage und *Widerstandsbehandlung* der Gliedmaßen. Ein so behandelter Patient ist, sobald er das Bett verläßt, im allgemeinen vollständig wieder beweglich, so wie er früher war. Nach einer weiteren Bewegungsbehandlung, die wir im Schwimmbad und auf dem Sportplatz durchführen, sind die Patienten im allgemeinen nach insgesamt acht bis zwölf Wochen nach der Verletzung wieder arbeitsfähig.

Lediglich Halswirbelbrüche legen wir in einen Gipsverband, damit sie früh aufstehen und entlassen werden können. Je nach der Schwere des Falles legen wir einen Gipsverband an, der Brustkorb, Hals und Stirn umfaßt, oder nur einen Halskragen, der auch aus „Kunstharz" angefertigt werden kann und dann leicht sauber zu halten und fast gewichtlos ist.

Die *Aufrichtung des Wirbelbruchs* nach L. Böhler führen wir bei schweren Gestaltveränderungen der Wirbel und bei allen Luxationen durch. Wir richten uns dabei ganz genau nach den von L. Böhler gegebenen Regeln und Behandlungsempfehlungen, aber wir richten nicht unbedingt auf bei Achsenknickungen von 15 Grad. Wir berücksichtigen vielmehr die beim einzelnen Menschen wechselnd und verschieden vorhandene Form der Wirbelsäule und des Körperbaues. Viele unserer Bergleute haben einen sogenannten runden Rücken und sehr viele weisen eine Spondylosis deformans auf. Bei diesen Patienten muß man mit der Aufrichtung des Wirbelbruches und mit der Behandlung im Gipsmieder, das eine Lordose und Streckhaltung des Rumpfes erfordert, sehr vorsichtig sein. Bei solchen Verletzten behandeln wir auch Frakturen mit einem Achsenknick von mehr als 15 Grad häufig nach unserer funktionellen Methode. Wo aber die Aufrichtungsbehandlung bei den schwereren Wirbelbrüchen möglich ist, führen wir sie genau durch.

Die Aufrichtungsbehandlung erlaubt es, den Verletzten im Gipsmieder früher aus dem Krankenhaus zu entlassen. Die Krankenhaustage sind also geringer in der Zahl. Die Behandlungstage aber sind zahlenmäßig länger. Ich habe darauf 1940 schon mit Zahlenangaben hingewiesen. Aber auch nach Abnehmen des Gipsmieders, das im allgemeinen drei bis vier Monate liegen bleiben muß, sind die Behandelten nach unserer Erfahrung nicht so beweglich, wie sie nach unserer funktionellen Behandlungsmethode schon nach fünf bis sechs Wochen sind.

A. Lob hat durch seinen Mitarbeiter Pitzke in einer Dissertation feststellen lassen, in welchem Verhältnis die verschiedenen Behandlungsmethoden zueinander stehen. Pitzke hat nach einer Rundfrage 316 Stellungnahmen von Chirurgen ausgewertet: 11% machen grundsätzlich die Aufrichtung nach L. Böhler, 21% behandeln funktionell, wie es G. Magnus angegeben hat, 68% bedienen sich beider Methoden. Von 11811 Fällen wurden 3443, das sind 29,2%, nach L. Böhler und 8368, also 70,8%, nach G. Magnus behandelt. Die Arbeit von Pitzke ist recht aufklärend und zur Beantwortung verschiedener Fragen lesenswert.

In diesem Zusammenhang sei erwähnt, daß wir am „Bergmannsheil" in Bochum 1958 282 und 1959 215 frische Wirbelverletzungen behandelt haben, davon waren 16 bzw. 24 Querschnittslähmungen. Nur der *neuen funktionellen Behandlung*, wie ich sie oben angegeben habe, sind unsere Ergebnisse noch bessere, als früher berichtet wurde.

Es gibt verschwindend wenige Luxationsfrakturen, die sich durch Längszug und Aufrichtung nicht einrenken und einrichten lassen. Dazu gehören die Wirbelschädigungen, bei denen sich die Gelenkfortsätze durch ihre Bruchstücke verhaken. In solchen seltenen Fällen muß durch *Operation* versucht werden, die Einrenkung zu erreichen. Wir waren aber sonst nie genötigt, operativ einzugreifen. Wir haben in wenigen Fällen versucht, im Röntgenbild deutlich erkennbare Knochensplitter operativ aus dem Rückenmark zu entfernen, haben aber deutliche Besserung damit nicht einwandfrei erzielen können. Vor der operativen Wirbelbruchbehandlung und vor allem vor der frühzeitigen Versteifung des verletzten Wirbelsäulenabschnittes müssen wir warnen.

Eine *Spanversteifung* eines verletzten Wirbelsäulenabschnittes kommt nur als Spätoperation nach meiner Meinung in Frage. Notwendig kann sie werden im Bereich der Halswirbelsäule, wenn durch Zusammensinken der Wirbel Wurzeldruckerscheinungen entstehen. Eine weitere Anzeige für diese Operation bilden das unfallbedingte Wirbelgleiten oder die Verschlimmerung des Wirbelgleitens nach einem Trauma — beide sind verhältnismäßig selten.

Auf die Behandlung der mit *Rückenmarksschädigungen* einhergehenden Wirbelverletzungen kann ich hier aus zeitlichen Gründen nicht ausführlich eingehen. Ich möchte daher nur einige wenige mir wichtig erscheinende Beobachtungen und Erfahrungen erwähnen. Auf die Wichtigkeit der genauen Aufzeichnung des ersten Nervenbefundes habe ich schon hingewiesen. Zu prüfen sind: Motorische und vasomotorische Veränderungen, Schmerz- und Temperaturempfindung, segmentäre und radikuläre Gefühlsempfindlichkeit, hypo- und hyperästhetische Zonen, Harnblasen- und Mastdarmfunktion. Ein Priapismus ist bei Teilschädigung des Halsmarkquerschnittes nur selten zu beobachten, im allgemeinen weist er auf vollständige Querschnittsverletzungen hin. Sind auch nur einige wenige motorische oder sensible Funktionen noch vorhanden — oft ist nur noch eine unbestimmte Tiefensensibilität feststellbar —, so besteht die Aussicht, durch Beseitigung des Rückenmarkdruckes eine Besserung oder sogar Wiederherstellung zu erreichen. Ist bei einem Wirbelbruch die Lähmung *schlagartig* aufgetreten, so muß man eine völlige Zerreißung oder Zerquetschung des Rückenmarkes ohne Aussicht auf Wiederherstellung annehmen. Aber auch bei solchen hoffnungslos erscheinenden Verletzungen versuchen wir, durch Aufrichtung oder Einrenkung den Rückenmarkdruck zu beseitigen. Sind aber nur Teillähmungen nachweisbar oder sind die Lähmungserscheinungen überhaupt erst nach kürzerer oder längerer Zeit nach dem Unfall in Erscheinung getreten, so kann man mit einer Erholung rechnen. Eine im Bereich der

Markquetschung entstandene *Blutung*, eine intradurale Blutansammlung und vor allem ein posttraumatisches *Oedem* im Rückenmarkskanal können durch ihren Druck die nervösen Ausfallerscheinungen hervorrufen oder vorübergehend verschlimmern und auch stärkere Zerstörungen vortäuschen, als tatsächlich vorhanden sind.

Ich möchte in diesem Zusammenhang auch auf die Untersuchungen meines Mitarbeiters D. Tönnis über *Durchblutungsstörungen des Rückenmarks bei Wirbelverletzungen hinweisen.* Er stellte in unserem Krankengut eine besonders bei den Wirbelluxationen auffallende Häufung der Querschnittslähmung und der Teilschädigungen des Rückenmarkes in Höhe abwärts C 5, bei leichteren ab C 7 und C 8, ferner ab D 4 und D 10 und wieder L 1 fest. Diese zonenweise Häufung stimmt aber nicht überein mit der Höhe der einzelnen Wirbelverletzungen, dagegen mit der *Blutgefäß-versorgung* des Rückenmarks, wie sie im Schema von Adamkiewicz aufgestellt wurde. Das Rückenmark wird danach weniger von segmental eintretenden Ästen, sondern vielmehr von einzelnen stärker ausgebildeten Blutgefäßen versorgt, die der eben beschriebenen Häufigkeit der Lähmungserscheinungen entsprechen. Aus diesen Untersuchungen ist zu schließen, daß es bei Verletzungen der Wirbelsäule zu *Zerreißungen der ernährenden Blutgefäße*, zu Quetschungen mit *Durchblutungsverminderung* und zu *Gefäßspasmen* und *Thrombosen* kommt, wie das auch Zülch und Klaue nachgewiesen haben. Dadurch entstehen in dem sauerstoffhungrigen Nervensystem *ischämische Bezirke mit Nekrosen*, die die mechanisch bedingten Rückenmarksschädigungen noch verschlechtern und ausweiten.

Auch auf die sehr aufschlußreichen Untersuchungen von H. R. Bourmer über die Entstehung von Halsmarkschädigungen durch Überdehnung sei hingewiesen. Bourmer stellte fest, daß bei reinen *Hyperextensionsverletzungen* der Halswirbelsäule ohne Knochenverletzungen auf der Höhe der Überstreckung eine *Verengung des Rückenmarkkanals* eintritt. Und zwar bewegen sich die Wirbelbögen der an die verletzte Bandscheibe nach kranial und caudal angrenzenden und bei der Hyperextension auseinanderweichenden Wirbelkörper gegeneinander in Richtung Rückenmarkskanal. Dabei kommt eine Kompression des Rückenmarks mit meist anschließendem Oedem zustande, ohne daß eine Knochenverletzung nachweisbar zu sein braucht. Die Eigenform der Halswirbelsäule sowie der Tonus der Nacken- und Halsmuskulatur sorgen für Wiederherstellung nahezu normaler Verhältnisse, so daß die Röntgenuntersuchung meistens gar keine Erklärung für die Paraplegie ergibt.

Ich habe schon weiter oben darauf hingewiesen, daß bei allen Frakturen und Luxationsfrakturen die vorhandene Verschiebung zur Befreiung des Rückenmarks vom Druck durch Einrenkung und Aufrichtung zu beseitigen ist. Sind Sensibilitätsstörungen im Bereich des Rückens und Gesäßes vorhanden, dann vermeiden wir immer das Gipsmieder, aber auch immer ein Gipsbett. Wir lagern dann nur auf Kissen, wie ich das weiter oben schon beschrieben habe. Und mit diesen Kissen muß der Verletzte in regelmäßigen Abständen von wenigstens zwei Stunden gedreht werden, so wie das L. Guttmann gezeigt hat.

Die sogenannte *Decubitusmatratze* ist ein ausgezeichneter Helfer zur Verhinderung von Druckstellen und Durchliegegeschwüren bei Querschnittslähmungen, wir machen regelmäßig Gebrauch davon und haben die Erfahrung gemacht, daß der Verletzte nachts nicht gedreht zu werden braucht, wenn er auf dieser pneumatischen Matratze ruht, die mit ihrer rhythmisch wechselnden Füllung der Luftschläuche zu regelmäßig wechselnder Belastung und Entlastung der aufliegenden Körperteile führt und dadurch die gute Durchblutung erhält.

Die Hauptsorge neben der Verhinderung des Durchliegens gilt den Harnwegen. Trotz sorgfältigsten Katheterisierens läßt sich aber eine *Harninfektion* oft nicht vermeiden. Man muß daher von Anfang an für Zuführung von Harndesinfizienzien sorgen. Fast alle Querschnittsgelähmten lernen es, ihre Harnblase durch Ausdrücken selbst zu entleeren. Die *Tidal*-Drainage der Harnblase kann einen Ebbe- und Flutrhythmus und dadurch das Gefühl der Harnentleerungsnotwendigkeit herstellen. Leider ist noch kein sicheres Mittel zur Verhinderung von Steinbildungen in den Harnwegen gefunden worden.

Schon frühzeitig müssen die Bestrebungen zur *Wiederherstellung und Wiedereingliederung der Querschnittsgelähmten* einsetzen. Die *Beschäftigungstherapeutin* findet hier ein ausgedehntes Arbeitsgebiet. Die *Arbeitstherapie* prüft die Möglichkeiten der Umschulung und kann den Verletzten schon während der Krankenhaus- und Übungsbehandlung in einen neuen Beruf einarbeiten. Die Kräftigung der Schulter- und Armmuskulatur durch Gymnastik und Sport erleichtert später dem Geschädigten das Abstützen mit Armstützen beim Gehen mit oder ohne Stützapparat.

Die Behandlung des Querschnittsverletzten erfordert nicht nur viel ärztliches und Pflegepersonal, sondern auch außerordentlich viel Zeit, Geduld und Aufopferung. Nicht das Mitleid mit dem Schwerverletzten darf das Leitmotiv unserer Arbeit dabei sein, im Vordergrund muß der sogar recht harte Wille stehen, den Querschnittsgelähmten soweit wie möglich wieder herzustellen, ihn in die Arbeit und in die menschliche Gesellschaft wieder einzugliedern und ihm die Überzeugung zu geben, daß er durch eigene Arbeit in der Lage ist, für sich, für seine Familie und für die Allgemeinheit etwas zu leisten.


G. Ostapowicz, Berlin: **Rückenmarkbeteiligung bei Wirbelsäulenverletzung.** (Mit 5 Abb.)

Die Aussichtslosigkeit in der Prognose der Rückenmarkverletzung lenkt immer wieder die Aufmerksamkeit und Sorge der Behandelnden auf die schweren Verletzungsfolgen, und doch sind uns die Hände durch die Besonderheit der Anatomie und Physiologie des Rückenmarkes im knöchernen Wirbelsäulenkanal weitgehend gebunden. Die Schwere der Verletzung liegt nicht nur in den anatomisch-pathologischen Veränderungen, sie äußert sich auch in der seelischen Bedrückung der Verletzten. So nahm sich eine 34jährige Frau das Leben, drei Jahre nach dem Unfall, infolge einer irreversiblen unvollständigen Conus-Cauda-Läsion, die mit Blasenfunktionsstörung und Peroneuslähmung einherging. Sie war nicht wieder arbeitsfähig geworden.

3% aller Frakturen in der Unfallabteilung Berlin, Ziegelstraße, der ehemaligen Bierschen Klinik, entfielen auf die Wirbelsäule. Das Verhältnis der Frakturen zu Kontusionen der Wirbelsäule ist bei uns etwa wie 1 : 5. Innerhalb der letzten 22 Jahre wurden bei insgesamt 30000 Frakturen, rund 400 Patienten mit Wirbelsäulenbrüchen und Verrenkungen, sowie 170 mit schweren Prellungen der Wirbelsäule stationär behandelt und begutachtet. Es ist bemerkenswert, daß von diesen 570 Verletzungen 105 eine Läsion des Rückenmarkes aufwiesen. Zwar liegt die Beteiligung des Rückenmarkes beim Wirbelbruch mit 22,7% unverhältnismäßig hoch, während Prellungen der Wirbelsäule den beträchtlichen Anteil von 10% erreichen.

Als *Hauptursachen* der Wirbelsäulenverletzung standen bei uns der Sturz aus der Höhe mit 36% und der Fall auf ebener Erde mit 25% an der Spitze (Tab. 1). Die Wirbelsäulenfrakturen kommen zu 50% zwischen

Tabelle 1. *Unfallursachen und Rückenmarkbeteiligung bei 570 Wirbelsäulenverletzungen in %; Berlin, Ziegelstraße*

| Patienten-anteil | Verletzungsart | Rückenmarkbeteiligung | | |
|---|---|---|---|---|
| | | insgesamt | Frakturen | Prellungen |
| 36,1 | Sturz aus mindestens 1 m Höhe .... | 19,5 | 21,6 | 12,2 |
| 25 | Fall auf ebener Erde oder aus geringer Höhe ................ | 8,4 | 10,3 | 5,7 |
| 8,8 | Direkte Gewalteinwirkung ........ | 15,2 | 16,7 | 14,3 |
| 7,3 | Langsame Gewalteinwirkung ...... | 0,0 | | |
| 7,3 | Gewalteinwirkung am Kopf ....... | 23,7 | 31,8 | 12,5 |
| 6,7 | Verkehrsunfälle ................ | 38,5 | 38,5 | |
| 3,6 | Verschüttungen ................. | 42,1 | 42,1 | 50 |
| 3,4 | Schußverletzungen ............... | 66,7 | 66,7 | |
| 1,8 | Extreme Bewegungen ............ | 0,0 | | |

dem 3. und 6. Dezennium vor, wie die Kurve zeigt (Abb. 1); während die Prellungen in den ersten 30 Lebensjahren um das Doppelte (53,8%) häufiger sind als im Alter. Der jüngste unserer Patienten, der eine Rückenmarkbeteiligung aufwies, war elf Jahre alt. Eine Zwölfjährige hatte Frakturen der ersten vier Lendenwirbel ohne Rückenmarkbeteiligung.

Als häufigste *Frakturlokalisation* im Bereich der Wirbelsäule fanden wir den Bruch des Wirbelkörpers in 76%. Von den Frakturen der anderen Teile des Wirbels waren sieben (1,5%) an den Bögen isoliert, von denen Böhler sagt, daß er sie nie beobachtet habe. Von 104 Querfortsatzfrakturen waren 31 isoliert, nur ein einziger kam an der Halswirbelsäule vor, während die übrigen an den ersten vier Lendenwirbeln gleich häufig auftraten. Achtmal war der Querfortsatz des 5. Lendenwirbels frakturiert (Abb. 2).

Von 37 Dornfortsatzbrüchen fanden sich 60% an der unteren Hals- und der oberen Brustwirbelsäule, zum Teil als Folge einer direkten Gewalteinwirkung und zum Teil indirekt als Abrißfraktur bei ungewohnter Muskelbeanspruchung. 16 Dornfortsatzbrüche waren isoliert.

Die *Luxationen und Luxationsfrakturen* kommen in 72% im Bereich der Halswirbelsäule vor, wogegen die Frakturen zumeist (60%) die ersten 3 Lendenwirbel und den 12. Brustwirbel befallen. Kombinierte Wirbel-
körperfrakturen fanden wir im Bereich der Hals- und Brust- wirbelsäule fast doppelt so häufig als an der Lendenwirbelsäule.

*Die Rückenmarkbeteiligung* trat bei unseren Kranken am höchsten bei den Schußbrüchen auf, dort fast in 70%. Es folgen dann die Luxationen und Luxationsfrakturen der Wirbelsäule (63,5%), die Wirbelkörperbrüche mit 22,7% und die isolierten Bogenbrüche mit 16,7%. Bei isolierten Quer- und Dornfortsatz brüchen haben wir keine Rückenmarkbeteiligung beobachtet.

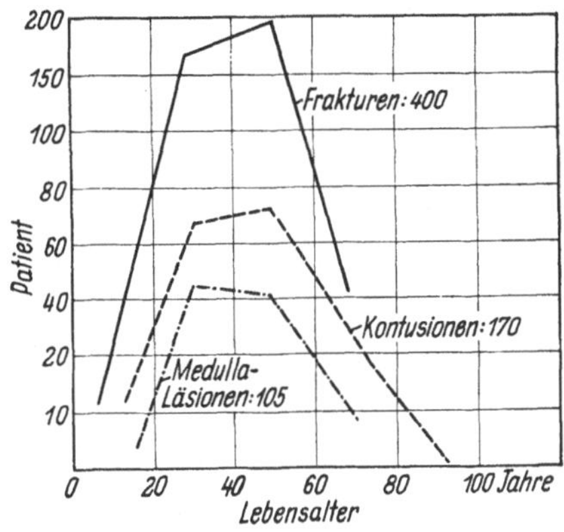


Abb. 1. Altersverteilung bei 570 Wirbelsäulenverletzten

Wenn die Beteiligung der einzelnen Wirbelsäulenabschnitte bei Wirbelfrakturen und Luxationen von kranial nach caudal mit *13%* an der *HWS, 26%* an der *BWS* und mit *61%* an der *LWS* ansteigt, so nimmt in gleicher Folge die Häufigkeit der Rückenmarkbeteiligung ab (Abb. 3). Betrachtet man die Wirbelbrüche einzeln, so haben wir bei rund 70% der Frakturen des 5. Halswirbels eine Läsion des Rückenmarkes beobachtet. Die häufigste Rückenmarkbe-teiligung der Wirbelkröper-brüche liegt allerdings mit 80% beim 6. Halswirbelkörper. Von den Brüchen der Lendenwirbel zeigt der erste in 23%, der letzte in 8% eine Markläsion (Abb. 4).

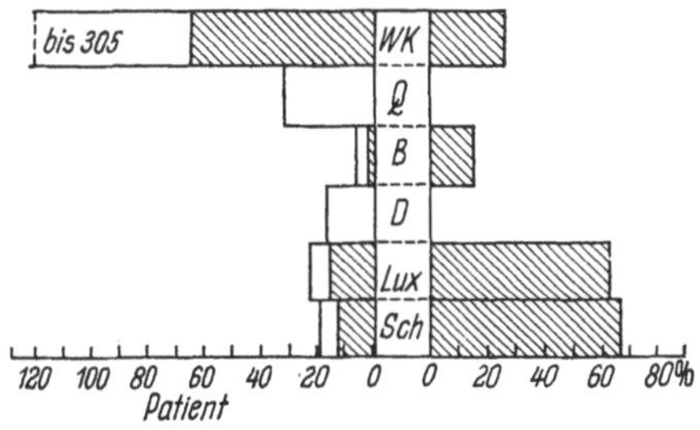


Abb. 2. Frakturlokalisation und Rückenmarkbeteiligung der Wirbelanteile

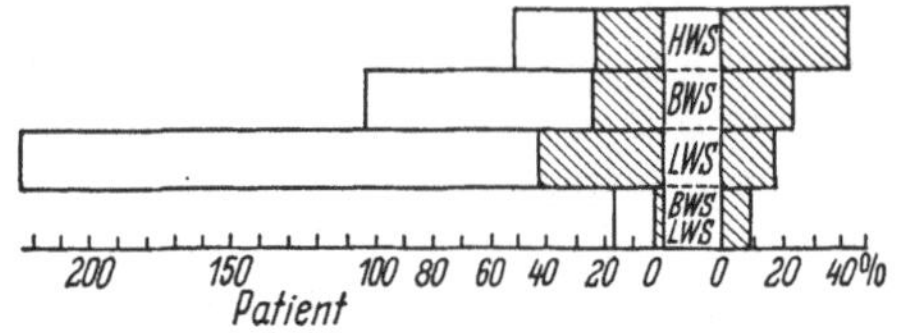


Abb. 3. Frakturverteilung mit Rückenmarkbeteiligung der Wirbelsäulenabschnitte

Patienten mit mehreren Frakturen der Wirbelsäule wiesen auch eine höhere Beteiligung des Rückenmarkes, fast in 45%, auf. Die kombinierten Frakturen im Bereich der Halswirbelsäule zeigten sogar eine Markläsion in 80% der Fälle.

Von unseren 105 Rückenmarkverletzten hatten 31 Patienten eine komplette Läsion; die übrigen eine inkomplette. Eine Halbseitenlähmung in reiner Form nach Brown-Sequard konnten wir nicht beobachten.

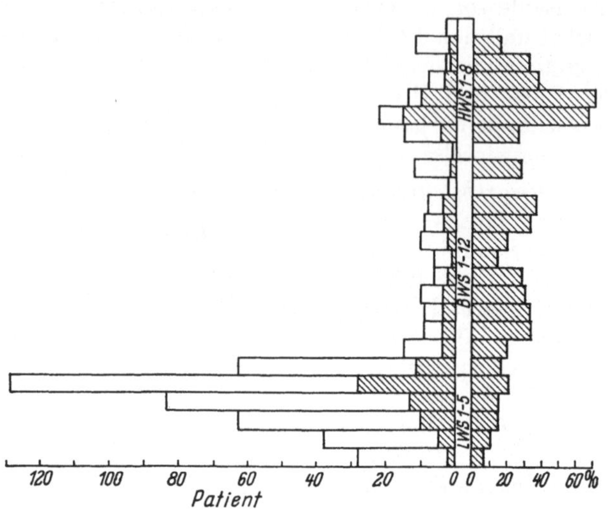


Abb. 4. Rückenmarkbeteiligung bei Frakturen der einzelnen Wirbel

Die *kompletten Markverletzungen*, gekennzeichnet durch das Auftreten schlaffer Lähmungen, einer Areflexie, einer vollständigen Sensibilitätsstörung und durch den Ausfall der Blasen-Mastdarmfunktion zeigten eine hohe Mortalität von 65%. Von den Verletzten lebten 45% nicht länger als zehn Tage, ein Viertel starb an der Infektion der ableitenden Harnwege, ein Zehntel infolge einer Infektion vom Decubitus her. *Die inkompletten Markläsionen* können funktioneller oder organischer Natur sein, entweder unter dem Bild der Commotio medullae spinalis oder als Verletzung der langen Bahnen mit Ausfall in den betreffenden Segmenten unterhalb der Verletzungsstelle auftreten. Im einzelnen kommt es bei isolierten Läsionen der Hinterstränge zu einem Ausfall der Tiefen- und der Berührungssensibilität; bei der Läsion der Seiten- oder der Vorderstränge zu spastischen Lähmungen, Ataxier, Muskelhypotonien auf der verletzten Seite sowie zu Störungen der Schmerz- und Temperaturempfindungen auf der gekreuzten Seite. Die Conus-Cauda-Läsionen sind durch Störungen der Blasen-, Mastdarm- und Genitalfunktion mit sensiblem Ausfall im Reithosengebiet charakterisiert. In 9,4% führten die inkompletten Verletzungen des Rückenmarkes zum Tode.

Betrachtet man die einzelnen Markabschnitte, so ergibt sich besonders im Bereich des Lendenmarkes ein starkes Überwiegen der partiellen Läsionen in 65%. Am Brustmark kommen mehr totale (57,9%), am Halsmark mehr partielle Verletzungen vor (57,1%). Das pathologisch-anatomische Substrat der Markläsionen überhaupt kann als traumatisches Oedem, Hämorrhagie, Malacie oder Meningopathie imponieren.

*Die Markverletzungen in ihrer Gesamtheit* besitzen bei unserem Krankengut eine *Mortalität von 29,8%*. Bei totaler Markbeteiligung hängt diese von der Lokalisation der Verletzung ab (Tab. 2). Vergleichen wir die

Tabelle 2. *Mortalität der 105 Rückenmarkverletzten in* %

|  | Gesamte WS | | HWS | | BWS | | LWS | |
|---|---|---|---|---|---|---|---|---|
|  | Ver-letzung | Morta-lität | Ver-letzung | Morta-lität | Ver-letzung | Morta-lität | Ver-letzung | Morta-lität |
| Komplette Läsionen | 36,9 | 64,5 | 42,9 | 76,7 | 57,9 | 63,6 | 25 | 54,5 |
| Inkomplette Läsionen | 63,1 | 9,4 | 57,1 | 16,7 | 42,1 | 37,5 | 75 | 0,0 |
| Gesamtmortalität |  | 29,8 |  | 42,9 |  | 52,6 |  | 13,6 |

Sterblichkeit der kompletten Rückenmarkverletzten der verschiedenen Abschnitte miteinander, so beobachten wir eindeutig das Vorwiegen der Halsmarkverletzten mit 76% gegenüber den kompletten Lendenmarkverletzungen mit einer Mortalität von 54%. Die inkompletten Läsionen zeigen dagegen eine Mortalität insbesondere nach Verletzungen des Brustmarkes mit 37,5%. Die *teilweise Rückbildungsfähigkeit* bei kompletten Läsionen ist nach Verletzung des Halsmarkes mit 33% günstiger als bei Verletzung des Brustmarkes mit 9% (Tab. 3).

Tabelle 3. *Rückbildungstendenz bei 105 Mark-Läsionen in* %

| Verletzung | Rückbildung | Gesamt WS | HWS | BWS | LWS |
|---|---|---|---|---|---|
| Komplette | keine | 58,1 | 66,7 | 81,8 | 27,2 |
| Läsionen | teilweise | 38,7 | 33,7 | 9,1 | 72,8 |
|  | vollständige | 3,2 |  | 9,1 |  |
| Inkomplette | keine | 24,5 |  | 62,5 | 24,2 |
| Läsionen | teilweise | 68,0 | 91,6 | 37,5 | 66,7 |
|  | vollständige | 7,5 | 8,4 |  | 9,1 |

*Die Lebenserwartung* der Patienten hängt einerseits von der Höhe der Rückenmarkverletzung und andererseits von ihrer Ausdehnung ab. Wenn 50% unserer Halsmarkverletzten bereits am ersten Tage starben, so waren die Lebensaussichten der Total-Lendenmarkläsionen günstiger. Die durchschnittliche Lebensdauer betrug bei der Total-Halsmarkläsion 24 Tage, bei Brustmarkverletzten 65 Tage und bei totaler Lendenmarkläsion 1284 Tage, wogegen die partiellen Hals- und Brustmarkläsionen eine mittlere Lebenserwartung von 463 Tagen zeigten. 35% der Total-Markverletzten starben in den ersten 6 Monaten nach dem Unfall. *Die durchschnittliche Überlebenszeit* aller unserer Markverletzten betrug 14 Monate. Sie dauerte im Einzelfall bei kompletten Läsionen 14 Jahre, bei inkompletten Verletzungen bis zu 34 Jahren. Bei einem Patienten handelt es sich um ein Querschnittssyndrom 14 Jahre nach einem Betriebsunfall. Bei einem Brustmarkverletzten entstand die totale Querschnittsläsion infolge einer Arachnoiditis als Spätfolge 11 Jahre nach der Verletzung; die Arachnoiditis besteht schon 4 Jahre. Von den 11 Patienten mit kompletter Läsion des unteren Abschnittes des Rückenmarkes starben 3 an Blasenlähmung, 3 an Embolien oder Kreislaufversagen. Keiner der 33 Patienten mit inkompletten Läsionen des unteren Rückenmarkabschnittes ist an den Folgen des Unfalls gestorben.

*Die Funktionsstörungen der Rückenmarkverletzten* äußerten sich neben dem motorischen und sensiblen Ausfall, in der Beeinträchtigung der Blasenfunktion mit 70%, der Defäkation mit 36% und der Trophik mit 20%. Je höher die Markläsion, um so schneller ist die Rückbildung der Darm- und Blasenfunktion. Die Störung der Darmfunktion bildete sich fast bei 50% unserer Patienten wieder zurück. Mit Ausnahme von 8 Kranken traten bei unseren 105 Querschnittsverletzten die neurologischen Symptome sofort auf. Bei 3 kam es zu einer allmählichen Entwicklung des Querschnittssyndroms erst nach 24 Stunden, bei 5 trat eine Arachnoiditis als Spätschädigung auf.

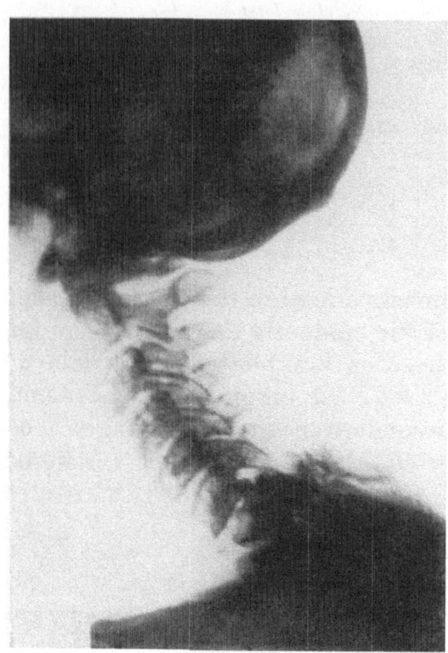

Abb. 5a. Fraktur des 6. Halswirbels

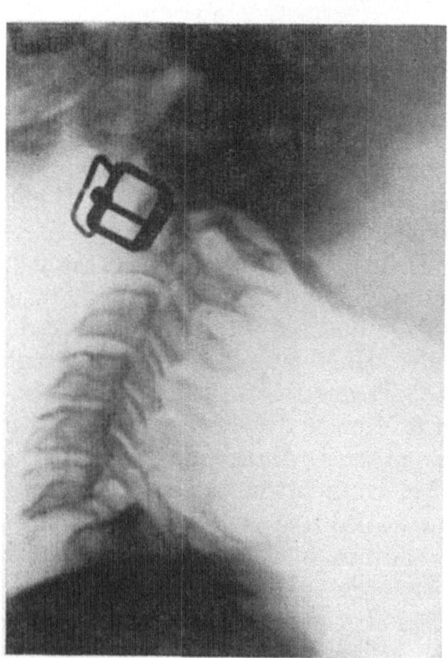

Abb. 5b. In Repositionsstellung

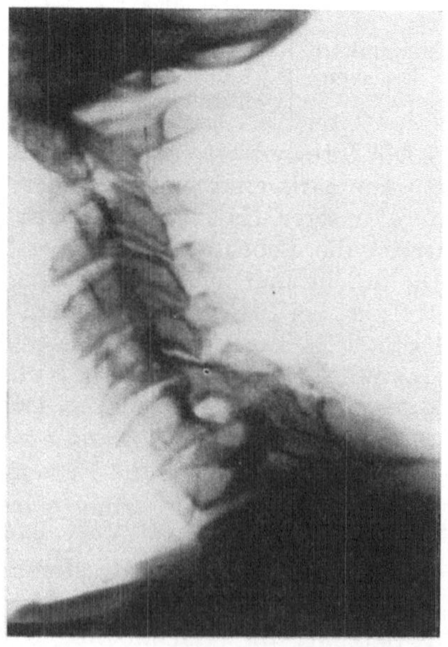

Abb. 5c. Zwei Jahre nach Abheilung

Wir sind in unserer Einstellung zur *Behandlung* auf Grund unserer Ergebnisse konservativ. Obwohl die unblutige Methode der Reposition in der Glissonschlinge von 9 Verletzten 4 tödliche Ausgänge aufwies, und die Übungsbehandlung nach MAGNUS, der nach BIER unsere Klinik leitete, von 23 Rückenmarkverletzten 10 Exitusfälle hatte, so sind wir der Überzeugung, daß eine Operation nur in seltenen Fällen ein günstiges Resultat erzielt. Von 11 Operierten erlebte nur einer eine vollständige Rückbildung, 7 verstarben. Bei einem der 17 Sektionsbefunde fand sich eine Kompression des Markes durch einen Knochensporn nach einem Unfall, der 9 Jahre zurücklag. Bei allen anderen waren Zertrümmerungen, Erweichungen, arachnoiditische Prozesse, Callusverwachsungen mit der Dura oder totalmechanische Kompressionen des Rückenmarkes festzustellen. LOB beschrieb bei allen seinen 15 Fällen, die seziert wurden, eine vollständige Quetschung des Rückenmarkes. Wir bevorzugen in der Behandlung der Wirbelsäulenverletzten die konservative Methode der Lagerung, jedoch wenn nötig nach Reposition in der Glissonschlinge, auch mit Fixation in einem Gipsbett oder Kopf-Thorax-Gipsverband.

Einen interessanten Fall bot uns ein 50jähriger Kraftfahrer, der als notorischer Trinker nach einem Treppensturz eine Nacht auf dem Hof seines Wohnhauses verbrachte und wegen der Trunkenheit von seinen Mitbewohnern beschimpft wurde. Dieser verdankte sein Leben der Tatsache, daß neben der Fraktur des 6. Halswirbelkörpers mit fast totaler Dislokation der Halswirbelsäule eine gleichzeitige Fraktur des Wirbelbogens bestand, die ein Ausweichen des Rückenmarkes ermöglichte. Als eine vorübergehende Störung der Darm- und Blasenfunktion unter Behandlung mit Glissonschlinge zurückwich, trat eine trophische Störung im Bereich der oberen Extremitäten auf. Bei diesem Patienten erlebten wir beim Anlegen des Gipsverbandes eine vorübergehende Parese der Armmuskulatur und einen 24 Stunden lang anhaltenden Ileus. Es freute uns, daß nach Festigung der Wirbelsäule und der Blockbildung im Frakturbereich auch die Atrophie und Kontrakturen der Handmuskulatur weitgehend zurückgingen (Abb. 5a—c).

*Zusammenfassend* erkennen wir einerseits die Schwere des Krankheitsbildes der Rückenmarkläsion bei Wirbelsäulenverletzung und andererseits nicht nur die Dringlichkeit einer Soforthilfe bei fachmännischer Behandlung, sondern auch die Notwendigkeit einer fortlaufenden Betreuung und einer intensiven Rehabilitation der Verletzten.

80% der überlebenden kompletten Querschnittsverletzten waren voll erwerbsunfähig, 16% hatten eine Erwerbsminderung von 50 bis 70%, und nur bei 4% lag die Erwerbseinschränkung unter 20%. Bei den partiellen Rückenmarkverletzten trat eine vollständige Wiedererlangung der Erwerbsfähigkeit in 13% der Fälle ein, 57% dieser Verletzten waren über 50% erwerbsgemindert.

K. Lindemann, Heidelberg: **Die Eingliederung Querschnittsgelähmter auf Grund von Erfahrungen einer Abteilung für Querschnittsgelähmte.**

Mit diesem Thema möchte ich an Erörterungen anknüpfen, die Herr Neubauer, Tobelbad und Herr Heipertz, mein früherer Mitarbeiter, jetzt in Kreuznach tätig, 1956 auf dem Kongreß dieser Gesellschaft über die Behandlung der Paraplegiker gegeben haben. Die Aufgabe ist klar abgezeichnet. Es kommt auf die möglichst vollkommene Wiederherstellung des Querschnittsgelähmten in seiner gesamten Persönlichkeitsstruktur, also in seinen seelischen, geistigen und körperlichen Fähigkeiten an. Das ist die Voraussetzung für die Bewährung auf dem Arbeitsplatz.

Die Rehabilitation des durch Trauma versehrten Paraplegikers beginnt also unmittelbar nach dem Unfall mit der ersten ärztlichen und pflegerischen Handlung und mündet in den Zeitabschnitt, in dem der Querschnittsgelähmte so selbständig wie möglich die mit der bleibenden Lähmung verbundenen Schwierigkeiten beherrscht, der Familie zurückgegeben ist und nutzbringend irgendwie und -wo regelmäßig tätig wird.

Die Zahlen der Querschnittsgelähmten sind wie allerorts, so auch in Deutschland, ansteigend. Muß doch die Zahl der alljährlich durch alle möglichen Arten des Unfalles hinzukommenden Querschnittsgelähmten auf etwa 400 im Bundesgebiet angesetzt werden. Dazu kommt eine beträchtliche Anzahl von Paraplegien infolge anderer Genese, die wir auf ein Viertel dieser Summe ansetzen möchten, wie es unseren Erfahrungen in Heidelberg entspricht. Die Lebenserwartung der Querschnittsgelähmten ist nach den Meinungen Guttmanns und Monroes nach Ablauf der ersten zwei Jahre bei den posttraumatischen Paraplegien nicht eingeschränkt. Ich glaube allerdings, daß diese Auffassung an einer größeren Statistik noch erhärtet werden muß. Beispielhaft und richtunggebend sind die Zahlen, die Guttmann aus Stoke Mandeville veröffentlicht hat. Von 724 Querschnittsgelähmten sind 518 wieder berufstätig, davon 405 ganztägig, 113 (22%) in einer verkürzten Arbeitszeit.

Die Angaben von Monroe, 1954 in den USA veröffentlicht, umfassen 445 Patienten. Nahezu die Hälfte aller am Leben gebliebenen Paraplegiker sind arbeitsfähig (44%) und stehen im Verdienst. 27% verblieben arbeitsunfähig, 18% waren wohl arbeitsfähig, sie arbeiteten jedoch nicht, weil der Lebensunterhalt durch eine Rente gesichert war.

Nachdem zuvor die Querschnittsgelähmten an der Orthopädischen Anstalt in Heidelberg auf den verschiedenen Stationen untergebracht waren, entschlossen wir uns 1956, eine eigene, in sich geschlossene Abteilung für Querschnittsgelähmte, einzurichten. Sie umfaßt seitdem 25 Betten für Männer und 6 Betten für Frauen. Wir haben die Ergebnisse der in den Jahren 1956 bis 1958 behandelten Patienten geprüft. Die Zahlen, die vorliegen, beziehen sich also auf Versehrte mindestens ein Jahr nach der Entlassung[1].

---

[1] Teilweise vorgetragen auf der Unfallchirurgischen Tagung des Landesverbandes Südwestdeutschland der gewerblichen BG. am 4. und 5. März 1960 in Freiburg.

Wir übersehen also 101 Männer, unter denen die Folgen von Traumen weitgehend überwiegen. In dieser Zahl sind 7 Patienten mit schwersten Poliomyelitisfolgen an Rumpf und Gliedmaßen einbezogen. Das ist des-

Tabelle 1

*Traumatische Querschnittslähmungen* .......... 73
    davon Verkehrsunfälle ..... 27
    davon Betriebsunfälle ...... 41
    davon Sportunfälle ........ 5

*Lähmungen anderer Genese*
Tumoren ................................. 7
Entzündliche Erkrankungen des ZNS (einschl.
    Spondyl. tbc) ........................... 14
Poliomyelitis (mit Lähmungen des Rumpfes und
    der vier Extremitäten) ................... 7
                                           101

halb geschehen, weil diese Patienten mit allerschwersten Lähmungen im Zuge der Behandlung und in den Schwierigkeiten der Behandlung den Querschnittsgelähmten praktisch gleichzustellen sind.

Tabelle 2. *Lokalisation der Lähmungen*

Cerebrum ................................. 5
HWS...................................... 11
BWK 1—7................................. 17
BWK 8—LWK 1 ......................... 50
Cauda .................................... 11
Poliomyelitis (Rumpf und vier Gliedmaßen) .. 7

Hier sehen Sie die Lokalisation der Lähmungen nach praktischen Gesichtspunkten geordnet. Die Markläsionen im Bereich der Brustwirbelsäule überwiegen bei weitem.

Tabelle 3. *Grad der Lähmung vor Abschluß der Behandlung*

Komplette Lähmung ....................................... 56
Partielle Lähmung ........................................ 45
    davon subtotale Lähmung (gehfähig mit Apparaten,
      verbliebene Blasen-Mastdarmlähmung) ......... 20

Verbliebene Blasen-Mastdarmlähmung ..................... 76
Den Heilverlauf verzögernder Decubitus ..................... 46
Den Heilverlauf verzögernde Kontrakturen ................. 26

Operationen an der Wirbelsäule............................ 9
    davon offene Repositionen ...................... 2
    davon Laminektomien ......................... 5

Operationen an den Extremitäten ........................ 19
    zur Beseitigung von Kontrakturen .............. 9
    zur Beseitigung von Decubitus ................. 10

Aus dieser Übersicht wird der verbliebene Grad der Lähmung bei Abschluß der Behandlung offensichtlich. Beachten Sie bitte die hohe Zahl verbliebener kompletter und subtotaler Lähmungen; auch letztere waren nur mit Apparaten gehfähig. Bemerkenswert ist die hohe Zahl von Patienten, die mit einem Decubitus und mit Kontrakturen zu uns kamen. Die Gründe dafür ergeben sich aus der nächsten Übersicht.

Unter der Gesamtzahl waren nur 15 Sofortaufnahmen, bei den übrigen betrug die Zeit, die vom Beginn der Lähmung an bis zur Aufnahme verstrichen war, im Durchschnitt 8 Monate. Dadurch erklären sich nun auch die oben angeführten und ja bekannten Komplikationen. Das

Tabelle 4. *Zeit von Beginn der Lähmung bis zur stationären Aufnahme*

| | | |
|---|---|---|
| Sofortaufnahmen ............. | | 15 |
| Übrige Fälle im Durchschnitt (78 Fälle) ................. | 8 Monate | 78 |
| 1 Spondylitis tbc. .............. | 10 Jahre | |
| 1 Wirbel Tu. .................. | 8 ,, | |
| 1 Polio ...................... | 7 ,, | |
| 1 Fraktur .................... | 6 ,, | |
| 1 Spondyl. tbc. ............... | 5 ,, | |
| 1 Mening. tbc. ................ | 4 ,, | |
| 1 Fraktur .................... | 4 ,, | |
| 1 Fraktur .................... | 4 ,, | 8 |

sind die Infektionen und Reinfektionen der Harnwege, die Kontrakturen und der gefürchtete, aber doch vermeidbare Decubitus über dem Kreuzbein, über dem Sitzbein und am Trochanter. Diese Komplikationen bedeuten aber auch eine erschwerte und verlängerte Behandlung auf der Abteilung für Paraplegiker. Daraus ergibt sich eindeutig die Forderung, die Querschnittsgelähmten alsbald nach dem Trauma, besser gesagt, unmittelbar nach dem Trauma dem jeweils nächstliegenden Zentrum einzuweisen.

Tabelle 5. *Exitus während der stationären Behandlung*

|  | | | | |
|---|---|---|---|---|
| Nach 1 Tag | HWS-Fraktur | 57 Jahre alt | 1 |
| ,, 5 Tagen | HWS-Fraktur | 57 ,, ,, | 1 |
| ,, 6 Tagen | BWK-5/6-Fraktur | 53 ,, ,, | 1 |
| ,, 14 Tagen | BWK-9/10-Lux.-Fraktur (Embolie) | 26 ,, ,, | 1 |
| ,, 11 Monaten | 1. LWK (Pleuritis | 66 ,, ,, | 1 |
| ,, 18 Monaten | 12. BWK (Urämie) | 44 ,, ,, | 1 |

Wir haben also unter den 101 behandelten Männern während der stationären Behandlung 6 Todesfälle zu verzeichnen. Es verstarben aber im Verlaufe der weiteren 3 Jahre 11 Patienten; darunter 2 Patienten mit einer Halsmarklähmung, 4 Patienten an einer Urämie. Bei 4 Patienten lag ein hohes Lebensalter zwischen 55 und 60 Jahren vor.

Gestatten Sie mir nun einige kurze Worte zu den obengenannten Komplikationen. Die Verhütung der Harninfektionen ist eine Erziehungsaufgabe für den Versehrten selbst, aber auch für die pflegenden Kräfte. Wir streben den Blasenautomatismus an und vermeiden den Dauerkatheter. Für die Beseitigung der Kontrakturen gilt am besten die Vorsorge. Im übrigen verfahren wir nach orthopädischen Gesichtspunkten unter Anwendung von Dehnungen und bei ausgeprägten Schrumpfungskontrakturen durch Tenotomien, bei denen wir auch nicht scheuen, die Beugekontraktur des Hüftgelenks durch die Tenotomie des Iliopsoas am Trochanter minor zu beseitigen. Gegen Adduktorenkontrakturen ist die Obturatoriusresektion das Mittel der Wahl. Auch hoffnungslos erscheinende Fälle werden auf diese Weise wieder zu beschränkter Gehfähigkeit oder zumindestens zum ausdauernden Sitzen gebracht.

Für die Prophylaxe des Decubitus sind der häufige Lagewechsel, die Lagerung auf Schaumgummi, in den ersten Wochen die Anwendung des

Drehbettes überaus wichtig. Noch wichtiger bleibt aber die stete Achtsamkeit der Schwestern und später die Selbstbeobachtung des Paraplegikers. Für die Beseitigung eines großen und tiefgreifenden Decubitus am Kreuzbein hat sich uns die Schwenklappenplastik nach BUFF bestens bewährt. Osteomyelitische Herde als bleibende Grundlage des Decubitus am Trochanter und vor allem am Sitzbein sind einer radikalen Trepanation sehr zugänglich. Bei kleineren Decubitalulcera hat die Vollhautspickung gute Ergebnisse gezeigt. Mein Mitarbeiter F. W. RATHKE hat kürzlich darüber berichtet.

Hier ergibt sich eine Übersicht über das Behandlungsergebnis am Tage der Entlassung bei einer 6 bis 12 Monate durchgeführten Behandlung der Paraplegiker. Das systematische Training, wie es uns GUTTMANN ge-

Tabelle 6. *Behandlungsergebnis bei Entlassung*

| | |
|---|---|
| Nur sitzfähig | 17 |
| Frei gehfähig | 8 |
| Gehfähig mit Stockstützen | 17 |
| Gehfähig mit Apparaten und Stockstützen | 53 |
| Entlassen als Pflegefall | 29 |
| Versorgt mit Rollstuhl | 64 |
| Versorgt mit Urinal | 61 |

lehrt hat, ist der Entlassung vorangegangen. Die Versehrten haben es gelernt, mit ihrem Rollstuhl umzugehen. Sie sind mittels des Rollstuhls und soweit erforderlich auch mit Schienen versorgt so selbständig geworden, wie es nur erreicht werden konnte. Wie sind nun die Ergebnisse? Von 95 entlassenen Patienten wurden 66 als arbeitsfähig im Rahmen der verbliebenen Möglichkeiten beurteilt. 29 Patienten wurden als Pflegefälle eingetragen. Unter den zwei Dritteln, die ihre Arbeitsfähigkeit wieder erlangt haben, waren — das muß einschränkend gesagt werden — 6, die bei Eintritt der Lähmung bereits das 50. Lebensjahr überschritten hatten. In einer *regelmäßigen Tätigkeit* fanden sich nun 28. Weitere 7 suchten eine Tätigkeit, die noch nicht vermittelt werden konnte. Es zeigt sich also eine Lücke in der nachgehenden Fürsorge, die rechtzeitige Einweisung in einen Dauerarbeitsplatz war noch nicht erfolgt.

Eine der unerläßlichen Voraussetzungen dafür ist die Wohnung zu ebener Erde, sofern ein Fahrstuhl im Haus nicht zur Verfügung steht. Wohnten doch — wie wir feststellen konnten — nur 44 von unseren verbliebenen Paraplegikern im Erdgeschoß, 39 dagegen in der ersten Etage oder noch höher! 42 konnten ihre Wohnung ohne fremde Hilfe verlassen, die übrigen aber nur mit Hilfe von einer, ja sogar zwei Personen. Auch in dieser Hinsicht muß also eine Wendung zu einer besseren sozialen Betreuung erwartet werden.

Die zu kleine Zahl der in demselben Zeitraum behandelten Frauen (15) möchte ich nicht weiter aufschlüsseln. Ich darf hier auf eine in Vorbereitung befindliche Arbeit meines Assistenten Dr. BRUNS verweisen. Die querschnittsgelähmte Frau, das muß aber hervorgehoben werden, kann im Haushalt vom Rollstuhl aus noch wertvolle Dienste leisten. Hier ist dafür ein Beispiel:

Eine 54jährige Frau wird mit einer kompletten Lähmung nach Fraktur in Höhe D 12 bei uns behandelt und als Pflegefall entlassen. Bei der Nachschau stellen wir fest, daß diese Frau von früh bis abends vom Rollstuhl aus tätig ist, zwei Enkelkinder erzieht und sich täglich selbst katherisiert. Sie lebt im eigenen Haus mit Terrasse und Garten. Hier hat sch also die verbliebene komplette Lähmung m it der günstigen sozialen Situation positiv ergänzt.

Überprüfen wir nun die zum Zeitpunkt der Nachuntersuchung nichtarbeitsfähigen Querschnittsgelähmten, so finden sich als Gründe für die Untätigkeit der Patienten ein hohes Alter, verbliebene starke Spasmen, rückfällige Infektionen der Harnwege und Rezidive eines Decubitus. Hier wird nur dann eine

Tabelle 7. *Zum Zeitpunkt der Nachuntersuchung waren nicht arbeitsfähig*

| | |
|---|---|
| Wegen des Allgemeinzustandes | 2 |
| Wegen Decubitus | 8 |
| Wegen Infektion der Harnwege | 5 |
| Wegen Blasenfistel | 1 |
| Wegen störender Spasmen beim Sitzen | 9 |
| Pflegefälle (im Pflegeheim | 4 |
| Bettlägerig (zu Hause) | 6 |
| Keine Umschulung | 2 |
| Zu alt (über 50 Jahre bei Eintritt der Lähmung) | 10 |
| Zu weit zum Arbeitsplatz | 1 |

Änderung möglich sein, wenn die nachgehende Fürsorge vom jeweiligen Zentrum aus intensiviert wird und im Einzelfall eine erneute sachkundige Behandlung in der Abteilung für Querschnittsgelähmte erfolgt.

Beim Überblick über diese Ergebnisse zeigt sich, daß wir das gesteckte Ziel noch nicht erreicht haben. Das muß unumwunden zugegeben werden. Wir haben bereits eine Reihe von Zentren im Bundesgebiet, wie in Bochum, Berlin, Koblenz, Hachmühlen, Hamburg, Heidelberg und Murnau. Diese Zentren verdanken wir der Initiative der gewerblichen Berufsgenossenschaften; sie werden aber noch nicht ausreichen. Besonders möchte ich Ihre Aufmerksamkeit auf die nicht traumatischen Paraplegiker lenken, deren Rehabilitation gleichrangig ist. Aus unseren Erfahrungen und nachträglichen Erhebungen möchte ich die folgenden Gesichtspunkte als weitere Voraussetzungen für eine wirkungsvolle und dauerhafte Eingliederung der Paraplegiker zusammenfassen:

Wesentlich ist einmal die schnelle Einweisung des Querschnittgelähmten in die für seine Eingliederung bestimmte Abteilung. Dabei müssen diese Abteilungen die Mindestgröße von 20, besser noch von 30 Betten zur Verfügung halten, damit es lohnenswert bleibt, die nötige Ärzte- und Helfergruppe bereitzufinden. Es müssen in diesen Zentren auch Einrichtungen für die sportliche Ertüchtigung (Demonstration) vorhanden sein, die auch in Wintermonaten in geschlossenen Räumen vor sich gehen muß. Es müssen ferner Einrichtungen gegeben sein oder geschaffen werden, die für die Maßnahmen zur Förderung der Arbeitsleistung und der Berufsfindung im Falle einer später etwa notwendigen Umschulung zur Verfügung stehen, denn am Entlassungstage muß das weitere Schicksal des Paraplegikers im voraus geklärt und bestimmt sein. Ist es doch immer noch schwierig, einen durch ärztliche Hilfe ausreichend rehabilitierten Querschnittsgelähmten am Wohnort unterzubringen und ihn zugleich in ein festes Arbeitsverhältnis einzugliedern. Richtung der beruflichen Eingliederung und zu erwartende Leistung müssen also noch während der Behandlung im Zentrum bestimmt werden. Wir kommen ferner um den Ausbau der nachgehenden Fürsorge nicht herum. Dabei bedürfen wir, wie gerade die nachfolgenden Komplikationen erweisen, der Mitarbeit des praktizierenden Arztes am Wohnsitz und am Arbeitsplatz des Paraplegikers. Darüber hinaus aber ist die regelmäßige gesundheitliche und soziale Betreuung des Querschnittsgelähmten vom jeweiligen Zentrum aus auch weiterhin erforderlich.

Der Arbeitswille, die Arbeitsfähigkeit und die Arbeitsfreude hängen nicht von der Schwere der Lähmung ab. Das können wir an unseren Zahlen ohne weiteres bezeugen. Der einmal rehabilitierte Paraplegiker ist in der Regel arbeits- und leistungsfähig. Gerade durch regelmäßige Tätigkeit erhält er sich in Form und bleibt leistungsfähig. *Regelmäßige Betätigung* ist für ihn also *lebenserhaltend*. Er ist durchaus in der Lage, alle Tätigkeit im Sitzen auszuführen: Im Büro, in der Verwaltung, in der feinmechanischen Werkstatt oder durch automatische Arbeit am Werkplatz. Der Paraplegiker bedarf dazu freilich der *sozialen Sonderbetreuung*. Schaffen wir ihm also die Möglichkeiten der Umschulung, wie sie beispielsweise in Wildbad oder im Stöckerwerk in Heidelberg gegeben sind. Sorgen wir für ihn nach erfolgter Berufsbildung mit Wohnungen in der Nähe seines Arbeitsplatzes. Er wird es, davon bin ich überzeugt, dankbar lohnen.

LEIMBACH Koblenz: Wer sich mit der Behandlung querschnittsgelähmter Patienten befaßt, kann an den grundlegenden Arbeiten GUTTMANNS nicht vorübergehen. Ich bin selbst insgesamt fünfmal zu Studienzwecken bei GUTTMANN in Stocke Mandeville gewesen, zuletzt zusammen mit meinen beiden Vorrednern. Es ist das größte Verdienst GUTTMANNS, die Behandlung der querschnittsgelähmten Patienten so geordnet und vereinfacht zu haben, daß man wohl sagen darf, daß das Problem medizinisch gelöst ist. Aber man kann auch aus der Behandlung Querschnittsgelähmter so vieles für die Behandlung anderer Patienten lernen, daß es sich für den, der nicht täglich mit diesen Problemen befaßt ist, lohnt, sich damit zu beschäftigen. Ich komme gleich darauf zurück.

*Decubitalgeschwüre* lassen sich mit Sicherheit vermeiden, wenn der Querschnittsgelähmte so schnell wie möglich in Spezialbehandlung kommt. Wichtig ist der Transport. Es genügt durchaus, die Trage mit einer entsprechenden Schaumgummi-Auflage auszustatten. Diese Lagerung verhütet das Aufliegen während des Transportes und hat sich uns auch in der Weiterbehandlung bestens bewährt. Jeder Krankentransport, der Querschnittsgelähmte zu befördern hat, sollte damit ausgerüstet sein. Im Laufe der stationären Weiterbehandlung ist dann allerdings der zunächst zwei-, später dann dreistündige Lagewechsel hiermit nicht zu ersetzen.

Ich sagte eben, daß unsere Erfahrungen hier auch anderen, nichtgelähmten Patienten zugute kommen. Bei einer besonders schweren, fettleibigen Frau bildete sich ein Riesendecubitus nach einer Laschennagelung, der das sichere Ende bedeutet hätte. Nur durch diese Lagerung mit zweimaligem Lagewechsel am Tag auf jede Seite und Rückenlage bei der Nacht heilte der Decubitus bis auf einen jetzt kleinen Rest ab.

*Das Gipsbett* gehört nicht mehr zur Behandlung Querschnittsgelähmter. Wir haben noch niemals einen im Gipsbett behandelten Querschnittsgelähmten ohne Decubitus bekommen. Es gelingt ohne irgendwelche Manipulationen, auch schwere Luxationsfrakturen der Wirbelsäule zu reponieren, wie in diesem Fall nur durch entsprechende Lagerung in Reklination auf Schaumgummipacks, und auch in etwa die Reposition bei der notwendigen Umlagerung aufrechtzuerhalten. Selbst wenn die Reposition nicht einwandfrei erhalten bleibt, ist das unwichtig und manchmal nur vorteilhaft für die Stabilisierung der Wirbelsäule.

Der Querschnittsgelähmte braucht in den ersten 12 bis 24 Stunden nach dem Unfall nicht katheterisiert zu werden. Ganz abgesehen davon, daß es nach der Lähmung zu einer Verminderung der Urinmenge überhaupt kommt, ist eine Überdehnung der Blase nicht zu befürchten. Es ist besser, mit dem Katheterismus zu warten, bis der Patient auf der Spezial-Abteilung eingetroffen ist.

*Der Dauerkatheter* ist überholt. Es ist besser, zweimal am Tage zu katheterisieren unter aseptischen Cautelen. Eine Harnwegsinfektion läßt sich so länger hinausschieben, wenn auch nicht ganz vermeiden, aber dann in den Grenzen halten. Wir haben auf unserer Abteilung in Koblenz das Problem des sterilen Katheterismus so gelöst, daß wir für die Katheter Leinensäckchen nähen ließen, in denen der Katheter einwandfrei sterilisiert werden kann und dann in entsprechender Weise der Katheterismus einwandfrei steril vorgenommen werden kann. In der weiteren Behandlung ist der Verweilkatheter nur ausnahmsweise gestattet, so bei der Tidal-Dränage.

Die schwere spastische Lähmung bedarf heute keiner Operation mehr. Haben Sehnenverlängerungen bzw. Durchtrennungen nicht den gewünschten Erfolg, so daß an sich die Indikation zur Chordotomie gegeben wäre, kann diese durch den *Alkoholblock* nach Guttmann ersetzt werden, und zwar nach folgender Technik: 10 ccm 100%ig sterilen Alkohols werden in Beckenhochlagerung — da Alkohol spezifisch leichter ist als der Liquor — zunächst unterhalb der Läsion injiziert, da damit zu rechnen ist, daß ein Teil der Lösung sicherlich auch etwas höher heraufgeht. Wenn kein Erfolg, dann Injektion oberhalb der Läsion nach einigen Tagen. Bei spastischer Lähmung der unteren Extremitäten tritt sofort eine schlaffe Lähmung ein. Der Patient soll mindestens 12, besser 24 Stunden in Hochlagerung verbleiben, dann wieder stufenweise Flachlagerung unter Erhöhung des Kopfes. Zurück bleibt oft eine gewisse Spastizität der Blase, die jedoch für die Urinentleerung oft nicht unerwünscht ist.

Die *physiotherapeutischen Maßnahmen* sind auf die Kräftigung der oberen Extremitäten, die Vermeidung von Kontrakturen, Bekämpfung oft langdauernder Kollapsneigung und schließlich Sitz- und Stehübungen ausgerichtet. Die Ausrüstung mit Stützapparaten dient in etwa auch diesem Ziel. Der Fortbewegung mit ihnen kommt aber nicht immer die Bedeutung zu, die man ihnen beimißt. Es wird immer einige Laufakrobaten geben, die den Laien mehr beeindrucken als den Arzt. Wichtig bleibt das Ziel für den Betroffenen zu erreichen, daß er mehrere Stunden am Tag im Rollstuhl sitzen kann und damit auch eine entsprechende Tätigkeit ausüben kann.

Dieses Ziel zu erreichen, bedarf es der Einrichtung von entsprechenden Spezialstationen, die einrichtungsmäßig und personell den nicht unerheblichen Anforderungen genügen müssen. Ist so medizinisch die Voraussetzung geschaffen, wird dann auch eine Resozialisierung in gewissem Umfange möglich sein. Das kann bei tiefsitzenden Läsionen nach sechs bis acht Monaten, bei hochsitzenden nach einem bis anderthalb Jahren der Fall sein.


Lob, Murnau: Ergänzend zu den Ausführungen von Herrn Lindemann möchte ich sagen, daß ich die Dinge doch nicht zu pessimistisch sehe. Wir haben in Murnau den Versuch gemacht, in Zusammenarbeit mit der Umschulungswerkstätte Peters, Waldkraiburg, Verletzte mit totalen Querschnittslähmungen wieder in den Arbeitsprozeß einzufügen. Es hat sich dabei gezeigt, daß bei sorgfältig ausgesuchten Verletzten der Versuch einer Umschulung unter den harten Bedingungen eines Produktionsbetriebes durchaus erfolgversprechend ist. Es ist klar, daß uns die erfolgreiche Umschulung nicht in allen Fällen gelingen wird. Immerhin glaube ich doch, daß wir damit auf dem Wege sind, auch die Erfahrungen Guttmanns in England für unseren Kreis zu nutzen.


Baumgartl, Düsseldorf: Es wird auf die sogenannten Schleuderverletzungen der Wirbelsäule hingewiesen. Diese Verletzungen sind im Bereich der Halswirbelsäule genügend bekannt. Im Bereich des Überganges von der Brustwirbelsäule zur Lendenwirbelsäule wurden sie nur selten beschrieben. An Hand des Materiales der Düsseldorfer Chirurgischen Klinik wurden 28 Fälle von Schleuderverletzungen besprochen. Die Lokalisation war bei Unfällen, bei denen die Verletzten im Auto sitzend von hinten angefahren wurden, vorwiegend am Übergang der Brust- zur Lendenwirbelsäule.

Die Verletzungen lassen sich zwanglos in vier Gruppen unterteilen. Eine ausführliche Darstellung wird zur Zeit vorbereitet.

Tönnis, Köln: Zu der Bemerkung von Herrn Leimbach, Koblenz, möchte ich daran erinnern, daß die Alkoholinjektion nach Guttmann, die vorübergehend auch von Cooper, Dogliotti, Shelden, Mayfield ausgeführt wurde, von allen wieder verlassen worden ist. Meirowski warnt sogar ausdrücklich vor dieser Injektion. Zwar sollen die Spasmen augenblicklich verschwinden, aber nach Monaten wieder einschießen. Dann erschweren die arachnoidalen Verwachsungen die notwendig gewordene Wurzeldurchschneidung. Meirowski, Scheibert und Hinshey führen statt dessen die Durchtrennung der Cauda durch. Wir haben die frontale Myelotomie nach Bischof als die beste Behandlungsmethode bereits in meinem Referat auf dem Orthopäden-Kongreß 1956 in Nürnberg empfohlen. 1957 konnte ich auf dem Kölner Orthopäden-Kongreß operierte Fälle vorstellen.

Angesichts der hier vorgetragenen schlechten Ergebnisse der konservativen Behandlung spastischer Lähmungen erschien es mir notwendig, auf diese früheren Erfahrungen noch einmal hinzuweisen.


Bürkle de la Camp, Bochum: Ich freue mich, daß Herr Böhler mit meinen Ausführungen über die Wirbelbruchbehandlung einverstanden ist. Diese Übereinstimmung wird nicht zuletzt dem Verletzten zugute kommen. Den Optimismus von Herrn Lob hinsichtlich der Wiedereingliederung der Querschnittsgelähmten in eine geregelte Arbeit kann ich nicht ganz teilen, ich habe die gleichen Bedenken, die auch Herr Lindemann in seinem Vortrag geäußert hat. Wir geben uns die allergrößte Mühe, die Querschnittsgelähmten mit Gehhilfen und mit Kraftwagen zu versorgen, damit sie eine Arbeitsstätte aufsuchen können — und wie wenige nur nehmen wirklich eine geregelte Arbeit an und führen sie durch.

Ich war im Februar dieses Jahres mit einer Berufsgenossenschaftlichen Kommission, der auch die Herren Leimbach, Lindemann und Lob angehörten, im Stoke-Mandeville-Hospital bei Professor Dr. Ludwig Guttmann. Wir haben dort nicht nur die Behandlung, sondern vor allem das, was zum späteren Leben der Verletzten gehört, eingehend studiert. Ich darf hier nur auf einen Punkt aufmerksam machen: ein querschnittsgelähmter englischer Kriegsverletzter bekommt als Rente nur einen Bruchteil von dem, was ein deutscher Rückenmarksgeschädigter aus der Reichsunfallversicherung bezieht. Der Engländer muß eine Arbeit verrichten, wenn seine Familie und er ein ausreichendes Einkommen haben wollen. Und wenn er arbeitet, erfährt seine Rente sogar eine Kürzung. Der deutsche Querschnittsgelähmte bekommt eine Rente, die vier- bis sechsmal so groß ist. Er ist gar nicht darauf angewiesen, noch eine Arbeit zu übernehmen.

Für die Behandlung Rückenmarksverletzter ist es außerordentlich wichtig, daß sie sofort in ein besonders für diese Behandlung eingerichtetes Krankenhaus kommen, wo ausreichendes Pflegepersonal und große ärztliche Erfahrung vorhanden ist. Die Verlegung sollte nicht erst dann erfolgen, wenn schon Druckstellen oder Durchliegegeschwüre vorhanden sind oder wenn schon eine Infektion der Harnwege eingetreten ist. Ein Krankenhaus, das nur über die übliche Menge von Schwestern und Pflegern verfügt oder gar Mangel an Personal hat, darf sich nicht mit der Behandlung dieser Verletzten beschäftigen, da ein vermehrter Aufwand an Kräften, Zeit und Aufopferung erforderlich ist zur einwandfreien Pflege dieser Geschädigten. Es ist daher sehr zu begrüßen, daß die Berufsgenossenschaften mit großem Nachdruck daran arbeiten, geeignete Zentren für die Behandlung von Querschnittsgelähmten aufzustellen und auszustatten. Eine Lösung dieser Frage steht unmittelbar bevor.


O. Boos, Tübingen: **Die Verkehrstüchtigkeit der Armamputierten.**

## I.

Auf der Berliner Tagung unserer Gesellschaft im vergangenen Jahr hat bereits Herr Witt über „die Fahrerlaubnis Körperversehrter in orthopädischer Sicht" gesprochen. Dabei hat er sich auf die „Richtlinien für Sicherheitsmaßnahmen bei körperbehinderten Kraftfahrern" bezogen.

Diese „Richtlinien" sind nach dem Stand vom September 1959 vom „Technischen Überwachungsverein Bayern e. V." in Zusammenarbeit mit dem Sonderausschuß „Bedienungseinrichtungen und Einbau von Zusatzgeräten bei Kraftfahrzeugen Körperbehinderter" des Länderfachausschusses „Technische Kraftfahrzeugüberwachung" neu bearbeitet worden und in diesen Wochen erschienen. Bezüglich ihres sachlichen Inhaltes haben sie sich gegenüber den „Richtlinien" von 1957 nur unwesentlich geändert. Bedeutsam sind aber die Ausführungen in der Einleitung über die Stellung des Facharztes bei der Begutachtung der Verkehrstüchtigkeit Körperbehinderter.

Es ist bekannt, daß bei bestimmten Körperschäden eignungstechnische Gutachten einer Untersuchungsstelle vorgeschrieben sind. Hierbei handelt es sich um Gutachten eines Institutes für Verkehrssicherheit unter Beteiligung eines technischen, eines psychologischen und eines medizinischen Verkehrssachverständigen. In Sonderfällen muß darüber hinaus der zuständige Facharzt gutachtlich gehört werden. Das bedeutet in unserem Zusammenhang die Beiziehung eines Chirurgen, Orthopäden, oder, falls es sich um Nervenschäden an den Armstümpfen handelt, eines Neurologen.

II.

Damit ist für alle medizinisch besonders gelagerten Fälle der zuständige Facharzt zur Schlüsselfigur der Eignungsprüfung geworden, denn er *muß* gehört werden. Diese Stellung bürdet dem Facharzt eine schwere Verantwortung nicht nur gegenüber dem Probanden selbst, sondern auch gegenüber allen übrigen Verkehrsteilnehmern auf. Er muß daher über ein umfassendes Wissen von den verbliebenen körperlichen Fähigkeiten der Körperbehinderten, insbesondere aber der Armamputierten verfügen, wenn er ihre Verkehrstüchtigkeit sicher und zuverlässig beurteilen will.

Sodann muß er sich in den Umbaumöglichkeiten der Fahrzeuge und in den zur Verfügung stehenden technischen Hilfen auskennen, mit denen das Kraftfahrzeug an den Körperverlust angepaßt werden kann und die unter Umständen überhaupt erst das Führen eines solchen Fahrzeuges durch Armamputierte möglich machen. Vor allem muß er wissen, ob die Stümpfe und die Prothesen sich für den Umgang mit dem Fahrzeug eignen und welches Fahrzeug gefahren werden soll.

Seine Überprüfung muß sich insbesondere auf folgende Punkte erstrecken:

1. Sitz und Leistungsfähigkeit der benützten Prothesen oder technischen Hilfen; 2. Geschicklichkeit im Umgang mit den Prothesen und Hilfen; 3. Länge, Geschicklichkeit, Polsterung, Tastgefühl und Kraft der Stümpfe; 4. besondere Beschaffenheit und Eigenschaften der Stümpfe — im positiven Sinne wie etwa beim Greifarm nach KRUKENBERG oder im negativen Sinne wie etwa beim Vorliegen von Neuromen, Stumpfhyperpathien, Phantomschmerzen usw.; 5. Eignung der Stümpfe zum Bedienen besonderer technischer Hilfen und Änderungen am Fahrzeug.

## III.

Bei der Abgabe seines Gutachtens über die körperliche Eignung von Amputierten wird der Facharzt selbstverständlich die „Richtlinien" zu Rate ziehen, die ihn dann über alles Wissenswerte informieren. In ihnen wird eingangs versichert, daß sie nicht grundsätzlich und schematisch angewendet werden sollen. Vielmehr seien stets die individuellen Verhältnisse des Körperbehinderten besonders zu berücksichtigen. Dieser begrüßenswerte Verzicht auf einen starren Schematismus vergrößert aber die Verantwortung des fachärztlichen Gutachters. Es sollen daher hier nicht die Regelfälle der „Richtlinien" kurz erörtert werden, sondern jene Ausnahmen, deren Beurteilung auf Schwierigkeiten stoßen kann.

a) In den alten „Richtlinien" wird festgestellt, daß bei Ausfall beider Arme (total) das Führen von Kraftfahrzeugen grundsätzlich nicht möglich sei. In den neuen „Richtlinien" wird aber hinzugefügt, daß in Ausnahmefällen, z. B. bei besonders günstigen Stumpfverhältnissen und entsprechender Geschicklichkeit im Gebrauch der Prothesen stets ein eignungstechnisches Gutachten einer Untersuchungsstelle erforderlich sei. Das bedeutet, daß hier der Facharzt vor schwerwiegende Fragen gestellt werden kann. Wir halten eine Ausnahme dann für möglich, wenn es sich um angeborene oder in frühester Jugend erworbene lange Oberarmstümpfe handelt, bei denen es zu einer kompensatorischen Mehrbeweglichkeit des Schultergürtels gekommen ist. Nach Ausstattung mit entsprechenden technischen Hilfen und Umbauten am Fahrzeug müßte das Führen eines Personenkraftwagens möglich sein. Der Facharzt müßte sich aber dann von der Geschicklichkeit der Stümpfe und der Zweckmäßigkeit der technischen Hilfen durch Fahrprobe überzeugen.

b) Bei Amputation beider Hände oder Unterarme wird für das Führen eines nicht umgebauten Personenkraftwagens das Tragen von Prothesen an beiden Armen gefordert. Daß eine solche Forderung z. B. für Krukenbergarme wenig sinnvoll ist, leuchtet ohne weiteres ein. Nach Anbringung geeigneter technischer Hilfen kann der Pkw auch sogar mit den bloßen Unterarmstümpfen gefahren werden. Wenn bei doppelseitigem Hand- und Unterarmverlust das Führen von Motorrädern als grundsätzlich unmöglich bezeichnet wird, so kann dem nur zugestimmt werden. Dagegen wird man Ausnahmefälle für das Führen von Lastkraftwagen und Zugmaschinen zugestehen müssen, und zwar vor allem in der Land- und Forstwirtschaft. Das war schon in den alten „Richtlinien" vorgesehen. Hier geht es in der Regel um die Aufrechterhaltung der bäuerlichen Existenz. Dieses Problem kann aber auch in anderen Berufen (Transport) auftauchen und muß daher ganz besonders sorgfältig geprüft werden.

c) Die Einarmer bieten dagegen in der Regel keine schwerwiegenden Hindernisse für die Teilnahme am Verkehr. Ihre Verkehrstüchtigkeit ist noch am leichtesten zu gewährleisten, wenn auch für das Führen von Motorrädern besondere Sicherheitsforderungen aufgestellt werden müssen. Die „Richtlinien" sagen daher, daß bei Einarmern nur in Zweifelsfällen ein eignungstechnisches Gutachten beigebracht werden müsse.

## IV.

Wir haben also gesehen, daß der sein Urteil abgebende Facharzt nicht nur die körperliche Seite dieser Fragen im Auge haben muß, sondern daß er auch in technischen Fragen soweit bewandert sein soll, daß er die Möglichkeit der Bedienung des Fahrzeuges mit Hilfe der Stümpfe, Prothesen oder technischen Hilfen sicher beurteilen kann. Er *soll* bei doppelt Ober- und Unterarmamputierten und *kann* bei Einarmern gefragt werden. Bei seiner Auskunft hat er zu berücksichtigen, daß Ausnahmen von der Regel durch ihn begründet werden müssen, aber daß er eben durchaus das Recht besitzt, solche Ausnahmen auch anzuerkennen, vor allem dann, wenn es um die Sicherung der beruflichen Existenz des Armamputierten geht.

E. Gögler, Heidelberg: **Mehrfachverletzungen und Unfallmechanismen im Straßenverkehr.** (Mit 8 Abb.)[1]

Mehrfachverletzungen im Straßenverkehr entstehen durch komplexe Gewalteinwirkung und mehrphasige Unfallmechanismen.[2] Zwischen diesen beiden Extremen, hier einem sofort tödlichen Motorradunfall eines Ehepaares auf der Hochzeitsreise und dort einem Frontalzusammenstoß mit 90 km/Std., der dank des Sicherheitsgurts ohne jegliche Körperschädigung ablief — zwischen diesen beiden Extremen gibt es alle Übergänge.

Der *angefahrene Fußgänger* ist den beim Unfall wirksamen Massenkräften völlig schutzlos preisgegeben. Für den *frontalen Anprall* typisch sind einseitige oder symmetrische Doppel- und Serienfrakturen der unteren Extremitäten, oft mit schwersten Weichteilzerreißungen; als sekundäre Aufschlagverletzungen vorwiegend Schädeltraumen aller Schweregrade, aber auch Abstützfrakturen der oberen Extremitäten, sowie Thorax-Bauch- und Beckenverletzungen.

Wenn Stoßstangenverletzungen der Unterschenkel nicht zur Amputation zwingen, stellen Komplikationen der Weichteildeckung und der Knochenbruchheilung die Wiederherstellung in Frage. Während, wie an einem Beispiel gezeigt, der rechte Unterschenkel mit Versteifung des oberen Sprunggelenks komplikationslos geheilt ist, kam es links zur infizierten Defektpseudarthrose, bis nach 1000 Tagen stationärer Behandlung die Belastung im Schienenhülsenapparat möglich wurde. Hauttransplantationen, wiederholte Sequestrotomie, zweimalige Knochenspanplastik, waren die Stationen der Heilung, von der man in Anbetracht der primären Weichteilverletzung und sekundär gestörter Knochenbruchheilung keine 100%igen Ergebnisse erwarten darf.

---

[1] Von den 73 bei diesem Vortrag gezeigten Bildern konnte aus verständlichen Gründen nur eine kleine Auswahl der wichtigsten Bilder in den gedruckten Bericht übernommen werden.

[2] Demonstrierte Fälle (hier nicht abgedruckt): 1. Tödl. Motorradunfall beim Überholen eines Lkw. Die beiden Toten liegen mit zerschmettertem Kopf auf der Straße. 1 Extremität ist vom Körper abgetrennt. 2. Frontalzusammenstoß bei 90 Km/Std. Geschwindigkeit. Die ganze Front des Pkw ist zusammengeschoben. Der Fahrer steht unverletzt daneben. Er hatte einen Sicherheits-Diagonalschultergurt benützt.

*Überfahrung* endet bei Erwachsenen fast immer tödlich. Ein demonstrierter Fall (Fußgänger von Lkw überfahren) gibt eine schematische Darstellung der Verletzungen: Rippenserienfraktur, Lungenanspießung, Hämatothorax, Mesenterialabriß, Milzruptur bei eröffneter Bauchdecke, doppelte Malgaignefraktur, Hodenquetschung, Abriß der V. femoralis. Mit Schocktherapie, subtotaler Dünndarmresektion, Milzexstirpation und Orchiektomie war das chirurgisch mögliche getan. Der Verletzte ist dann einer massiven Fettembolie erlegen.

Die *tangentialen Schubkräfte* des rollenden Rads und das Eigengewicht der Fahrzeuge haben am überrollten Fuß schwere, meist einseitige Vorfußzertrümmerungen zur Folge. Sehnenrekonstruktion und operative Frakturfixierung verbleiben sekundärer Versorgung, solange jegliche Heilung durch Verschmutzung und Weichteildefekte in Frage gestellt ist.

Scharfe Kanten, Verzierungen und vorstehende Außenkonstruktionen, wie Türöffner, Außenspiegel, Türscharniere sind bei tangentialem Anprall wesentlich verantwortlich für Art und Ausmaß der Verletzungen angefahrener Fußgänger.

Genau die gleiche Anprallstelle am VW-Kombiwagen, dessen Scharnier hier ein neunjähriges Mädchen tötete, hat in Frankfurt bei einem sechsjährigen Jungen zu denselben tödlichen Verletzungen geführt: offene Schädelhirnverletzung, mit umschriebener Impression, Durazerreißung, Hirnsubstanzzertrümmerung, Eröffnung des Sinus transversus.

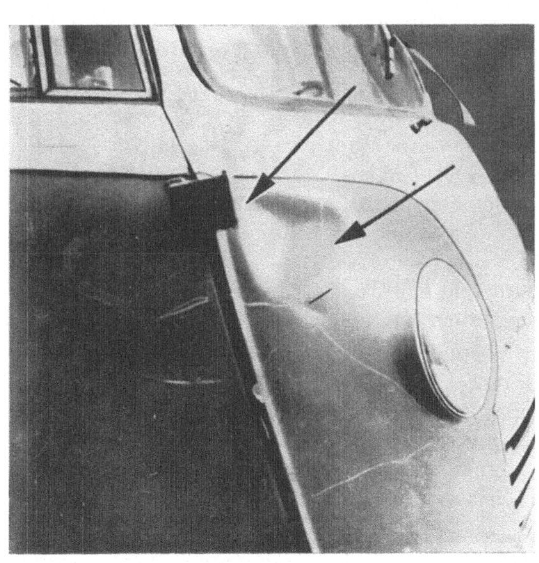

Abb. 1. Anprallstelle eines 9 jährigen Mädchens an VW-Kombi

Die Demonstration derartiger gefährlicher Außenteile und entsprechender Verletzungen ließe sich beliebig weiterführen. Wahrlich ein weites Feld für Konstruktive Phantasie unter dem Leitgedanken atraumatischer Konstruktionselemente!

Während bei frontalem Anfahren der Fußgänger und bei der Kollision gegen scharfe Kanten und vorstehende Außenteile schon sehr geringe Geschwindigkeiten genügen, um schwerste primäre Anprallverletzungen entstehen zu lassen, wird bei *breitflächig-tangentialem Anprall* an glatte, gewölbte Oberflächen der Karosserie die Geschwindigkeit zum ausschlaggebenden Faktor für Art und Ausmaß sowohl der primären Kollisionsverletzungen wie auch der sekundären Aufschlagverletzungen. Schon die zweiphasige Gewalteinwirkung zieht fast immer Mehrfachverletzungen nach sich.

Ich gebe aus der Fülle der Variationen dieser Gruppe nur einige Beispiele:

1. Mit kompletter Querschnittslähmung und Wirbelfraktur, Rippenserienfrakturen, stumpfem Bauchtrauma, Oberschenkelfraktur rechts, kompliziertem Unterschenkelstückbruch, Tibiakopffraktur links und Commotio cerebri sind sechs verschiedene Körperteile verletzt und acht Knochen gebrochen. 2. Nur unter der enormen Gewalt des Pkw-Anpralls konnte es bei einem 19 jährigen Jungen zum isolierten Hauptstammbronchusabriß mit Totalatelektase der linken Lunge kommen. Rippenserienfrakturen, Ellbogen- und Unterarmfraktur sowie eine Commotio cerebri gelten dagegen nur noch als Nebenverletzungen. 3. War schon die beidseitige Rippenserienfraktur eines angefahrenen Fußgängers bedrohlich für Kreislauf, Atmung und Lungenkomplikationen, so gab die Summe der gebrochenen Knochen, insgesamt nicht weniger als 21, durch irreversiblen Schock und Fettembolie den Ausschlag.

Die Analyse typischer Verletzungsmechanismen mit typischen Unfallfolgen geht vom Einzelfall aus. In der Summe waren es von 1952 bis 1958 1149 stationär behandelte Fußgänger-Unfälle. 40 von 100 hatten Mehrfachverletzungen. Wir verstehen darunter grundsätzlich nur solche, bei denen jede Einzelverletzung stationäre Aufnahme rechtfertigt oder zumindest einen Knochenbruch darstellt. Komplexe Verletzungen eines Körperabschnittes, wie multiple intraabdominelle Organverletzungen, multiple Frakturen im Bereich eines Gelenks sowie Stückbrüche ein und desselben Knochens sind jeweils nur als eine Einheit gezählt.

111mal hatten wir bei Fußgängern Mehrfachfrakturen der Extremitäten, davon 47 Doppelfrakturen ein und derselben Extremität, 55 Halbseitenfrakturen von Arm und Bein, unter ihnen wiederum eine Großzahl Doppel-Stück-Trümmer- und Gelenkbrüche, 14 symmetrische Unterschenkel- und 12 symmetrische Oberschenkelfrakturen. In 78% der Mehrfachverletzungen war der Kopf mitbeteiligt.

*Der Fußgänger* wird völlig ungeschützt von Maschinen angefahren, die nicht nur ein Mehrfaches seines Eigengewichts haben, sondern durch ihre Bewegungsenergie mit Massenkräften auf ihn einwirken, die mit dem Quadrat der Geschwindigkeit zunehmen. Inwieweit aber vermag bei den *Insassen geschlossener Kraftfahrzeuge* die Karosserie eine Funktion als Schutzbarriere auszuüben ?; inwieweit stellt gerade der geschlossene Käfig der Personenwagen und der Lastwagenkabinen eine besondere Gefahr dar ?; welches sind die besonderen Gefahrenquellen und durch welche Sicherungsmaßnahmen können sie eingedämmt werden ? Diese Fragen werden noch brennender, wenn wir uns vergegenwärtigen, daß von unseren 670 stationär behandelten Pkw-Insassen fast jeder zweite, nämlich 45%, Mehrfachverletzungen hatte.

Die einzelnen *Phasen des Unfallmechanismus* sind etwas verschieden, je nach Ausgangsstellung und Schwerpunktverlagerung des Körpers im

Moment des Zusammenpralls und je nach den Innenmaßen verschiedener Fahrzeugtypen. Einmal kommt es zu einer Vor- und Aufwärtsbewegung des ganzen Körpers mit Knie- oder Unterschenkelanprall am Armaturen-brett, Parierstellung der Arme, Thorax- und Bauchanprall am Steuerrad und Kopf-anprall am oberen Ka-binenrahmen und an der Windschutzscheibe (Abb. 2).

Herr VOLLMAR aus der Heidelberger Klinik hat erst in München über Knieanprallver-letzungen der Auto- und Motorradfahrer vorgetragen und dabei

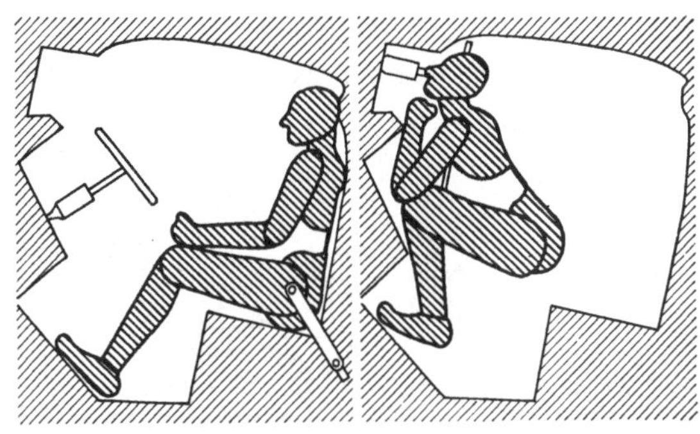

Abb. 2. Momentaufnahme der Bewegungen der Frontinsassen im Pkw bei der Kollision. (Nach Cornal Aeronautical Laboratory, E. R. DYE)

bestätigt, daß bei 60% der Oberschenkelfrakturen klinisch der Knie-anprall nachweisbar ist, daß bei Männern mit abduzierter Ruhe-stellung der Oberschenkel die zentrale Hüftluxation als fortgeleitete Verletzung, bei Frauen eher die hintere, obere Hüftluxation vorkommt. Bei diesem Unfallmechanismus nützt die Polsterung der *unteren* Arma-turenkante wenig, solange am Armaturenbrett selbst vorspringende Knöpfe oder an einem Wagen ein nur wenige Zentimeter vor dem Knie gelegenes Lenkradschloß so recht geschaffen sind für offene Patella-zertrümmerungen.

Hat sich, wie in dem demonstrierten Fall, bei beiderseitiger offener Pa-tellazertrümmerungsfraktur die Gewalt des Anpralls durch die Deforma-tion des Kniebereichs noch nicht erschöpft, so hat die Hüftluxation der gleichen Patientin in der zeitlichen Reihenfolge der Entstehung den Vorrang vor der Oberschenkelfraktur. Der Knieanprall stellt aber erst die Eröffnungsphase der Bewegungen der Insassen des Frontraums unter der Gewalt der enormen Verzögerungskräfte dar.

Bei einem Autobahnzusammenstoß kam zur rechtsseitigen Fersen-beinfraktur, Luxatio sub talo, Patellafraktur und zur linksseitigen Hüft-luxation in den folgenden Phasen eine linksseitige untere Plexus-lähmung, Naviculare-Fraktur der Hand, dann eine Commotio cerebri, beidseitige Rippenserienfrakturen mit Thoraximpression links, Contusio cordis und rechtsseitigem Pneumothorax. Auf dem Unfallwagen dieses Patienten war die Steuersäule steil hochgedrückt, die ganze Front des Wagens völlig zusammengestaucht.

Was dort die Verformung der Wagenfront an Verzögerungskräften wenigstens teilweise abgefangen hat, hat sich bei diesem Frontlenker am Menschen selbst ausgewirkt: klassischer beidseitiger Knieanprall, rechts-seitige supramalleoläre Zertrümmerungsfraktur, dazu Schädelbasisbruch, Ober- und Unterkieferfraktur, Commotio cerebri, Tod an Fettembolie.

Wo das Knie bei stärker gestrecktem Bein *unter* das Armaturenbrett nach vorn geschleudert wird, entstehen in der ersten Anprallphase (Abb. 3[2]) Stauchungs- und Trümmerbrüche des distalen Unterschenkels und des Fußes.

In der 3. Phase geht der Körper mit dem Schwerpunkt im Becken hoch, die Oberschenkel werden über die Unterkante des Armaturenbretts, die Steuersäule oder das Lenkrad als Hypomochlion gehebelt. Etwa 60% der Oberschenkelfrakturen der Pkw-Insassen entstehen fortgeleitet durch Knieanprall. Hier ist die Erklärung für die übrigen 40% und insbesondere für die suprakondylären Oberschenkelbrüche ohne Spuren von direktem Knieanprall.

Am Ende der 3. Phase Kopfanprall am oberen Rahmen, in der 4. Phase Rückstoß und in der 5. Phase wieder Gegenstoß gegen die Windschutzscheibe mit gleichzeitigem Thoraxanprall am Steuerrad.

Dazu die klinischen Bilder:

Phase 2: beidseitig supramalleoläre Unterschenkel-Trümmerfraktur als Beifahrer im VW bei frontaler Kollision.

Phase 3: Oberschenkeltrümmerbruch ohne Knieanprall. Steuersäule und

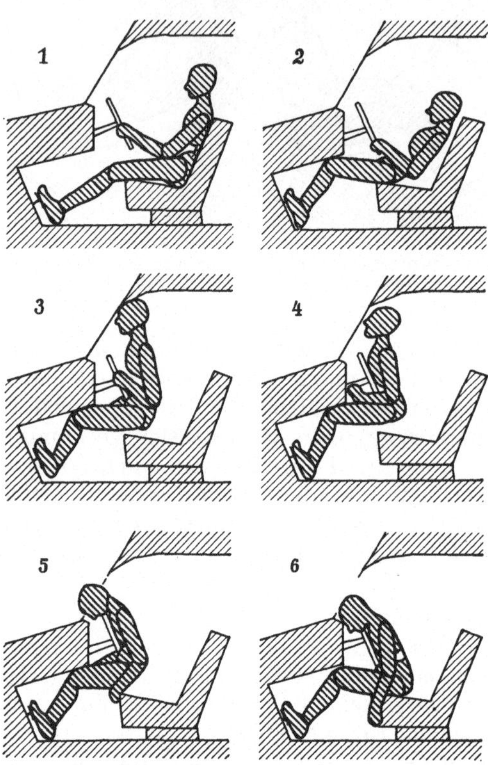

Abb. 3. Schematische Darstellung der Bewegungen der Frontinsassen im Pkw bei der Kollision. 6 Phasen. Nach einem Film des Swedish Powerboard. Die Originalfotos aus einem Zeitrafferfilm wurden mir von der Firma Hoechst freundlichst zur Verfügung gestellt

Armaturenbrett sind nach oben verbogen. Eine Variante derselben Phase sind suprakondyläre Oberschenkelfrakturen ohne Knieanprall.

Am Ende der Phase 3 offene frontobasale Schädelimpression. Fehlende Polsterung am oberen Rahmen, das Gestänge für Sonnenblende und Rückspiegel geben dafür die idealen Kontrapunkte ab; der Griff des Schiebedachs gilt den Insassen der Rücksitze.

Phase 4: Rückstoß und erneuter Stoß nach vorn. Densfraktur.

Phase 5: Steuersäule und Lenkrad sind unversehrt, aber am Thorax zeigt sich die Impression mit Hämatothorax. Dazu kam eine Contusio cerebri mit bleibenden Persönlichkeitsveränderungen.

Während sich bei diesem Unfall der Fahrer durch Anprall am Lenkrad eine Rippenserienfraktur zuzog, ist der Beifahrer an den Folgen einer Leberruptur, entstanden durch den aufgegangenen Handschuhkasten, verstorben.

Die Demonstration der einzelnen Phasen des Unfallvorgangs mit den klinischen Folgen ist Analyse und Synthese zugleich für die komplexen Mehrfachverletzungen:

Als Beifahrer im VW bei frontaler Kollision kein Thoraxanprall! Die sechs Trümmerbrüche hat der Verletzte überstanden. Nach langdauernder Bewußtlosigkeit blieb aber ein Abbau der Persönlichkeit und eine linksseitige Hemiparese als Endzustand.

Bei den Insassen der Rücksitze ist die 1. Phase des Unfallmechanismus grundsätzlich gleich: Knieanprall an den Rücklehnen der Vordersitze, im Beginn der Schleuderbewegung nach vorn stumpfes Bauchtrauma; die folgenden Phasen landen entweder in der Windschutzscheibe oder nach Überschlagung wieder im Rücksitz. Hat die gleichartig-symmetrisch ansetzende Gewalt an beiden unteren Extremitäten symmetrische und Doppelfrakturen zur Folge, so sind die Mehrfachverletzungen hier wie an den Frontsitzen das Äquivalent der Mehrphasigkeit des Unfallmechanismus.

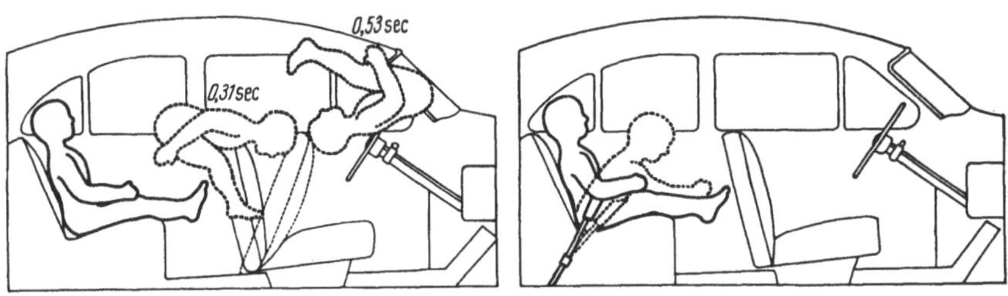


Abb. 4. Schematische Darstellung der Bewegungen der Insassen der Rücksitze bei der Kollision (nach E. R. Dye)

Gezeigt werden hierzu zwei Abbildungen, bei denen einer der Verletzten einen Oberschenkel- und Unterschenkelstückbruch sowie ein Schädelhirntrauma erlitt, der andere einen Oberschenkelstückbruch und eine Leberspätruptur, die operativ versorgt wurde. Dieser Patient konnte geheilt werden.

Wir haben die Frage gestellt, welche besonderen Gefahren in dem geschlossenen Käfig des Pkw den Menschen bedrohen. Die Gefahrenpunkte und die Verteilung der Verletzungen an unserem Heidelberger Unfallmann lassen mit aller Deutlichkeit erkennen, daß das Problem der Menschenverpackung im Pkw bei weitem noch nicht gelöst ist. 81% haben Kopfverletzungen, 42% Verletzungen der unteren Extremitäten und 25% Thoraxverletzungen.

Wir sollten alle eine Vorstellung haben von den Kräften, die beim Pkw-Unfall auf den Körper einwirken. Wenn ein Kraftfahrzeug gegen einen festen Widerstand aufprallt, wird seine Endgeschwindigkeit unter Verformung des Fahrzeugs schlagartig auf 0 abgebremst. Physikalisch spricht

man von einer Verzögerung oder negativen Beschleunigung. Die Bremsstrecke ist gleich der Deformierung des Wagens. Sie kann bis 50 cm betragen. Lassen Sie uns ein Beispiel zusammen durchrechnen: Ein VW
mit 730 kg Leergewicht prallt mit einer Geschwindigkeit von 50 km/Std $=$
13,9 m/sec frontal gegen einen festen Widerstand. Die Deformierung $=$
Bremsweg beträgt 0,5 m. Dann ist die Verzögerung eine Funktion von
Geschwindigkeit im Quadrat und Bremsweg, nämlich

$$\text{Verzögerung: } b = \frac{V^2}{2\,s} = \frac{13,9^2\,\dfrac{m^2}{sec^2}}{2\cdot 0,5\,m} = \frac{193\,\dfrac{m^2}{sec^2}}{1\,m} = 193\,\frac{m}{sec^2} = 19,7\,g$$

Indem man die Verzögerung in Vielfachen der Erdbeschleunigung
mißt, kommt zum Ausdruck, daß die wirksame Verzögerungskraft dem
19,7fachen des Eigengewichts des Wagens entspricht, nämlich 14350 kg.

Für die Insassen sind nun zwei Faktoren ausschlaggebend: die Bremsung der Frontpartie und des Fußbodens am Innenraum dauert 0,07 sec
von Anprallbeginn an, die Gesamtbremsung des Insassenraums 0,087 sec.
Während die Wagenfront schon ganz oder fast gebremst ist, werden die
Insassen mit der ursprünglichen Endgeschwindigkeit von 50 km/Std
gegen die schon zum Halten gebrachte Vorderwand geschleudert.

Den Insassen kommt also der Deformierungs- $=$ Bremsweg des Fahrzeuges nicht zugute. Während aber der Wagen einen Bremsweg von 50 cm
hat und dabei mit dem 20fachen seines Eigengewichts aufprallt, ist die
Verformung $=$ Bremsweg am menschlichen Körper einschließlich der
Anprallstelle am Wagen mit nur 5 cm anzunehmen:

Die Verzögerung des Menschen ist dann:

$$b = \frac{V^2}{2\,s} = \frac{13,9^2\,\dfrac{m^2}{sec^2}}{2\cdot 0,05\,m} = \frac{193\,\dfrac{m^2}{sec^2}}{0,1} = 1930\,m/sec^2 = 197\,g$$

Also das 200fache seines Eigengewichts!

Wenn der Mensch fest in seinem Fahrzeug angeschnallt wäre, würde
für ihn die gleiche Verzögerung von 19,7 g wie für das Fahrzeug gelten.

*Aber* der Deformierungsweg des Wagens verläuft nicht konstant. Infolge unterschiedlich starrer Konstruktionselemente, wie Stoßstange,
Karosserieblech, Motorblock werden im Kollisionsverlauf Verzögerungsspitzen von 50 bis 200 g erreicht. Der Mensch kann aber unter günstigen
Voraussetzungen nur 50 bis 100 g aushalten.

Es geht also darum, daß die Deformierungseigenschaften der Konstruktionselemente des Fahrzeugs in Übereinstimmung mit der Widerstandskraft des Menschen gebracht werden. Die Karosserie übt in dem
Maß eine Schutzfunktion aus, als sie bei der Kollision langsam und kontinuierlich zusammenbricht. Das ist Aufgabe der Konstrukteure und der
Industrie.

*Sicherheitsgurte* ermöglichen die Anpassung der Verzögerung des
Menschen an diejenige des Wagens. Das Entscheidende dabei ist, daß
durch Dehnung der Gurte der Raum zwischen Insassen und Vorderwand
als zusätzliche Bremsstrecke gewonnen wird. Der Gurt muß sich dehnen,

darf aber, zur Vermeidung von Schleudereffekten auf die HWS, nicht elastisch zurückschnellen.

Bei 50 km/Std Endgeschwindigkeit und 30 cm Bremsstrecke im Gurt wird somit für die Insassen die Verzögerung

$$b = \frac{V^2}{2\,s} = \frac{13,9^2\,\dfrac{m^2}{sec^2}}{2 \cdot 0,3\,m} = \frac{193\,\dfrac{m^2}{sec^2}}{0,6\,m} = 322\,\frac{m}{sec^2} = 32,8\,g$$

Sie liegt also im Bereich der dynamischen Widerstandskraft des Menschen. Die Bremsstrecke des Wagens, an der die Insassen teilhaben, ist dabei noch nicht berücksichtigt.

Der Kollisionsverlauf im *Hüftgurt* ist ungünstig (Abb. 5). Der ganze Körper wird um die Hüfte als Querachse nach vorn geschleudert, der Tho-

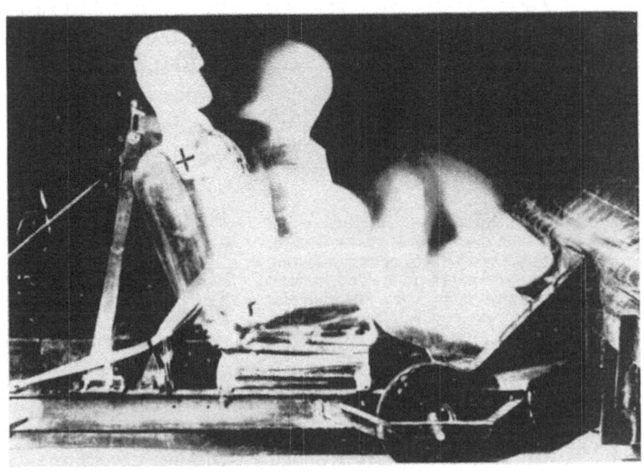

Abb. 5. Kollisionsverlauf im Hüftgurt (nach E. R. DYE)

rax auf das Steuerrad, der Kopf auf die Kante des Armaturenbrettes. Die enormen Verzögerungskräfte setzen am Abdomen an. Innere Verletzungen sind die Folge.

Der *Schultergurt* hat sicher gegenüber dem an sich idealen aber zu umständlichen Doppelschulter-Bauchgurt noch Nachteile, doch scheint er uns zur Zeit die beste Konstruktion. Claviculafrakturen durch den Anprall im Gurt, selbst ein Fall einer Leberruptur, der nach operativer Versorgung geheilt wurde, können die Vorteile des Schultergurts nicht widerlegen.

Stauchungsbelastung im Vorfuß und Knöchel sowie Knieanprall sind auch im Schultergurt noch nicht sicher zu vermeiden, wenn der Körper mit dem Schwerpunkt im Becken nach vorn unter dem Gurt hindurchgeschleudert wird, doch kommen die Kollisionsphasen 3, 4, 5 mit den lebensbedrohlichen Schädel- und Thoraxverletzungen nicht mehr zur Auswirkung (Abb. 6).

Die Berechnung der *Verzögerungskräfte als Funktion von Geschwindigkeit im Quadrat und Bremsweg* öffnet nun auch das Verständnis für Sicherheitslenkrad und Innenpolsterung: die Endgeschwindigkeit ist im Augenblick der Kollision eine nicht mehr veränderbare Größe. Der Bremsweg für aufprallende Körperteile kann aber noch verlängert werden durch verformbare Kontrapunkte. Doppelter Bremsweg bedeutet halbe Verzögerungskräfte. Bevor sich die Deformationsarbeit am menschlichen Körper auswirkt, werden die Anprallstellen im Fahrzeug deformiert.

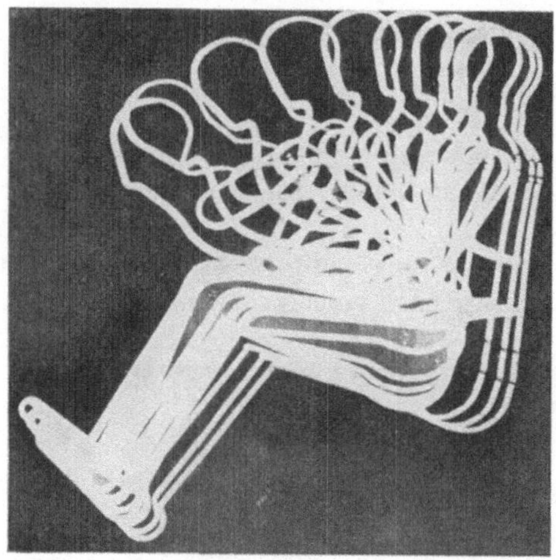

Abb. 6. Zeitrafferaufnahme des Kollisionsverlaufes im Schultergurt nach einem Film des Swedish-Power-Board. Man sieht die horizontale Vorwärtsbewegung, die den Knieanprall nicht sicher verhindert, aber Thorax und Kopf bewegen sich nur soweit nach vorn, als sich der Gurt dehnt. Kein Thorax- und Kopfanprall

Beim *Motorrad- und Radfahrer* werden im direkten Anprall die exponierten Körperteile getroffen. Völlig ungeschützt wirkt sich an einer Körperseite die ganze Deformationsarbeit aus. Weil sich aber an die primäre Anprallphase sofort die Sturzphase anschließt, in der Motorradfahrer und Beifahrer kopfvoraus mit kaum abgebremster Endgeschwindigkeit weiterfliegen, sehen wir bei der Kollision der Motorradfahrer fast immer Mehrfachverletzungen.

Zu den 67% Schädeltraumen der Sturzphase kommen die an sich seltenen, aber spezifischen Armplexusausrisse durch Längszug und Rotation beim Festhalten des Lenkers im Sturz, Parierverletzungen der Arme und Hände und nicht zuletzt Aufschlagverletzungen der Rumpforgane und der Extremitäten, somit Mehrfachverletzungen auch in den Fällen, wo Motorradfahrer ohne primären Körperanprall sofort in die Sturzphase gehen.

Von 650 Mehrfachverletzten haben 451 Fälle Schädelhirntraumen neben Verletzungen anderer Körperabschnitte. In 150 Fällen waren Schädelhirntraumen mit Extremitätenverletzungen *und* Verletzungen der Rumpforgane kombiniert. Unter den 63 Halbseitenverletzungen sind wiederum zahlreiche Doppel- und Serienfrakturen, an der unteren Extremität allein 83, die sowohl wegen infektbedrohter Weichteilwunden als auch hinsichtlich der Frakturreposition und Wiederherstellung der Gelenkfunktion besondere Anforderungen stellen.

Allen *primären Anprallverletzungen* ist gemeinsam, daß es sich um schwerste, in der Mehrzahl offene Trümmerfrakturen mit Gelenkbeteiligung, um Doppelfrakturen einzelner Gliedabschnitte oder mehrerer Glieder der Bewegungskette einer Extremität handelt; an den unteren Extremitäten begegnen wir dann meist offenen Patellafrakturen, fortgeleiteten Oberschenkelfrakturen und Hüftluxationen und in extremen Fällen der en-bloc-Aussprengung des Kniegelenks (Abb. 7).

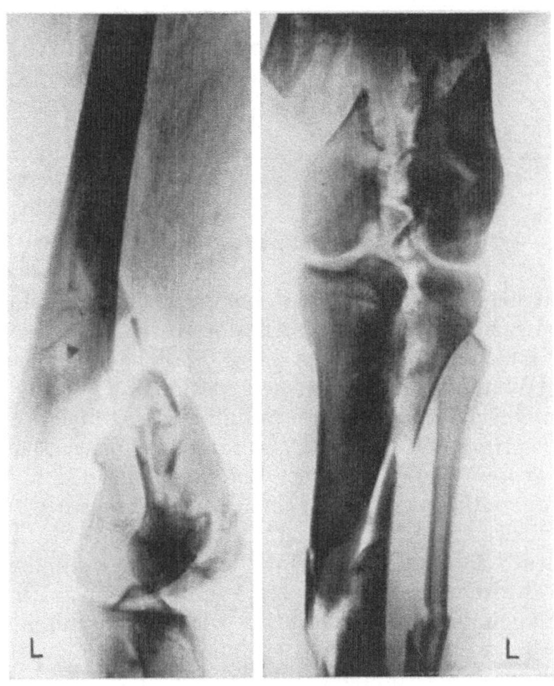


Abb. 7. Knieanprall beim Motorradfahrer: Rö: Schwerste Unterschenkeltrümmerfraktur, Tibiakopfsprengung und Supra- und perkondyläre Oberschenkelfraktur

Der Kniebügel beim Motorrad, das leichte Schutzblech beim Motorroller verhindern sicher den direkten Knieanprall, weil schon der Widerstand des dünnen Blechs die Sturzphase einleitet, noch bevor die Verzögerungskräfte das gebeugte Knie treffen. Wie bei einem Patienten gezeigt wir, belegen die quer über beide Oberschenkel knapp oberhalb des Knies verlaufenden Prellungsmarken mit beidseitiger Oberschenkelfraktur den weiteren Mechanismus des scharf umschriebenen Anpralles am Lenker in der Sturzphase. Auch Leber-, Milz- und Dünndarmrupturen können so entstehen.

Die Domäne der *Sturzphase* sind Schädelhirnverletzungen, typisch dabei die frontobasalen Impressionen, aber auch schwerste Schädelberstungsfrakturen mit entsprechender Hirnverletzung, demonstriert bei einer rechtstemporalen intracerebralen Massenblutung mit Hirnbreizertrümmerung — erkenntlich an der Anterior- und Mediaverdrängung — nach operativer Versorgung ohne bleibende Wesensveränderungen geheilt; regelrechtes Arteriogramm.

Der Schutzhelm, als Doppelwandhelm ausgeführt, verlängert die Bremsstrecke für den Schädel, indem er selbst Verformungsarbeit aufnimmt. Wiederum ist es Aufgabe der Ingenieure und Industrie, Wölbung

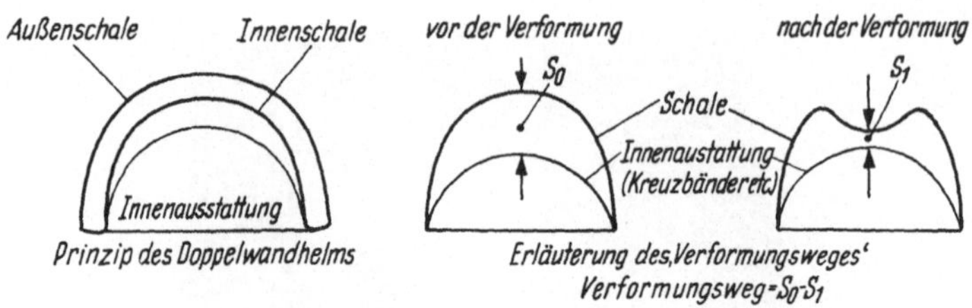


Abb. 8. Schema des Doppelwandschutzhelms (nach ZIFFER)

und Material der Schutzhelme der dynamischen Widerstandskraft des menschlichen Schädels und besonders der HWS anzupassen, so daß im Kollisionsverlauf des Schutzhelms die gefährlichen Verzögerungsspitzen und damit HWS-Frakturen vermieden werden.

Was er an Oberflächenkorrosion aufnimmt, ist ohnehin einleuchtend.

Wo sich die primäre Anprallwucht auf umschriebener Fläche erschöpft, kann es zu grotesken Verletzungen kommen, wie in dem vorgeführten Fall eines Motorradfahrers, der auf einen Langholzwagen auffuhr. Schocktherapie im auswärtigen Krankenhaus, das unseren Operationswagen anforderte, Intubation, primäre Wundversorgung, sekundäre plastische Operationen, prothetische Versorgung konnten nicht nur das Leben retten, sondern auch das entstellte Antlitz wieder menschlich machen.

Ein *Teil*problem der Mehrfachverletzungen ist die Analyse des Verletzungsvorgangs als Grundlage für die Entwicklung von Sicherungsmaßnahmen. Nachdem von den Chirurgen als den unbestreitbaren Experten der Unfallopfer der Ruf nach Sicherungseinrichtungen nie verstummte und Ingenieure schon zahlreiche wirksame Schutzeinrichtungen geschaffen, erprobt und produktionsreif gemacht haben, ist es an der Industrie, *vor* allen anderen marktwirtschaftlichen Interessen ihre Fahrzeuge nach Grundsätzen des Menschenschutzes auszustatten.

Eine andere Seite der Mehrfachverletzungen sind die besonderen Probleme der Erstversorgung, des Transports, der Diagnostik, der Komplikationen — denken wir nur an die Fettembolie —, die besonderen Schwierigkeiten der Knochenbruchheilung bei Doppel- und Serienfrakturen und deren Spätfolgen. Lassen Sie mich, ohne auf diese Frage näher einzugehen, abschließend Bilanz machen:

Von 4924 Verkehrsunfällen hatten 1809, das sind 37% Mehrfachverletzungen, fast 50% davon, 881 Fälle, sind Kombinationen zwischen Kopf und Extremitäten. Von diesen hat wiederum jeder sechste zusätzlich eine Verletzung des Rumpfes und der Rumpforgane, jeder zehnte eine Verletzung der oberen und unteren Extremitäten zugleich.

Sind neben der Vielzahl der Schädeltraumen intraabdominelle Organverletzungen an sich nicht häufig, so gibt deren Zusammentreffen mit Bewußtlosigkeit zunächst diagnostische Probleme auf. Dieses Zusammentreffen mit weiteren Extremitäten-Becken-Thoraxverletzungen erfordert engste Zusammenarbeit zwischen den Spezialisten.

Gilt es für die Erstversorgung schwerer Schädeltraumen, zentrale Atmung und Kreislauf aufrecht zu erhalten, die Atemwege freizuhalten, droht nach der primären Aspiration die sekundäre Pneumonie, so werden alle diese Gefahren potenziert, wenn dazu noch der knöcherne Thorax und die intrathorakalen Organe verletzt sind.

Verkehrsmittel dienen der Fortbewegung, der Arbeit und der Kommunikation unter den Menschen. Wie sehr unsere natürlichen Fortbewegungsmittel, die Beine und unsere Arbeitswerkzeuge, die Hände und Arme, vom Verkehr bedroht sind, zeigen die 131 Halbseitenfrakturen, darunter zahlreiche Serienfrakturen, 148 Serienfrakturen eines Beins und 49 Serienfrakturen eines Armes.

Geschwindigkeit, Masse, Verzögerung, Bremsweg sind die physikalischen Größen im Verkehr, denen der Mensch mit Maß, Vernunft und Geist begegnen sollte.

Maßhalten nämlich mit der Geschwindigkeit, Sicherungen schaffen mit Vernunft und Geist.


W. Döhner, Kiel: **Zusammentreffen von Commotio cerebri und cervico-encephalem Syndrom.**

*Viele Ärzte* sind allzuleicht bereit, nach Unfällen mit angegebener Bewußtlosigkeit eine Hirnerschütterung anzunehmen. *Bei Ausbleiben* der *erwarteten Rückbildung von Beschwerden*, gleichzeitigem Nachweis vieldeutiger neurologischer Mikrosymptome und Klagen über allgemeines Leistungsversagen wird später die anfängliche Diagnose revidiert und nun entweder ein schwererer traumatischer Hirnschaden im Sinne der Contusio cerebri angenommen oder eine psychogene Überlagerung vermutet.

*Zweifellos liegt es nahe*, im Anschluß an ein Schädeltrauma eine Commoti cerebri zu diagnostizieren, wenn nach anfänglicher kurzdauernder Bewußtlosigkeit mit Erbrechen und Pulsanomalien späterhin über Kopfschmerzen, Brechreiz, Schwindelgefühl, Ohrensausen und Flimmern vor den Augen geklagt wird. *Die gleichen Erscheinungen* sind aber — nach entsprechendem Unfallmechanismus — zu erwarten bei dem sogenannten cervico-encephalen Syndrom durch traumatische Irritation des hinteren Halssympathicus. Eine äußerlich erkennbare Prellung der Nackengegend fehlt dabei ebenso wie röntgenologische Veränderungen an der oberen Halswirbelsäule.

Beide Syndrome — also Commotio cerebri wie cervico-encephales Bild — können unabhängig voneinander auftreten. Gar nicht so selten aber überschneiden sich beide Schädigungsursachen mit ihren traumatischen Folgeerscheinungen.

Dies gilt in erster Linie von leichten Unfällen bei Autofahrern im Ortsverkehr. Plötzliches Bremsen oder Zusammenstöße bei niedriger Geschwindigkeit können zu brüsken Schleuderbewegungen des Kopfes mit fortgeleiteter Stauchung der oberen Halswirbelsäule führen unter gleichzeitigem Anprall der Stirn oder des Gesichtsschädels an Windschutzscheibe, Armaturenbrett oder Lenkrad.

Durch eine sofortige genaue Untersuchung und sorgfältige Rekonstruktion des Unfallablaufes gelingt es aber fast immer, das cervicoencephale Syndrom zu erkennen.

*Zunächst einmal imponiert* eine Schonhaltung des Kopfes mit Verspannung der Nackenmuskulatur und schmerzbedingter Einschränkung der Beweglichkeit. Ferner sind die Kopfschmerzen meist ausgesprochen halbseitig, im Nacken beginnend und über die Schädelkonvexität nach vorn ausstrahlend. Sie haben eine eigentümliche Tönung von dumpfem, bohrendem, ja mitunter sogar brennendem Charakter. Es besteht keine Gefühlsherabsetzung im Occipitalbereich, sondern eher eine Hyperalgesie. Mitunter breiten sich die Schmerzen in das zugehörige Körperviertel aus unter Einbeziehung des Armes im Sinne des von Laux beschriebenen Quadrantensyndroms. Die Schwindelerscheinungen sind uncharakteristisch, Vestibularisausfälle dabei nicht feststellbar. Ein begleitendes Ohrensausen fehlt selten.

*Therapeutisch ist es ratsam*, sich dann nicht nur wie nach einer Hirnerschütterung auf Einhalten von Bettruhe zu beschränken, sondern zentral dämpfende Medikamente, Hydergin, Sympathicolytica und örtliche Infiltration zur Anwendung zu bringen, um den vegetativen Reizzustand zu beseitigen. Selbstverständlich unter Vermeidung jeglicher ungünstiger Suggestion.

Differentialdiagnostisch wären abzugrenzen:

1. *Harmlose Prellungs-* und *Zerrungsschmerzen* bei erkennbarer örtlicher Gewalteinwirkung auf die Nackengegend; 2. Die besonders von Bues beschriebenen neuralgischen Kopfschmerzen mit ihren charakteristischen Sensibilitätsausfällen; 3. *Intermittierende Kopfschmerzen* mit anfallsweise auftretender Nackensteifigkeit bei Liquorzirkulationsstörungen; 4. Auswirkungen von Schreck- und Schockreaktionen sowie rein psychisch bedingte Schmerzzustände; 5. Arteriosklerotische Durchblutungsstörungen und andere Gefäßleiden; 6. Das Syndrom eines Subluxationsschmerzes sowie Wurzelreizerscheinungen und Symptome von Seiten des Halsmarks als Folge osteochondrotischer oder andersartiger Veränderungen der Halswirbelsäule.

Auch bei Koppelung postcommotioneller Erscheinungen mit cervicoencephalem Syndrom ist in der Regel eine rasche Rückbildungstendenz und baldige Wiederherstellung der vollen Leistungsfähigkeit zu erwarten.

Verzögerungen und Komplikationen entstehen im wesentlichen durch ärztliche Fehler, sei es infolge von Fehldiagnosen, nachteiliger Induzierungen oder der in solchen Fällen unseres Erachtens zu widerratenden cheiropraktischen Maßnahmen.

Zu fordern ist also — wie nach allen Schädeltraumen — die richtige Frühdiagnose. Bei Chronifizierung des Beschwerdesyndroms ist meist eine Entwirrung der komplexen Pathogenese unmöglich und eine Korrektur schwierig.

Cotta, Berlin: Zum Thema Mehrfachverletzungen und Unfallmechanismen im Straßenverkehr möchte ich Ihnen eine kombinierte Verletzungsform vorstellen, die wir inzwischen schon mehrfach in der Orthopädischen Klinik und Poliklinik der Freien Universität Berlin beobachten konnten. Es handelt sich um Verletzungen, die bei Unfällen in einer bestimmten Art von Kleinfahrzeugen entstehen, in denen der Fahrer bei frontalen Zusammenstößen nur durch eine etwa 4 bis 6 mm starke Blechwand geschützt ist. Der direkte Ausprall trifft zuerst beide kniegelenksnahen Unterschenkelabschnitte, der Fahrer wird hebelartig mit dem Oberkörper nach vorne geschleudert, und es können, wie in unserem Fall, schwere stumpfe Hirntraumen zusätzlich auftreten.

Typisches Beispiel für diesen Unfallmechanismus:

Ein 44jähriger Mann wurde von einem Angestellten seines Betriebes mit einer Isetta zur Werkstatt gefahren, in der sein Mercedes stand. Auf dem Wege dorthin ist die Isetta mit einem Volkswagenbus bei einer Geschwindigkeit von 45 bis 50 Kilometerstunden frontal zusammengestoßen. Der Fahrer erlitt dabei eine doppelseitige hochsitzende Unterschenkelfraktur mit ausgedehnten Weichteilverletzungen. Die Verletzungsfolgen konnten primär gut ausgeheilt werden, der betreffende Mann ist inzwischen ausgewandert und hat die Röntgenaufnahmen mitgenommen.

Der Beifahrer, um den es hier geht, erlitt linksseitig eine komplizierte Unterschenkelfraktur mit einer Tibiakopfinfraktion. Das proximale Tibiafragment spießte nach Angaben des erstbehandelnden Arztes mehrere Zentimeter aus den breitflächigen Quetsch- und Rißwunden am linken Unterschenkel heraus. Rechtsseitig bestand eine schwere Tibiakopffraktur, ebenfalls mit ausgedehnten Weichteilquetschungen. Sofort nach dem Unfall war eine doppelseitige Peronaeusparese aufgetreten. Außerdem bestanden die typischen Anzeichen einer Contusio cerebri mit multiplen Kopfplatzwunden. Nach der üblichen Wundversorgung mit allgemeiner Schockbekämpfung wurde links eine Calcaneusdrahtextension angelegt. Die Tibiakopffraktur rechts ist nach vergeblichen Repositionsversuchen im Oberschenkelgipsverband ruhiggestellt worden. Fünf Monate nach dem Unfall wurde der Patient zu uns verlegt, an beiden Beinen bestanden erhebliche Durchblutungsstörungen, die Unterschenkelfraktur links war klinisch und röntgenologisch noch nicht fest. Die Tibiakopffraktur war knöchern mit einer Verbreiterung des lateralen Kopfmassivs fest verheilt. Nach wie vor bestand die Peronaeusparese beiderseits.

Wir haben zunächst intensive Maßnahmen zur Besserung der Durchblutungsstörungen eingeleitet. Beide Beine erholten sich rasch. Nach eingehender neurologischer und myographischer Untersuchung wurde dann sechs Monate nach dem Unfall nacheinander die operative Peronaeusrevision beiderseits durchgeführt. Links war der Nerv in ein derbes Unterhautnarbengebiet verbacken und rechts wurde er durch eine ausladende Tibiakopfkante überspannt und narbig eingeschnürt. Der rechte Peronaeus erholte sich unter intensiver Elektrotherapie rasch, während links keine Besserung zu erzielen war.

Der Patient ist zur Zeit wieder in seinem Beruf als kaufmännischer Leiter eines großen Betriebes tätig. Die Frakturen sind fest verheilt. Die Durchblutungsstörungen sind beiderseits wesentlich gebessert, links besteht die Peronaeusparese in alter Form, während der rechte Fuß wieder voll funktionstüchtig ist. Im rechten Kniegelenk treten infolge der statischen Fehlbelastung mit fortschreitender Arthrosis deformans von Zeit zu Zeit leichtere Reizzustände auf.

Abschließend soll noch hinzugefügt werden, daß andere Unfallkliniken Berlins über ähnliche Verletzungsformen bei Unfällen in diesen Kleinwagentypen berichten. In einem Fall mußte wegen totaler Zertrümmerung beider Unterschenkel beiderseits eine Oberschenkelamputation durchgeführt werden.

Es ist nun die Frage zu stellen, ob diese Kleinwagenform dem Fahrer oder Beifahrer genügenden Unfallschutz bietet? Es steht natürlich fest, daß auch bei anderen Wagenformen frontale Zusammenstöße die Insassen gefährden können. Nur mit dem Unterschied, daß in diesen Kleinwagen eine erhöhte Verletzungsgefahr schon bei Zusammenstößen mit niedriger Geschwindigkeit, wie sie z. B. heute in den Ortschaften zulässig ist, besteht. Wir sind der Ansicht, daß ein Motor oder andere Sicherungen nach vorne in solchen Fällen mehr Schutz bieten.

Einerseits werden überall große Anstrengungen zur Hebung der Verkehrssicherheit durch Ausbau des den heutigen Anforderungen nicht mehr genügenden Straßennetzes, Verschärfung der Verkehrsvorschriften und Erziehung der Verkehrsteilnehmer unternommen, andererseits wird durch den Bau derartiger Kleinwagenformen die Unfallgefahr für die einzelne Person wesentlich erhöht.

**M. Stolze, Halle: Becken und Harnwege im Betriebs- und Verkehrsunfall. (Mit 6 Abb.)**

Der außerordentliche Aufschwung in der Industrie und Wirtschaft nach dem letzten Weltkrieg in beiden Teilen Deutschlands hat es mit sich gebracht, daß durch das Voranschreiten der Industrialisierung in der Stadt und auf dem Lande das Verkehrswesen zu einem ernsten Problem geworden ist, das einer dringenden Lösung und Revision bedarf. Die Bauweisen der Städte, die Straßennetze sind überaltert, um der zunehmenden Verkehrsdichte heute noch gewachsen zu sein. Dabei gilt es aber nicht nur, den augenblicklichen Zustand zu bewältigen, sondern in weiter Voraussicht die nächsten 10 bis 20 Jahre mit in diese Bauvorhaben einzuschließen.

Die erschreckende Zunahme der Verletzungen und Todesfälle im Verkehr führen zwangsläufig zu einer Stellungnahme der Medizin diesem Problem gegenüber, und es ist im Rahmen dieses Kongresses nur zu begrüßen, daß bei der breiten Basis der modernen Traumatologie jede Sparte der inneren und chirurgischen Medizin zu Worte kommt.

Gestatten Sie nur in Kürze einige wenige statistische Angaben, die den Ernst der Situation beleuchten. Die Produktion von Personen- und Lastkraftwagen konnte in der DDR von 1950 bis 1958 von 7200 auf 35000 Wagen gesteigert werden, in der BRD im gleichen Zeitraum von 216000 auf 959000 Wagen. Daraus erhellt sich schon eindeutig, daß die Lösung des schwierigen Verkehrsproblems in Westdeutschland schon seit einiger Zeit akuter ist als in der DDR. Waren es im Jahre 1948 0,9 Mill. Kraftfahrzeuge, so zeigte das Jahr 1958 bereits einen Bestand von 6,5 Mill. Parallel zum Anwachsen des Bestandes an Kraftfahrzeugen ist in erschreckendem Maße in der ganzen Welt von Jahr zu Jahr die Zahl der Verkehrsunfälle, der Verletzten und Toten weiter angestiegen. Alle bisher angewandten Mittel der Polizeiorgane, wie Warn- und Hinweistafeln, Geschwindigkeitsbegrenzungen, Verkehrserziehungen usw., konnten den Anstieg der Verkehrsunfälle nur ungenügend beeinflussen. Im Jahre 1959 sind allein in den USA 91500 Menschen ums Leben gekommen, davon 37000 durch Verkehrsunfälle und 13800 durch Arbeitsunfälle. Die Zahl der Verkehrsunfälle in der DDR ist von 1953 bis 1958 weit über das Doppelte angestiegen. Bei den Arbeitsunfällen ist in beiden Teilen Deutschlands seit 1956 ein allmählicher Rückgang zu verzeichnen, wenn sie auch im Vergleich zu den Verkehrsunfällen nicht so schwer verlaufen wie die letzteren und ein deutliches Absinken der Sterblichkeit der Betriebsunfälle sichtbar wird.

Auf 10000 Versicherte kamen

|            |      |               |
|------------|------|---------------|
| in der DDR | 1952 | 979 Unfälle   |
|            | 1957 | 833 Unfälle   |
| in der BRD | 1956 | 1273 Unfälle  |
|            | 1957 | 1241 Unfälle  |

Die Betriebsunfälle in der DDR gingen von 569137 im Jahre 1952 auf 538942 im Jahre 1958 zurück.

Die folgende Statistik erläutert außerdem eine gewisse Unterschiedlichkeit in den Verkehrs- und Betriebsunfällen in Stadt und Land (Abb. 1).

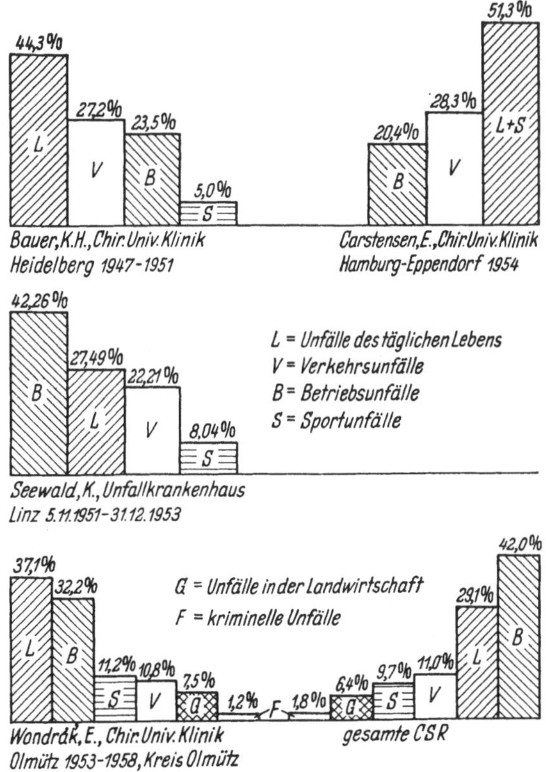


Abb. 1. Differenzierung der Unfallarten

Die Ursachen der Verkehrsunfälle sind mannigfach. Interessant ist die Feststellung auf Grund von Testprüfungen, daß eine Fahrstunde mit einem Pkw in einer Großstadt bei mittlerem Straßenverkehr die gleiche Belastung für den Menschen bedeutet, wie ein normaler Arbeitstag in 6 Stunden. 80% der Verkehrsunfälle werden durch menschliches Versagen hervorgerufen [charakterliche Schwächen, Hemmungslosigkeit, Intelligenzmangel, Unreife (GELLER), Abb. 2].

Innere Erkrankungen sind selten Ursache eines Verkehrsunfalles. Die Erkrankungen des Auges sind prädisponierend. Temporäre Zustands- und Stimmungsänderungen (Grandjean), wie Ermüdung, Medika-

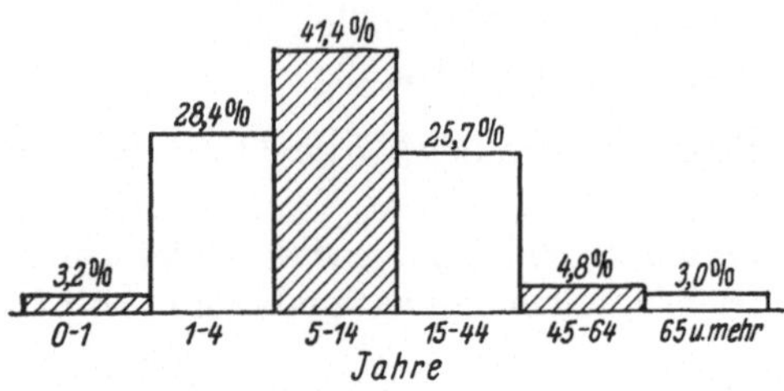


Abb. 2. Altersaufbau der Verletzten

menten- und Genußmittelmißbrauch, besonders des Alkohols, wirken enthemmend und reaktionsvermindernd. Temporäre Veränderungen, wie Verkehrsdichte, Straßenbreite und -beschaffenheit, Übersicht und Witterungseinflüsse bestimmen die Geschwindigkeit (Leonhard). Wer unter der Geschwindigkeitsgrenze fährt, wird den äußeren Umständen besser gewachsen sein. Es ist statistisch erwiesen, daß Frauen weniger mit Verkehrsunfällen belastet sind. Auf Grund von Untersuchungen innerhalb der Weltgesundheits-Organisation (Rudolf) wird erwiesen, daß vor allem Kinder und Jugendliche den größten Anteil an Verletzten und Toten stellen. In England wurden als auslösende Faktoren Krankheiten der Mutter, deren Berufstätigkeit wie überhaupt die kinderreiche Familie festgestellt. So viel als statistische Vorausbemerkungen.

Es ist eine alte Tatsache, daß das Harnsystem infolge seiner wenig exponierten anatomischen Lage glücklicherweise mit am besten abschneidet hinsichtlich der Häufigkeit der Verletzungen. Die in der Tiefe des Bauchraumes liegenden Nieren, ihre Einbettung in ein Fettpolster, ihre elastische Aufhängung mit der Möglichkeit des Ausweichens bei indirekten Traumen, schützen die Nieren weitgehend vor einer Verletzung. Der zarte Ureter ist noch viel weniger exponiert, eher schon die Blase im gefüllten Zustand, besonders unter pathologischen Bedingungen, ausnahmsweise einmal durch direktes Anspießen eines Knochensplitters des Beckenringes. Am meisten exponiert ist naturgemäß die hintere Harnröhre und das äußere Genitale. Die gleichzeitige Knochenverletzung des Beckenringes ermöglicht relativ leicht Zerreißungen des hinteren Harnabschnittes, indirekte Traumen am Damm führen auch ohne Knochenverletzung zur Harnröhrenläsion, direkte Pfählungsverletzungen natürlich noch am ehesten. Auffallend ist, daß das exponierte äußere Genitale relativ selten beschädigt wird. Hier scheint wieder der Betriebsunfall unter bestimmten technischen Voraussetzungen die größere Schuld zu tragen.

Der Autofahrer ist besonders durch das Steuerrad bedroht, das zu Leber- und rechtsseitiger Nierenverletzung führen kann. Die mannigfaltigsten Ursachen im Betriebsgeschehen können die Ursachen indirekter Gewalteinwirkung sein, hier spielen die Unfälle im Bergbau eine besondere Rolle.

Bei den subcutanen Nierenverletzungen kennen wir die Kompressionstheorie von Le Denton und Tuffier. Nach Küster spielt der hydraulische Druck innerhalb des Hohlsystems eine Rolle bei der Berstung einer

Niere, KROGIUS und HÄMÄLÄINEN glauben, daß der zirkuläre Zug und eine radiäre Druckspannung verantwortlich zu machen sind. SANTORA endlich glaubt an eine Contre-coup-Wirkung innerhalb der Flüssigkeitssäule des Harnsystems.

Die pathologisch veränderte Niere, besonders wenn sie durch irgendwelche Prozesse vergrößert ist, ist gefährdeter. Der intraabdominelle Druck und Zwerchfellstand mag auch eine Rolle spielen. Nach DOZSA teilen sich 83 Fälle von stumpfer Nierenverletzung folgendermaßen auf:

| Ursache: | Anzahl: |
| --- | --- |
| Fall von einem hohen Ort, Sturz in die Tiefe ... | 14 |
| Sturz von einem Fahrzeug .................. | 12 |
| Sturz vom Pferd ........................... | 3 |
| Fall auf der Treppe bzw. Straße ............. | 11 |
| Durch schwere Gegenstände ................. | 12 |
| Schlag mit der Hand gegen die Nierengegend... | 6 |
| Druck auf die Nieren ....................... | 3 |
| Überfahren ................................ | 6 |
| Fauststoß ................................. | 12 |
| Heben eines schweren Gegenstandes .......... | 4 |

Zur Pathologie der stumpfen Nierenverletzungen ist zu sagen, daß es bekanntermaßen verschiedene Formen gibt, mit Erhaltung der fibrösen Kapsel, mit Zerreißung der Kapsel und kleineren Kontusions- und Einrißherden bis zur Ruptur der Niere in mehrere Teile und dem totalen Abriß der ganzen Niere vom Hilus. Daraus erhellt sich die Verschiedenartigkeit der Symptomatik, beginnend mit leichter Hämaturie bis zur massiven Blutung in das Hohlsystem hinein und die Umgebung der Niere. Der totale Abriß der Niere geht nicht mit einer Hämaturie einher. Die primäre Schockphase ist naturgemäß von der Schwere der Blutung abhängig, ganz besonders, wenn eine Nierenverletzung mit einer Verletzung eines Bauchorganes kombiniert ist. Die spontane Miktion wird immer im allgemeinen möglich sein; auch ohne den Verdacht einer Blasenverletzung entscheidet der Katheterismus. Subjektiv ist der Schmerz an der Verletzungsstelle sehr variabel und auch wieder vom Schock abhängig. Muskelspannung mit fühlbarem Tumor durch das sich ausbreitende Hämatom sind wichtige Hinweise. Kontinuierliche Nachblutung zeigt sich durch ständige Abnahme des Hämoglobinspiegels an. Verletzungen einer Nebenniere dürften Zufallsbefunde sein.

Eine besondere Beachtung verdient am Rande noch das akute Nierenversagen ohne Verletzung der Nieren bei schweren sonstigen Verletzungen des Organismus, besonders bei Muskelquetschungen nach Verschüttungen, etwa im Bergbau, bei Verbrennungen usw. im Sinne eines Crush-Syndroms. Auch hier fehlt, wenn überhaupt eine gewisse Urinmenge da ist, die Hämaturie.

Unter Umständen ist eine schnellere Entscheidung zum Handeln erforderlich, und es ist nötig, so rasch wie möglich mit der Diagnosestellung zu beginnen. Beim leisesten Verdacht einer Nierenverletzung, besonders mit Hämaturie, ist die laufende Hämoglobinkontrolle erforderlich. Sie entscheidet oft allein über die Indikation zu baldigem Operieren. Auch beim leisesten Verdacht einer Mitverletzung eines Bauchorgans empfiehlt sich, so gut es möglich ist, über den Zustand der eventuell verletzten Niere ein einigermaßen klares Bild zu bekommen. Das geschieht mit Hilfe der intravenösen Pyelographie, wobei zu bemerken ist, daß die Kontrastausscheidung im Schockzustand oft ungenügend ist (Nierengefäßischämie). Da man sich sowieso zunächst um die Schockbekämpfung kümmern muß, geht keine kostbare Zeit verloren. Das Urogramm entscheidet auch über das wenn auch nur selten vorkommende Vorhandensein einer Nierenagenesie. Kneise und Schober befürworten dringend das primäre Urogramm, schon aus Gründen der Dokumentation für spätere Begutachtungen, auch bei Meteorismus. Es erlaubt eine gewisse Beurteilung des Ausmaßes der Nierenverletzung, je nach der Größe des perirenalen Kontrastschattens. Teschendorf hat bestimmte Differenzierungen aus dem Verletzungsurogramm herauslesen können, doch ist die Beurteilung auch wieder nicht so einfach, wie es scheinen mag. Völliges Fehlen der Darstellung des Hohlsystems der verletzten Seite kann für Schockniere sprechen, kann aber auch den totalen Abriß der Niere aufdecken. Hier kann nur die retrograde Pyelographie helfen. Die Autoren sind hier nicht ganz einheitlicher Meinung. Auf jeden Fall steht der prinzipielle Standpunkt im Vordergrund, keine Zeit zu verlieren, wenn der Zustand bedrohlich bleibt. Wenn auch die geschickt ausgeführte retrograde Pyelographie kaum eine zusätzliche Belastung darstellt, so soll sie nur angewandt werden, wenn das intravenöse Urogramm keinerlei Klärung bringt, vor allem, wenn die verletzte Niere nicht dargestellt ist. Auf jeden Fall sind die meisten Autoren (Kneise, Schober, Hammel, Heckenbach, Hienzsch, Buchberger, May, Rodeck, Staehler, Deuticke) zunächst für das intravenöse Pyelogramm. Bedenkenlos ist natürlich, wenn keine Indikation zum akuten Operieren vorliegt, die Durchführung des retrograden Pyelogramms erst in der dritten oder vierten Woche nach dem Unfall (Kneise, Schober), Deuticke lehnt in der ersten Phase nach dem Unfall jede transvesikale Untersuchung ab. Boeminghaus und Junker sowie Buchberger, Hienzsch, Rodeck und Staehler befürworten jedoch unbedenklich auch das retrograde Pyelogramm.

Es bleibt demnach immer wieder klar zu entscheiden, soll sofort operiert werden oder nicht. Ständig absinkender Hämoglobinspiegel mit Zunahme eines perirenalen Hämatoms und jedweder Verdacht einer Mitverletzung eines Bauchorgans zwingen zu schneller Freilegung der eventuell verletzten Organe, wobei in letzterem Fall eine laterale Laparotomie vorzuziehen ist, die mit einem Schlage eine Mitverletzung eines Bauchorganes sichert. Die Revision der Niere der betreffenden Seite kann technisch einfach retrokolisch-transperitoneal erfolgen. Bei einigermaßen sicherem Ausschließen einer stumpfen Bauchverletzung wird der übliche extraperitoneale Zugang durch schrägen Seitenschnitt vorzuziehen sein.

Tritt keinerlei bedrohliche Situation auf, kann unter Umständen trotz einer stärkeren Hämaturie abgewartet werden. Höheres Alter mahnt ebenfalls zur Vorsicht (Boeminghaus). Müller berichtet aus der Heidelberger Klinik in einem Zeitabschnitt von 1926 bis 1937 über insgesamt 229 stumpfe Bauchtraumen, von denen 63 auf subcutane Nierenverletzungen fielen. DE QUEIROZ beobachtete unter 245 Bauchtraumen von 1951 bis 1953 nur 15mal eine Nierenverletzung. Dagegen beobachtete PFAHLER bei 101 Bauchtraumen bei Kindern 34 Verletzungen des Harnsystems. BERGMANN und RECKENZAUN beobachteten in 10 Jahren 51 Nierenverletzungen, MAY in 18 Jahren 14. DEUTICKE stellt auf Grund der Statistiken der I. Wiener Chirurgischen Klinik fest, daß auf 17 333 Gesamtfälle 95 Nierenverletzungen entfallen. STAEHLER berichtet über durchschnittlich 1% Nierenverletzungen in der Gesamtunfallquote.

Klingt das akute bedrohliche Stadium ohne Gefahr allmählich ab, dann taucht unter Umständen die Frage der sekundären Nierenoperation auf, sofern subjektive Beschwerden, zweifelhafte retrograde Pyelogramme und immer wieder erfolgende Nachblutungen auftreten. Seltener sind Spätoperationen nach Jahren erforderlich, und zwar dann, wenn die primäre Nierenverletzung doch so ausgedehnt war, daß die Niere schließlich narbig völlig entartet ist oder andere pathologische Zustände dazu zwingen. Die Entscheidung, ob eine verletzte Niere erhalten werden soll, hängt ganz von ihrem Zustand ab. Kleine Einrisse sind leicht zu versorgen, grobe Zertrümmerungen nach Art der folgenden Abbildungen 3 und 4

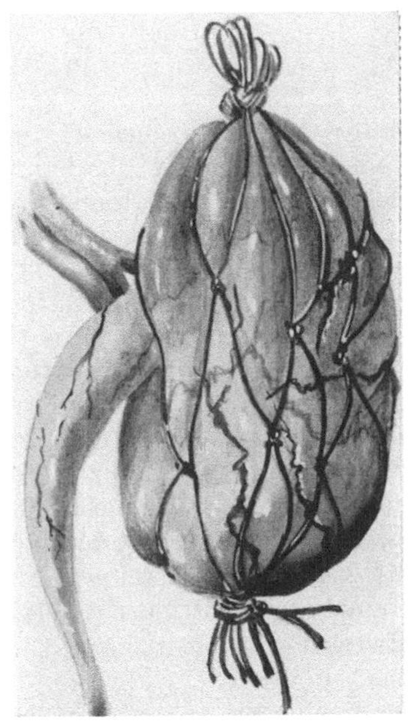

Abb. 3. Catgutnetz, das die einzelnen Trümmer der Niere zusammenhalten soll

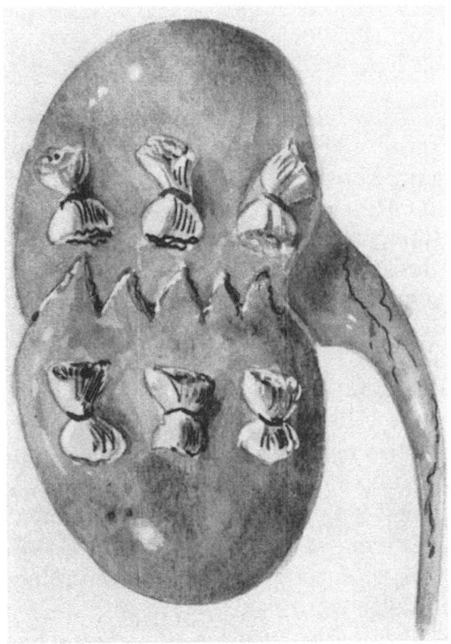

Abb. 4. Durchgreifende Catgutfäden über kleinen Mulltupfern

erhalten zu wollen, ist heute nicht mehr tragbar, es sei denn, es handelt sich um eine Agenesie der anderen Niere. Solche Nieren sind funktionell derart unterwertig und einer chronischen Infektion ausgesetzt, daß sie auf die Dauer nicht zu erhalten sind. Hier ist die Nephrektomie die

Methode der Wahl. Letzten Endes ist die Stellung der Indikation auch nicht immer streng objektiv, sondern von der Erfahrung des einzelnen abhängig, je nachdem, ob er gelegentlich durch Zuwarten einen unglücklichen Ausgang erlebt hat. In diesem Fall wird er sich zu aktiverem Vorgehen entschließen (Boeminghaus, Deuticke, Domrich, Dozsa, Jones, Bergmann und Reckenzaun).

|  |  | Zahl der Fälle | Operation | konservativ |
|---|---|---|---|---|
| 1914 | Pleschner | 320 | 138 | 182 |
| 1922 | Keller | 43 | 8 | 35 |
| 1924 | Bayley | 108 | 26 | 82 |
| 1926 | Böttiger | 68 | 2 | 66 |
| 1934 | Hansen | 60 | 10 | 50 |
| 1936 | Dozsa | 83 | 3 | 79 |
| 1936 | Hermann | 85 | 11 | 74 |
| 1938 | Droschl und Fink | 45 | 15 | 30 |
| 1939 | Domrich | 54 | 28 | 26 |
| 1939 | Müller | 57 (isol. N.V.) | 5 | 52 |
| 1940 | Deuticke | 95 | 14 | 75 |
| 1950 | Wille-Baumkauff | 75 | 25 | 50 |
| 1953 | Burkert und Salem | 108 | 16 | 62 |
| 1955 | Jones | 42 | 24 | 18 |
| 1955 | Maintz | 314 | 6 | 308 |
| 1958 | Hienzsch und Gessner | 29 | 3 | 25 |
| 1959 | Buchberger | 30 | 4 | 26 |
| 1959 | Rodeck und Knappe | 19 | — | 19 |

Trotzdem wird es natürlich möglichst immer unser Bestreben sein, so konservierend wie möglich zu operieren, sofern man nicht überhaupt ganz konservativ verfahren will. Je nach der Größe des Hämatoms wird die Resorption 10 bis 40 Tage dauern. Hasche-Klünder schlägt zur Infektionsverhütung eine retroperitoneale Drainage vor, ebenso Deuticke und Staehler. Bei rein konservativem Verhalten wird man naturgemäß immer mal wieder mit Spätschäden zu rechnen haben, je nach dem Ausmaß der Nierenläsion. Durch Narbenbildung und Infektion kann es zur Hydronephrose oder pyelonephritischen Schrumpfnieren kommen, deren Folge ein Drosselungshochdruck sein kann. Es kann zu einer Aneurysmabildung der Nierenarterie kommen, es kann zu Dislokationen und Steinbildung kommen. Hier muß auch der Spät-Steinbildung gedacht werden, besonders bei längere Zeit liegenden Verletzten, in erster Linie Wirbelverletzten mit Harnabflußstörungen und sekundären Infektionen. Die Nephrocalcinose als Folge einer Hypercalcinose (Skeletabbau und anderer endogener Mineralstoffwechselstörungen) kann Unfallfolge sein!

Begünstigt werden die Spätschäden durch ein Abflußhindernis im Harnleiter, das unabhängig vom Unfall sein kann, so daß von Fall zu Fall immer noch ein organerhaltender Eingriff erwogen werden kann. Freilich kommt es meist schließlich dann doch noch zur Nephrektomie. Nach Dozsa traten bei 79 konservativ behandelten Fällen in einem Zeitabschnitt von $\frac{1}{2}$ bis 30 Jahren nach dem Unfall von 27 Kranken 6 Fälle von Hydronephrose auf, 9 Fälle mit Nierensteinen, 10 sogar mit Tuberkulose und 2 Fälle mit einem malignen Nierentumor, die der Autor aber nicht auf den Unfall bezogen wissen will. Eine Tumorentwicklung traumatischer Genese ist sowieso nur außerordentlich selten. Das würde bedeuten, daß bei diesen angezogenen konservativ behandelten Fällen von Nierenverletzung 36,1% später noch operativ behandelt werden mußten, davon 20mal mittels Nephrektomie. Nach DOMMRICH wurden von 26 konservativ behandelten Fällen später noch 14 Patienten nierenkrank, davon waren 3 Fälle durch Pyelonephrose kompliziert. Es entstanden 3 Wandernieren, 3 Nierensteinkranke, 1 Hydronephrose-, 3 Nephritisfälle und 1 Tuberkulosefall. Nach MAINTZ ergab eine statistische Auswertung von 314 stumpfen Nierentraumen innerhalb acht Jahren bei der Nachuntersuchung 15,9% mit Unfallfolgen. Daraus sieht man immer wieder, daß auch die konservative Behandlung ihre Nachteile hat.

Es wird sich noch herausstellen, ob die gegenwärtige Tendenz erhaltender Operationen eher eine Indikation zum frühzeitigen Eingreifen nach sich ziehen wird und daß in der organerhaltenden Operation hoffentlich doch noch die Methode der Wahl entwickelt werden kann (BOEMINGHAUS, DEUTICKE, JUNKER).

Was nun die Verletzungen des Harnleiters anbetrifft, so befindet sich dieser ja in besonders geschützter Lage, und wir erleben eine Verletzung nur äußerst selten. In einem Zeitabschnitt von 1939 bis 1957 wurden an der Klinik von MAY bei Betriebs- und Verkehrsunfällen nur drei Harnleiterverletzungen klinisch behandelt. Nach WELCKER ist der elastische und ausweichfähige Ureter junger Menschen noch weniger gefährdet, und um die handelt es sich ja in erster Linie. Es muß schon ein sehr erhebliches Trauma vorliegen, das zu einem Ein- oder Abriß des Harnleiters führt, wie Verschüttungen, Überfahrenwerden durch schwere Lastzüge usw. Meist ist auch noch eine Knochenverletzung des Beckenringes nötig, so daß erst durch einen Knochensplitter der Ureter lädiert wird. Symptome werden im Anfang kaum zu beobachten sein. Oft erst nach Stunden oder gar Tagen beginnen dann die Symptome des Urinaustritts bzw. der Urinphlegmone. So konnte ROBINSON im amerikanischen Schrifttum 25 Fälle nachweisen, bei denen erst innerhalb der nächsten 10 Tage nach dem Unfall 18 Harnleiterverletzungen erkannt werden konnten. Zur sicheren Diagnostik wird man kaum mit dem intravenösen Pyelogramm etwas ausrichten können, hier ist die primäre retrograde Pyelographie unbedingt angezeigt. Eine sicher erkannte Ureterverletzung muß natürlich sofort operativ versorgt werden. Sehr schwierig wird eine Reihe von Tagen nach der Verletzung eine Wiedervereinigung der Harnleiterstümpfe sein. Ergibt das auf jeden Fall auszuführende intravenöse Urogramm eine Stauungsniere, so ist das kein Grund zur Nephrektomie. Nach MERGET wäre meines Erachtens der beste Weg eine Ureterschienung mit collagenem Material, das auf Grund seiner Untersuchungen durchaus geeignet ist, Defekte zu überbrücken, so daß sich eine Naht erübrigt.

Bei sehr tiefen Ureterverletzungen oder Abrissen empfiehlt sich als einfachstes Verfahren die Neueinpflanzung des Harnleiters in die Blase. In jedem Fall ist eine temporäre Nierenfistelung zu empfehlen (STAEHLER). Das letzte Refugium bleibt bei weitgehender Zerstörung des Harnleiters immer noch eine der modernen Ersatzplastiken des Harnleiters durch

Dünndarm. Wenn die Anwendung dieser Plastiken, die erst einige Jahre zum Rüstzeug der modernen operativen Urologie gehören, erst vorwiegend bei tuberkulosezerstörten Ureteren vorgenommen wurde, so soll sich unser Augenmerk doch auch auf die Möglichkeit des Ureterersatzes nach Verletzungen richten.

Wir kommen nun zu den Verletzungen der Blase, die im allgemeinen nur in gefülltem Zustand dieses Hohlorganes möglich sind. Sie sind im Verhältnis zu den übrigen Verletzungen des Harnsystems immerhin relativ selten, 0,01 bis 0,02% nach Frisch-Zuckerkandl. Hartmann und Lorenz sahen in 10% aller Beckenfrakturen eine Blasen- und Harnröhrenmitverletzung, Landesman sogar in 60% und ähnlich Hienzsch in 54,5%. Die erste Laparotomie wegen einer subcutanen Blasenruptur führte Willet 1867 aus, 1878 Walter in Pittsburg. Die anfangs hohe Mortalität (Quain 1890 86,7%, Campbell 1929 immer noch 73,5%, erst mit Einführung der Antibiotica wesentliche Besserung, nach Hienzsch 18,1% bei 11 Blasenrupturen mit 2 Todesfällen) ist jetzt wesentlich besser geworden.

Eine Blasenverletzung kann unkompliziert sein, kann aber wiederum kompliziert werden durch sich einspießende Knochenfragmente. Die Läsion kann die Schleimhaut isoliert betreffen, kann aber die ganze Blasenwand erfassen und führt dann natürlich zur Überschwemmung des Bauchraumes mit Urin. Es liegt nahe, daß primär geschädigte Blasen eher zu einer Ruptur disponieren. Die Überdehnungsblase des Prostatikers, besonders auch bei der Sphinktersklerose, Wanderkrankungen, wie Divertikel, Tuberkulose, Tumor, Ulcus, prädisponieren natürlich. Der Alkoholabusus spielt eine besondere Rolle, besonders im Geschehen des Autounfalles, und zwar wieder besonders nach ausgiebigem Biergenuß, so daß die Blase sich erst im Laufe der Fahrt prall füllt. Die Symptome sind im Anfang durchaus nicht immer mit einem stärkeren Schock begleitet, besonders bei geringfügigen Verletzungen. Tritt allerdings der Urin erst in die Bauchhöhle ein, so stellt sich natürlich sehr bald Muskelabwehr und peritoneale Reizung ein. Das klassische Symptom ist aber dann in jedem Falle die sogenannte blutige Anurie, d. h. also, das Unvermögen des Verletzten, spontan zu urinieren, wobei höchstens einige Tropfen Blut ausgepreßt werden können. Der Katheterismus klärt die Lage sofort. Boeminghaus empfiehlt, auch nur beim leisesten Verdacht jedes diagnostische Mittel sofort in Gang zu setzen, unabhängig von anderen Verletzungen, Comotio, Schock usw.

Steht die blutige Anurie fest, so ist mittels eines Cystogramms sofort zu prüfen, ob das Kontrastmittel im Blasenhohlraum verbleibt oder einen perivesikalen Ausweg sucht. Eine Cystoskopie ist kontraindiziert, da die Blase bei einer Ruptur nicht füllbar ist. Grasse und Heusser beobachten seit 1939 ein Zunehmen der Harnblasenverletzungen, entsprechend dem Ansteigen der Verkehrsunfälle. Im Rahmen des Betriebsunfalles sieht man seltener Blasenverletzungen, am ehesten auch wieder bei Verschüttungen. Hartmann sah an der Bochumer Klinik unter 879 Beckenfrakturen 86 Blasen- bzw. Harnröhrenverletzungen. Bei 27% der

Verletzten bestanden gleichzeitig noch andere Verletzungen des Knochensystems. Die Spontanmiktion war nur bei 8% der Blasenverletzungen möglich. Erst in zweiter Linie wird man nach Klärung des Blasenbefundes die notwendige Röntgenübersichtsaufnahme des Beckens vornehmen, zumal auch gelegentlich außerdem noch Verletzungen der hinteren Harnröhre vorkommen können. Es kann vorkommen, daß durch Knochenfragmente oder Darmschlingen die Ruptur der Blase verlegt wird; das könnte zu Mißdeutungen führen und die Indikation hinauszögern, was sich naturgemäß verhängnisvoll auswirken müßte. Es ist unbedenklich, mit dem verdünnten Kontrastmittel die Blase zu füllen, unter Umständen mit einem gewissen Druck, bis die Situation klar ist. Von der 20%igen Kontrastmittellösung genügt eine Verdünnung um die Hälfte, so daß genügend Kontrastdichte erzielt wird und keine chemische Reizung des Bauchfelles erfolgen kann. Empfehlenswert ist auch noch eine rectale Kontrolle, besonders bei gröberen Knochenverletzungen des Beckenringes, um eine Mitverletzung des Mastdarmes auszuschließen. Selbstverständlich ist bei geklärter Situation die sofortige operative Behandlung erforderlich, sie sollte ausschließlich transperitoneal vorgenommen werden, wobei dann immer noch die Möglichkeit einer Extraperitonisierung der Blase nach VOELCKER zu erwägen ist, wenn die anatomische Situation es erfordert bzw. die Naht durch dieses Vorgehen erleichtert wird. Es empfiehlt sich, die Blase auf jeden Fall wie bei einer Sectio alta zu eröffnen, man hat es dann viel leichter, die Verletzungsstellen zu übersehen und transvesical und retrovesical in zwei Schichten zu versorgen. Vor allen Dingen kann man auch bei Basisverletzungen am besten eine Perforation zum Mastdarm feststellen und nach genügender Mobilisierung die Blase so versorgen, daß man isoliert Blase und Rectum vernähen kann. Das erspart einem das Entstehen einer Rectum-Blasen-Fistel, deren operative Heilung später naturgemäß immer schwieriger sein wird. Ausgiebige Bauchtoilette, Dauerkatheter und von Fall zu Fall lieber einmal eher zuviel als zuwenig, die temporäne Anlegung einer suprapubischen Blasenfistel. Sehr grobe Zerstörungen der Blasenwand bei ganz massiven Quetschungsverletzungen und Verschüttungen versorgt man am zweckmäßigsten möglichst rasch durch eine schnelle Extraperitonisierung der Blase, wobei man dann lediglich auf die exakte Versorgung des Bauchfelles Rücksicht nimmt, um die sonst sicher entstehende Peritonitis zu verhüten. Zur Erhaltung des Lebens ist das erst einmal das allerwichtigste, alles andere kommt später. Im übrigen ist die Blasenwand erstaunlich regenerations- und heilungsfähig, selbst nach erheblichen Resektionen, wie wir es ja aus der Tumorchirurgie kennen.

Folgen wir nun den subcutanen Verletzungen der Harnröhre. Wandständige Risse wechseln mit totalen Zerreißungen. Je nachdem ist die spontane Miktion möglich oder nicht. Die Gefahr der Urinphlegmone tritt außerordentlich schnell auf, so daß eine schnelle Entscheidung des eventuell operativen Vorgehens erforderlich ist. Unbedenklich ist die sofortige Urethrographie in halber Seitenlage, die die Situation schnell klärt. Auch hier gilt hinsichtlich der Therapie kein zu ängstliches Zuwarten, sondern lieber eine schnelle Entscheidung.

Boeminghaus schlägt die perineale Spaltung eines Hämatoms vor, auch bei erhaltener Kontinuität der Harnröhre. In jedem anderen Fall aber soll perineal freigelegt werden, um die Situation zu klären. Jedwede primäre Naht ist abzulehnen, es sei denn, daß noch keinerlei Urininfiltration vorhanden und die Naht der Harnröhre ganz ohne Schwierigkeiten möglich ist. Breite Zerreißungen werden immer noch am besten mit dem unendlichen Katheter (18 bis 20 Charrière-Drainageschlauch) durchgeführt, bei zusätzlicher suprapubischer Blasenfistel. Der kontinuierliche Schlauchwechsel ist jederzeit leicht möglich, so wie wir es ja im letzten Kriege bei den Schußverletzungen routinemäßig mit Erfolg geübt haben. Oft ist die Epithelisierung und Zusammenheilung der Harnröhre so gut, daß eine spätere Sekundärnaht gar nicht nötig ist. Freilich ist die posttraumatische Striktur nahezu die regelmäßige Folge. Die Frage der Strikturbehandlung ist sehr von der subjektiven Einstellung des Behandlers abhängig. Auf Grund meiner Umfrage stehen heute noch die meisten Urologen auf dem Standpunkt der altbewährten Bougierbehandlung, die wir entweder mit den üblichen gebogenen Metallbougies oder mit den leicht abgewinkelten Düttmann-Bougies vornehmen, während May sehr auf gerade Bougies schwört, mit ausgezeichnetem Erfolg. Schwierige Spätstrikturen sind aber oft erst mit filiformen Bougies, gegebenenfalls in Bündeln, in der allseits bekannten Methode aufzubougieren. Sehr bewährt hat sich unsere narbenerweichende Vorbehandlung mit Hyaluronidase oder Cortison (Aderhold und Hoffmann).

Kommt man aber auf die Dauer mit schweren Strikturen nicht konservativ zum Ziel, bleibt einem immer noch die operative Behandlung, wenn es möglich ist, in Form der Endvereinigung nach Marion, wie sie von jeher in den einschlägigen Lehrbüchern beschrieben ist. Immer wieder heranzuziehen ist auch die Methode von Budde und Iselin. Transplantate aus der Epidermis bewähren sich nicht, da sie wiederum zu Schrumpfungen neigen. Ersatzplastiken aus der Appendix (Lexer) und Harnleiter (Schmieden) werden heute kaum noch diskutiert. Die neue Methode von Bengt Johanson macht viel von sich reden. Das Prinzip ist, nach der perinealen Freilegung und Eröffnung der Striktur die Deckung des nach perineal liegenden Defektes mit einem eingezogenen Scrotal-Hautlappen, und zwar zweizeitig, wobei der zweite Akt, also die Neubildung der Harnröhre, wie bei der Hypospadie-Operation nach Denis-Brown gehandhabt wird. Büscher und Ishiyama haben mit Erfolg 25 solche Plastiken durchgeführt, ebenso äußert sich Busch sehr positiv über die Methodik. Marberger, Uebermuth und andere äußern sich ebenfalls zustimmend, ersterer sah bei 65 derartig Operierten 54 gute Erfolge. Der Urologe kennt zur Genüge die eigentlich doch lebenslang notwendige Bougierbehandlung der traumatischen Strikturen und wird heute zunehmend dazu neigen, sich bei den Strikturen der hinteren Harnröhre eines der modernen operativen Verfahren zu bedienen. Wir pflegen heute nicht mehr so grundsätzlich den Dauerkatheter bei den Harnröhrenplastiken abzulehnen, wie es früher üblich war. Mit nicht zu dickem Material aus Polyvinyl und ähnlichen Plastenstoffen ist die Drainage zum Zwecke der Harnableitung durchaus zu verantworten.

Ein Wort noch zu den ganz schweren Fällen von konservativ und operativ unbehandelbaren Strikturen der hinteren Harnröhre, die schließlich zu chronischen Urininfiltrationen und Fistelbildungen am Damm führen, Fälle, die interessanterweise sogar zu Carcinombildung an den Fistenstellen neigen, wie es ein eigener Fall vor einigen Jahren darlegte. Hier ist keinerlei örtliche Hilfe mehr möglich, es bleibt nur zu überlegen die Anlegung einer suprapubischen Dauerfistel oder einer Harnableitung in den Darm. Meine Umfrage ergab auf diesem Gebiet keinerlei Erfahrung, ich selbst verfüge über drei solche Fälle, davon bei zwei Jugendlichen, die mit ihrer Harnableitung durch den Darm meines Erachtens besser daran sind, als wenn sie eine Blasenfistel mit Urinal hätten. Die Spätschäden in bezug auf die Nieren dürften in beiden Fällen prognostisch gleichermaßen dubiös sein, wobei ich persönlich dem Coffey den Vorzug gebe.

Trotz der Exposition des äußeren Genitals, und damit kommen wir nun zum Schluß der urologischen Traumatologie, sind diese Verletzungen relativ selten. Sie sind am wenigstens noch im Rahmen des Verkehrsunfalles anzutreffen, sondern entstehen mehr gelegentlich im Bereich besonderer technischer Anlagen innerhalb bestimmter Betriebe. Am meisten sieht man diese Verletzungen noch, wenn die Genitalorgane durch Transmissionsriemen oder durch ungenügend geschützte rotierende Maschinenteile erfaßt werden. Es kann in erster Linie beim männlichen Genitale neben einfachen Hodenprellungen, -Luxationen und -Torsionen (die traumatische Hydrocele ist selten und bedarf des primären Hämatoms) zum partiellen Abriß der Hautbedeckungen kommen, wobei man immer wieder feststellen kann, daß die Gebilde des Samenstranges und der Hoden und Nebenhoden, völlig von Haut entblößt, im Zusammenhang erhalten bleiben. Ebenso kommt die totale Ablederung des Penisschaftes vor. In diesen Fällen wird man notchirurgisch zuerst versuchen, die Hoden zu erhalten und in die benachbarten subcutanen Bezirke einzulagern. Der defekte Penis wird am besten gleich durch den zweigestielten querliegenden Bauchlappen versorgt, indem er einfach in die Tunneldurchführung des Hautkanals nach dorsal kranial hindurchgeführt wird. Die Methodik ist ja bekannt und verbürgt immer wieder einen guten Erfolg. Die sukzessive Durchtrennung der seitlichen Lappenbasen erfolgt dann später mit der nötigen Vorsicht. Bei erhaltener und unverletzter Harnröhre kommt man nach wie vor mit dieser allbekannten Methodik am besten ans Ziel. Freilich muß man daran denken, daß die von der Bauchhaut eingenähten Hoden infolge des hautwarmen Milieus die Spermatogenese verlieren, und daß auch eine gewisse, wenn auch wohl nur geringe Gefahr einer späteren malignen Entartung besteht. Freilich ist diese Gefahr meines Erachtens beim primär dystopen kryptorchen Hoden, jedenfalls nach den Mitteilungen des Schrifttums, eher möglich als im Falle einer künstlichen Verlagerung. Es wäre interessant, in solchen Fällen einmal nach Jahr und Tag die transplantierten Hoden bioskopisch zu untersuchen und im Falle eines narbigen Unterganges dann doch lieber die beiden Drüsen zu entfernen.

Beim weiblichen Geschlecht sind Hämatombildungen, die erhebliches Ausmaß annehmen können, gelegentlich als direkte Prellungsfolge zu beobachten.

Endlich noch ein Wort zum totalen Verlust des Gliedes. Der endständige Zustand des im Mons veneris eingenähten Harnröhrenstumpfes ist natürlich bei jungen Menschen keine befriedigende Lösung. Der Wunsch nach einer Ersatzplastik wird immer wieder auftauchen. Die angegebenen Verfahren basieren auf der Basis des wandernden Rolllappens. Die Rekonstruktion erfordert naturgemäß eine Reihe von Sitzungen, und man muß sich zunächst überlegen, ob sich der Aufwand lohnt. Die physischen Alterierungen des Verletzten durch die mehrzeitigen Operationen müssen im richtigen Verhältnis zu den psychischen Ausfallserscheinungen stehen. Bei indolenten Verletzten wird sich der Aufwand kaum lohnen. Psychisch unter ihrem Defekt schwer leidende junge Menschen sollte man doch mit einer Ersatzplastik des Penis versehen. Im Schrifttum werden nur wenige Fälle beschrieben. Boeminghaus teilt in seiner „Urologie" einen Fall von Bogoras mit, der hinsichtlich des Erfolges wohl einmalig ist. Mittels eines Filatow-Lappens aus seitlicher suprainguinaler Bauchhaut wird der Rollappen gebildet, gleichzeitig mit primärer Anlage des Harnröhrenkanals und der Bildung der Harnröhrenschleimhaut durch Thierschlappen im Sinne der Plastik der hypospadischen Harnröhre nach Nové-Josserand. Die kraniale Lappenbasis wird dann in der nächsten Sitzung nach schrittweiser Durchtrennung auf den Harnröhrenstumpf aufgepflanzt und erst in letzter Sitzung wird etappenweise die ventrale Basis des Rollappens durchtrennt, die dann schließlich mit kleinen Korrekturen die Spitze und endständige Harnröhrenmündung des Ersatzpenis darstellt. Ein eigener Fall

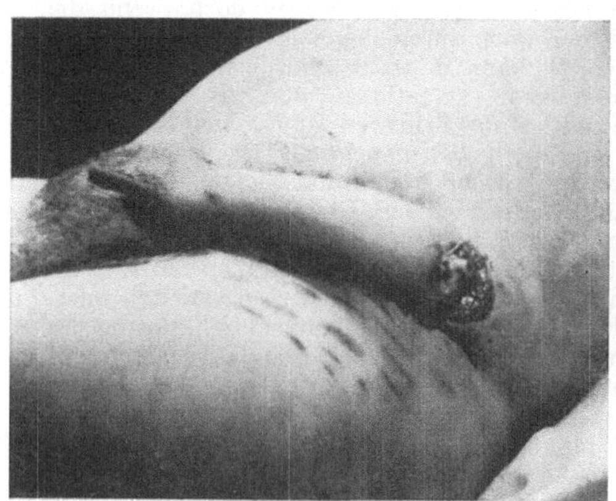 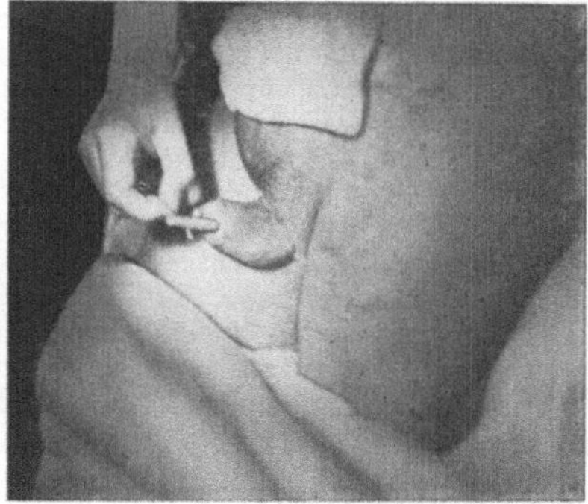

Abb. 5

Abb. 6

Abb. 5. Man sieht den Rollappen. Die beiden Basen sind noch nicht durchtrennt. Durch den Rolllappen hindurch gezogen ist das Drain mit den Epidermis transplantaten
Abb. 6. Endzustand der Plastik bis auf den noch liegenden Katheter. Entfernung des Blasenfistelschlauches steht unmittelbar bevor

liegt seit einem halben Jahr mit einem totalen Penisdefekt in der Klinik. Mein Vorgehen erfolgte ganz analog dem Vorschlag von Bogoras (Abb. 5 und 6).

Ein kurzes Wort noch zur Frage der Begutachtung von Spätschäden. Uns stehen hier außer den von Scheele festgelegten Grundsätzen neuerdings Untersuchungen von Heise und Hasselbacher zur Verfügung, welch letztere das ganze Problem noch einmal aufgerollt haben. Nach dem Grundsatz: in dubio pro reo wird man nach wie vor den Verlust einer Niere bei gesunder Restniere mit 25 bis 30% Dauerrente bewerten, entsprechend wird man die sekundär geschädigte infektiöse Einzelniere oder Steinniere beurteilen müssen. Verletzungen des Harnleiters werden kaum bei erhalten gebliebener Passage eine Erwerbsminderung herbeiführen, es sei denn, daß Neueinpflanzung in die Blase oder Ersatzplastiken notwendig geworden sind. Die chronische traumatische Striktur wird kaum unter 30% zu bewerten sein, bei zusätzlicher Schädigung der Nieren wird sich natürlich der Prozentsatz erhöhen, besonders auch bei

Fistelkomplikationen am Damm. Querschnittslähmungen mit sekundären Blasenstörungen dürften allein schon mit 50 bis 100% zu bewerten sein, wobei man natürlich in erster Linie schon auf die Primärverletzung Rücksicht zu nehmen hat.

Zum Schluß ist es mir eine angenehme Pflicht, allen Herren, die sich der großen Mühe unterzogen haben, meine Umfrage in relativ kurzer Zeit zu beantworten, meinen herzlichsten Dank auszusprechen.

Ich hoffe, gezeigt zu haben, daß die moderne Chirurgie des Traumas im Bereich des Harnsystems vielerlei Möglichkeiten zum Erfolg bietet und daß bis auf gewisse Meinungsverschiedenheiten im großen und ganzen eine durchaus klare Linie hinsichtlich der operativen und konservativen Indikationsstellung besteht. Die Beherrschung aller der in Frage kommenden und genannten Operationsverfahren setzt eine sehr gründliche chirurgische Ausbildung des heutigen Urologen voraus. Diese Voraussetzung wird aber durch die strengen Richtlinien seiner Ausbildung schon seit längerem gewährleistet. Die Aufgabe meines Referates sollte sein, daß im Rahmen des außerordentlich ernsten Kapitels der Verkehrsmedizin auch die moderne chirurgische Urologie ihren Mann zu stehen weiß.

Tabelle

| DDR | 1953 | 1956 | 1957 | 1958 | |
|---|---|---|---|---|---|
| Verletzte | 17 231 | 26 898 | 38 460 | 39 590 | |
| Getötete | 1 182 | 1 384 | 1 874 | 1 722 | |

| BRD | 1950 | 1951 | 1952 | 1954 | 1959 |
|---|---|---|---|---|---|
| Verletzte | 150 688 | 202 338 | 232 852 | 314 393 | 403 988 |
| Getötete | 6 328 | 7 555 | 7 590 | 11 655 | 13 515 |

**Literatur.** BOEMINGHAUS, H.: Urologie. München: Banaschewski 1949. — BOEMINGHAUS, H.: Verletzungen der Harnorgane. Leipzig: G. Thieme 1949. — HEISE und HASSELBACHER: Das urologische Gutachten. Leipzig: G. Thieme 1959. — SCHEELE, K.: Niere, Harnblase, Harnröhre u. männliche Geschlechtsorgane einschließlich innere Sekretion – Handbuch der gesamten Unfallkunde Bd. II. FERD. ENKE 1955. — STOLZE, M.: Chirurgie des Traumas. Bd. III/I Urogenitalsystem. Berlin: VEB Volk u. Gesundheit 1958. — WEINER, W.: Das urologische Trauma. Dissertation (1960).
Weitere Literatur kann vom Verfasser angefordert werden.

**H. HOFFMANN, Bonn: Kreislaufuntersuchungen bei Kraftfahrzeugführern unter variierten Fahrbedingungen. (Manuskript nicht eingegangen).**

**H. WILDEGANS, Berlin: Verletzungen von Colon und Rectum. (Mit 4 Abb.)**

Bei meinen Ausführungen über Läsionen des Dickdarms und Mastdarms kann es sich nur um eine kurze Zusammenfassung der vorliegenden Erfahrungen und gegenwärtigen Anschauungen handeln. Von den verschiedenen Arten der Verletzungen, wie sie auf der Tafel stehen, sollen einige hervorgehoben werden, die praktisch von Bedeutung sind und deren Gefährlichkeit in der noch immer relativ hohen Mortalität zum Ausdruck kommt, die vielfach verhütet oder zum mindesten gesenkt werden könnte. Dazu gehören solche Läsionen, die artefiziell, iatrogen oder durch Pflegepersonen entstehen.

Tabelle 1. *Verletzungen von Colon und Rectum*

I. geschlossene (subcutane) durch
   1. stumpfe Gewalteinwirkung
   2. Steigerung des intraintestinalen Druckes
   3. Apparate oder Instrumente
   4. Fremdkörper
   5. Parasiten

II. offene (penetrierende) durch
   1. Schnitt und Stich
   2. Pfählung
   3. Schuß

Verletzungen des Dickdarms *durch stumpfe Gewalt* sind selten, aber gefährlich. An der Gesamtzahl der Unfallverletzungen sind Bauchkontusionen durchschnittlich nur mit 2,5% beteiligt (Denk 2%, Bader 1,5%, Gögler und Laqua 4,7%, Root und Christensen 2,2%, Kümmerle 2,4%). Das Zeitalter der Verkehrs-, Betriebs- und Sportunfälle hat zu keiner nennenswerten Steigerung der stumpfen Bauchverletzungen geführt. Die Erklärung dafür liegt zum Teil in der Erfahrung, daß es zu abdominalen Traumen meist erst dann kommt, wenn die das Abdomen schützenden Körperteile wie Schädel, Brustkorb, Gliedmaßen und Becken bereits verletzt sind. Der Anteil der Bauchprellungen ohne innere Läsionen beträgt etwa ein Drittel. Bei den verbleibenden zwei Dritteln sind die parenchymatösen Organe, wie Nieren und Milz, am häufigsten betroffen. Es folgen Dünndarm, Leber, Mesenterium, Zwerchfell und Harnblase. Dickdarm und Bauchspeicheldrüse stehen mit 1,5% Beteiligung an vorletzter Stelle. Am seltensten wurde die Magenruptur beobachtet, über die meist nur Einzelberichte vorliegen und die mir auch nur einmal begegnet ist (quere Durchtrennung des Magens, des Pankreas und Leberruptur, Heilung). Der Dickdarm ist infolge seiner im wesentlichen seitlichen Lage relativ wenig exponiert. Das gilt sowohl für die Zerquetschung und Berstung als auch für den Mesocolonabriß. Der Dünndarm ist nicht nur wesentlich länger, sondern durch seinen Situs in der Mitte des Abdomen auch weniger in der Lage, den in der Regel von vorn in sagittaler Richtung gegen Wirbelsäule und Becken andrängenden Gewalten auszuweichen. In den einschlägigen älteren Berichten von Kirschner (1938), Denk (1941) und Fromme (1943) ist der Dickdarm nicht angeführt. Spath, Graz, beobachtete in 11 Jahren 2 Dickdarmrupturen infolge stumpfer Bauchverletzung (1,66%). Nach der Statistik von Kümmerle, Freiburg, war das Colon nach stumpfen Bauchverletzungen in 12 Jahren viermal perforiert bzw. zerquetscht. Die fixierten Abschnitte wie Colon ascendens und descendens werden häufiger lädiert als die beweglichen. Am Sigma kommt es eher zum Mesocolonabriß.

Auch von *Dickdarmrupturen bei Hernienträgern infolge relativer Binnen-druckerhöhung* finden sich in den letzten 25 Jahren nur wenige Beobachtungen (z. B. von BENKOVICH und HOFHAUSER, SPATH). Die Beurteilung des ursächlichen Zusammenhanges zwischen Unfall und Ruptur kann dann schwierig sein, wenn der Bauch nicht direkt vom Trauma betroffen war. Unter *besonderen Umständen kann Dünndarm* durch *den verletzten Dickdarm prolabieren*. MOSER beschrieb eine 74jährige Frau, die nach Sturz aus 1 m Höhe mit einem meter-langen Dünndarmprolaps vor dem Anus einge-liefert wurde. Es fand sich ein 5 cm langer Riß an der Grenze von Sigma und Rectum (Repo-sition, Dickdarmnaht, Heilung). Das ist einer von den wenigen Verletzungsfällen, die am Leben geblieben sind, während die meisten trotz Operation starben (MOULTON, GUIBÉ, ERLIKHMANA, ZENA, McLEHANAN, JOHNSTON u. a.).

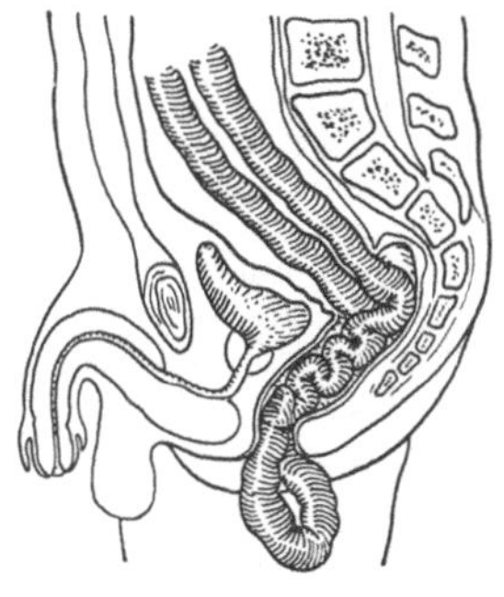

Abb. 1. Prolaps von Dünndarm durch Rectumruptur

Zu den stumpfen Bauchverletzungen ge-hören jene durch *Luftstoßwirkung von spreng-stoffreichen Bomben*. Seit dem letzten Kriege sind *Darmperforationen bei schwimmenden See-leuten* durch Explosion von Tiefwasserminen (noch bei 200 m Entfernung) bei Fehlen äußerer Verletzungen bekannt. Bei solchen Wasserexplosionen entstanden Rupturen sowie Mucosanek-rosen mit nachfolgender Gangrän und Spätperforationen vorwiegend des Dickdarms.

Schwierigkeiten für die Begutachtung bieten *Rupturen am bereits durch Krankheiten* (Geschwülste, Geschwüre, Diverticulosis, Tuberkulose, Pneu-matosis) *vorgeschädigten Dickdarm*. Dabei ist stets zu bedenken, daß der Unfall meist nur die letzte Gelegenheitsursache darstellt, die auch in anderen Zufälligkeiten oder normalen Bewegungen liegen kann. *Darm-zerreißungen* sind öfter beim gewaltsamen Zurückbringen von Rectum-prolapsen vorgekommen, besonders durch Selbstrepositionen. Andere derartige Rupturen entstanden nach Stürzen von Leiter oder Treppe (FEDINEK, GUIBÉ, LINDENBAUM, BYSTROW, STEIN, SEGAL u. a.).

*Retroperitoneale Verletzungen des Colon ascendens und descendens* werden meist durch tangential angreifende Traumen herbeigeführt. Sie sind des-wegen verhängnisvoll, weil die peritonealen Erscheinungen dabei zu-nächst gering sein können. Sie stehen beim Eintritt von retroperitonealen Abscessen, Urin- und Kotphlegmonen den intraperitonealen keineswegs an Gefährlichkeit nach. In einer eigenen Beobachtung kam es zu retro-colischem Hämatom mit Ureterzerreißung rechts.

Auch *Spätperforationen* mit längerem Intervall zwischen dem Zeit-punkt der Verletzung und dem klinischen Perforationsbild (bis zu 12 Tagen) sind berichtet (KOLACZEK, LECLERC, WAGNER, GERLACH u. a.).

*Bei subcutanen Zerreißungen des Zwerchfells* kommt es vielfach *zur Verlagerung* von Bauchorganen einschließlich *des Dickdarms* in die Brust-höhle. Die Berstung des Zwerchfells mit Zerreißung des sehnigen Anteils oder der Abriß der Muskelansätze an den unteren Rippen erfolgt je nachdem, ob es zu einer im wesentlichen abdominalen oder intrathorakalen Drucksteigerung gekommen war. Oft werden solche Zwerchfellrupturen mit Darmvorfall erst nach Monaten oder Jahren entdeckt, da die Zerreißung des Diaphragma vielfach keine deutlichen Symptome auslöst, mit anderen Läsionen kombiniert ist, und weil der Prolaps sich erst allmählich oder in zwei Zeiten entwickelt.

Eine *eigene Beobachtung* betraf eine 41jährige Frau, die einen Verkehrsunfall mit Schädel-, Beckenfraktur, Rippenbrüchen und Pneumothorax links erlitten hatte. Nach zweieinhalb Jahren kam die Verletzte wegen Atembeschwerden und Druckerscheinungen im linken Brustkorb zur Aufnahme. Das Röntgenbild zeigte denProlaps der Flexura coli sinistra in die linke Brusthöhle mit fünfmarkstückgroßer Lücke im linken Zwerchfell vorn medial (transthorakale Reposition, Zwerchfellnaht, Heilung). Bei dem Verletzten von Spath und Hyden, der unter ein Raupenfahrzeug gekommen war, wurden die Unfallfolgen mit Magen-, Milz-, Dünndarm- und Quercolonvorfall erst vier Jahre nach dem Trauma entdeckt. Das Intervall zwischen Trauma und Diagnose kann bis zu 35 Jahren betragen (Köhnlein). Das ist für die Begutachtung wichtig.

*Von Zerreißungen des Dickdarms durch Preßluft* sind mehr als 100 einschlägige Beobachtungen bekannt. Preßluft dient zum Werkzeugantrieb im Straßen-, Schiffs-, Berg-, Tiefbau, bei der Gesteinsbearbeitung, in Kesselschmieden, Gußputzereien und in vielen anderen Industriebetrieben. Darmrupturen können dann zustandekommen, wenn ein Arbeiter den Schlauch eines mit Preßluft gefüllten Gerätes in Gesäßnähe eines Mitarbeiters, bei einer Entfernung von 5 bis 20 cm vom Anus, bringt. Das kann beim Säubern der Arbeitskleidung, beim Einblasen von Preßluft unter die Kleider, besonders des Rückens, zum Zwecke der Abkühlung, infolge Unachtsamkeit, Unwissenheit oder groben Unfugs geschehen. Die Preßluft gelangt dann durch den Anus in den Darm, wobei die trichterförmige Gestalt des Gesäßes das Eindringen begünstigt. Der übliche

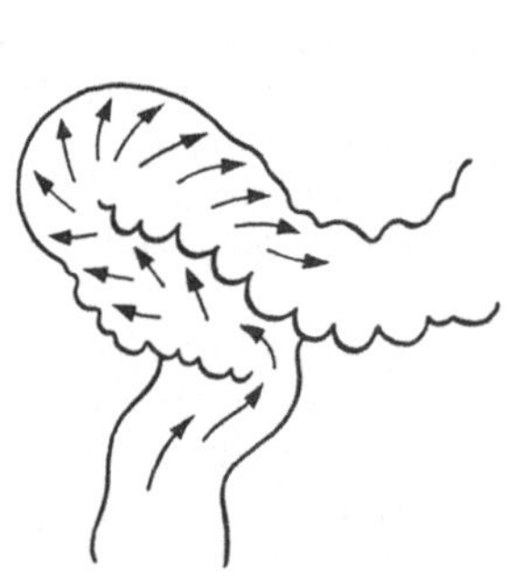

Abb. 2. Eindringen von Preßluft
in die Flexura sigmoidea

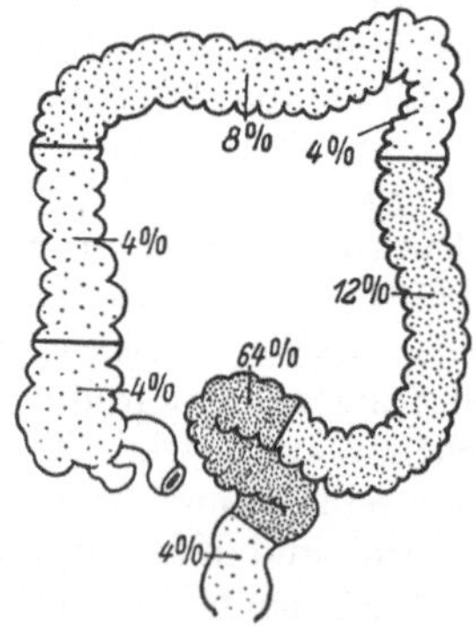


Abb. 3. Häufigkeit der Preßluftverletzungen des Colon

Arbeitsanzug gewährt keinen Schutz. Im allgemeinen genügt ein Druck von 2 bis 6 Atü, um eine Darmzerreißung herbeizuführen. Es kommt dabei nicht nur auf den absoluten Druck, sondern auch auf die Plötzlichkeit der Einwirkung, den Grad der Entfaltungsmöglichkeit des Darmrohres und die Ausweichgeschwindigkeit der Preßluft an. Darmbiegungen, Falten und Abknickungen können das Abströmen der Luft und einen schnellen Druckausgleich behindern. Am häufigsten ist daher der caudale Teil des Sigma von der Ruptur betroffen, doch bersten nicht selten auch Abschnitte des weiteren Colon, wie C. transversum und Coecum. Die Platzstellen liegen meist gegenüber dem Gekröseansatz. Serosa und Muscularis sind gewöhnlich weithin in der Längsrichtung abgelöst, während die Mucosa in der Regel nur in kleiner Ausdehnung perforiert oder sich hernienartig vorwölbt. Bei einigen Beobachtungen fand sich eine diffuse blutige Infarzierung der Dickdarmschleimhaut mit nachfolgender Gangrän, Thrombose der Arterien und Venen (WÖLLER). Schwellungen und Hämatome am Perineum, Scrotum und in den Inguinalgegenden sind zu beachten. Im Gekröse sind Hämorrhagien festzustellen.

Die Betroffenen zeigen schweren Kollaps, fühlen sich wie aufgepumpt oder aufgeblasen. Es kann zur Entwicklung ausgedehnter subcutaner Emphyseme, auch zu Mediastinalemphysem kommen. Das Rectum ist meist nicht verletzt, weil der extraperitoneale Teil des Mastdarms ein gewisses Maß von Auffüllung infolge seiner Fixation und des natürlichen Gegendrucks der Weichteile nicht überschreiten kann. Der Schließmuskel bleibt gewöhnlich unverletzt, wird höchstens gedehnt. Nur in der Mitteilung von AHRENS waren Anus und Gesäß zerrissen, ohne daß es zur intraperitonealen Berstung des Darmes gekommen war.

Sobald der Kollaps weicht, steht das akute Abdomen im Vordergrund. Ein Pneumoperitoneum liegt nicht regelmäßig vor. Die Preßluftverletzungen sind in der letzten Zeit offenbar seltener geworden, seitdem die Werkzeuge in manchen Betrieben mit Schutzkörben von 15 cm Länge versehen wurden, die ein unmittelbares Heranführen des Preßluftschlauches an den Körper verhindern.

*Verletzungen des Dickdarms bei der Verabfolgung von Sudabädern* werden immer wieder berichtet (SCHEIBE, LANGFRITZ, SORGE, HERMANN). Unglücksfälle bei subaqualen Darmbädern sind jedoch viel häufiger als man nach den in der Literatur niedergelegten Mitteilungen vermuten sollte, da einschlägige Berichte darüber aus verständlichen Gründen nicht gern gegeben werden. Eine Umfrage in verschiedenen Krankenhäusern und gelegentliche Aufforderungen zu Begutachtungen haben das bestätigt. Der Enddarm kann direkt durch das verwendete Darmrohr im extrabzw. intraperitonealen Teil durchstoßen oder im intraperitonealen Abschnitt durch Wasserdruck bzw. den Preßakt perforieren. Ereignen sich solche Unfälle bei Kranken mit Geschwülsten, Geschwüren, Divertikeln, Tuberkulose, Stenosen des Darmes u. a., so muß man sagen, daß die absoluten Kontraindikationen des Sudabades nicht beachtet worden sind, das sich bei allen Krankheiten mit Perforationsmöglichkeiten verbietet. Außerdem ist Vorsicht bei älteren Kranken geboten, weil die Darmwand weniger widerstandsfähig sein kann. Zerreißungen des Enddarms können aber auch bei Benutzung von weichen Gummirohren entstehen, wenn krankhafte Darmwandveränderungen fehlen.

In einem *Begutachtungsfalle* war ein 60jähriger Mann 30 Stunden nach einem Sudabad in einem Kreiskrankenhaus an einer ausgebreiteten Beckenphlegmone und einer diffusen eitrigen Peritonitis gestorben. Im Rectum fand sich bei der Obduktion 24 cm oberhalb des Anus wenig links von der hinteren Mittellinie ein knapp kleinfingernagelgroßer Defekt, der ins Beckenbindegewebe, aber nicht in die Bauchhöhle führte.

Es ging um die *Überlegung, ob ein weiches, elastisches, vorn abgerundetes Darmrohr von 15 cm Länge bei sachgemäßer Einführung die nachweislich gesunde* (später histopathologisch untersuchte) *Darmwand in einer Entfernung 24 cm vom Anus durchstoßen kann*. Die Frage war zu bejahen, weil das Rectum entgegen seiner Bezeichnung in Windungen verläuft. Das Gummirohr war von vorn eingeführt worden, während es nach der Vorschrift bei dem in der Wanne etwas nach vorn gebeugt stehenden Patienten appliciert werden soll. Die Einführung von vorn kann nicht unbedingt als falsch oder fahrlässig angesehen werden, wenn auch die Verabfolgung von hinten beim Sudabad aus anatomischen Gründen leichter und gefahrloser ist.

Es war weiter *zu klären, ob der hydrostatische Druck der Spülung oder der Preßakt bei der Entstehung der Verletzung eine Rolle gespielt haben kann*. Der vom Bindegewebe umgebene, außerhalb des Bauchfells liegende Mastdarm zerreißt gewöhnlich nicht auf Druck von innen. Berstungsrupturen liegen so gut wie stets im Bereich des Cavum peritoneum, wo der natürliche Gegendruck relativ gering ist. Soviel steht fest, daß Verletzungen des Enddarms beim Sudabad auch bei einwandfreier Indikationsstellung und sachgemäßer Ausführung sich nicht mit absoluter Sicherheit vermeiden lassen. Die Tatsache einer Perforation läßt von vornherein nicht den Schluß zu, daß die Verabfolgung des subaqualen Bades unsachgemäß geschehen ist. Immer handelt es sich dabei um höchst gefährliche Komplikationen.

Das gilt auch für *Verletzungen durch das Rectosigmoidoskop.*

Der Enddarm kann durch das Instrument lädiert, perforiert oder durch die zusätzliche Lufteinblasung gesprengt werden. Die Verletzung erfolgt meist 12 bis 15 cm oberhalb des Anus, am Übergang vom Rectum zum Colon oder auch unmittelbar proximal vom Sphinkter. Gefährdet sind Kranke mit Stenosen, Divertikeln, Geschwülsten sowie Ulcerationen und zu beklagen besonders alle die, wo die weiteren Erhebungen dann keine pathologischen Wandveränderungen aufdecken konnten. Es handelt sich um Komplikationen, die auch Geübten unterlaufen können. Die Schwere der Läsionen geht daraus hervor, daß von 57 Betroffenen 24 infolge der Läsion gestorben sind (Menegaux, Andresen).

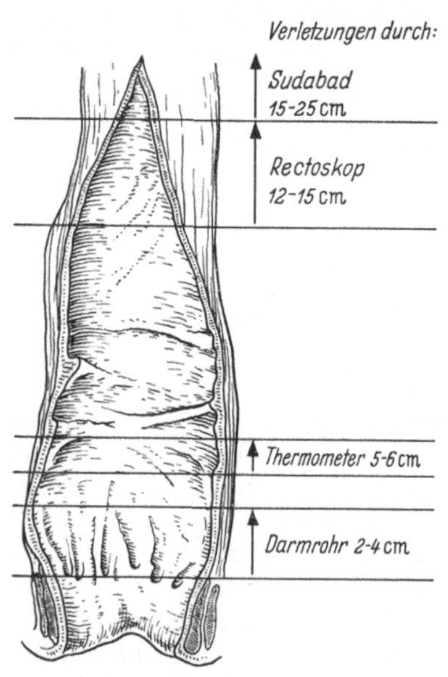


Abb. 4. Die Prädilektionsstellen artefizieller Rectumläsionen

Anzuführen sind schließlich noch *Läsionen des Dickdarms durch Röntgenkontrasteinläufe*. 75% derartige Verletzungen erfolgten bei Coloncarcinomen, die übrigen 25% bei entzündlichen Prozessen, Atresien, Divertikeln und Stenosen. Bei solchen Vorkommnissen ist die Kontrastuntersuchung meist die auslösende Ursache einer an sich auch sonst fälligen Perforation. In der Regel erfolgt der Durchbruch oberhalb der Stenose im bereits geblähten und durch Überdehnung krankhaft veränderten Darm. Eine Übersicht von ZHEUTLIN, LASSER, RIGLER (USA) umfaßt 53 Krankheitsfälle mit Perforationen nach Dickdarmkontrastuntersuchungen (51% Mortalität). Weitere einschlägige Mitteilungen stammen von KLEINSASSER und WARSHAV (1952), KLEIN und SCARBORROUGH (1953), McLEAN und SMATHERS (1953). Bei Divertikelbildung im Sigma ist besondere Vorsicht geboten, weil die dünne Serosa auch ohne stärkeren Druck leicht einreißen kann. Gelegentlich sind auch Darmdurchbrüche (Colon descendens) nach Bariummahlzeiten vorgekommen (SERJEANT und RAYMOND). Es ist stets schwierig, die Bariummassen aus der Bauchhöhle zu entfernen. Reste des Röntgenbreis im Darm können als Bariumsulfatkonkremente noch nach Monaten oder Jahren Veranlassung zu Dickdarmverschluß geben (SCHUBERT, LEMPERY).

*Eine Gasexplosion im Rectum infolge Elektrokoagulation* bei einer Hämorrhoidenoperation wurde von GUILLOTTE beschrieben (1959). Es entstand ein 10 cm langer Riß im Rectosigmoidgebiet, das drei weitere kleinere Perforationen aufwies. Eine französische Ärztekommission äußerte sich gutachtlich dahin, daß die Explosion der im Enddarm befindlichen Gase durch die Elektrokoagulation ausgelöst wurde. Der Kranke genas nach längerem Krankenlager.

Da der Sicherheit der *Colonnaht* Grenzen gesetzt sind, so wird man in jedem Falle, wo Zweifel in dieser Hinsicht bestehen, nicht auf eine *Colostomie* oder einen Anus praeter verzichten. Bei allen größeren Verletzungen ist die *Vorlagerung und Einnähung des betroffenen Dickdarms nötig*. Die Dickdarmresektion ist mit Auswahl zu verwenden, da sie weniger gute Heilungsergebnisse zeitigt.

Die *Gesamtmortalität* der angeführten Dickdarmverletzungen beläuft sich auf mehr als 50%. Die operative Behandlung innerhalb der ersten drei Stunden gibt die besten Resultate. Danach verschlechtern sich die Ergebnisse um das Vierfache.

Die Bedeutung der *Antibiotica* für die Heilungsergebnisse der Dickdarmverletzungen geht aus der Auswertung der Kriegsverletzungen hervor.

Von den Dickdarmverletzten, für die auf deutscher Seite keine Antibiotica zur Verfügung gestanden haben, wurden 30,4% geheilt (MEHNERT). Aus amerikanischen und englischen Veröffentlichungen, die POER zusammengestellt hat, ergibt sich bei Colonschußverletzungen eine Heilungsziffer von 65,1 bis 70,9%, wenn Penicillin, Plasma und Blut zur Übertragung zur Verfügung standen.

Sachgemäße Vorbereitung, Beachtung des Sofortprinzips bei der operativen Versorgung, gute chirurgische Technik und Wachsamkeit im postoperativen Stadium sind jedoch weiter unerläßliche Voraussetzungen für die Erhaltung des Lebens, für Heilung und Wiederherstellung.

**Literatur.** Ahrens: s. H. Killian. — Bader, H.: Mschr. Unfallheilk. **56**, 142 (1953). — Gögler, E., u. H. Laqua: Langenbeck Arch. klin. Chir. **257**, 477 (1953). — Guillotte, J.: Phlébologie **12**, 95 (1959). — Herrmann: Zbl. Chir. **84**, 1198 (1959). — Killian, H.: Neue dtsch. Chir. **60** (1939). — Köhnlein, H. E.: Chirurg **30**, 292 (1959). — Kümmerle, F.: Vorträge Chir. **55** (1959) (Literatur). — Langfritz, H. U.: Zbl. Chir. **77**, 1185 (1952). — Root, G. T. u. B. H. Christensen: Surg. Gynec. Obstet. **105**, 264 (1957). — Sorge, W.: Zbl. Chir. **82**, 1983 (1957). — Wildegans, H.: Neue dtsch. Chir. **67**, 48—94 (1959) (Literatur). — Wöller, A.: Zbl. Chir. **30**, 1253 (1956).

H. Gardemin, Hannover: **Röntgenologische Pathologie der posttraumatischen Arthrosis deformans.** (Mit 6 Abb.)

In einem umfassenden Referat über die Arthrosis deformans des Hüftgelenkes auf dem Nürnberger Orthopädenkongreß 1956 setzt sich Hackenbroch mit der Pathogenese der Arthrosis deformans kritisch auseinander und stellt fest, „daß sich heute niemand mehr widerspruchslos zufrieden fühlt mit der funktionellen Arthrose-Theorie, die in den Untersuchungen Pommers und J. Langs so wohl begründet erscheint". Wir können Hackenbroch ohne Vorbehalt zustimmen, daß zahlreiche Formveränderungen, die schon das kindliche und jugendliche Gelenk zeigen kann, auf funktioneller Basis zwangsläufig zu einer degenerativen Arthrosis deformans führen. Ob diese Formveränderungen nun angeboren oder durch Erkrankungen wie Perthes, Epiphysenlösung oder Trauma bedingt sind, spielt keine wesentliche Rolle. Die Inkongruenz der Gelenkflächen führt durch vorzeitige Verschleißerscheinungen zur Arthrosis deformans im Sinne von Pommer und Lang. In seinem Referat weist Hackenbroch weiter darauf hin, daß es andererseits sichere und als solche auch erkennbare Fälle chronischer Arthritis gibt und daß zwischen diesen aber Grenzfälle vorkommen, die in ihrer Pathogenese nicht sicher zu beurteilen sind.

Zu diesen Grenzfällen gehört auch das *Malum* coxae senile, das nach Hackenbroch nicht in den Kreis der reinen Degenerationsarthrose gehöre und zumindest weitgehend endokrin bedingt sei, wobei aber auch an einen Infekt — und zwar hier am ehesten noch als Mitursache — gedacht werden müsse.

Wenn ein Kenner der Materie und Verfechter der funktionellen Theorie der Arthrosis deformans wie Hackenbroch die *Allgemeingültigkeit* der Pommerschen Anschauungen über die Pathogenese der Arthrosis deformans in Frage stellt, erscheint es notwendig, die bisherigen Ansichten über Entstehung, Klinik und Röntgenologie der posttraumatischen Arthrosis deformans einer kritischen Betrachtung zu unterziehen. Gestatten Sie mir daher zunächst neuere Ansichten über die Pathogenese des *Malum* coxae senile, dessen Entstehung als reine Degenerationsarthrose von Hackenbroch im Gegensatz zu Pommer und Lang in Frage gestellt wird, darzulegen.

Bei der Entstehung des *Malum* coxae senile mögen endokrine Faktoren eine Rolle spielen, doch konnte ihr genereller Einfluß bisher nicht wahrscheinlich gemacht werden. Im Mittelpunkt der Erörterungen steht die Frage, ob die mehr oder minder umfangreiche Entzündung der Kapsel primärer Natur ist oder bei einer präarthrotischen Deformität auf rein mechanische Weise entstanden ist. Die pathologisch-anatomischen Befunde am Knorpel und Knochen bringen keine Klärung, denn die von POMMER als wesentliches Merkmal der Arthrosis deformans angesehenen Veränderungen: Randwulstbildungen und von den Markräumen in den Gelenkknorpel vorgreifenden Gefäß- und Markraumbildungen werden auch bei entzündlichen Gelenkprozessen, z. B. bei der Polyarthritis beobachtet. Es darf der Ansicht von HACKENBROCH daher zugestimmt werden, daß die Befunde bei der chronischen Arthritis und der Arthrose sich völlig gleichen können und daß die Diagnose vom Kliniker gestellt werden muß; auch die von zahlreichen Untersuchern festgestellten Veränderungen am Gefäßsystem finden sich nach HACKENBROCH u. a. bei beiden Krankheitsbildern.

Die differentialdiagnostische Klärung ist auch für den Kliniker häufig schwierig. Blutbild und Blutsenkungsgeschwindigkeit sind nur bei positivem Befund als Zeichen eines umfangreichen Prozesses zu verwerten, während ein normales Ergebnis eine Entzündung nicht ausschließt. Außerdem zeigen sie nur den derzeitigen Befund an, ohne wesentliche Anhaltspunkte für die Entstehung der Synovitis zu geben.

Es ist aber immer wieder darauf hingewiesen worden, daß das *Malum* coxae senile schon im 2. und 3. Lebensjahrzehnt auftritt, in einem Lebensalter also, in dem eine degenerative Arthrosis deformans ohne anlagemäßig bedingte oder erworbene Deformierungen der Gelenkanteile unwahrscheinlich ist. Auch die anamnestischen Angaben, die nicht selten über passagere Beschwerden in dem gleichen oder auch in anderen Gelenken in früherer Zeit berichten, sprechen dafür, daß hier die entzündliche Komponente primärer Natur ist und toxisch-allergische Vorgänge für die Entstehung der Knorpel- und Knochenveränderungen an Bedeutung gewinnen.

Wenn auch PAYR einer Trennung in Arthritis und Arthrose skeptisch gegenüber steht, so schreibt er: „Wenn man alles überblickt, so ist es ein seltsames Gemisch von degenerativen und doch auch wieder entzündlich-produktiven, vielleicht nur toxisch bedingten Veränderungen an den Gelenken", und vermutet weitere übergeordnete Einflüsse, die manchmal „in früher durchgemachten Gelenkerkrankungen zu suchen sind".

Diese Beobachtungen legen die Vermutung nahe, daß die Erkrankung des Gelenkes nicht erst im Zeitpunkt der Beschwerden entstanden ist, sondern sich über längere Zeiträume bis zu Jahrzehnten latent entwickelt. Weitere Beobachtungen sprechen dafür, daß das *Malum* coxae senile die klinische Manifestation einer Systemerkrankung darstellt, ihre Topik bisher noch unbekannten Einflüssen unterliegt.

Eigene Beobachtungen machen diese Annahme wahrscheinlich. Ich habe Gelenkkapsel, Plantaraponeurose und Ligamentum plantare von kindlichen Hohlfüßen und Plattfüßen, bei denen Korrekturoperationen

der Deformität ausgeführt wurden, histologisch untersucht. In einem
größeren Teil dieser Fälle fand ich zellige Reaktionen, Histiocyten und
Fibrocyten in vermehrter Zahl in der Umgebung der Gefäße und An-
häufung von Fibrocyten und Histiocyten im Gewebe, wie sie bei hyper-
ergisch-allergischen Prozessen gefunden werden (Abb. 1). Diese Be-

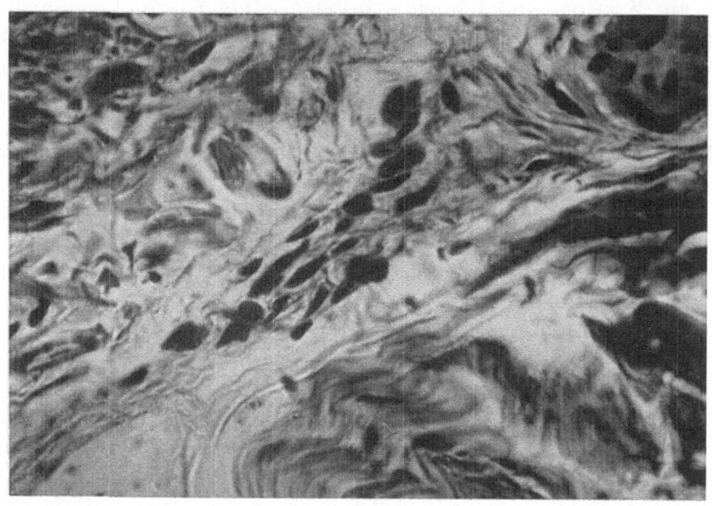

Abb. 1

obachtungen wurden auch bei beschwerdefreien Fällen gemacht und
sprechen dafür, daß der Beginn der Erkrankung latent verläuft. Die Feststellung derartiger hyperergisch-allergischer Befunde bei schmerzhaften
Fehlformen kindlicher Füße besagt weiterhin, daß statische Einflüsse in
diesen Fällen nicht als Ursache der Beschwerden angesehen werden
können. Die Beobachtungen schmerzhafter Gelenkerscheinungen flüch-
tiger Natur bezeugen, daß wahrscheinlich häufiger als es bisher angenommen wird, derartig toxisch-allergische Veränderungen zu Gelenkerkrankungen führten und bald in dem einen, bald in dem anderen
Gelenk nach mehr oder minder langen Latenzzeiten auftreten.

Auf Grund dieser Beobachtungen und Untersuchungen erscheint die
Ansicht fundiert, daß klinische und röntgenologische Symptome, die
bisher als Anzeichen einer degenerativen Arthrosis deformans angesehen
wurden, einer langsam sich entwickelnden, zunächst latent verlaufenden
Arthritis entsprechen, die Synovitis also primär entstanden ist und sekundär zu Veränderungen an Knorpel und Knochen geführt hat.

Für die Gesamtbeurteilung des Fragenkomplexes der posttraumatischen Arthrosis deformans sei auch auf die neueren Untersuchungen von
Imhäuser und Bürkle de la Camp hingewiesen, die sich mit der Frage
der Überlastungsarthrose bei Beinamputierten beschäftigen. So fand
Imhäuser bei einem nur sehr kleinen Teil von Ober- und Unterschenkel-
amputierten eine echte Arthrosis deformans der gleichen oder anderen

Seite. Es muß hierbei unterschieden werden, worauf auch HACKENBROCH, IMHÄUSER und BÜRKLE DE LA CAMP hinweisen, daß die statischen Beschwerden nicht ohne weiteres einer Arthrosis gleichgestellt werden dürfen; wir müssen streng scheiden zwischen einer echten Arthrosis deformans und rein statischen vorübergehenden Beschwerden. Diese Untersuchungen haben gezeigt, daß in den Gelenken des nichtamputierten Beines weniger Arthrosen auftraten als bei altersgleichen nichtverletzten Patienten und HACKENBROCH zieht hieraus den Schluß, daß 1. zur Arthrose oder ihrer Auslösung noch andere Faktoren als die sogenannte Überlastung gehören, 2. statische Beschwerden für sich allein nicht ohne weiteres zur Arthrose führen. Diese Beobachtungen sind auch für die Entstehung der Arthrosis deformans nach einer Verletzung sehr aufschlußreich.

Weiterhin sei auf das Referat von HÄBLER im Handbuch der Unfallheilkunde hingewiesen. In diesem Referat wird der Auffassung entgegengetreten, nach der eine Kontusion als Ursache für eine später beobachtete Arthrosis deformans anzusehen ist.

Nach GRÜNER wurden von 84 rein blutigen traumatischen Ergüssen und 32 Bänderzerreißungen vorher gesunder Gelenke in keinem einzigen Fall eine Arthrosis deformans beobachtet, obwohl bei vier Kranken wegen Wackelgelenkes Dauerrente gezahlt wurde. Aber auch bezüglich der Verschlimmerung einer vorhandenen Arthrosis deformans wird Zurückhaltung empfohlen. So hat HÄBLER nicht ein einziges Mal eine nachweislich dauernde Verschlimmerung der Arthrosis deformans durch ein einmaliges Trauma erlebt und den gleichen Standpunkt nimmt auch HACKENBROCH an, wenn nicht sehr große frakturerzeugende Kräfte mit im Spiel waren.

Aus den bisherigen Beobachtungen darf man mit Recht schließen, daß die Arthrosis deformans nach Unfall nicht in dem Umfang und Ausmaß vorkommt, wie es noch allgemein angenommen wird.

Es erhebt sich sowohl für die posttraumatische wie auch für die nichtunfallbedingte Arthrosis deformans die Frage, ob unterschiedliche Symptome bei der Arthrosis deformans ohne Entzündungserscheinungen und solcher, die mit einer Synovitis primärer oder sekundärer Natur, vergesellschaftet ist, gefunden werden.

Bei meinen Untersuchungen, besonders an den Hüftgelenken, konnte ich feststellen, daß immer dann, wenn bei der operativen Eröffnung der Gelenke entzündliche Veränderungen der Gelenkkapsel vorhanden oder Anzeichen einer abgelaufenen Entzündung feststellbar waren, röntgenologische Symptome auftraten, die bei der Arthrosis deformans ohne Synovitis nicht beobachtet wurden. Es waren hierbei in erster Linie proliferative Prozesse in Gestalt von starken Randzackenbildungen im Bereiche des Pfannendaches und des Hüftkopfes, weiterhin proliferative Veränderungen im Sinne von Ossifikationszonen, besonders im unteren Teil der Pfanne. Ich zeige Ihnen ein Röntgenbild einer 42jährigen Patientin mit einem schweren *Malum* coxae senile, bei der der Kopf Randwulstbildungen zeigte, wie auch die Pfanne und der Kopf selbst deformiert waren. Zwei weitere Abbildungen zeigen im Pausverfahren die starke Randzacke und die Pfannenverdickung deutlich (Abb. 2). Es ist weiterhin auffallend, daß in diesen Fällen die Anamnese, sofern sie exakt aufgenommen wurde, häufig schon Beschwerden in früherer Zeit im gleichen oder in anderen Gelenkpartien ergab, so daß unter Berücksichtigung aller Faktoren angenommen werden darf, daß die hier gefundene Synovitis nicht sekundär auf Grund einer Arthrosis deformans aufgetreten ist, sondern *primär* vorhanden war und zu derartigen Deformierungen geführt hat.

Sind parallele Veränderungen — wie sie gezeigt wurden — nun auch nach Verletzungen zu beobachten? Das Kniegelenk mit seiner relativ einfachen röntgenologischen Darstellung gibt hierüber am besten Auskunft. Nach Meniscusverletzungen, bei denen der Meniscus exstirpiert worden ist, treten Randwulstbildungen an den medialen Condylen von Femur und Tibia auf. Die Abb. 3 zeigt das Röntgenbild einer Patientin, bei der im Alter von 24 Jahren im Anschluß an eine Verletzung mehrfach Einklemmungserscheinungen aufgetreten sind, so daß vier Jahre später der Meniscus entfernt wurde. Im Verlauf von weiteren vier Jahren haben sich Randwulstbildungen am medialen Condylus des Femur und der

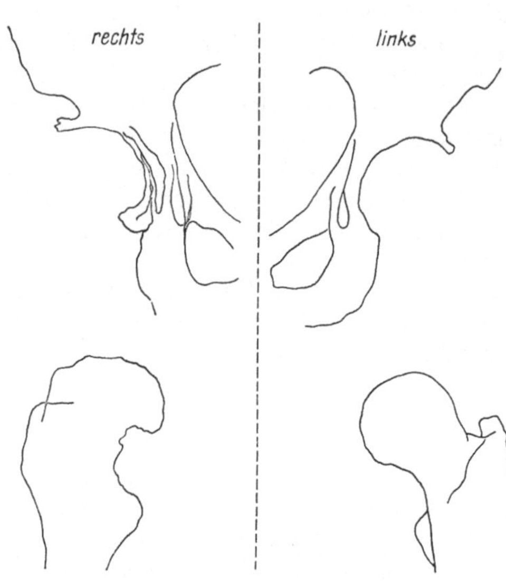

Abb. 2

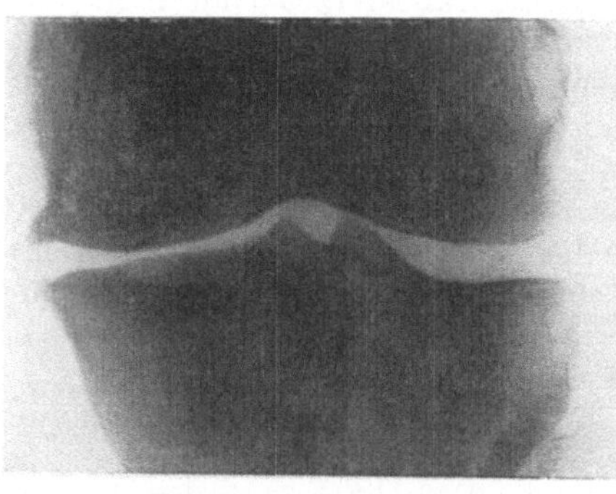
Abb. 3

Tibia ausgebildet. Bei einem 16jährigen Patienten traten 1951 Schmerzen im linken Kniegelenk auf; das Röntgenbild ergab freie Körper, die entfernt wurden. Sechs Jahre später zeigte das Röntgenbild erhebliche Randwulstbildungen an den lateralen und medialen Condylen von Tibia und Femur. Auch hier war durch die freien Körper eine *echte* degenerative *Schädigung* des Knorpels aufgetreten, die als Arthrosis deformans röntgenologisch manifest wurde. Bei einer damals 42 Jahre alten Patientin traten zunächst 1949 ein linksseitiger Kniegelenkserguß nach Sturz auf.

1950 und 1951 weitere Verletzungen des Kniegelenkes. 1952 wiederum Betriebsunfall mit Verletzung des linken Kniegelenkes, so daß anschließend ein verletzter medialer Menicus entfernt wurde und ein eingerissenes vorderes Kreuzband genäht wurde. Das Röntgenbild vier Jahre nach der Operation ergab ganz leichte Zackenbildung am medialen und lateralen Condylus der Tibia, wie sie bei einem Alter von 49 Jahren als relativ geringfügig bezeichnet werden muß, gegenüber 1952 war aber eine deutliche Verschmälerung des röntgenologischen Gelenkspaltes nachweisbar. Bei diesem Patienten sei besonders darauf hingewiesen, daß nach mehrfachen Verletzungen nur eine relativ geringfügige Arthrosis deformans bei der Nachuntersuchung festzustellen war, parallele Veränderungen waren auch auf dem rechten nichtverletzten Kniegelenk sichtbar.

Die geschilderten Veränderungen sind bekannt und sind dann als *posttraumatisch* anzuerkennen, wenn sie gegenüber der gesunden Seite vermehrt vorhanden sind und ein entsprechender Zeitabschnitt zwischen Verletzung und der Nachuntersuchung verstrichen ist.

Auf dem *Unfall-Kongreß 1954 in Stuttgart* konnte ich auf Beobachtungen hinweisen, die ich bei Nachuntersuchungen von Kniegelenkverletzungen (Meniscuszerreißungen, Kreuzbandverletzungen usw.) feststellen konnte. Ich berichtete, daß bei den Patienten, bei denen zum Zeitpunkt der Operation eine Rötung der Synovialis im Sinne einer Entzündung festzustellen war, Symptome auftraten, die wohl häufig noch als Arthrosis deformans angesehen wurden, aber zum großen Teil schon *durch ihren Sitz außerhalb des Gelenkes nicht als echte arthrotische Veränderungen* anzusehen sind. Es handelt sich hierbei (Abb. 4) um sporn-

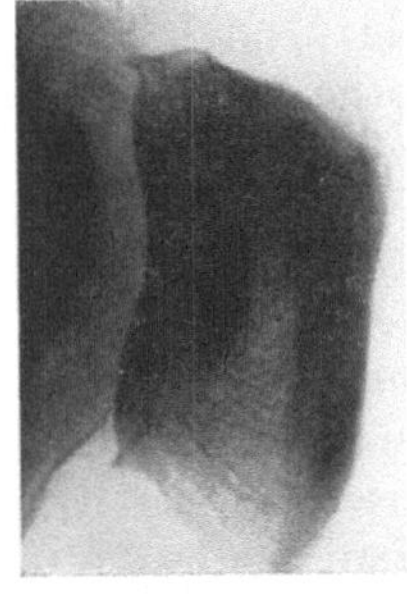
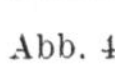
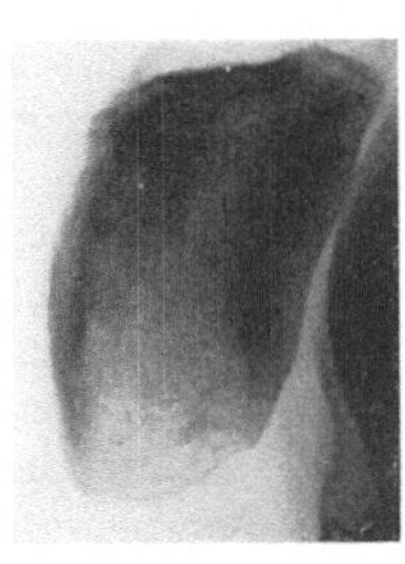
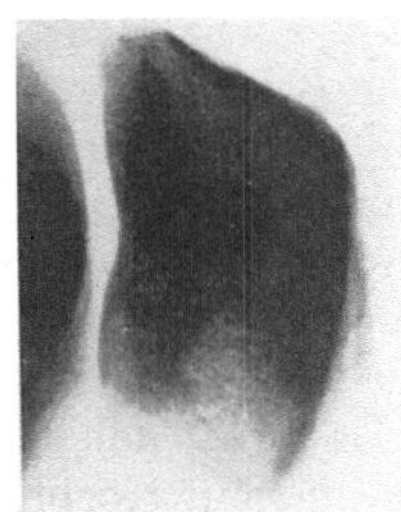

Abb. 4                    Abb. 5                    Abb. 6

artige Exostosen, wie sie am Ansatz des Ligamentum patellae und der Aponeurose des Quadriceps zu beobachten sind. Das nächste Röntgenbild zeigt Ihnen eine derartige Exostose im Beginn der Entstehung (Abb. 5). Daß es sich hier nicht um einen echten Randwulst handelt, geht schon allein aus der zum Teil wolkigen, unregelmäßig gebildeten Exostose hervor. Bei diesen Untersuchungen fiel aber auch weiterhin auf, daß die Patella in ihrem Dickendurchmesser Veränderungen durchmacht. Es finden sich periostale Auflagerungen, die am oberen Pol, aber auch an der ventralen Fläche (Abb. 6) der Patella sichtbar sind. Diese Veränderungen fand ich nur dann, wenn bei der Operation entzündliche Veränderungen der Synovialis teils umschrieben, teils sich über die gesamte Gelenkinnenhaut erstreckend, festgestellt wurden. Diese Verdickungen der Patella, die Bildung neuer Knochenschichten an der ventralen Seite entsprechen den Verbreiterungen des Pfannenbodens beim *Malum* coxae senile (Abb. 2), die ebenfalls nur bei den Fällen mit einer Synovitis nach den bisherigen Beobachtungen auftreten. Parallele Veränderungen von Ossifikationen sehen wir aber auch bei der Tuberkulose, bei unspezifischen Hüftgelenkentzündungen, die zu einer Vergrößerung des Gelenkkopfes führen.

Bei der Entscheidung, ob diese bei der Operation gefundene Synovitis *primärer* Natur ist oder *sekundärer* auf Grund der Verletzung: Meniscusverletzung, Kreuzbandverletzung, entstanden ist, muß berücksichtigt werden, daß bei Verletzungen ein Bluterguß auftreten kann, der als Folgeerscheinung im Laufe der Zeit zu entzündlichen unspezifischen Veränderungen führt. Wir kennen aber Verletzungen mit Blutergüssen, bei denen bei der Nachuntersuchung röntgenologische Veränderungen auch nach längerer Zeit nicht nachweisbar sind, und ich verweise hierzu auf die Beobachtungen von Häbler und Grüner. Mein früherer Mitarbeiter Weiss konnte weiterhin auch über eine 16jährige Patientin berichten, bei der drei Monate nach der Verletzung intra operationem bereits *umfangreiche entzündliche Veränderungen und beginnende Randwulstbildungen* und ein verletzter Meniscus nachzuweisen waren. Auch unter der Voraussetzung, daß ein Bluterguß, der allerdings nicht nachgewiesen worden ist, diese Synovitis veranlaßt haben kann, ist es *ausgeschlossen*, daß die *vorhandenen Randwulstbildungen bei einem jugendlichen Patienten innerhalb von drei Monaten nach einer Verletzung* entstanden sind. Diese Randwulstbildungen und Veränderungen des Knorpels sind bereits *vor* der Verletzung vorhanden gewesen, und der histologische wie auch der makroskopische Befund ergab unter Berücksichtigung der Anamnese, daß hier eine primär-chronische Arthritis vorlag.

Bei einer 20jährigen Patientin traten plötzlich Einklemmungserscheinungen im rechten Kniegelenk auf; nach einer Reposition des wahrscheinlich damals schon verletzten Meniscus traten keine weiteren Rezidive auf, doch bestanden leichte Beschwerden im rechten Kniegelenk. Es wurde daher vier Monate nach der Verletzung das Kniegelenk eröffnet und ein Korbhenkelriß des medialen Meniscus festgestellt. Die Synovialis wies eine mäßige Rötung sowie typische Randwulstbildung am Condylus medialis des Femur sowie am unteren Pol der Patella auf. Die Synovia war im ganzen etwas vermehrt getrübt. *Röntgenologisch* war ein Randwulst nicht nachzuweisen. Auch hier darf angenommen werden, daß die Ausbildung der Randwülste, aber auch der Synovitis nicht in den drei Monaten seit der Einklemmung aufgetreten ist, sondern ebenfalls — wie in dem Fall vorher — auf einen *primär*-chronisch entzündlichen Prozeß zurückzuführen ist. Unter Berücksichtigung der Beobachtungen von entzündlichen Veränderungen bei nicht schmerzhaften Hohl- und Plattfüßen dürfen wir annehmen, daß auch in diesen beiden Fällen die chronische Arthritis klinisch und subjektiv latent über längere Zeit bestanden hat und erst gelegentlich einer Inspektion des Kniegelenkes beobachtet wurde.

Ich halte es daher *nicht* für richtig, die bei Gelenkeröffnungen sichtbaren entzündlichen Veränderungen der Gelenkkapsel ohne Einschränkung als *traumatisch* anzusehen. Hierzu bedarf es einer *sorgfältigen Anamnese und kritischen Beurteilung der möglichen Zusammenhänge.* Ist klinisch oder durch Punktion bei einer länger zurückliegenden Verletzung ein Bluterguß nachgewiesen worden, so *kann dieses Hämatom* die später beobachteten Entzündungen und entsprechend röntgenologischen Veränderungen verursacht haben. Nach meinen bisherigen Beobachtungen trifft diese Annahme nur selten zu. Bei älteren Patienten kann die Beurteilung schwieriger sein. So darf ich über einen Patienten berichten, bei dem im Alter von 43 Jahren im Anschluß an eine Innendrehung des linken Beines mit Beugung des Kniegelenkes plötzlich ein knackendes Geräusch im Kniegelenk auftrat, so daß der Patient nicht mehr normal gehen konnte und hinkte. Vier Tage nach dem Unfall wurde das Kniegelenk eröffnet. Im eröffneten Kniegelenk waren erhebliche Entzündungen der Synovitis mit Zottenbildungen, histologisch Exsudatzellen, perivasculäre Oedembildung mit Exsudatzellen, Vermehrung der Endothelzellen sichtbar. Drei Jahre nach der Operation wurde der Patient nachuntersucht; röntgenologisch war eine spornartige Exostosean der ventralen Fläche des Kniegelenkes vorhanden, die auf den früheren Aufnahmen nicht sichtbar war.

Die vergleichenden klinisch-röntgenologischen und pathologischen Untersuchungen ergeben für die Beurteilung einer posttraumatischen Arthrosis deformans:

1. Alle Veränderungen, die nicht im Gelenkbinnenraum auftreten, stehen nicht im Zusammenhang mit einem Unfall; am Kniegelenk handelt es sich hierbei besonders um spornartige Exostosen am Ansatz des Quadriceps und des Ligamentum patellae an der Patella sowie um periostale Ossifikationen an der Ventralsicht der Patella.

2. Die an der Übergangsstelle vom Knorpel zum Knochen entstehenden echten Randwulstbildungen sind nicht allein signifikante Merkmale einer degenerativ bedingten Arthrosis deformans im Sinne von POMMER. Bei Beobachtung derartiger Veränderungen bei unspezifischen Monarthritiden Jugendlicher und bei Polyarthritis kennzeichnet sie lediglich als Symptome eines chronisch verlaufenden, pathologischen Zustandes der subchondralen Knochenschichten und des Markes. Besonders bei großen Zacken oder spornartig ausgebildeten Randwülsten besteht der Verdacht, daß entzündliche Veränderungen des Gelenkes, speziell der Kapsel, als primäre Ursache anzusehen sind. Ihre Anerkennung als posttraumatische Folgeerscheinung kann *nur* unter Berücksichtigung der *Gesamt*anamnese und des Verlaufes stattfinden; es ist auf sonstige „rheumatische" Beschwerden und auf arthritische Veränderungen in anderen Gelenken zu achten.

3. Entzündliche Veränderungen im Gelenk, die bei der Untersuchung oder der Arthrotomie gefunden werden, sind nur bedingt als Verletzungs-

folgen anzusehen; Voraussetzung ist der Nachweis eines Ergusses, der unmittelbar im Anschluß an das Trauma aufgetreten ist, durch klinische Untersuchung oder Punktion.

4. Die Frage, ob ein latenter Entzündungsprozeß durch das Trauma *vorübergehend* aktiviert werden kann, ist zur Zeit noch nicht zu beantworten.

H.-S. Fürstenberg, Göttingen: **Zur Frage der Pathophysiologie in der Behandlung des Hitzeschadens. (Mit 5 Abb.)**

Die technische Entwicklung der letzten Jahrzehnte bedient sich in zunehmendem Maße der Verwendung energiereichen, hochexplosiven Materials zu den verschiedensten Zwecken. Neues Material gibt neue Schadensmöglichkeiten — für die Praxis bedeutet das eine Zunahme der Hitzeschäden. Nach Aufstellungen von Baxter starben in den USA allein im Jahre 1955 60000 Menschen an der Verbrennungskrankheit. Es ist anzunehmen, daß diese Zahl jährlich weiter zunimmt.

Theorien zur Pathophysiologie des Hitzeschadens und der Folgen kennen wir schon aus dem Mittelalter. Erst die Fortschritte auf dem Gebiete der Physiologie des Stoffwechsels haben das Erkennen des pathologischen Geschehens entscheidend gefördert. Dieses Referat will versuchen, den heutigen Stand der Kenntnisse über die Verbrennungskrankheit summarisch zu erfassen und die Behandlung in ihren Variationen abzuwägen.

Wir sehen auch bei der Hitzeschädigung die Erhaltung des Lebens als die wichtigste ärztliche Aufgabe an, während kosmetische Gesichtspunkte an zweiter Stelle Berücksichtigung finden.

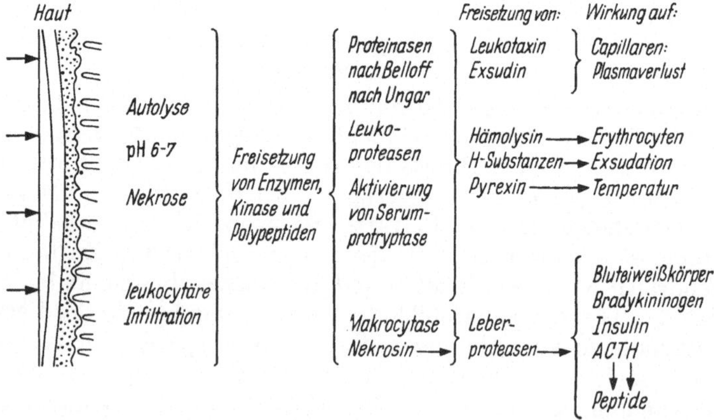

Abb. 1. Drei biochemisch grundverschiedene Zonen des pathologischen Geschehens

Die Bedingungen, unter denen menschliches Gewebe durch Hitze geschädigt wird, sind bekannt. Die durchschnittliche Erträglichkeitsgrenze liegt bei einer kritischen Temperatur von 47° C; nach Überschreitung dieser Temperaturgrenze tritt ein Erythem auf. Nach einer Dauer der Hitzeeinwirkung von etwa 40 sec bei 55° C treten Blasen auf. Für strahlende Hitze beträgt die Erträglichkeitsgrenze 2,4 Pyron (1 Pyron = 1 Grammcal/cm²). Infolge des schlechten Wärmeleitungsvermögens der Haut kommt es zu einem schnellen Abfall der Temperatur unterhalb der erhitzten Hautoberfläche. Die dabei entstehenden Temperaturzonen führen zur Ausbildung von drei, in biochemischer Hinsicht grundverschiedenen Zonen des pathologischen Geschehens (Abb. 1).

Bei Temperaturbelastungen über 68° C tritt eine irreversible Koagulation der Hautoberfläche ein, unter dieser Zone liegt eine geschädigte Gewebeschicht ohne Koagulation; es findet dort nach kurzer Zeit ein autolytischer Zellzerfall statt. Darunter liegt die Zone der entzündlichen Reaktion.

Am Übergang vom zerfallenden zum lebenden Gewebe verschiebt sich der pH-Wert von seiner Norm zu seinem Wert von 6,8, d. h. also zur sauren Reaktion. Infolge der Verschiebung des pH-Wertes in diesem Bereich kommt es zu einem Unwirksamwerden des Serumtrypsininhibitors, somit können die körpereigenen Serumtryptasen in dem geschädigten Gewebe ihre proteolytische Aktivität voll entfalten.

BELLOF und PETERS fanden, daß normale Haut nach Hitzeschädigungen eine Proteinase tryptischen Charakters in die Umgebung ausstreut. Es ist anzunehmen, daß diese Proteinase identisch ist mit der von MENKIN als *Nekrosin* und von GORKIN als Makrocytase bezeichneten Substanz.

UNGAR und DAMGAARD stellten in Versuchen mit Meerschweinchen fest, daß der Eiweißabbau in Hautschichten durch Hitzeeinwirkung weitgehend die Folge einer Aktivierung von Proteasen ist.

Darüber hinaus konnten GREUER, HESS und ROSTECK feststellen, daß nicht nur infolge Hitzeschäden, sondern nach jeglichem anderen Gewebstrauma innerhalb einer sehr kurzen Zeit eine Kinase frei wird, die ihrerseits das Profibrinolysin des Blutes zu Fibrinolysin aktiviert. Herr MARGGRAF wird Ihnen in seinem Vortrag heute noch Genaueres darüber berichten.

Diese erste biochemische Reaktion, die Freisetzung einer Kinase im verbrennungsgeschädigten Gewebe, löst einen geradezu dramatisch zu nennenden Ablauf weiterer Körperreaktionen aus. Diese Tatsache ist der Ausgangspunkt für unser therapeutisches Bemühen, die Wirkung dieser Kinase zu unterbinden.

Wir müssen heute annehmen, daß diese Proteinase (Serumtryptase-Plasmin-Fibrinolysin) im Falle der Sauerstoffverarmung von Gewebspartien durch encymatischen Abbau von Zelltrümmern und Bluteiweißkörpern die Entstehung von biologisch hochaktiven Polypeptiden katalysiert. MENKIN fand und erforschte diese Vorgänge bei Entzündungen. Die dabei auftretenden Stoffe nennt er Leukotaxin und Exsudin und gibt an, daß sie zu einer Capillarerweiterung führen. Wir wissen, daß die Wirkung des Exsudins durch ACTH unterdrückt wird.

Über die Entstehung des Histamins in verbrennungsgeschädigtem Gewebe gibt es unterschiedliche Theorien. Zwar weist neuerdings REHN darauf hin, daß im Bereich verbrannter Haut kein Histamin nachweisbar ist, jedoch fand er ähnliche Stoffe, deren Wirkung teilweise durch Antihistaminica ausgeglichen werden konnte. ROCHA E SILVA glaubt, die Entstehung des Histamins sei abhängig von der Gegenwart von Proteinen.

Nach ALLGÖWER soll die Antihistamintherapie von Verbrennungen auf sedativer Wirkung beruhen.

Auf Grund unserer Erfahrungen zerfällt die Behandlung von Verbrennungsschäden in zwei große Gruppen:

A. In die *äußere Behandlung* der durch den Hitzeschaden zerstörten Haut- und Unterhautbezirke; B. In die vielgestaltige *Behandlung* der durch den traumatischen Stress verursachten Störungen *des inneren Milieus* (Blutveränderungen, Schädigung paremchymatöser Organe durch toxische Stoffwechselprodukte).

Es spielen sich bei derartigen Schäden im Blut Veränderungen ab, ohne deren Kenntnis und labormäßigen Überprüfung unseres Erachtens eine gezielte Therapie nicht möglich ist.

Diese Substitutionstherapie basiert auf:

1. Untersuchung des Gesamteiweißgehaltes des Blutes; 2. der Eiweißfraktionen (Elektrophorese) des Serums; 3. des Hämatokritwertes; 4. der Elektrolyte; 5. der Messung der zugeführten und ausgeschiedenen Flüssigkeiten (Aufstellung einer Flüssigkeitsbilanz mit zusätzlicher Verwendung einer Bettwaage) und 6. der freien proteolytischen Fermente.

Diese Untersuchungen 1 bis 6 können in jedem labortechnisch entsprechend eingerichteten Krankenhaus, das über ein dementsprechend geschultes Ärzte- und Laborpersonal verfügt, durchgeführt werden, verlangen aber natürlich einen dementsprechenden Zeitaufwand.

Diese Untersuchungen sind aus *folgenden pathophysiologischen Gründen* mindestens im Abstand von zwei Tagen notwendig:

1. Das *Gesamteiweiß* muß bestimmt werden, um festzustellen, welchen Plasmaverlust der hitzegeschädigte Patient laufend erleidet.

Dieser Plasmaeiweißverlust setzt sich zusammen aus:

Eiweißabbau auf Grund des erhöhten Stickstoffverbrauches infolge der toxischen Schädigung des Organismus. Bekanntlich befindet sich jeder gewebsgeschädigte Organismus je nach Schweregrad der Gewebsschädigung in einer negativen Stickstoffbilanz.

Eiweißabbau durch Einwirkung proteolytischer Fermente im Gewebe und Blutkreislauf.

Capillarerweiterung durch histaminähnliche Substanzen und Frühgifte, hierdurch Eiweißübertritt ins Gewebe.

Eiweißausscheidung durch die toxisch geschädigten Nieren, vermehrte Eiweißsynthese der eiweißbildenden Systeme, falls diese nicht durch toxische Einwirkungen in dieser Synthese gehemmt sind (Abb. 2).

2. Das Interesse der Elektrophoreseuntersuchung gilt hauptsächlich der Albuminfraktion.

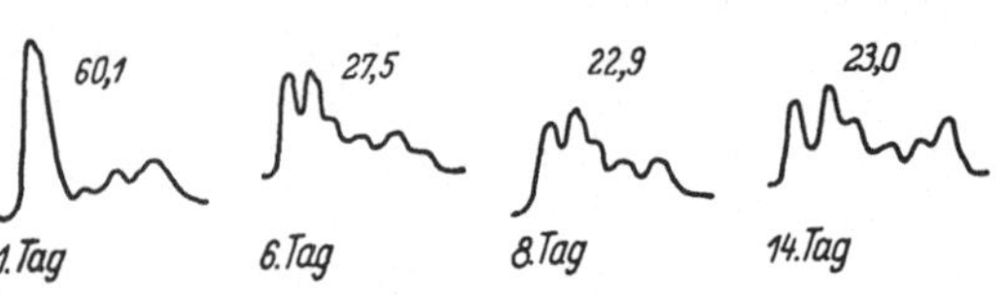


Abb. 2. Absinken der Albuminfraktion

Das Albumin reguliert den kolloidkosmotischen Druck und somit das Wasserbindungsvermögen des Blutplasmas. Es dient fernerhin dem Eiweißstoffwechsel und übt eine entgiftende Wirkung aus. Sinkt der

Albuminwert unter die Norm, sind Albumin-Infusionen angezeigt. Derartige Albuminlösungen, aus menschlichem Blut hergestellt, werden von verschiedenen Firmen in den Handel gebracht. Wichtig sind laufende Kontrollen des Albuminwertes. Ein Absinken der Albuminfraktion unter 30 rel% ist zu vermeiden.

3. Die Bestimmung des Hämatokritwertes ist wichtig, um zu entscheiden, ob evtl. eine Bluttransfusion notwendig ist. Sie muß dann erfolgen, wenn der Hämatokritwert erniedrigt ist. Eine Erniedrigung des Hämatokritwertes tritt dann auf, wenn durch den toxisch bedingten Zerfall der Erythrocyten diese nicht schnell genug nachgeliefert werden können. Ein Hämatokritwert von 30 und weniger erfordert Bluttransfusionen. Ein erhöhter Hämatokritwert dagegen ist häufiger durch Flüssigkeitsverlust in das geschädigte Gewebe beim Hitzeschaden zu beobachten, es kommt dann zu einer Viscositätszunahme des Blutes, hierbei ist dann die Indikation zur Plasma- oder Serum-Infusion unter Kombination mit Mineralsalzlösungen (Sterofundin) gegeben.

4. Infolge des erhöhten autolytischen Gewebezerfalles sowie Erythrocytenunterganges zeigt sich oft ein Anstieg des Kaliumwertes. Wir wissen, daß das Kalium hauptsächlich intracellulär liegt. Deswegen ist eine laufende Überwachung des Serumkaliumgehaltes erforderlich. Kaliumhaltige Infusionslösungen sind deswegen in den ersten 14 Tagen eines Hitzeschadens zu vermeiden. Die Natrium- oder Chloridbilanz bedarf ebenfalls einer genauen Überwachung.

5. Zur objektiven Beurteilung der laufenden Flüssigkeits- und Elektrolytverluste ist auch eine systematische Kontrolle des gesamten Flüssig-

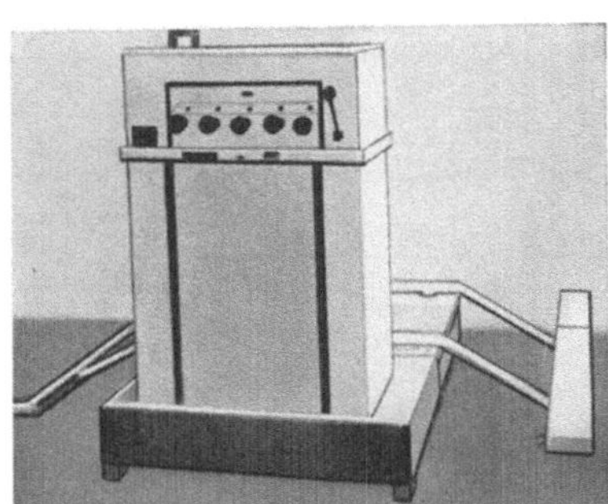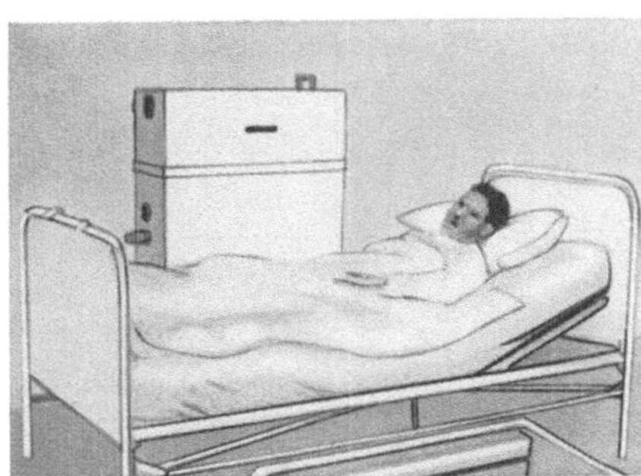

Abb. 3. Bettwaage

keitsverlustes unerläßlich. Dies ist nur zu erreichen, wenn der Patient ständig auf einer Bettwaage verbleibt. Hierdurch lassen sich beginnende Wasservergiftungszustände, einhergehend mit Oedemen, schnell erfassen. Die stündliche Urinmenge darf nicht unter 15 cm$^3$ sinken (Dauerkatheter) (Abb. 3).

6. Auf Grund unserer Untersuchungen sind wir der Ansicht, daß außer den vorerwähnten Untersuchungen eine Überprüfung der im Blutkreislauf erscheinenden freien proteolytischen Fermente von Bedeutung ist.

Diese Fermente beteiligen sich wahrscheinlich ebenfalls an dem intravasalen Erythrocytenzerfall, nach Greuer zerstören sie das Insulin und auch die Nebennierenrindenhormone. Um diese Fermentschädigungen, die wahrscheinlich noch viel umfassender sind als man vermutet, zu ver-

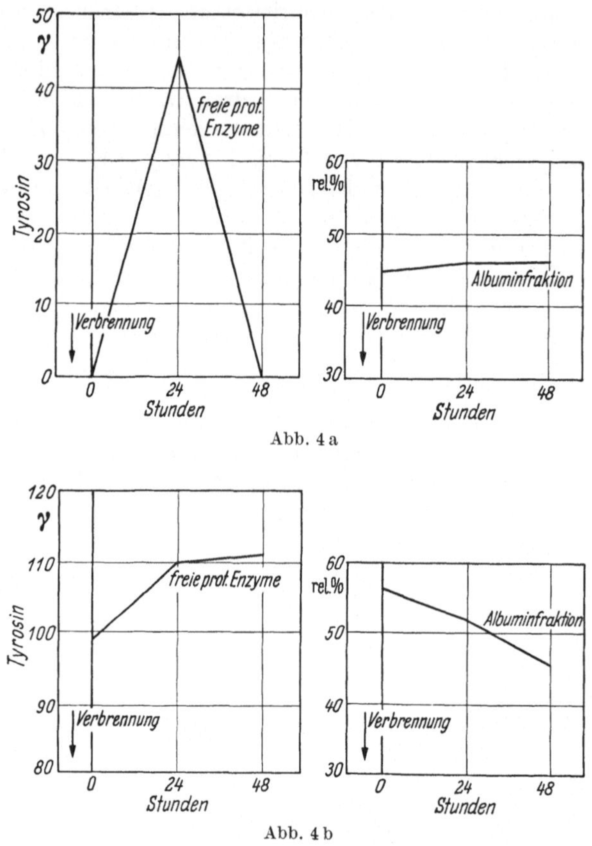


Abb. 4 a



Abb. 4 b

Abb. 4a u. b. Auftreten von proteolytischen Fermenten

hindern, wäre eine Fermentinhibitorentherapie von großer Wichtigkeit. Wir haben Versuche in dieser Richtung vorgenommen. Das Trasylol, ein Inhibitorkomplex des Trypsins, scheint auf dieser Basis eine zweckentsprechende Weiterentwicklung zu bieten. Menschliches Blut, Plasma und Serum enthalten den Trypsininhibitor und wirken also gleichfalls auch in dieser Richtung (Abb. 4a u. b).

Vorliegende Ausführungen haben nur einen orientierenden Streifzug durch die wichtigsten klinisch anwendbaren diagnostischen und therapeutischen Möglichkeiten gebracht, Möglichkeiten, die hauptsächlich die im Kreislauf registrierbaren Folgen des Hitzeschadens umfassen. Bakteriologische Fragen, Probleme des Hormon- und Vitaminstoffwechsels sowie der große Fragenkomplex der *äußeren* chirurgischen Behandlung kann auf Grund der Fülle des zu besprechenden Gebietes nicht abgehandelt werden.

*Zusammenfassend* soll noch einmal betont werden, daß Hitzeschäden nur unter sorgfältiger Berücksichtigung pathophysiologischer Gesichts-

## Verbrennungsblatt

atalltag          :                    Aufnahmetag:
hrzeit            :                    Uhrzeit        :
rt des Wärmeschadens:                  Station        :

|  | Vorname | Alter | Größe | Gewicht | Besondere Erkrankungen (Diabetes, Tbc etc.) |
|---|---|---|---|---|---|
|  |  |  |  |  |  |

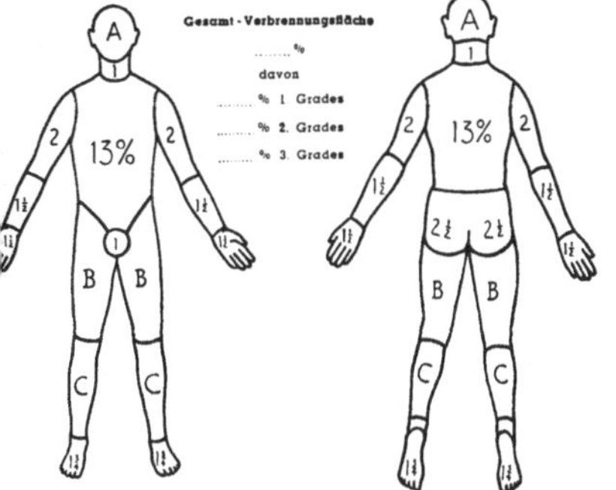



F. Wenn Analgetica, dann **nur** intravenös (z. B. 50 mg Dolantin, Atosil, SEE).

G. Erste Säuberung und Verband unter **aseptischen** Kautelen, ggf. Anaesthesie. Bei ausgedehnten Verbrennungen Op.-Saal.

H. Tetanusprophylaxe unter Berücksichtigung etwaiger früherer Injektionen.

I. Antibiotica geben (Penicillin und Streptomycin).

J. Venaesectio vornehmen. Falls Dauerinfusion erforderlich, dann Sterofundin als Sofortmaßnahme. Danach fortfahren nach Infusionsplan.

K. Strophanthin.

II. **INFUSIONSPLAN für die ersten 24 Stunden auf Station:**

FAUSTREGEL für die ersten 24 Stunden (EVANS):

a) Kolloidale Lösungen (Plasma, Serum, Albumin, Plasmagel)· 1,0 ccm/kg Körpergewicht mal verbrannter Oberfläche

b) Ergänzung des laufenden Elektrolytbedarfes durch Sterofundin: 1,0 ccm/kg Körpergewicht mal verbrannter Oberfläche

c) Wasser als 5%-igen Traubenzucker: 2000 ccm bei Erwachsenen (bei Kindern entsprechend weniger)

Verbrennungen **über** 50% rechnet man mit 50%!

Die Hälfte der unter a - c errechneten Flüssigkeitsmenge läuft ein in den ersten 8 Stunden nach dem Unfall, 1/4 in den nächsten 8 Stunden, das letzte 1/4 in den letzten 8 Stunden.

III. **RICHTLINIEN für die weitere Infusionsbehandlung:**

An Hand des Schockzettels ist die weitere Infusionsbehandlung **elastisch** zu handhaben. WICHTIGSTER Indikator ist die **stündliche** Urinmenge, die bei Erwachsenen etwa 30 ccm/stdl. betragen soll. Sinkt die Urinmenge unter 15 ccm/stdl. dann schneller infundieren. Steigt sie über 50 ccm/stdl., dann langsamer infundieren! Bei Kindern sollen 10—15 ccm/stdl. ausgeschieden werden.

Sinkender Blutdruck und sinkende Urinausscheidung = hochprozentige kolloidale Lösungen geben.

Stabiler Blutdruck und sinkende Urinausscheidung = Elektrolytinfusion steigern.

Tägliche Kontrolle des Hämatokritwertes und Gesamteiweißgehaltes.

Hämatokrit zwischen 40 und 45, Gesamteiweiß zwischen 6,5 und 7,5 g % halten.

Vollblut darf nur dann gegeben werden, wenn **keine** Hämokonzentration besteht. (Vorher Hämatokritwert bestimmen!) Besondere Beachtung der K/Na-Bilanz zuwenden!

Normaler Na-Wert im Serum: 320 — 350 mg %.
Normaler K-Wert im Serum: 15 — 21 mg %.

Entsprechende Fachkollegen bei der schwierigen und individuell zu steuernden Infusionsbehandlung nach 24 Stunden zu Rate ziehen!

Gefahr der Überinfusion besteht zu jeder Zeit und kann zu deletären Folgen führen!

IV. **SPÄTBEHANDLUNG**

a) Wenn möglich, frühzeitig mit peroraler Ernährung beginnen. (Eiweiß- und vitaminreiche Kost!) Evtl. **ZWANGSERNÄHRUNG** mit Dauersonde! Der langsame Abbau der Infusionsbehandlung zugunsten der peroralen Ernährung ist anzustreben. Schwerverbrannte brauchen täglich 2—3 g Eiweiß pro kg Körpergewicht und 50—70 Kal./kg Körpergewicht.

b) Ab 2. Woche Gefahr der Sepsis: Blutkulturen anlegen, Wundabstriche!

c) An Ulcus ventriculi mit Perforationsgefahr denken! (CURLING's ulcer)

d) Indikation zur Transplantation ab 14. Tag prüfen!

Hier ist nur das **Gröbste** und **Wichtigste** als **LEITFADEN** und **MINIMUM** aufgeführt. Aber dieses Minimum **muß** getan werden! —

Absichtlich sind differenzierte Fragen (Cortisone, ACTH etc.) hier weggelassen.

Das bedeutet nicht, daß sie im Therapieplan keine Berücksichtigung zu finden brauchen!

### Körperoberfläche in Prozenten bezogen auf Lebensalter
(Nach Lund und Browder)

| Alter in Jahren | unter 1 | 1 | 5 | 10 | 15 | Erwachsen | % |
|---|---|---|---|---|---|---|---|
| Kopf | 9 1/2 | 8 1/2 | 6 1/2 | 5 1/2 | 4 1/2 | 3 1/2 | % |
| Oberschenkel einer Seite | 2 3/4 | 3 1/4 | 4 | 4 1/2 | 4 1/2 | 4 3/4 | % |
| Unterschenkel einer Seite | 2 1/2 | 2 1/2 | 2 3/4 | 3 | 3 1/4 | 3 1/2 | % |

## Grobe therapeutische Richtlinien

RTIGE Maßnahmen bei der Aufnahme:

änzung der Anamnese:
Ernste Vorerkrankungen:
Diabetes, Hämophilie, Tbc etc.)
Begleiterkrankungen:
Asthma bronch., Herzinsuffizienz etc.)
Behandlung am Unfallort:
Brandbinde, Opiate und Dosierung)
Besteht Allergie gegen Antibiotica, Sera etc.:
Vorimmunisierung mit Tetanussera:
aktiv, passiv, wann zuletzt)
ikation zur Tracheotomie prüfen.

tentnahme: 1. Blutgruppe, 2. Hämatokrit, 3. Rotes Blutbild, 4. Gesamteiweiß als Sofortmaßnahme und zur laufenden Kontrolle. Ab 2. Tag zusätzlich Rest-N-Bestimmungen, Elektrophorese.

uerkatheter einlegen zur **stündlichen** Registrierung der Urinausscheidung.

ockzettel anlegen (Puls, Temp., Blutdruck, Atemfrequenz, Ein- und Ausfuhrbilanz erprüfen).

Abb. 5a. Verbrennungsblatt

punkte behandelt werden sollten, am besten überhaupt in einer Spezialklinik mit geschultem Personal, wie dies in Budapest ja schon der Fall ist. Sonst ergeben sich Situationen, wie wir sie kürzlich erleben konnten: Ein junger Mann wird per Hubschrauber zu uns gebracht wegen scheinbar lebensbedrohender Anurie, vier Tage nach einer Verbrennung, zur Behandlung mit der künstlichen Niere. Die routinemäßige, sofortige Bestimmung der Werte 1 bis 6 sowie des Rest-N und Harnstoffgehaltes des Blutes zeigte jedoch nur geringe Erhöhungen dieser Werte infolge Bluteindickung durch mangelhafte Infusionstherapie. Nach ausreichender Infusionsbehandlung normalisierten sich diese Werte sofort, und der

**Schocküberprüfungszettel für 24 Std.**

Datum: ..............   Name: ..........................   Vorname: ...........................   Alter: ..............   Gewicht: ..............

| Zeit | Puls | RR | At-mung | Temp. | Einfuhr in ml | | | | | | | Ausfuhr in ml | | Spez. Gew. | Sonstige Maßnahmen (Medikamente) |
| --- | --- | --- | --- | --- | --- | --- | --- | --- | --- | --- | --- | --- | --- | --- | --- |
| | | | | | Blut | Plasma Serum | Kolloid Lg. | Amino Säuren | Elektro- Lyt.-Lg. | Glu-kose | per os | Urin-menge | Er-brochen Durch-fall | | |
| 0 30 | | | | | | | | | | | | | | | |
| 1 30 | | | | | | | | | | | | | | | |
| 2 30 | | | | | | | | | | | | | | | |
| 3 30 | | | | | | | | | | | | | | | |
| 4 30 | | | | | | | | | | | | | | | |
| 5 30 | | | | | | | | | | | | | | | |
| 6 30 | | | | | | | | | | | | | | | |
| 7 30 | | | | | | | | | | | | | | | |
| 8 30 | | | | | | | | | | | | | | | |
| 9 30 | | | | | | | | | | | | | | | |
| 10 30 | | | | | | | | | | | | | | | |
| 11 30 | | | | | | | | | | | | | | | |
| 12 30 | | | | | | | | | | | | | | | |
| 13 30 | | | | | | | | | | | | | | | |
| 14 30 | | | | | | | | | | | | | | | |
| 15 30 | | | | | | | | | | | | | | | |
| 16 30 | | | | | | | | | | | | | | | |
| 17 30 | | | | | | | | | | | | | | | |
| 18 30 | | | | | | | | | | | | | | | |
| 19 30 | | | | | | | | | | | | | | | |
| 20 30 | | | | | | | | | | | | | | | |
| 21 30 | | | | | | | | | | | | | | | |
| 22 30 | | | | | | | | | | | | | | | |
| 23 30 | | | | | | | | | | | | | | | |
| Zusammen: | | | | | | | | | | | | | | | |
| Ein- und Ausfuhr (Gesamt): | | | | | | | | | | ml | | | ml | | |

**Ergebnisse der Laboruntersuchungen:**

Natrium i. S: .............. mval/L (135-155)   Rest-N: .............. (bis 30 mg %)   Ery.: .............. Mill (4.5-5.0)   Sonstiges:
Chlorid i. S: .............. mval/L (95-107)   Harnstoff: .............. (bis 40 mg %)   Hb.: .............. g % (13-17)
Kalium i. S: .............. mval/L (3.1-5.5)   Kreatinin-Clearance: .............. (80-140 ml/Min.)   HbE.: .............. nng (27-35)
Kalzium i. S: .............. mval/L (8.2-11.6)   Bromthalein: .............. (bis 5 %)   Ht.: .............. Vol/% (40-45)
Ges. Eiw.: .............. g % (6.5-8.0)
Albumin: .............. rel % (56-65)

Abb. 5 b. Schockzettel

Patient zeigte eine völlig normale Urinausscheidung. Er erhielt Glucose- und Sterofundininfusionen im Wechsel, eine Behandlung, die im Heimatkrankenhaus auch hätte geschehen können. Um eine gleichartige Erfassung der Hitzeschäden zu gewährleisten, haben wir an unserer Klinik ein Verbrennungsblatt und einen Schockzettel eingeführt (s. Abb. 5a u. b). Der Inhalt lag meinen Ausführungen zugrunde. Bei Interesse stellen wir Ihnen auf Anforderung gern ein Exemplar zur Verfügung.

G. Zrubecky, Tübingen: **Operative Behandlung von Verbrennungskontrakturen an der Hand.**

Die plastische Deckung auch ausgedehnter Hautdefekte an der Hand und der oberen Extremität ist durch die Technik der heute geübten plastischen Operationen sicher möglich.

Auch aus diesem Grund sollen bei allen frischen Verbrennungen — die eindeutig demarkierten und abgestorbenen Hautanteile — schon bei der ersten chirurgischen Versorgung ausgeschnitten, die dadurch entstehenden Defekte plastisch gedeckt und alle Gelenke der verletzten Hand in Funktionsstellung fixiert werden. Werden die abgestorbenen Hautanteile *primär nicht* ausgeschnitten und plastisch gedeckt, werden die Gelenke *nicht* in Funktionsstellung fixiert, so kommt es häufig zu Kontrakturen und Versteifungen der Fingergelenke in Streckstellung. Wir haben in der Berufsgenossenschaftlichen Klinik Tübingen 43 Verletzte mit Verbrennungskontrakturen im Bereich der Hand und des Armes behandelt.

Der operativen Behandlung muß in jedem Falle eine Phase der konservativen Wiederherstellung vorangehen. Durch diese soll die muskuläre und artikuläre Voraussetzung für den plastischen operativen Eingriff geschaffen werden. Bei den Verbrennungskontrakturen an der Hand handelt es sich um *kein* isoliertes Problem der Haut, sondern um ein komplexes Geschehen, bei welchem Haut, Sehne und Gelenke zu gleichen Teilen betroffen sind.

Die eigentliche plastische Hautdeckung muß aus diesem Grund mit wiederherstellenden Operationen an den Sehnen (Tenolyse) und Gelenken (Kapsulektomie, Arthrodesen) kombiniert werden. Nach Ausschneidung der narbig veränderten und geschrumpften Haut und des Unterhautzellgewebes werden die mit der Unterlage verwachsenen Sehnen gelöst und jetzt die *passive* Beweglichkeit jedes einzelnen Fingergelenkes geprüft. Wenn die passive Beugung nicht möglich ist, so kann durch die Kapsulektomie (ovaläre Ausschneidung der geschrumpften und verdickten Seitenbänder) in vielen Fällen eine ausreichende Beugefähigkeit wiederhergestellt werden. Zur Arthrodese entscheiden wir uns, wenn entweder durch die Kapsulektomie keine ausreichende Beugung erzielt werden konnte oder die lokalen Gelenkschäden eine funktionell brauchbare Beweglichkeit nicht mehr erwarten lassen.

Da im Gipsverband eine absolute Ruhigstellung der Gelenke in Funktionsstellung nicht sicher möglich ist, fixieren wir diese temporär mit Hilfe eines percutan durch das Gelenk gebohrten Kirschnerdrahtes. Die reale Größe des Hautdefektes kommt erst bei vollständiger Beugung aller Fingergelenke zur Darstellung. Wir fixieren aus diesem Grund — während der plastischen Deckung — die Fingerkuppen mit einem Haltefaden in der Hohlhand.

Als freies Hauttransplantat verwenden wir in der Regel einen Dermatomlappen und decken nur kleinere Defekte mit einem Vollhautlappen nach Wolfe-Krause. Gestielte Lappenplastiken waren nur in Ausnahmefällen erforderlich, da bei richtiger Technik die freien Hautplastiken fast immer einheilen.

Die ganze Plastik muß mit einem gleichmäßig komprimierenden Verband für die Dauer von zehn Tagen ruhiggestellt werden. Die Kompression erzielen wir durch einen Druckverband mit Watte und Idealbinde. Darüber legen wir eine dorsale Gipsschiene an. Ich darf Ihnen im nun folgenden Film eine schwere Verbrennungskontraktur an beiden Händen zeigen. Die Haut am Handrücken und an der Streckseite aller Finger ist narbig verändert. Die Finger sind in Streckstellung fixiert und können aktiv nur in Form von Wackelbewegungen gebeugt werden. Daher konnte mit keiner Hand eine primäre bzw. sekundäre Greifform gebildet werden. Die Narben werden ausgeschnitten, die Sehnenverwachsungen gelöst, die Mittel- und Grundgelenke des Mittel-, Ring- und Kleinfingers kapsulektomiert und temporär mit einem Kirschnerdraht in Funktionsstellung fixiert. Der Hautdefekt wurde mit zwei großen Dermatomlappen verschlossen. In gleicher Weise wurde nach acht Wochen die zweite Hand versorgt. Das funktionelle Endergebnis: Mit beiden Händen ist die Bildung sowohl des Spitz-, als auch des Breit- oder Grobgriffes wieder vollständig und kraftvoll möglich. Der Verletzte kann seinen Beruf als Mechaniker wieder ausüben.

Zusammenfassend kann gesagt werden, daß Kontrakturen im Bereich der Hand durch die primäre Ausschneidung der abgestorbenen Hautanteile und plastischen Deckung des Defektes sowie Fixierung der Gelenke in Funktionsstellung oft vermieden werden könnten. Bei schweren Verbrennungskontrakturen handelt es sich um ein komplexes Geschehen, bei welchem Haut, Sehne und Gelenk in gleicher Weise betroffen und narbig verändert sind.

Bei der operativen Wiederherstellung müssen daher vor der plastischen Deckung die Gelenke mobilisiert (Kapsulektomie) werden. Während der plastischen Deckung werden die Fingerkuppen mit einem Haltefaden in der Hohlhand temporär fixiert, da nur in dieser Stellung (Beugung aller Fingergelenke) die volle Größe des Hautdefektes zur Darstellung kommt.


Koslowski, Freiburg: Herr Fürstenberg hat mit Recht die biochemischen Störungen nach Verbrennungen besonders hervorgehoben. Für das Ausmaß der Intoxikation ist die Nierenfunktion in der Tat ein guter Indicator, an den man sich auch in der Praxis ohne häufige Laboruntersuchungen halten kann. Ich habe auf dem letzten Chirurgenkongreß in München darauf hingewiesen, daß dem Histamin bei der Verbrennungskrankheit nur eine begrenzte Bedeutung zukommt. Es erscheint zwar in den ersten Stunden in erhöhten Mengen im Blut, ist aber für Spätwirkungen nicht verantwortlich zu machen. Bei experimenteller Prüfung ließ sich zeigen, daß die Antihistaminica in Verbindung mit Calcium einen oedemhemmenden Effekt nur dann entfalten, wenn sie unmittelbar nach der Verbrennung gegeben werden.

Neuerdings eröffnet sich ein aussichtsreiches Verfahren, die Wirkungen des enorm gesteigerten Gewebszerfalls nach Verbrennungen zu vermindern. Aus der geschädigten Haut werden proteolytische Fermente frei, so daß es, ähnlich wie bei der akuten Pankreasnekrose, zur Fermenteinschwemmung ins Blut kommt. Zur Behandlung der Pankreatitis ist ein Trypsin- und Kallikrein-Inaktivator entwickelt worden, das Präparat Trasylol. Gibt man Trasylol bei Verbrennungen, so wird der Blutdruckabfall deutlich abgeschwächt, der normale Wert früher wieder erreicht. Die Aus-

scheidung von Aminosäuren im Urin ist signifikant vermindert. Die Proteolyse wird
also gebremst und damit die Entgiftungsfunktion des Organismus entlastet. Ich
möchte deshalb empfehlen, Trasylol in gleicher Dosierung wie bei der akuten Pan-
kratitis auch bei schweren Verbrennungen mit der intravenösen Dauertropf-
infusion zu geben. Das Präparat ist völlig unschädlich. Im übrigen sind wir dabei,
die Möglichkeiten einer Immuntherapie bei der Verbrennungskrankheit zu prüfen.


K. H. Hackethal, Erlangen: **Das Messen in der Unfallbegutachtung.**
(Mit 9 Abb.)

Wenn wir — einem häufigen Gebrauch folgend — versuchen, den Wert
eines Verfahrens an Hippokrates zu orientieren, so erleben wir im Hinblick auf die Beurteilung des Messens eine peinliche Überraschung.
Hippokrates sagte nämlich: ,,Das medizinische Maß ist *nicht* ein Gewicht oder eine Zahl, sondern das *Gefühl!"* — Dem ob dieser Fehl-
beurteilung enttäuschten Humanisten wird jedoch Trost, wenn er hört,
daß der Bildhauer Polyklet — ein Zeitgenosse von Hipporkates — die
*Messung* als Grundlage der Bildhauerei *zur Methode gemacht* hat. In
seinem Büchlein ,,Kanon" = Richtschnur hat er dafür bestimmte
Regeln aufgestellt. Während *vor* Polyklet die Plastiken meist un-
proportioniert und wenig natürlich waren, sind die an Messungen orientierten Bronzefiguren *von und nach* Polyklet wohlproportioniert und
naturgetreu.

Die Beschreibung des körperlichen Untersuchungsbefundes ist die
bildhauerische Arbeit des Gutachters. Je mehr sie auf Messung beruht,
um so mehr wird das Gutachten polykletisch, d. h. den wahren Pro-
portionen entsprechend. Schon seit der Jahrhundertwende ist viel Mühe
darauf verwandt worden, für die Praxis geeignete Meßmethoden zu entwickeln, sie zu standardisieren und zu propagieren, sie zu verbessern
sowie schließlich vor allem auch eine einheitliche, zumindest aber verständliche Notierung der Meßwerte zu erreichen. Hans Iselin, de
Quervain, Schlaaff sowie vor allem auch Mitglieder unserer Gesellschaft — Karl Heinrich Bauer, Böhler, Bürkle de la Camp und
ihre Schüler, Hans Helmut Schnelle — sowie viele andere haben wertvolle Pionierarbeit geleistet.

Trotz ihrer Bemühungen liegt im Hinblick auf das Messen in der Unfallbegutachtung noch *manches im argen:* Es wird zu wenig gemessen;
es wird nicht genau genug gemessen; die Meßwerte werden verschieden-
artig abgelesen, wobei die Ablesungsart nicht nur unter den verschiedenen
Untersuchern, sondern auch bei den einzelnen Untersuchern selbst variiert (entsprechend variiert die Notierung der Meßwerte, wodurch eine
Verständigung sehr erschwert, ja vielfach unmöglich ist), und es bestehen
schließlich vielfach falsche Vorstellungen über den Aussagewert von
Messungen.

Es ist der Zweck meines Vortrages, die Möglichkeiten und Grenzen des
Messens im Rahmen der chirurgisch-orthopädischen Begutachtung zu
besprechen, Hinweise auf die Durchführung exakter Messungen zu geben,
Wege einer Erweiterung des Meßverfahrens auf bisher der Messung un-

zugängliche Körperabschnitte aufzuzeigen, Vorschläge für eine Vereinfachung der Meßtechnik zu machen und insbesondere auch einer Vereinheitlichung von Meßmethodik und Notierung der Meßwerte, zumindest aber einer verständlichen, d. h. deutbaren Aufschreibung nachdrücklichst das Wort zu reden. Ich kann mich dabei auf Erfahrungen stützen, die wir an der Chirurgischen Universitätsklinik Erlangen im Rahmen einer intensivierten Beschäftigung mit der Meßtechnik gemacht haben.

Der *klinische Untersuchungsbefund* ist in der Regel das Produkt aus *Schätzung* und *Messung*. Beide unterscheiden sich dadurch, daß wir bei der *Schätzung* mit Hilfe von *Sinnesorganen und Erinnerung* eine bestimmte Größe zu bestimmen suchen, während wir bei der *Messung* diese Größe an einem *Meßgerät* ablesen. Der tatsächliche Aussagewert einer Schätzung muß geringer sein als der einer Messung, da die Fehlerquellen durch Sinnestäuschung und Erinnerungslücken die durch eine „lege artis" durchgeführte Messung entstehenden Fehlerquellen graduell weit übertreffen. Es soll nicht bezweifelt werden, daß der erfahrene Gutachter oft die wesentlichen Dinge durch Schätzung relativ gut erfassen kann. Wann wird aber der Gutachter erfahren? Ich möchte glauben, nicht vor zehn Jahren regelmäßiger gutachterlicher Tätigkeit. Und wer macht die Mehrzahl der Gutachten? In der Regel die in diesem Sinne weniger Erfahrenen. Im übrigen soll man sich hüten, die Treffsicherheit der Schätzung eines Erfahrenen zu überschätzen.

Dennoch ist die *Schätzung nicht entbehrlich*. Sie ist sogar ein Bestandteil der *Messung*, weil die Lage der für eine *exakte* Messung unentbehrlichen Meßpunkte nicht mit einem Meßgerät ermittelt, sondern nur mit Hilfe von Auge und Tastgefühl geschätzt werden kann. *Schätzen* muß man im übrigen die Gewebshärte und -verformbarkeit, die Intensität einer Hautfärbung und manches andere, was für den Untersuchungsbefund wichtig ist. Schließlich ist aber in der Praxis die Schätzung als Ersatz der Messung deshalb nicht zu entbehren, weil es aus rein zeitlichen Gründen einfach nicht möglich ist, bei einer gutachtlichen Untersuchung all das zu messen, was meßbar ist.

Auch das Messen hat seine *Fehlerbreite*. Sie entspricht aber anteilmäßig fast allein dem Anteil der Schätzung an jeder Messung, hängt also letzten Endes vom Grad der *Exaktheit der Lokalisation der Meßpunkte* bzw. der an ihnen orientierten Hautmarken ab. Eine *richtige Markierungstechnik* ist jedoch mehr eine *Sache der Sorgfalt* als der Erfahrung, weil sie schnell erlernbar ist. Dem Anfänger empfehlen wir folgende Technik.

Tabelle 1. Taktik der Haut-Markierung

1. Orientierende Palpation
   (evtl. unter Bewegung des Skeletpunktes und unter Hautverziehung)
2. Definitive Palpation
   (in richtiger (Skelet-)Haltung und ohne Hautverziehung)
3. Markierung durch Punkt oder schmalen Strich
4. Kontroll-Palpation
   (evtl. Korrektur der Markierung)

Ein *wichtiges Kapitel* ist die *Auswertung der Messung*. Zunächst gilt es im allgemeinen, eine *Differenzierung* der das Meßresultat beeinflussenden

*Teilgrößen* vorzunehmen, also z. B. auszusagen, inwieweit der gemessene Umfang durch das Querschnittsvolumen von Haut, Muskulatur oder Knochen bedingt wird, oder auch auf einer Flüssigkeitsansammlung im Gewebe beruht. Häufig erlaubt erst die ergänzende Schätzung auf der Grundlage einer Palpation und Inspektion eine Differenzierung.

Der festgestellte Meßwert gewinnt in der Regel erst durch den *Vergleich mit einem vergleichbaren Meßwert*, insbesondere durch die Feststellung einer Differenz zwischen beiden, praktisches Interesse. *Vergleichsmöglichkeiten* bieten 1. die durchschnittlichen Meßwerte des gleichen Objektes bei anderen (vergleichbaren) Individuen (= Normvergleich); 2. die andere Seite bei symmetrisch angelegten Körperabschnitten (= Seitenvergleich) und 3. früher von der gleichen Körperstelle ermittelte Meßwerte (= Intervallvergleich). Für wiederholte Begutachtungen ist insbesondere der Intervallvergleich wichtig. Er setzt aber die Kenntnis der Meßmethodik des Voruntersuchers unbedingt voraus.

Vor allem für zusammenfassende Beurteilungen ist die Bezeichnung des *Abweichungsgrades gegenüber dem Vergleichswert* wichtig. Um auch hier eine gegenseitige Verständigung zu erleichtern, schlagen wir vor, zur Charakterisierung von Abweichungen vom Vergleichsobjekt entsprechend der nebenstehenden Bewertungsskala zu verfahren.

Nicht nur für die *Notierung ermittelter Meßwerte*, sondern auch als *Richtschnur der Begutachtung* hat die Verwendung sogenannter *Meßbögen* großen praktischen Wert. Wir haben an der Erlanger Chirurgischen Universitätsklinik derartige Meßbögen seit mehr als drei Jahren in der Poliklinik, auf der Station, in der Gutachten-Abteilung und in der Krankengymnastik-Abteilung zur Notierung festgestellter Meßwerte regelmäßig benutzt. Auch soweit wir sie den Gutachten beigelegt haben, waren sie weniger für Auswertung durch andere Gutachter, Berufsgenossenschaften usw. gedacht, als zur Erleichterung der eigenen Feststellungen über ihre praktische Brauchbarkeit. Aus dieser dreijährigen Erprobung sind nun die Meßbögen gewachsen, die wir Ihnen zur Erprobung empfehlen möchten. Es sind drei: einer für den Stamm, einer für die oberen und einer für die unteren Gliedmaßen (Abb. 1—3).

Tabelle 2.

*Bewertungsskala für Abweichungen vom Vergleichsobjekt*

| Bewertung | Prozentuale Abweichung |
| --- | --- |
| Nicht ............... | 0 |
| Nicht wesentlich ..... | Unter 10% |
| Gering ............. | Etwa 10% |
| Leicht ............. | Etwa 30% |
| Mittelstark ......... | Etwa 50% |
| Stark ............... | Etwa 70% |
| Sehr stark .......... | Etwa 90% |
| Total .............. | 100% |

### Erläuterungen zum Erlanger Meßbogen

1. Die Zahlen für Längs- und Umfangsmaße sind in *cm*, die für Gelenkmaße in *Winkel-Graden* angegeben.

2. Die Gelenkmaße sind in der Regel mit dem *Elkameter* gemessen und nach dem System HACKETHAL (= ergänztes System des Committee on Trauma des American College of Surgeons) abgelesen. Wesentlichstes Prinzip dieses Systems ist, daß die Gelenke in der *Grundhaltung* — das ist für die meisten Gelenke bzw. Gelenkebenen

ERLANGER MESSBOGEN

**A. Stamm**

Datum ........

Name ........ Beruf ........

geb. am ........ Größe ........ Gewicht ........

Diagnose: ........

**1. Umfangsmaße**

Hals (Kragenweite) ........ cm

Brustkorb oben (Achselfalte) ........ / ........ cm

Brustkorb unten (Xiphoid) ........ / ........ cm

Bauch (Nabel) ........ cm

Hüfte (Troch. maj.) ........ cm

**2. Längsmaße**

Sitzhöhe ........ cm

**3. Gelenkmaße**

**a) Halswirbelsäule**

| | Wirbelsäule gesamt | Rumpf-WS mitbewegung | | Norm |
|---|---|---|---|---|
| Beugen | — | = | | 45 |
| Strecken | — | = | | 70 |
| Rechtsneigen | — | = | | 60 |
| Linksneigen | — | = | | 60 |
| Rechtsdrehen | — | = | | 90 |
| Linksdrehen | — | = | | 90 |

**b) Rumpfwirbelsäule**

Haltung im Stehen

Becken

(Vertikalabweichung der Beckeneingangs-Ebene . . . . . . .

Vorwärts- / Rückwärts-Neigung . . . . . . . . . . . . . . .

Rechts / Links-Neigung

ohne Verkürzungsausgleich . . . . . . . . . . . .

mit Verkürzungsausgleich rechtes / linkes Bein . . . . . . .

durch orthop. Schuh/Brettchen ........ cm

durch Osch-/Usch-Prothese ........ cm

| | Norm |
|---|---|
| | 60) |
| | 0 |

| | Norm |
|---|---|
| | 0 |
| | 0 |

Oberer Rumpf

(Vertikalabweichung der Brustkorbeingangs-Ebene . . . . . .

Vorwärts- / Rückwärts-Neigung . . . . . . . . . . . . . . .

Rechts- / Links-Neigung . . . . . . . . . . . . . . . . . .

Rechts- / Links-Drehung . . . . . . . . . . . . . . . . . .

Vorwärts- / Rückwärts-Neigung der Rücken-Tangente . . . . . . . .

Tiefe der Lendenlordose ........ cm

| | Norm |
|---|---|
| | 65) |
| | 0 |
| | 0 |
| | 0 |
| | 0 |

Beweglichkeit

| | Rumpf-WS gesamt | Becken-mitbewegung | | Norm |
|---|---|---|---|---|
| Beugen | — | = | | 80 |
| Strecken | — | = | | 35 |
| Rechtsneigen | — | = | | 50 |
| Linksneigen | — | = | | 50 |
| Rechtsdrehen | — | = | | 50 |
| Linksdrehen | — | = | | 50 |

(Unterschrift)

Buchdruckerei Karl Döres, Erlangen. Jägerstraße 3

Abb. 1. Vorder- und Rückseite des Erlanger Meßbogen — A. Stamm

ERLANGER MESSBOGEN

**B. Obere Gliedmaßen**

Datum ____

Name ____ Beruf ____

geb. am ____ Größe ____ Gewicht ____

Diagnose: ____

**Gebrauchsarm:** Rechts / Links

**1. Umfangsmaße**
(in doppelter Rechtswinkelstellung)

| | Rechts | Links |
|---|---|---|
| An der Achselhöhle | | |
| Mitte Oberarm | | |
| Stärkster Unterarm | | |
| Handgelenk | | |
| Mittelhand o. D. | | |

**2. Längsmaße** (Seitendifferenz)

| | Rechts | Links |
|---|---|---|
| Schulterbreite | | |
| Oberarm / Unterarm | | |
| Finger 1 / 2 / 3 / 4 / 5 | | |
| 1 / 2 / 3 / 4 / 5 | | |

**3. Gelenkmaße**

| | | | Norm |
|---|---|---|---|
| Vertikalabweichung der Brustkorbeingangsebene | | | 65 |

**Schulter- und Schultergürtel-Gelenke**

| | | | Norm |
|---|---|---|---|
| Strecken (Vorwärtsheben) | | | 150 |
| Beugen (Rückwärtsheben) | | | 70 |
| Abspreizen mit Schulterblatt | | | 130 |
| Abspreizen ohne Schulterblatt | | | 90 |
| Anspreizen | | | 0 |
| Außendrehen (bei 90° [____°] Abspr.) | | | 90 |
| Innendrehen | | | 90 |
| Einwärtsführen (bei 90° [____°] Streckung) | | | 45 |
| Auswärtsführen | | | 140 |

**Ellenbogengelenk**

| | Rechts | Links | Norm |
|---|---|---|---|
| Beugen | | | 140 |
| Strecken | | | 0 |

**Unterarmdrehgelenke**

| | | | Norm |
|---|---|---|---|
| Auswärtsdrehen (Supination) | | | 80 |
| Einwärtsdrehen (Pronation) | | | 70 |

**Handgelenk**

| | | | Norm |
|---|---|---|---|
| Beugen | | | 90 |
| Strecken | | | 80 |
| Abspreizen speichenwärts | | | 15 |
| Abspreizen ellenwärts | | | 45 |

**Daumen-Wurzelgelenke**
(Trapezium-Meta I-Gel. + Scaph.-Trapezium-Gel.)

| | | | Norm |
|---|---|---|---|
| Beugen (Opp.) | | | 40 |
| Strecken (Rep.) | | | 10 |
| Abspreizen | | | 25 |
| Anspreizen | | | 25 |

**Kleinfinger-Wurzelgelenk**
(Hamat.-Meta V-Gel.)

| | | | Norm |
|---|---|---|---|
| Beugen | | | 10 |
| Strecken | | | 10 |

**Finger**

| | Rechts | | | | | Links | | | | |
|---|---|---|---|---|---|---|---|---|---|---|
| | 1 | 2 | 3 | 4 | 5 | 1 | 2 | 3 | 4 | 5 |
| Grundgelenk: Beugen | | | | | | | | | | |
| Strecken | | | | | | | | | | |
| Abspreizen | | | | | | | | | | |
| Anspreizen | | | | | | | | | | |
| Mittelgelenk: Beugen | | | | | | | | | | |
| Strecken | | | | | | | | | | |
| Endgelenk: Beugen | | | | | | | | | | |
| Strecken | | | | | | | | | | |

**Greiffunktion** (Defekt in cm)

Faustschluß (Abstand Nagelrand-, Hohlhand-Beugefalte)

Zangengriff (Abstand Langfingerkuppe - Daumenkuppe)

____ (Unterschrift)

Buchdruckerei Karl Döres, Erlangen, Jägerstraße 3

Abb. 2. Vorder- und Rückseite des Erlanger Meßbogen — B. Obere Gliedmaßen

ERLANGER MESSBOGEN

## C. Untere Gliedmaßen

Datum ...........

Name ........... Beruf ...........

geb. am ........... Größe ........... Gewicht ...........

Diagnose: ...........

**1. Umfangsmaße** (im Liegen)

| | Rechts | Links |
|---|---|---|
| (Gesäß) (im Stehen) . . | | |
| 20 cm oberhalb ob. Kniescheibenrand . . . . | | |
| 10 cm oberhalb ob. Kniescheibenrand . . . . | | |
| Oberer Kniescheibenrand . . . . . . . | | |
| Kniemitte . . . . . . . . . | | |
| Unterer Kniescheibenrand . . . . . . . | | |
| Stärkste Wade . . . . . . . . | | |
| Schwächster Unterschenkel . . . . . . | | |
| (Rist) . . . . . . . . | | |
| Vorfuß . . . . . . . . | | |

**2. Längsmaße** (Seitendifferenz)

| | Rechts | Links |
|---|---|---|
| Funktionelle Gesamtlänge . . . . . . . | | |
| Oberschenkel . . . . . . . | | |
| Unterschenkel . . . . . . . | | |
| Fuß . . . . . . . . . | | |

**Gelenkmaße**

Vertikalabweichung der Beckeneingangs-Ebene

| Rechts | Links | Norm |
|---|---|---|
| | | 60 |

**Hüftgelenk**

| | Rechts | Links | Norm |
|---|---|---|---|
| Beugen . . . . . . . . . | | | 130 |
| Strecken . . . . . . . . | | | 15 |
| Abspreizen . . . . . . . | | | 50 |
| Anspreizen . . . . . . . | | | 30 |
| Außendrehen . . . . . . | | | 40 |
| Innendrehen . . . . . . | | | 50 |
| Auswärtsführen (bei 90° [ ____ °] Beugung) . . | | | 45 |
| Einwärtsführen . . | | | 30 |

**Kniegelenk**

| | Rechts | Links | Norm |
|---|---|---|---|
| Beugen . . . . . . . . . | | | 150 |
| Strecken . . . . . . . . | | | 5 |
| Außendrehen (bei 90° [ ____ °] Beugung) . . | | | 15 |
| Innendrehen . . | | | 30 |

**Fußgelenke** (Bei 90° [ ____ °] Kniebeugung)

**Rückfuß-Gelenke**

| | Rechts | Links | Norm |
|---|---|---|---|
| Ob. Sprunggelenk: Beugen (Plantarfl.) . . . . | | | 40 |
| Strecken (Dorsalfl.) . . . . | | | 20 |
| Unt. Sprunggelenk: Abspreizen (Pro) . . . . | | | 15 |
| Anspreizen (Sup) . . . . | | | 30 |

**Vorfuß-Gelenke**

| | Rechts | Links | Norm |
|---|---|---|---|
| Beugen (Plantarfl.) . . . . | | | 40 |
| Strecken (Dorsalfl.) . . . . | | | 20 |
| Auswärtsdrehen (Pro) . . . | | | 15 |
| Einwärtsdrehen (Sup) . . . | | | 30 |

**Großzehe**

| | Rechts | Links | Norm |
|---|---|---|---|
| Grundgelenk: Beugen . . . . . . . . . . | | | 40 |
| Strecken . . . . . . . . | | | 75 |
| Endgelenk: Beugen . . . . . . . . . | | | 60 |
| Strecken . . . . . . . . . | | | 10 |

(Unterschrift)

Abb. 3. Vorder- und Rückseite des Erlanger Meßbogen — C. Untere Gliedmaßen

die Gelenkhaltung, wie sie der aufrecht stehende (gesunde) „Norm"-Mensch ein-
nimmt — in *Null-Stellung* (nicht aber in 180°-Stellung wie z. B. beim System LANGE)
stehen. Bezüglich der Definition der Grundhaltung für die einzelnen Gelenke und
ihre Standardebenen siehe Literatur-Hinweis (Abs. 8).

3. Sofern nicht anders vermerkt, wurde die jeweilige Beweglichkeitsprüfung der
mehrachsigen Gelenke bei *Null-Haltung* in den übrigen (Standard-) Ebenen des
Gelenkes durchgeführt. (Beispiel: Prüfung der Beuge-/Streck-Beweglichkeit des
Hüftgelenkes bei 0° [Ab-/An-] Spreizung und 0° [Außen-/Innen-] Drehung).

4. Bei dem *Vorzeichen — (minus)* vor einem Gelenkmaß gibt die Zahl den Bewe-
gungsdefekt bis zur Null-Stellung in der gemessenen Bewegungsebene an (z. B.
Rückfuß-Gelenke: Beugen — 20 = die Bewegung im Sinne der Beugung ist [aus
der maximalen Streckstellung heraus] nur bis zu einer Streckstellung von 20°
möglich).

5. Bei *Schmerzäußerung* während der Beweglichkeitsprüfung findet sich der
Vermerk „S" (z. B. 80 S).

6. Als „*Norm*" unterstellen wir den Mittelwert der Zahlen, die wir bei „normalen"
Männern und Frauen im 3. und 4. Lebensjahrzehnt durch „exakte Messung" (insbesondere mit Hilfe des Elkameter) ermittelt haben.

7. Alle ohne Zusatz eingetragenen Zahlen wurden durch „*exakte Messung*" ermittelt. Durch „*orientierende Messung*" — d. h. ohne Markierung, aber mit Meßgerät — gewonnene Zahlen tragen den Vermerk „etwa" (z. B. etwa 80). *Geschätzte*
Zahlenwerte sind durch ein Fragezeichen gekennzeichnet (z. B. 80?). Die Eintragung
„frei" bedeutet: „nach Schätzung frei".

8. Literatur: Hefte Unfallheilk. 66 (1961).


Meßbögen haben nur dann einen Sinn, wenn die Zahlen, die darin
stehen, auch wirklich gemessen wurden.

Und nun *zu den Messungen im einzelnen:* Ich muß dabei auf eine Besprechung der Längen- und Umfangsmessung verzichten und darf auf
das Buch verweisen, das in Kürze erscheinen wird[1].

Von allen Messungen am schwierigsten sind die *Gelenkmessungen.*
Dennoch sind gerade sie von besonderer Wichtigkeit, weil sie Zahlen erbringen, die es erlauben, durch Norm-, Seiten- und Intervall-Vergleich
den Funktionszustand von Haltungs- und Bewegungsapparat *objektiv*
zu beurteilen.

Durch Gelenkmessungen ist es möglich, einerseits die *Beweglichkeit,*
d. h. die maximalen Bewegungsausschläge in den verschiedensten Be-
wegungsebenen und andererseits die *Haltung* eines unbewegten Gelenkes
durch Maßeinheiten zu definieren. Wir unterscheiden also die *Beweglichkeitsmessung* von der *Haltungsmessung. Grundsätzlich* kann man die Stellung eines Gelenkes durch die Stellung der Gelenk*flächen* zueinander oder
durch die Stellung der mit den Gelenkflächen in fester Verbindung stehenden Hebel zueinander bestimmen. Die Stellung der Gelenkflächen
bezeichnen wir im folgenden als *wahre Gelenkstellung,* die der Gelenkhebel
als *funktionelle Gelenkstellung.* Eine *direkte* Messung der wahren Gelenkstellung ist — außer durch Biopsie bzw. Autopsie — nur röntgenologisch
und auch dadurch nur in begrenztem Umfange möglich, da die Gelenkflächen selbst meist keine exakt bestimmbaren Meßpunkte bieten.

Durch klinische Gelenkmessung ist nur die *funktionelle Gelenkstellung*
zu erfassen. Mit Hilfe von Meßpunkten werden die mit den Gelenkflächen

---

[1] HACKETHAL, K. H.: Meß-Technik, Berlin - Göttingen - Heidelberg: Springer.

in fester Verbindung stehenden *Hebel* festgelegt und als *Maßstab* benutzt. Funktionelle und wahre Gelenkstellung entsprechen einander, wenn die mit den Gelenkflächen in fester Verbindung stehenden Skeletabschnitte eine normale Form haben. Bei Formabweichungen, insbesondere durch Achsenknickung oder Verdrehung, kann das Ergebnis der funktionellen Gelenkmessung über die wahre Gelenkstellung täuschen. Abb. 4 zeigt

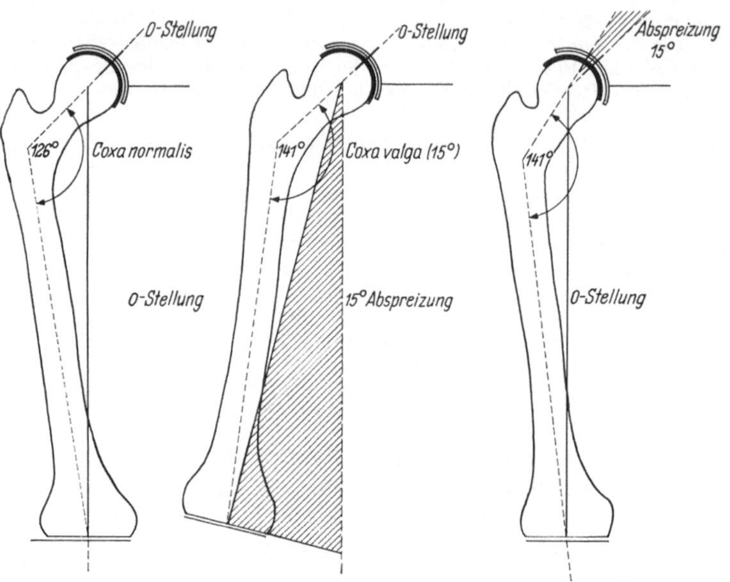


Abb. 4. Unterschiede zwischen wahrer (Gelenkflächen-) und funktioneller (Gelenkzeiger) Gelenkstellung. Bei Achsenabweichungen stimmen beide nicht mehr überein

links im Bild die Situation bei normalem Schenkelhalsschaftwinkel: Bei Nullstellung der Gelenk*flächen* besteht auch eine Nullstellung der Gelenk*hebel*. Der Gelenkzeiger, das ist der beweglichere Abschnitt des Gelenkes, in diesem Falle die funktionelle Achse des Oberschenkels, *verläuft* in der am proximalen Gelenkschenkel orientierten *Null-Linie*. In der Bildmitte die Situation bei einer Coxa valga von 15 Grad. Die Gelenkflächen befinden sich in Nullstellung, wenn der Gelenkzeiger um 15 Grad abduziert ist. Im Bild rechts sieht man dann, daß bei einer Nullstellung des Gelenkzeigers eine Verschiebung der Gelenkflächen zueinander im Sinne der Abduktion um 15 Grad besteht. In diesem Falle können wir auch ohne Röntgenbild auf Grund einer *Verschiebung des Verkehrsraumes* nach der Seite der Abduktion hin indirekt auf die Differenz zwischen wahrer und funktioneller Gelenkstellung schließen. Wir finden eine um 15 Grad vergrößerte Abduktion und eine um 15 Grad verringerte Aduktion.

Die funktionelle Gelenkmessung durch *Winkelmessung* beruht auf dem Prinzip, die Abweichung eines definierten Gelenkzeigers von definierten Null-Linien oder -Ebenen nach *Winkelgrad* und *Richtung* zu bestimmen.

Als *Gelenkzeiger* benutzt man — wie erwähnt — eine Gerade, die sich gleichsinnig mit der distalen bzw. bei Untersuchungen der Wirbelsäule mit der kranial gelegenen Fläche des untersuchten Gelenkes bewegt. Die gewählten *Null-Linien* oder *-Ebenen* stehen mit der proximal bzw. bei Untersuchungen der Wirbelsäule mit der caudal gelegenen Fläche des untersuchten Gelenkes in fester Verbindung.

Der *Abweichungsgrad* des Gelenkzeigers kann *im Uhrzeigersinne* oder *entgegengesetzt* abgelesen werden. — Zur Bezeichnung der *Abweichungsrichtung* orientiert man sich an den *Standardebenen des Körpers*, die üblicherweise als Sagittal-, Frontal- und Transversal-Ebenen bezeichnet werden. Statt Frontal-Ebene möchten wir die Bezeichnung Lateral-Ebene vorschlagen, da bei einer Verdrehung des Kopfes die Bezeichnung für den übrigen Körper nicht mehr logisch ist.

Aus alledem geht hervor, daß es im Hinblick auf die *Ablesung einer Gelenkstellung* je nach Wahl von Gelenkzeiger, Null-Linien oder -Ebenen,

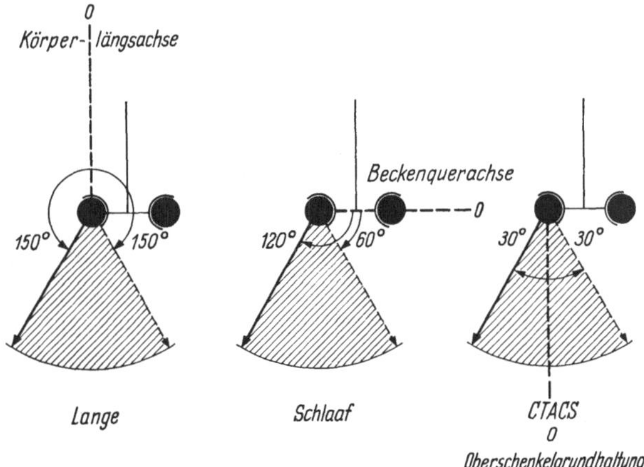


Abb. 5. Unterschiedliche Art der Ablesung bei den drei gebräuchlichen Ablesungs-Systemen (am Beispiel der Lateral-Beweglichkeits-Messung des Hüftgelenkes)

nach Ablesungsart des Winkelgrades (links- oder rechtsherum) und nach der Bezeichnung der Abweichungsrichtung die verschiedensten Möglichkeiten gibt. Tatsächlich variieren in der Praxis die Ablesungsarten sehr stark.

Um eine Standardisierung haben sich vor allem FRITZ LANGE, SCHLAAFF und in letzter Zeit das Committee on Trauma des American College of Surgeons (CTACS) bemüht. Die unterschiedliche Art der Ablesung bei diesen drei Ablesungssystemen ist in Abb. 5 am Beispiel der Ab- und Adduktionsbewegung des rechten Hüftgelenkes dargestellt: Bei der *gleichen* Abduktionshaltung des Hüftgelenkes liest man nach dem System LANGE 150 Grad, SCHLAAFF 120 Grad und dem des Committee on Trauma 30 Grad ab, für die gleiche Adduktionshaltung 150, 60 und 30 Grad. Dennoch würde die Verständigung schon sehr erleichtert, wenn Gelenkmessungen grundsätzlich nur in Anwendung von einem dieser drei Systeme durchgeführt und das benutzte System im Gutachten bezeichnet würde. An unserer Klinik wurden jahrelang die Gelenkmessungen nach dem System Lange ausgeführt. Nachdem uns die Vorschläge des Commitee on Trauma des American College of Surgeons zur Kenntnis gekommen sind, messen wir jetzt nach dem Prinzip dieses Systems. Vor den Systemen Lange und Schlaaff hat es unseres Erachtens den Vorteil, daß die gemessenen Winkel im Durchschnitt wesentlich kleiner sind und dadurch der Grad der Bewegung leichter vorstellbar wird. Dies hat seinen Grund vor allem darin, daß *als Null-Linie bzw. -Ebene* in der Regel nicht der proximale Gelenkschenkel, sondern die *Grundhaltung des distalen Gelenkschenkels* gewählt wird.

Das CTACS-System hat vor den beiden anderen Systemen außerdem den Vorteil, daß bei der Beweglichkeitsmessung die einfache Addition der beiden ermittelten Werte die Gesamtbeweglichkeit des Gelenkes ergibt. Diese muß bei den Systemen Lange und Schlaaff erst durch Umrechnung ermittelt werden.

Wir messen also — wie gesagt — die Gelenke *nach dem Prinzip* des CTACS-Systems. Da dieses jedoch nicht bis in die letzte funktionell interessante Bewegungsmöglichkeit hinein definiert ist, mußten wir eine Ergänzung vornehmen, so daß also unser System ein *ergänztes CTACS-System* ist. Das Vorgehen im Sinne des CTACS-Systems ist übrigens nicht prinzipiell neu. Neu ist aber die exakte Definition des Verfahrens.

Und nun zu unserer Meßtechnik. Vielleicht vorher noch ein Wort zu der bislang meist üblichen Meßtechnik: Man benutzt in der Regel die Weichteilkonturen als Maßstab für den Verlauf der Gelenkhebel. Das mag dort gerade angehen, wo die Weichteile nur aus Haut bestehen und direkt darunter der Knochen liegt. Meistens liefert diese Methode jedoch Werte, die 20 Grad und mehr von dem richtigen Wert abweichen. So ist es vielfach üblich, die Sagittal-Beweglichkeit der Hüfte im Liegen zu messen und davon auszugehen, daß Hüft- und Kniegelenk in 0-Stellung bzw. 180-Grad-Stellung stehen, wenn die Weichteile von Oberschenkel und Unterschenkel gleichmäßig aufliegen und eine leichte Lendenlordose besteht. *Tatsächlich* ist in dieser Haltung das Hüftgelenk in der Regel völlig gestreckt (oder — wenn man will — *über*streckt) und das Knie ebenfalls. Die Beispiele lassen sich beliebig vermehren. Hier soll nur soviel festgestellt werden: *Das Messen von Gelenken ohne Markierung von Meßpunkten ist fast immer ungenau.*

Bei unserer Meßtechnik ist — wie erwähnt — für die Wahl der Null-Linie in der Regel die Stellung der Gelenkzeiger in der Grundhaltung des aufrechtstehenden „Norm-Menschen" maßgebend. In dieser Haltung fallen die Null-Linien mit den Gelenkzeigern zusammen. Für die Messung der Drehbeweglichkeit, der Bewegungen im Sinne der Zirkumduktion, gelten besondere Regeln, ebenso für die Messung der übrigen Gelenke.

Die Null-Linien müssen sich — wie erwähnt — an den proximalen Gelenkhebeln orientieren. Die Null-Linie für die Sagittalbewegung des Kniegelenkes entspricht dem Verlauf des Gelenkzeigers bei der Grundhaltung im Stehen. Sie verläuft in Verlängerung der funktionellen Oberschenkelachse. *Meßpunkte* sind: vorderer Rand des großen Rollhügels oben und der Vorderrand des Wadenbeinköpfchens bei Streckhaltung des Kniegelenkes unten.

Die exakte Bestimmung der Null-Linie ist die Voraussetzung für eine *differenzierte Gelenkmessung*, d. h. eine Messung, die die Abweichung des Gelenkzeigers von der Null-Linie in der gemessenen Bewegungs-Ebene immer *getrennt in beiden Richtungen* mißt — im Gegensatz zur *summarischen* Gelenkmessung, die zwar sehr rasch durchführbar ist, aber häufig nicht ausreicht. Es ist nämlich für die Beurteilung der Funktion eines Gelenkes von großer Wichtigkeit, zu wissen, wie sich das Gelenk in einer bestimmten Ebene sowohl in der einen wie in der anderen Richtung bewegen läßt. So bedeutet am Kniegelenk eine Einschränkung der Streckfähigkeit um 10 Grad in der Regel einen größeren funktionellen Schaden als eine Einschränkung der Gesamtbeweglichkeit um etwa 30 Grad, wenn sie nur zu Lasten der Beugebewegung geht.

Die Beweglichkeitsmessung erfolgt am zweckmäßigsten in den *Standardebenen* aus der jeweiligen Null-Stellung heraus. — Bei der Prüfung der Beweglichkeit im Sinne der Sagittal- oder Lateral-Bewegung ist es grundsätzlich möglich, die Maximalbeweglichkeit bei fixierter oder bei zwangloser Drehstellung des Gelenkzeigers zu messen. Die auf die eine oder andere Weise ermittelten Werte weichen oft erheblich voneinander ab, weil bei zwangloser Drehstellung hemmende Muskeln zum Teil entspannt werden. So ist es z. B. möglich, bei zwangloser Drehstellung durch Außenrotation den Oberarm in der Schulter um 180 + 15 Grad zu abduzieren, bei fixierter Drehstellung dagegen nur bis 150 Grad. Im allgemeinen ist die Bewegungsmessung in einer definierten und während der Bewegungsprüfung fixierten Drehstellung vorzunehmen. Bei Achsenknickungen kann die unkontrollierte Drehung zu Täuschungen Anlaß geben.

Auf die *Haltungsmessung* kann ich nicht eingehen. Insbesondere der Umstand, daß es mit den üblichen Winkelmessern nicht möglich ist, Beweglichkeits- und Haltungsmessungen im Bereich der Wirbelsäule durchzuführen, hat uns zur Entwicklung eines eigenen Meßgerätes angeregt. Das Ergebnis ist der *Lot-Kompaß-Arthrometer*, abgekürzt *Elkameter* genannt.[1] Der Elkameter arbeitet nach dem Prinzip einer Messung der Abweichung der Gelenkhebel von der Schwerlinie oder der Magnetpollinie. Schon LUDLOFF (1907) hat das Pendel als Zeiger bei der Messung der Extremitätengelenke verwendet. DE QUERVAIN hat 1915 einen kleinen Pendelgelenkmesser konstruiert. Beide Pendelgeräte haben sich in der Praxis nicht durchsetzen können. Als Grund dafür vermuten wir eine gewisse Umständlichkeit in der Befestigung, das zu große Gewicht und eine nicht einfache Ablesbarkeit. Diese Nachteile glauben wir beim Elkameter vermieden zu haben. Dazu kommt als neue Meßmöglichkeit die in der Horizontalen durch Ablesung an der Magnetnadel. — Bei dem Elkameter ist in einen Kompaß ein Lot montiert. Das Zifferblatt besteht aus zwei Halbkreisen mit je einer Gradeinteilung von 0 bis 180 Grad. Das

---

[1] Hersteller: Kompaß-Fabrik B. Otto, Nürnberg, Baaderstraße 20

Gehäuse steht über zwei hintereinandergeschaltete Kugelgelenke (Abb. 6)
mit der Fußplatte in Verbindung. Dadurch sind Bewegungen in allen
Ebenen möglich. Die Fußplatte kann durch ein Gummi-Knopfband
— dies empfiehlt sich bei den Extremitäten und bei Messungen im Kopf-

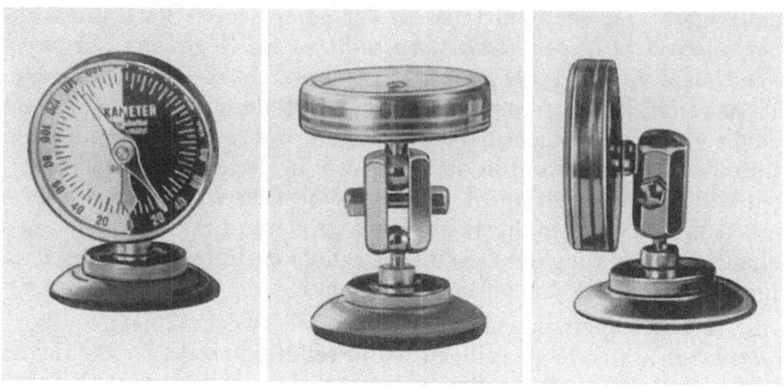

Abb. 6. Lot-Kompaß-Arthrometer (Elkameter) des Verf.

Hals-Bereich — oder durch ein doppelseitig klebendes Pflaster — am
Körper befestigt werden. Diese Befestigung empfiehlt sich insbesondere
im Bereich des Stammes. Der Elkameter ist 35 g schwer. Der Durch-
messer des Zifferblattes beträgt 3 cm. Zu jeder Messung benötigt man
zwei Elkameter, von denen der eine am proximalen Gelenkhebel und
damit indirekt an der Null-Linie befestigt wird, deshalb *Null-Elkameter*
genannt, und der andere am beweglichen Gelenkzeiger = *Zeiger-*
*Elkameter*. Mit Hilfe der Elkameter-Methode ist es insbesondere möglich
geworden, Beweglichkeit und Haltung der Wirbelsäule exakt zu messen.
Außerdem ermöglicht die Methodik eine weit genauere Bestimmung der
Beweglichkeit der rumpfnahen Gelenke, weil bei der Schulter Mitbewegungen des oberen Rumpfes und bei der Hüfte Mitbewegungen des
Beckens sofort abgelesen und bei der Messung berücksichtigt werden
können. Im übrigen eignet sich die Methode besonders gut für Messungen
der Unterarm-Drehbeweglichkeit sowie für getrennte Messungen der Vor-
und Rückfußbewegungen.

Bei den Messungen mit dem Elkameter empfiehlt es sich, in einer bestimmten Reihenfolge vorzugehen (Tab. 3): Nach der ausreichenden Entkleidung des Probanden muß zunächst überlegt werden, welche Haltungs-

Tabelle 3. *Taktik der differenzierten Gelenkmessung (Elkameter-Methode)*

1. Ausreichende Entkleidung
2. Zweckmäßige Haltungs-Einstellung
3. Sorgfältige Markierung der Meßpunkte
4. Korrekte Anlegung der Elkameter
5. Exakte Justierung der Elkameter
6. Differenzierte Messung der (passiven) Beweglichkeit
7. Verständliche und übersichtliche Notierung der Meßwerte

einstellung für die entsprechende Messung am zweckmäßigsten ist, ob sie also im Stehen, Sitzen, Liegen usw. ausgeführt werden soll. Dem Prinzip der Elkameter-Methode entsprechend stellen wir die Null-Linie entweder in die Schwerlinie oder senkrecht dazu in die Horizontale *oder* in die Magnetpollinie ein. Dazu haben sich als Hilfen folgende einfachen Geräte bewährt: ein Untersuchungstisch aus Holz, eine einfache Holzkiste als Justierkiste mit bestimmten Abmessungen, ein Satz Meßbrettchen. Falls die Null-Linie nur indirekt bestimmt werden kann, wie z.B. für die Sagittalbewegung des Beckens und des oberen Rumpfes, so schließen wir auf sie mit Hilfe des sogenannten *Zirkel-Elkameters*.[1] In Abb. 7 sehen Sie einen derartigen Zirkel-Elkameter bei der Messung. Es handelt sich dabei um einen auf einen Tasterzirkel aufmontierten Elkameter. Mit Hilfe dieses Gerätes ist es z. B. möglich, den Grad der Beckenneigung und den Grad der Brustkorbeingangsneigung zu messen und daraus auf den Verlauf der Null-Linie zu schließen.

Nach der Haltungseinstellung muß eine sorgfältige Markierung der Meßpunkte erfolgen. Über das Vorgehen im einzelnen habe ich schon gesprochen.

Es folgt dann die *Anlegung der Elkameter*, und zwar des Null-Elkameters am proximalen Gelenkhebel und des Zeiger-Elkameters am distalen bzw. bei Wirbelsäulenmessungen am caudalen und am kranialen Gelenkhebel. Anschließend werden die Elkameter

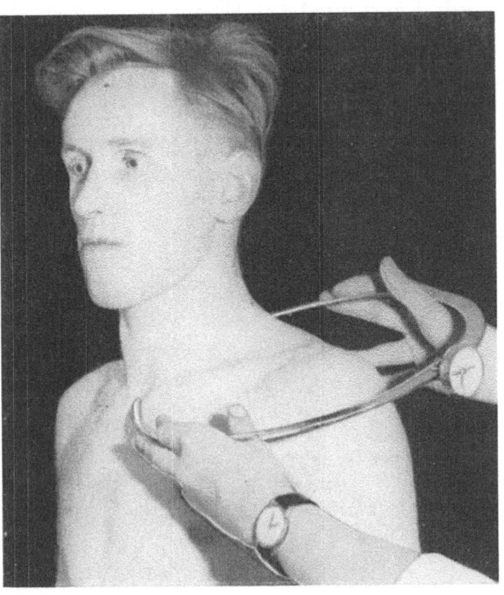

Abb. 7. Zirkel-Elkameter bei der Messung der Vertikal-Abweichung der Brustkorb-Eingangsebene (s. Text)

*exakt justiert*, d. h. sie werden jetzt auf Null-Linie und Gelenkzeiger eingestellt. Sie sehen das Vorgehen hier am Beispiel der Sagittalbeweglichkeit des Fußes (Proj.): Mit Hilfe einer Justierkiste und der markierten Meßpunkte wird der Unterschenkel in die Schwerlinie eingestellt und dann der Null-Elkameter auf Null gedreht. Anschließend wird der Fuß, d. h. näher gesagt die Fußaußenkante, parallel zum Oberrand der Justierkiste gestellt und die hier befindlichen Elkameter ebenfalls auf Null gestellt. Danach kann die weitere Bewegungsprüfung ohne Rücksicht auf die Ausgangsstellung stattfinden, da die Abweichung von der Null-Linie durch den Null-Elkameter angezeigt wird.

Anschließend folgt dann die *differenzierte Messung* der Beweglichkeit, die also jetzt getrennt für beide Bewegungsrichtungen möglich ist.

---

[1] Hersteller: Kompaß-Fabrik B. Otto, Nürnberg, Baaderstraße 20

Schließlich werden die Meßwerte in verständlicher und übersichtlicher Weise notiert.

Wie kann man die *Wirbelsäulenbeweglichkeit* messen? Wir können zwei funktionell voneinander getrennte Bewegungsabschnitte unterscheiden, und zwar die *Rumpf-* und die *Halswirbelsäule*. Für die Beweglichkeitsmessung der Rumpfwirbelsäule ist zur Ermittlung der Null-Linie zunächst die *Messung im Stehen* erforderlich. Die *Null-Linie* des Beckens orientiert sich nach unseren Untersuchungen am zweckmäßigsten an dem Grad der Neigung der Beckeneingangsebene gegen die Vertikale (= Vertikalabweichung der Beckeneingangsebene). Deshalb werden zunächst der obere Symphysenrand und die Mitte der Verbindungslinie der beiden hinteren oberen Darmbeinstachel durch Querstriche markiert. Anschließend wird zur Feststellung des Verlaufes des *Gelenkzeigers* die Höhe des Jugulum und des Dornfortsatzes des 1. Brustwirbels durch Querstriche angezeichnet. Die Auffindung des 1. Brustwirbeldornes bereitet gelegentlich Schwierigkeiten. In der Regel liegt der Dornfortsatz des 7. Halswirbels vor dem Dornfortsatzbuckel, der bei zwangloser Haltung von Kopf und Hals als 1. gerade eben vorspringt. Gelegentlich besteht

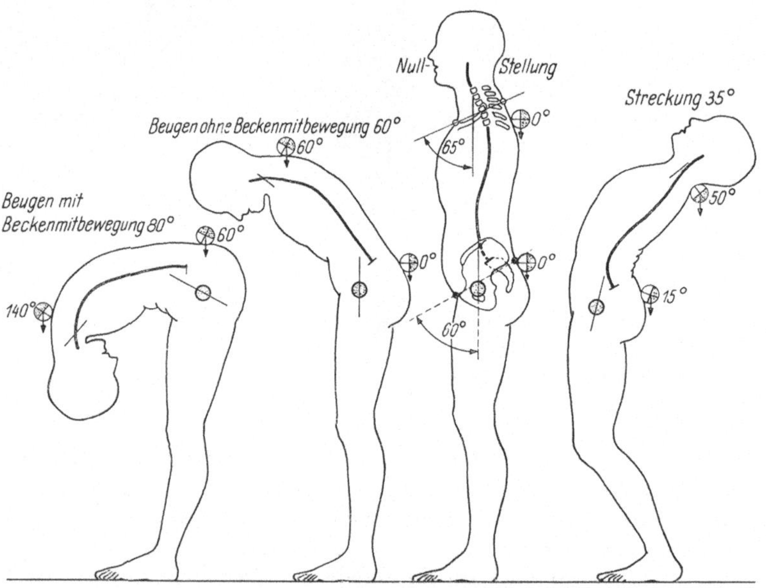


Abb. 8. Messung der Rumpf-Wirbelsäulen-Beweglichkeit mit dem Elkameter
(Sagittal-Beweglichkeits Messung)

insofern eine Anomalie, als der 6. Halswirbeldorn gegenüber dem 5. stärker vorspringt als der 7. gegenüber dem 6. Deshalb empfiehlt sich immer eine Identifizierung des 7. Halswirbeldornes durch Vornahme der *Bewegungsprobe:* Bei der Beugung und Streckung von Kopf und Hals bewegt sich der Dornfortsatz des 7. deutlich gegenüber dem 1., während der 1. Brustwirbeldorn sich gegenüber dem 2. praktisch nicht bewegt.

Nach Durchführung dieser Markierungen werden die Elkameter angelegt. Abb. 8 Mitte rechts: Der Null-Elkameter wird auf die Haut über dem Kreuzbein aufgeklebt, der Zeiger-Elkameter unmittelbar unterhalb der Hautmarke im Bereich des 1. Brustwirbeldornes. Nun wird in zwangloser aufrechter Haltung des Probanden zunächst die Vertikalabweichung der Beckeneingangsebene mit Hilfe des Zirkel-Elkameters gemessen. Die durchschnittliche Vertikalabweichung beträgt nach unseren Untersuchungen 60 Grad. Dieser Winkel steht zur Kreuzbeinbasis-Neigung — meistens, aber nicht immer — in einem festen Verhältnis. Doch ohne Rücksicht darauf brauchen wir am Becken eine Möglichkeit der Definition der Stellung in der Sagittal-Ebene. Schon FICK hat empfohlen, die Neigung der Beckeneingangsebene als Kriterium zu benutzen. Wir nehmen eine Null-Stellung des Beckens in der Sagittal-Ebene dann an, wenn die Vertikalabweichung der Beckeneingangsebene 60 Grad beträgt. Ist die Vertikalabweichung größer, so unterstellen wir, daß im Stehen eine Beugung des Beckens, ist sie kleiner eine Streckung besteht. Wir definieren also die Vorwärts- oder Rückwärts-Neigung bzw. Beugung oder Streckung der *hypothetischen Beckenvertikale*, indem wir von dem gemessenen Winkel 60 Grad abziehen. Diesen Wert benötigen wir, um die Null-Stellung des Gelenk*zeigers* einzustellen.

Anschließend messen wir die *Vertikalabweichung der Brustkorbeingangsebene* — worunter wir *die* Ebene verstehen, die die Dornfortsatzspitze des 1. Brustwirbels mit dem Jugulum verbindet. Die Vertikalabweichung beträgt bei mittlerer Atemlage im Durchschnitt 65 Grad.

Der Zeiger-Elkameter wird auf Null eingestellt, wenn die Vertikalabweichung der Beckeneingangsebene 60 Grad und die der Thoraxeingangsebene 65 Grad beträgt. Dann verläuft nämlich die hypothetische obere Rumpfvertikale parallel zur hypothetischen Beckenvertikale. Besteht aber eine Vorwärtsneigung der Beckenvertikale z. B. von 10 Grad, so wird der Zeiger-Elkameter nur dann auf 0 Grad eingestellt, wenn die obere Rumpf-Vertikale ebenfalls um 10 Grad vorwärtsgeneigt ist, bei 0 Grad (Vorwärts- oder Rückwärts-)Neigung z. B. jedoch auf 10 Grad Rückwärtsneigung. Das hört sich kompliziert an, ist aber einfach.

Anschließend folgt die *differenzierte Beweglichkeitsmessung*, zunächst die Rumpfbeugung. Dabei geht zunächst das Becken nicht mit — erkennbar an dem Verharren des unteren Elkameters in Null-Lage. Ab 60 Grad — das variiert — bewegt sich das Becken mit. Nach Ablesung des Wertes bei voller Beugung ist es dann möglich, durch Subtraktion des am Null-Elkameter angezeigten Wertes von dem am Zeiger-Elkameter abgelesenen die alleinige Beugebeweglichkeit der Rumpfwirbelsäule zu definieren. Sie beträgt im Durchschnitt 80 Grad.

Vor der Messung der *Lateral-Beweglichkeit* der Rumpfwirbelsäule sollte zunächst der Grad der Becken-Seitwärtsneigung festgestellt werden, der nach einem Verkürzungsausgleich durch orthopädischen Schuh, Prothese usw. *im täglichen Leben besteht* — wir nennen ihn *praktizierten Verkürzungsausgleich* im Gegensatz zum *idealen*. Dann wird die Beweglichkeit gemessen.

Die Rumpfwirbelsäulen-*Drehbeweglichkeit* wird mit Hilfe der Magnetnadel abgelesen, da sie nur in aufrechter Haltung bestimmt werden kann und dazu die Elkameter in die Horizontale eingestellt werden müssen. Die *Beweglichkeitsmessung im Bereich von Kopf/Hals* geschieht nach dem gleichen Prinzip.

Zum Schluß noch schnell zu der Messung der *stammnahen Gelenke*. Sie war schon immer problematisch, weil weder bei der Schulter noch bei der Hüfte der proximale Gelenkhebel in seinem Verlauf genau festgelegt werden konnte. Deshalb war weder die Ausgangsstellung exakt zu ermitteln noch die Mitbewegung — zu der es immer kommt, wenn der Zeiger bis zur Endstellung geführt wird — in ihrem Ausmaß graduell zu übersehen. Der Unsicherheitsfaktor wurde dadurch vergrößert, daß es üblich ist, für die stammnahen Gelenke die Längsachse des Stammes als Null-Linie zu benutzen. Bei der Vielzahl der zwischen die Endpunkte zwischengeschalteten Gelenke mußte es immer unsicher bleiben, wieweit der tatsächliche proximale Gelenkhebel — das ist die Beckenvertikale bei der Hüfte und die obere Rumpfvertikale bei der Schulter — von vornherein in anormaler Haltung stand und wieweit er sich tatsächlich mitbewegte. Die Mitbewegung der oberen Rumpfvertikale bei der Messung der Sagittalbeweglichkeit der Schulter beträgt im Durchschnitt bei der Vorwärtshebung 10 Grad und bei der Rückwärtshebung ebenfalls, ist aber nicht selten wesentlich größer.

Die Abb. 9 demonstriert die *Täuschungsmöglichkeiten*, wie sie z. B. bei einem Probanden mit einer Kyphose gegeben sind. Wenn man die Mitbewegung des Rumpfes verhindert — wie man es muß —, so findet man bei Benutzung der Rumpf-Längsachse als Null-Linie einen *scheinbaren* Streckungsdefekt. Sobald man aber als Null-Linie die obere Rumpfvertikale nimmt, so zeigt die Messung der Vertikalabweichung der Thorax-Eingangsebene bereits die Abweichung der Null-Linie im Sinne einer Vorwärtsneigung — in diesem Falle von 20 Grad — an, und es ist klar, daß die Bewegungseinschränkung nur vorgetäuscht wird.

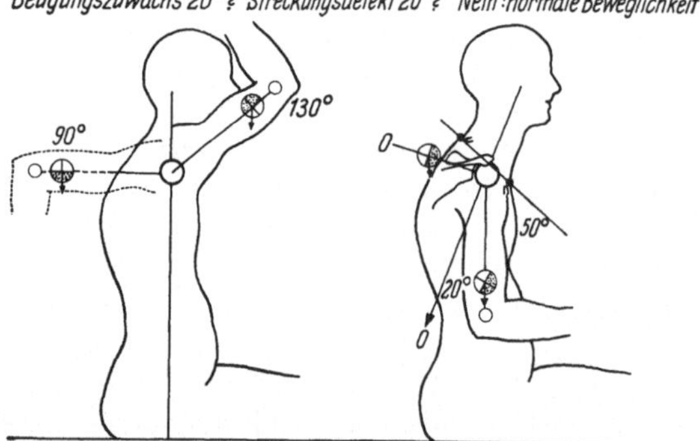


Abb. 9. Täuschungsmöglichkeit bei der Beurteilung der Beuge- und Streckbeweglichkeit der Schulter durch Benutzung der Rumpf-Längsachse (links im Bild) — an Stelle der oberen Rumpfvertikale (Vertikalabweichung der Brustkorb-Eingangsebene, rechts im Bild) — als Null-Linie

Ein Eingehen auf weitere Einzelheiten erlaubt die Zeit nicht. Sie finden sich in dem schon vorn erwähnten Buch, dem auch die dargestellten Tabellen und Abbildungen entnommen sind.

Durch meine zwangsläufig mathematisch-infizierten Darlegungen der Meßgrundlagen mag der Eindruck entstanden sein, daß Messungen mit dem Elkameter kompliziert sind. Daß sie es nicht sind, beweist wohl die Tatsache, daß unsere Krankengymnastik*schülerinnen* damit *exakte* Gelenkmessungen machen.

Abschließend möchte ich Sie mit Hilfe der Plastik des Diadumenos von Polyklet noch einmal daran erinnern, wie wohlproportioniert und naturgetreu eine an Messungen orientierte Plastik ist. Für den Gutachter gilt der *umgekehrte* Leitsatz von Hippokrates: *Das medizinische Maß ist die durch Messung ermittelte Zahl und nicht das Gefühl.*

W. Küppermann, Dortmund: **Zur Erstversorgung schwerer komplizierter Frakturen.** (Mit 5 Abb.)

Die Erstbehandlung von komplizierten Brüchen muß zum Ziele haben:

1. Die offene Fraktur in eine geschlossene zu verwandeln, 2. den Bruch zu reponieren und in der erreichten Stellung zu fixieren.

Das heißt, die Weichteilwunden sind chirurgisch zu versorgen. Es ist eine exakte Wundexcision und Wundtoilette zu machen. Es muß erreicht werden, über der Fraktur durch spannungslose Hautnähte einen Wundverschluß herzustellen. Hierzu sind oft Entlastungsschnitte erforderlich. Hautdefekte werden primär durch freie Hauttransplantate gedeckt. Es ist nicht gut, wenn das Transplantat direkt über der Frakturstelle liegt. Dieses wird sich aber nicht immer vermeiden lassen. Wir nähen nur die Haut, versenken keine Subcutan- oder Muskelnähte. Für einige Tage wird meist ein Drän eingelegt. Lokal werden keine Antibiotica gegeben.

Die Art der Reposition und die Fixierung eines komplizierten Bruches hängt in erster Linie von der Größe und Schwere der Weichteilverletzung ab. Ist die Verletzung der Haut und der Weichteile nicht sehr erheblich, dann wird, ohne daß die Bruchstelle sichtbar zu machen ist, nach der Wundexcision und der Wundnaht unter dem Bildumwandler die Reposition — meist nach Anlegen einer Strecke — vorgenommen und dann die Fixierung durch einen Gipsschienenverband. Dieser Gipsschienenverband hat sich uns schon über 25 Jahre bewährt.

Besteht dagegen eine schwere Weichteilverletzung und liegt die Fraktur frei, dann wird nach der Wundtoilette der Bruch unter Sicht des Auges gestellt. Hier erhebt sich nun die Frage: Soll man die Fragmente durch eine Osteosynthese fixieren und ruhigstellen oder aber nur einen Streck- und Gipsverband anlegen?

In den früheren Jahren war man allgemein bei der Versorgung komplizierter Frakturen operationsfreudiger. Im Vertrauen auf die Antibiotica, die Sulfonamide und die Verbesserungen der Operationstechniken wurde bei offenen Frakturen häufig eine endgültige Versorgung durch die Osteosynthese vorgenommen. Besonders die Marknagelung, die ja bei richtiger Anwendung eine stabile Osteosynthese gewährleistet, schien geeignet zu sein, die Behandlungsergebnisse der offenen Knochenbrüche zu verbessern. So nimmt es nicht wunder, daß auch Gegner der Osteosynthese für operative Maßnahmen eintraten. Aber die Enttäuschung ließ nicht lange auf sich warten.

Trotz sorgfältigster Wundbehandlung, „lege artis" durchgeführter Fixierung der Fragmente, sei es durch Küntschernägel, durch Drahtumschlingungen oder sonstige metallische Gegenstände, kam es in nicht wenigen Fällen zu erheblichen Komplikationen. Die größten sah man nach der offenen Marknagelung, wo nicht selten eine Osteomyelitis des gesamten genagelten Röhrenknochens auftrat. Diese schweren Komplikationen haben wir ja alle erlebt. Ich brauche deshalb nicht näher darauf einzugehen.

Es ist darum verständlich, daß in letzter Zeit auf fast allen Kongressen die operative Knochenbruchbehandlung einer strengen Kritik unterzogen wurde. Die beiden Experten Böhler und Bürkle de la Camp haben bei jeder Gelegenheit ihre mahnende Stimme erhoben, so auch wieder auf dem letzten Chirurgenkongreß. Sie geben bei offenen Frakturen den konservativen Behandlungsmethoden den Vorzug.

Da wir an meiner Klinik mit den metallischen Körpern die gleichen Fehlschläge erlebt hatten, waren auch wir von der operativen Versorgung frischer komplizierter Frakturen abgegangen, jedoch mit den Heilergebnissen bei den schweren und schwersten komplizierten Trümmerbrüchen nicht zufrieden. Die reponierten Bruchstücke waren oft ohne eine Osteosynthese nicht in der erforderlichen Stellung zu halten, noch war eine gute und übersichtliche Wundbehandlung durchzuführen, vor allem dann nicht, wenn zur Deckung großer Hautdefekte noch freie Transplantationen vorgenommen werden mußten.

Nachdem wir seit 1955 unsere knöchernen Osteosynthesemittel entwickelt haben und es sich zeigte, daß verpflanzter Knochen viel geringere schädliche Reize auf eine Fraktur ausübt als entsprechendes Metall und daß andererseits Schrauben, Nägel und Platten aus Knochen eine genügende Fixierung der Bruchstücke gewährleisten, sind wir wieder dazu übergegangen, bei den schweren und schwersten Frakturen mit ausgedehnter Weichteilverletzung eine primäre Osteosynthese durchzuführen. Dieses hat den Vorteil, daß man nach der operativen Versorgung der Fraktur auf den Bruch selbst keine größere Rücksicht mehr zu nehmen braucht, sondern sein ganzes therapeutisches Handeln der Weichteilverletzung zuwenden kann.

Es werden in einer Abbildung die knöchernen Osteosynthesemittel gezeigt. Mit diesen kann man bis auf die Frakturen des Oberschenkels und Schenkelhalses jeden Bruch fixieren. Es sind aus Rinderknochen hergestellte Schrauben mit einem Spezialgewinde, Nägel mit einem besonderen Profil und Platten aus Compacta und Spongiosa. Sie werden nach entsprechender Vorbehandlung konserviert und in steriler Verpackung geliefert[1].

Im folgenden soll an einigen Beispielen unser Vorgehen bei der Erstversorgung komplizierter Frakturen gezeigt werden.

---

[1] Hersteller: B. Braun, Melsungen.

*Fall 1.* Bei einem 21jährigen Manne lag eine schwerste Weichteilquetschung der rechten Hohlhand vor. Das Röntgenbild zeigte Brüche des 4. und 5. Mittelhandknochens. Die Weichteilverletzung stand im Vordergrund. Es wurde daher eine primäre Osteosynthese mit Bolzung des 4. und 5. Mittelhandknochens durch knöcherne Nägel vorgenommen, sodann der große Hautdefekt nach der Wundexcision und der

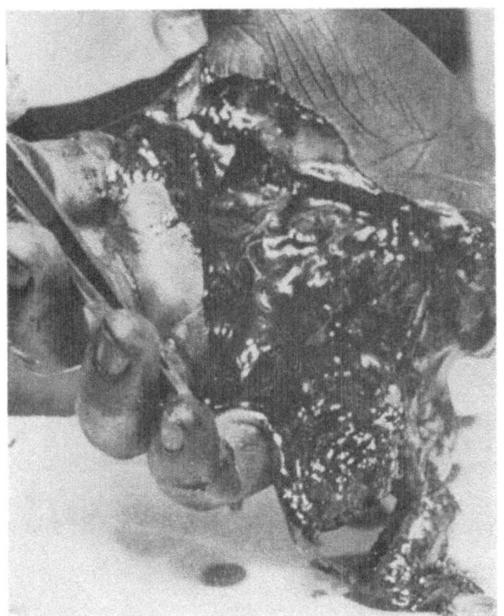

Abb. 1a

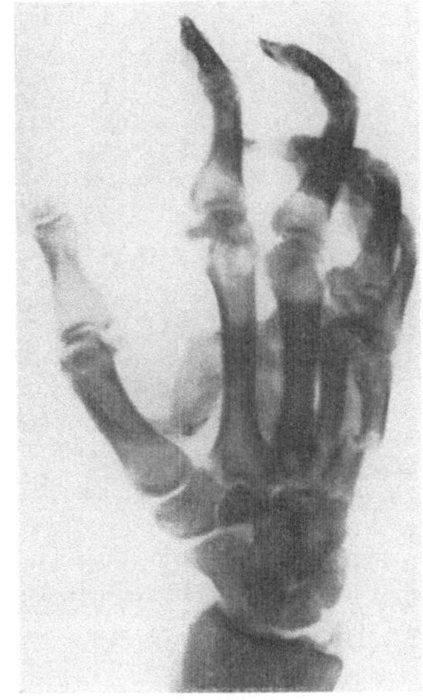

Abb. 1b

Abb. 1a u. b. Am Unfalltag

Wundreinigung durch einen Vollhautlappen gedeckt (Abb. 1a bis c).

Der verpflanzte Hautlappen heilte gut ein (Abb. 1d), so daß nach sechs Wochen mit Bewegungsübungen begonnen werden konnte. Das Funktionsbild (1e und f) ergibt eine völlig feste Narbe in der Hohlhand. Die Beweglichkeit der Finger ist schon wieder als gut zu bezeichnen. Lediglich ist noch eine Streckbehinderung in den Mittelgelenken des 4. und 5. Fingers vorhanden. Der Faustschluß ist schon wieder möglich. Die Behandlung dauerte drei Monate. Da es sich um einen Arbeitsunfall handelte, wurde dem Patienten für die ersten vier Monate nach Wiederaufnahme der Arbeit eine E. M. von 30%, dann für weitere vier Monate eine E. M. von 20% zugebilligt. Ein meßbarer Dauerschaden ist nicht zu erwarten.

*Fall 2.* Es handelte sich um einen 15jährigen Jungen, bei dem eine schwerste Weichteilquetschung im Bereich des rechten Oberarmkopfes bestand. Die Fraktur war sichtbar, das proximale Fragment lag frei in der Wunde. Auch hier wurde nach der Wundexcision und der Reposition des Bruches eine primäre

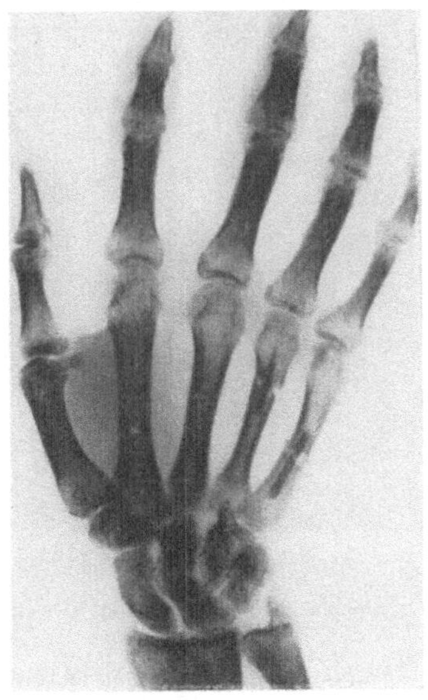

Abb. 1c. Nach primärer Osteosynthese

Osteosynthese durch eine knöcherne Schraube vorgenommen. Ruhigstellung erfolgte über fünf Wochen im Gipsschienenverband. Dann war die Fraktur bereits so weit gebunden, daß mit vorsichtigen Bewegungsübungen begonnen werden konnte.

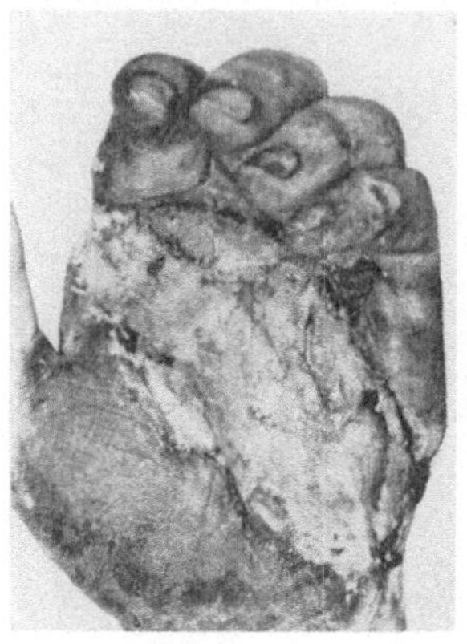
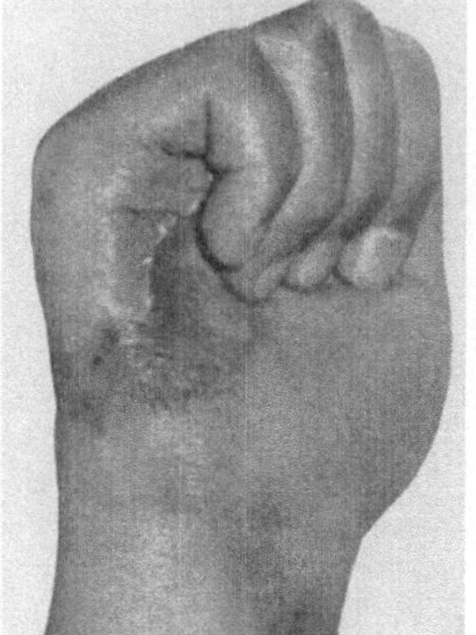
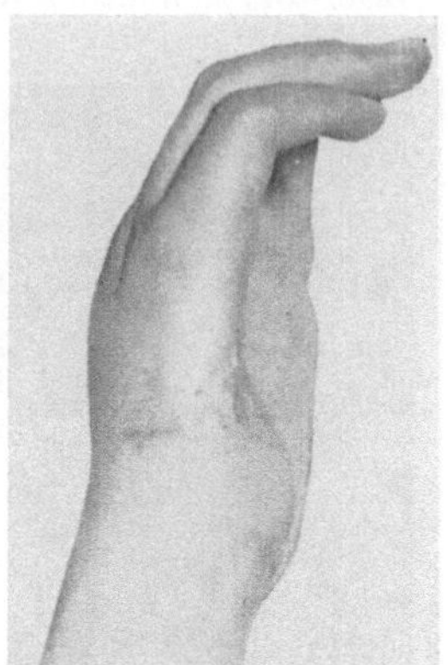

Abb. 1 d. 3 Wochen nach dem Unfall. Hauttransplantat heilt ein

Abb. 1 e                                    Abb. 1 f
Abb. 1 e u. f. Funktionsbild nach 4 Monaten

Inzwischen ist eine völlige Heilung eingetreten. Die Gelenke des rechten Armes sind sämtlich frei beweglich. Die Gebrauchsfähigkeit des rechten Armes ist nicht herabgesetzt.

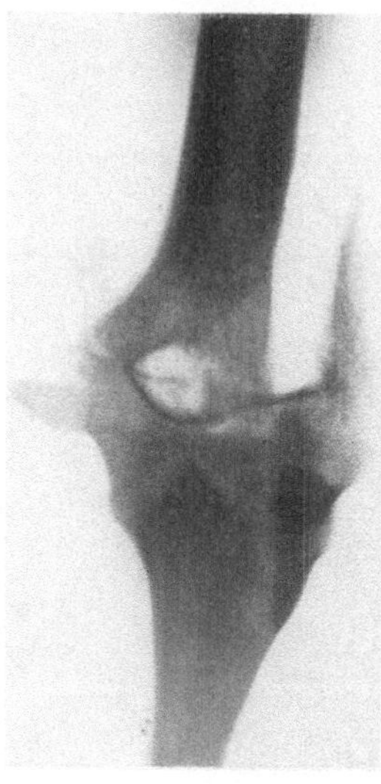
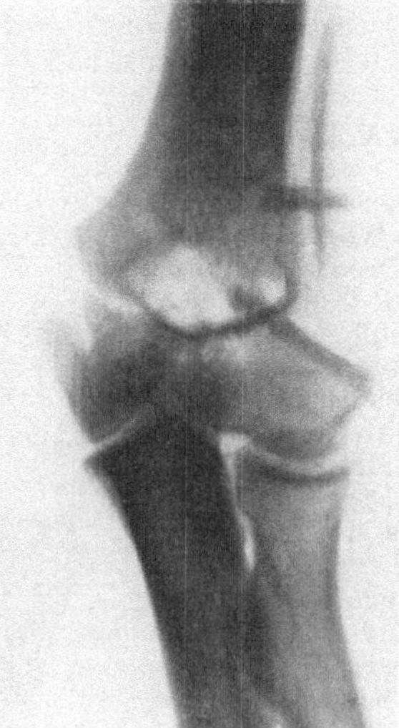
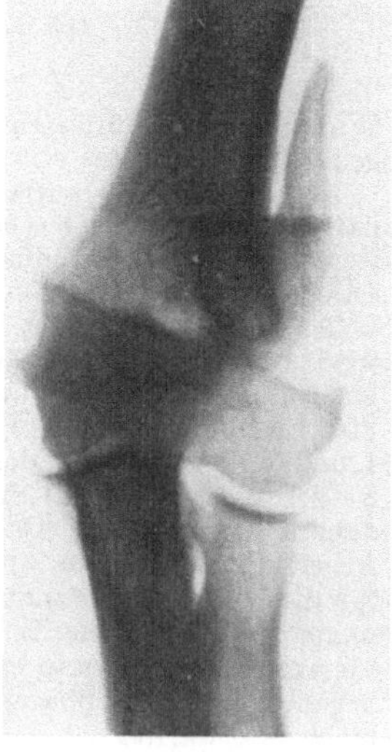

a                              b                              c

Abb. 2a—c. a) Am Unfalltag; b) nach primärer Osteosynthese; c) 14 Monate nach dem Unfall

*Fall 3.* Im Untertagebetrieb einer Zeche hatte ein Steiger eine schwerste komplizierte Ellenbogengelenksverletzung erlitten. Das Gelenk war eröffnet (Abb. 2a). Auch hier wurde nach der Reposition eine primäre Osteosynthese durch zwei knöcherne Schrauben vorgenommen (Abb. 2b). Anläßlich einer Begutachtung 14 Monate nach dem Unfall zeigte sich, daß die untere knöcherne Schraube schon weitgehend resorbiert und eingeheilt war. Ein Teil der oberen Schraube ist noch sichtbar (Abb. 2c). Klinisch besteht noch eine mäßige Beuge- und Streckbehinderung des Gelenkes. Ein besseres funktionelles Ergebnis konnte aber bei der Schwere der Verletzung nicht erwartet werden. Der Patient bezieht jetzt eine E. V. von 20%.

*Fall 4.* Es handelte sich um eine 47jährige Patientin, bei der außer einem Kompressionsbruch des 1. Lendenwirbels und einer Oberarmkopffraktur ein schwerer fußgelenksnaher Trümmerbruch des rechten Unterschenkels vorlag. An Weichteilverletzungen bestand hier eine 3 cm lange Wunde über der Bruchstelle des Wadenbeines und eine etwa 2 cm lange Wunde an der Innenseite in Höhe des unteren Schienbeinendes. Bei einer derartigen Verletzung besteht kein Grund, eine primäre Osteosynthese durchzuführen. Hier wurde nur eine Wundexcision und eine Wundnaht vorgenommen, sodann der Bruch wie ein geschlossener behandelt, d. h. Anlegen einer Drahtstrecke durch das Fersenbein, Reposition und Ruhigstellung im Gipsschienenverband bei liegendem Draht, später zirkulärer Gipsverband. Nach vierzehnwöchiger Ruhigstellung war die Fraktur knochern durchbaut und so weit eine Festigung eingetreten, daß mit vorsichtigen Belastungs- und Gehübungen begonnen werden konnte. Der weitere Heilverlauf war dann ohne Besonderheiten. Die gezeigten Röntgenaufnahmen bestätigen dies.

*Fall 5.* Bei einem 54jährigen Bergmann lag eine ähnlich schwere fußgelenksnahe Verletzung vor. Im Gegensatz zur vorigen Patientin fand sich hier aber eine ausgedehnte Weichteilverletzung mit Eröffnung des Fußgelenkes. Die Fraktur war in der

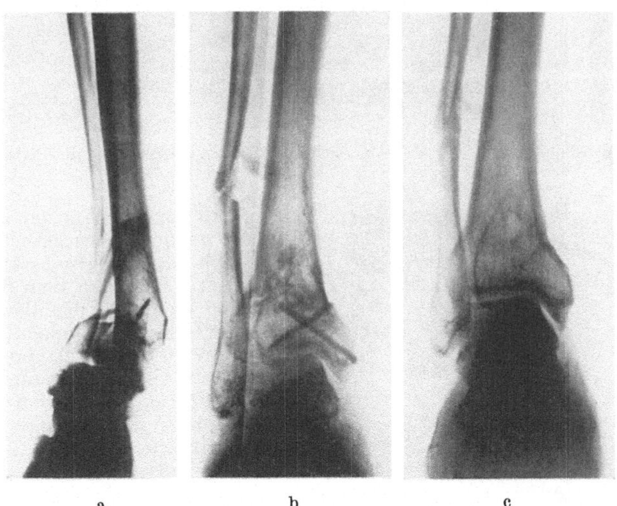

a           b           c

Abb. 3a—c. a) Am Unfalltag; b) 12 Wochen nach dem Unfall; c) 2 Jahre nach dem Unfall

Wunde sichtbar. Um eine exakte Ruhigstellung und Wundbehandlung durchführen zu können, wurde nach der Reposition eine primäre Osteosynthese mit zwei knöchernen Schrauben vorgenommen (Abb. 3a und b). Zwei Jahre nach dem Unfall waren, wie Abb. 3c zeigt, die knöchernen Schrauben mit eingebaut, die Fraktur in guter Stellung verheilt. Der Patient erhielt nach Abschluß des Heilverfahrens zunächst eine 30%ige Übergangsrente, dann eine solche von 20%. Der Dauerschaden liegt bei 10%.

*Fall 6.* Eine 17jährige Patientin wurde uns nach einem Verkehrsunfall eingeliefert. Es fand sich eine schwerste komplizierte linksseitige Unterschenkelfraktur.

Abb. 4a zeigt die Stückfraktur des Schienbeines. Die Weichteile an der Innenseite des Unterschenkels waren erheblich gequetscht. Abb. 4b zeigt die Weichteilverletzung nach der Wundexcision und nach der Reposition des Bruches. Die Fraktur wurde durch eine knöcherne Platte mit zwei knöchernen Schrauben fixiert. Um den ausgedehnten Weichteildefekt zu schließen, mußte eine freie Hautverpflanzung vorgenommen werden (Abb. 4c). Der Erhaltungsversuch des Unterschenkels gelang. Der frei verpflanzte Lappen heilte ein. Es kam lediglich über der Frakturstelle des Schienbeines zu einer Hautnekrose, so daß die zur Fixierung genommene knöcherne Platte über einige Zeit in der Wunde sichtbar war. Trotzdem heilte der Knochenbruch ungestört. Abb. 4d und e

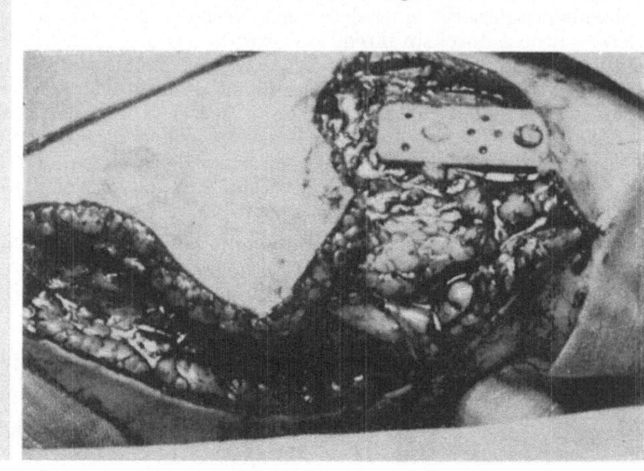

Abb. 4a. Am Unfalltag      Abb. 4b. Nach Wundexcision, Reposition und Fixierung

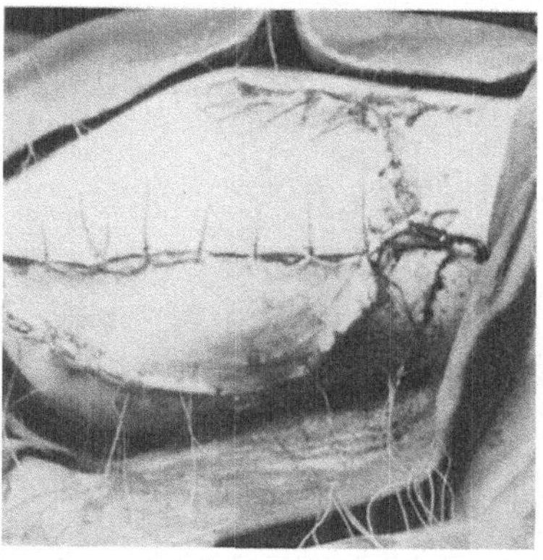

Abb. 4c. Nach Wundverschluß mit freier Hauttransplantation

zeigen, daß nach 12 Wochen die Fraktur knöchern gebunden war. Die Funktionsbilder (Abb. 4f, g, h) lassen erkennen, daß die Patientin das linke Bein normal belastet und daß eine freie Beweglichkeit sämtlicher Gelenke des linken Beines wieder eingetreten ist. Ich glaube nicht, daß man ohne eine Osteosynthese oder bei Verwendung von metallischen Körpern zur Fixierung ein derartig günstiges Heilergebnis hätte erreichen können.

*Fall 7.* Ein 64jähriger Patient hatte eine ähnlich schwere komplizierte Trümmerfraktur des Unterschenkels, und zwar des unteren Schienbeinendes, erlitten. Auch hier wurde primär eine Osteosynthese mit knöcherner Platte und Schraube vorgenommen (Abb. 5a und b). Infolge der erheblichen Weichteilquetschung kam es zu einer ausgedehnten Hautnekrose über der knöchernen Platte, so daß diese über zwei Monate in der Wunde sichtbar war. Trotzdem ging die Frakturheilung ungestört weiter. Drei Monate nach dem Unfall wurde die Platte wieder entfernt. Nach vier Monaten war klinisch und röntgenographisch die Fraktur verheilt, so daß mit Bewegungs- und Belastungsübungen begonnen werden konnte. Auch hat sich, wie Abb. 5d zeigt, der Hautdefekt geschlossen. Der Patient ist inzwischen aus der Behandlung entlassen und hat eine gute Gehfähigkeit erreicht.

Zusammenfassend ist zu sagen: Die Erstversorgung schwerer komplizierter Frakturen erfordert von dem behandelten Chirurgen eine große Erfahrung und Verantwortung. Er muß entscheiden, ob eine konservative

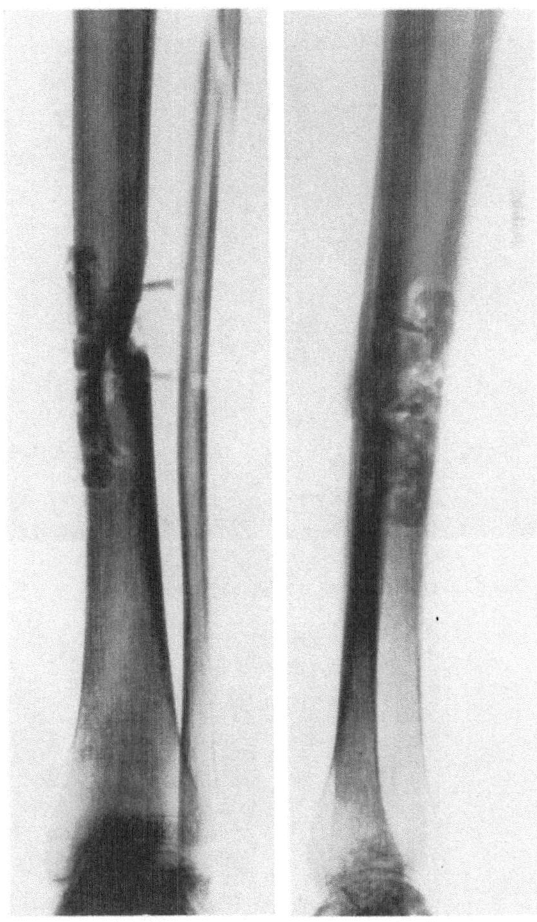

d          e<br>Abb. 4d u. e. 12 Wochen nach dem Unfall

oder eine operative Behandlung zweckmäßig ist. Bei den schwersten Brüchen muß er abwägen, ob ein Erhaltungsversuch erfolgversprechend ist oder ob eine primäre Amputation gemacht werden muß.

Unser Standpunkt zur Erstversorgung komplizierter Frakturen ist folgender:

1. Bei Brüchen, auch bei Trümmerfrakturen mit geringeren Weichteilverletzungen ist die konservative Behandlung die beste. 2. Brüche mit schweren Weichteilverletzungen werden von uns durch eine primäre Osteosynthese versorgt, um eine bessere Wundbehandlung durchführen zu können.

Zur Osteosynthese werden keine metallischen Körper versenkt, sondern knöcherne Nägel, Platten und Schrauben. Unter den über 550 Osteosynthesen mit Knochen waren 92 schwere komplizierte Frakturen, von denen einige gezeigt wurden.

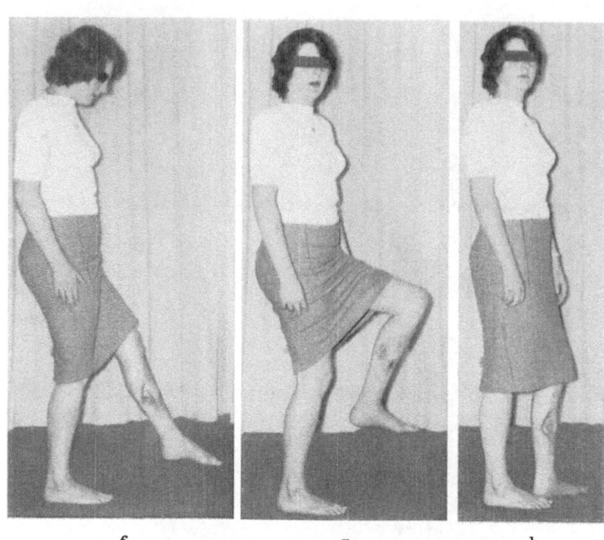

f     g     h

Abb. 4f—h. 5½ Monate nach dem Unfall

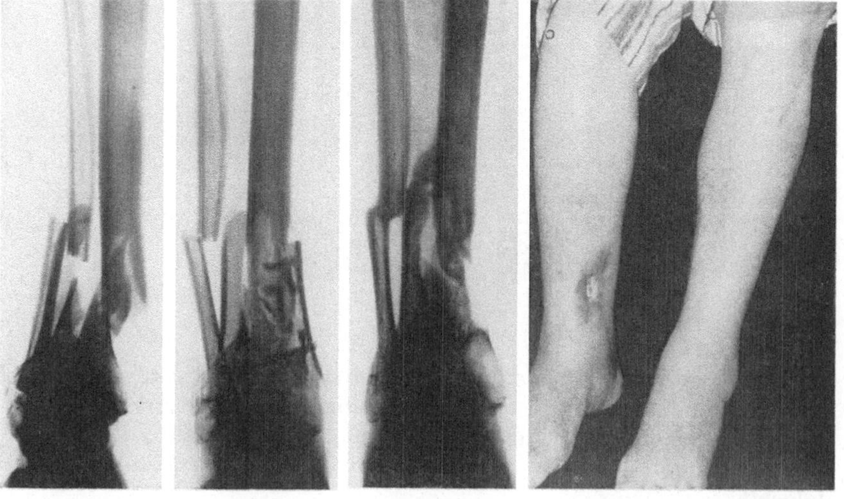

a     b     c     d

Abb. 5a—d. a) Am Unfalltag; b) nach 8 Wochen; c) nach 5 Monaten; d) nach 6 Monaten

Ich glaube sagen zu dürfen, daß die Endergebnisse ermutigend sind. Wir konnten jedenfalls feststellen, daß bei uns die Zahl der Amputationen in den letzten Jahren erheblich zurückgegangen ist.

## K. Pape, Berlin: **Erkennung und Behandlung frischer Jochbeinfrakturen.**

### I.

Immer wieder gelangen Patienten mit veralteten und funktionell schlecht verheilten Jochbeinfrakturen zur Aufnahme, die von den erstbehandelnden Ärzten übersehen oder nur unvollständig versorgt wurden.

Eine Fractura mala sanata im Jochbeingebiet erfordert eine verhältnismäßig komplizierte chirurgische oder kombinierte chirurgisch-orthopädische oder gar plastische Behandlung, die Erfahrungen im Fachgebiet der Kiefer-Gesichtschirurgie voraussetzt. Die Reposition eines frisch traumatisch verlagerten Jochbeines oder Jochbogens ist wesentlich einfacher und von jedem Chirurgen leicht durchführbar.

### II.

Es ist statistisch absolut erwiesen, daß die Frakturhäufigkeit der beiden prominenten Knochen des Gesichtes, Unterkiefer und Jochbein, mit der ständig zunehmenden Verkehrsdichte auch stets größer wird. In einer Zusammenstellung des Materials der Berliner Universitäts-Kieferklinik folgen den Verkehrsunfällen als ursächliche Momente die Schlägerei (meist unter Alkoholeinfluß) und der Sportunfall. Das ist dadurch erklärbar, als Jochbeinfrakturen in fast allen Fällen durch *direkte* Gewalteinwirkung entstehen. *Indirekte* Mechanismen sind außerordentlich selten, wenn man z. B. von den Kombinationsverletzungen des Typs Le Fort III absieht.

Das Jochbein bildet ein etwa viereckiges Massiv, dessen Kanten im Winkel von 90° nach vier grundlegenden Seiten gerichtet sind. Nach kranial verläuft der Proc. frontosphenoidalis, der einen Teil der lateralen Orbita und den gut tastbaren unteren Orbitalrand bildet. Der nach dorsal ziehende Proc. temporalis bildet den Arcus zygomaticus und verbindet sich mit dem Proc. zygomaticus des Schläfenbeines. Nach caudal trifft die untere Jochbeinkante auf den Proc. zygomaticus des Oberkiefers. Durch diese Verbindung wird das Tubermassiv des Oberkiefers mitunter in die Verletzung einbezogen. Die mediane Begrenzung des Jochbeines berührt den Canalis infraorbitalis.

Topographisch bestehen also enge Beziehungen zur Orbita und ihrem Inhalt, dem Canalis infraorbitalis, zur Kieferhöhle, zum Proc. muscularis des Unterkiefers, zur Kaumuskulatur durch den Masseter und letztlich auch zum Sieb- und Keilbein. Aus diesen Gegebenheiten lassen sich bestimmte klinische Symptome bei Jochbeinfrakturen erklären, die erörtert werden sollen.

### III.

Die Einteilung der Frakturen vom klinischen Standpunkt kann folgendermaßen vorgenommen werden:

1. Isolierte Frakturen des Jochbeinmassivs mit und ohne Dislokation. 2. Kombinationsfrakturen, z. B. bei Mittelgesichtsverletzungen. 3. Komplizierte Frakturen, meist mit Zertrümmerung des Jochbeines und der angrenzenden Knochen. 4. Frakturen des Jochbogens.

## IV.

*Zur klinischen Symptomatik.* Durch das sich im Jochbeinmassiv ausbildende Hämatom wird das klassische Zeichen — die Abflachung der betroffenen Gesichtsseite — in den ersten Tagen nach dem Unfall meist zwangsläufig übersehen. Einseitige Unterlid- und Konjunktivalhämatome weisen jedoch auf eine Gefäßzerreißung im Jochbeingebiet hin. Bei Verletzung der Facies anterior des Oberkiefers entsteht eine Blutung in die Kieferhöhle hinein, dadurch tritt einseitiges Nasenbluten auf. Im Röntgenbild zeichnet sich eine homogene Verschattung der betroffenen Kieferhöhle ab.

Die Verletzung des N. infraorbitalis zeigt sich in Hyp- oder Anaesthesie des gesamten facialen Versorgungsbereiches.

Ein weiteres wichtiges klinisches Zeichen ist die deutlich tastbare Stufe am Infraorbitalrand und die fühlbare, schmerzhafte, geringe Beweglichkeit des Jochbeinmassivs besonders bei bimanueller Untersuchung. Impressionen des Jochbeines nach dorsal, caudal und lateral führen zu einer Verlagerung des Bulbus.

Dadurch entstehen Doppelbilder. Bei starker dorsaler Verlagerung tritt ein Enophthalmus auf. Selbst vorübergehende Aufhebung des Sehvermögens durch den Druck des Hämatoms auf den Sehnerv kann sich einstellen.

Joch*bogen*frakturen entstehen durch direkte Gewalteinwirkung oder indirekt in Verbindung mit Verletzungen des gesamten Jochbeinmassivs. Die typische Fraktur ist ein doppelter Knickbruch oder wie wir sie nennen, eine Doppel-V-Fraktur. Die Impression des Bogens bzw. die Dorsalverschiebung des gesamten Jochbeines führt zu einer Bewegungsbehinderung im Kiefergelenk. Damit und durch das Hämatom im Masseter erklärt sich das oftmals übersehene wichtige Symptom der Jochbeinfraktur: die Kieferklemme.

## V.

Zur röntgenologischen Objektivierung fertigen wir Röntgenbilder der Nasennebenhöhlen und tangentiale Jochbeinaufnahmen beider Seiten an. Die röntgenologische Symptomatik ist ohne Besonderheiten und bedarf deshalb an dieser Stelle keiner weiteren Erörterung.

## VI.

Die Aufgabe der Behandlung ist die Wiederherstellung der anatomischen Form des knöchernen Gerüstes, damit der Ästhetik des Gesichts und der Funktion.

Die Reposition gelingt bei frischen Frakturen leicht, nach 8 bis 10 Tagen schwerer, nach etwa 3 Wochen meist nur noch durch kombinierte chirurgisch-orthopädische Behandlungen.

Wir haben in einigen Fällen versucht, noch nach der dritten Woche eine stumpfe Reposition durchzuführen: Der Erfolg war nicht überzeugend. Bei vielen Kranken ist nach der erfolgreichen Reposition, die sich mitunter akustisch durch deutliches Einschnappen mitteilt, eine

Fixierung unnötig. Diese wenden wir vorwiegend bei Trümmerfrakturen und schon fester fibröser Verbindung zwischen den Fragmenten an.

Die Aufrichtung des Jochbeines ist durch intra- und extraorale Verfahren möglich, von denen die gebräuchlichsten angeführt werden sollen:

### a) Intraorale Methoden

1. Von STEINHARDT und Mitarb. wird der von KAZANJIAN angegebenen Technik der Vorzug gegeben. Von einem etwa 2 cm langen Schnitt im oberen Vestibulum wird in Barbituratnarkose das Raspatorium hinter das Jochbein geführt und damit der Dislokationsrichtung entgegengesetzt ein Druck auf das Fragment ausgeübt. 2. Bei Beteiligung der Kieferhöhle an der Fraktur kann diese in typischer Weise eröffnet und nach Anlegung eines Fensters zur unteren Nasenwand nach den Angaben von WASSMUND fest austamponiert werden. Dadurch gelingt auch die Elevation des Orbitalbodens. 3. Zur Hebung und Stützung des Orbitalbodens bei ausgedehnten Frakturen läßt sich ein abgemessener Kunststoffstab in der Kieferhöhle verkeilen, der belassen oder später entfernt wird. Eine antibiotische Nachbehandlung ist hierbei anzuraten.

### b) Extraorale Methoden

1. Während es sich bei den bisher erwähnten und blutigen Verfahren um Methoden handelt, welche eine primär unkomplizierte in eine temporär komplizierte Fraktur umwandeln (MENKE), bewahrt die gebräuchliche extraorale Technik den Patienten doch vor Infektionen. An der Kieferklinik der Charité wird die sogenannte unblutige Reposition mit dem einzinkigen Haken am häufigsten geübt. Die Technik ist denkbar einfach. Nach gründlicher Desinfektion der Wangenhaut gehen wir entweder in Allgemein- oder Lokalanaesthesie mit dem einzinkigen Knochenhaken unter das Jochbein und reponieren durch starken Zug je nach Dislokationsrichtung unter Kontrolle der anderen Hand. Eine funktionelle Nachbehandlung ist mitunter erforderlich. 2. Auf ROBERTS geht ein Verfahren zurück, bei dem von extraoral her nach einem kleinen Hautschnitt ein korkenzieherähnliches Instrument in den Knochen eingebohrt wird. 3. Auch mit einem percutan um den Jochbogen gelegten Stahldraht kann das Jochbein reponiert und nachfolgend fixiert werden (ROBERTS, IVY und CURTIS). 4. Von GILLIES, KILNER und STONE wurde ein Verfahren angegeben, das zwar eingreifender als die Reposition mit dem einzinkigen Haken, jedoch ebenfalls zu empfehlen ist und ausgezeichnete Resultate zeigt. Von der Temporalisgegend wird nach einem kleinen Hautschnitt an der Haargrenze das von KILNER entwickelte zweiarmige Elevatorium durch die Temporalisfascie unter das Jochbein geschoben. Unter Kontrolle der anderen Hand kann das Jochbein so in die richtige Lage gehebelt werden. Wir haben dieses Verfahren mit gutem Erfolg etwas modifiziert angewendet, konnten auf die Hilfe des Kilnerschen Elevatoriums aber verzichten. Ein starkes Raspatorium ist dazu ebenfalls geeignet. 5. An der Stomatologischen Universitätsklinik in Budapest wurde ein einfaches und dadurch bestechendes Verfahren zur Reposition von Jochbogenfrakturen entwickelt. Mit einer großen Bassininadel

wird soviel wie möglich von der über der Fraktur liegenden Temporalis-
sehne gefaßt und ein dünner Stahldraht hindurchgezogen. Durch
kräftigen Zug am Draht und damit an der Sehne wird der Jochbogen in
seine alte Lage gebracht. Die Kieferklemme löst sich sofort. Bei frischen
Frakturen erübrigt sich eine Fixierung. Erlauben Sie bitte, daß ich abschließend noch ein Verfahren bespreche, das von MENNIG, Berlin, angewendet wird, wenn eine manuelle Reposition nicht möglich ist. Indikationen sind: Spätbehandlung und Sofortbehandlung bei Trümmerfrakturen mit starkem Absinken des Bulbus. Nach genauem Abmessen
der Kieferhöhle im Röntgenbild der gesunden Seite wird aus Kunststoff
ein beweglicher T-Träger, der einen Stahldraht enthält, hergestellt und
in die Kieferhöhle eingeführt. In der Kieferhöhle kann der Träger dann
unter Kontrolle der Bulbusstellung aufgerichtet bzw. umgestellt werden.

VII.

Zur Behandlung veralteter Jochbeinfrakturen sind eine ganze Anzahl
von Verfahren angegeben worden. In manchen Fällen allerdings muß man
sich mit einer plastischen Korrektur begnügen, bei der beispielsweise
Knorpel- oder Knochenscheiben unter das untere Orbitalperiost gelegt
werden, um den Bulbus wieder in die normale Lage zu bringen. Aber auch
diese Methoden sind nicht immer erfolgreich. Den besten Erfolg haben
eben jene einfachen Verfahren in den ersten Tagen nach der Verletzung.

H. WITTER, Berlin: **Tibiakopfbrüche als Folge des Verkehrsunfalles.**
(Mit 4 Abb.)

Die Brüche des Tibiakopfes nehmen eine besondere Stellung unter den
Bruchformen ein, da sie zumeist als intraartikuläre Frakturen auftreten.
Somit ist die Prognose, vor allem hinsichtlich der späteren Funktionen
des Kniegelenkes, ungünstig. In den letzten 26 Jahren konnten in der
Unfallabteilung der Chirurgischen Klinik der Charité 280 Tibiakopfbrüche beobachtet werden, deren Prozentsatz zu der Gesamtfrakturen-
zahl in Übereinstimmung mit anderen Kliniken mit 1% angegeben werden
kann. Seit 1953 beobachten wir eine relative Zunahme von 0,3%. Bei
der Sichtung unseres Patientengutes in Zusammenhang mit dem Unfallgeschehen steht der Verkehrsunfall mit 35,7% an erster Stelle, danach
kommen die Privatunfälle und an dritter Stelle die Betriebsunfälle mit
27,1%.

Tabelle 1. *Aufteilung der Tibiakopfbrüche nach dem Unfallort*

| Unfallort | ♂ | ♀ | insgesmt | % |
|---|---|---|---|---|
| Verkehrsunfall .. | 48 | 52 | 100 | 35,7 |
| Privatunfall .... | 24 | 64 | 88 | 31,4 |
| Betriebsunfall .. | 57 | 19 | 76 | 27,1 |
| Wegeunfall ..... | 8 | 8 | 16 | 5,1 |
| | 137 | 143 | 280 | |

Schlüsselt man die Verkehrsunfälle genauer auf, so ergibt sich, daß
der Unfall meist durch den Zusammenprall zwischen Autos bzw. Rad-

fahrern und Fußgängern ausgelöst wird, wobei fast ausschließlich Fußgänger verletzt werden. An zweiter Stelle stehen die Unfälle, die beim Benutzen öffentlicher Verkehrsmittel durch unachtsames und leichtsinniges Verhalten, wie Auf- und Abspringen während der Fahrt, entstehen. Hierbei ist vorwiegend das weibliche Geschlecht höherer Dezennien betroffen, was durch den physischen Nachteil gegenüber männlichen Personen und die geringere Routine erklärt werden kann.

Tabelle 2. *Aufschlüsselung der Unfallereignisse bei Verkehrsunfällen (1934—1959)*

| Kollision zwischen | ♂ | ♀ | insgesamt |
|---|---|---|---|
| Auto—Fußgänger | 21 | 15 | 36% |
| Unfälle bei Benutzen öffentlicher Verkehrsmittel | 5 | 15 | 20% |
| Radfahrer—Fußgänger untereinander | 6 | 12 | 18% |
| Motorrad—Fußgänger | 9 | 3 | 12% |
| Fahrzeuge untereinander | 6 | 2 | 8% |
| Pferdefuhrwerk—Fußgänger | 3 | 3 | 6% |
| | 50 | 50 | 100% |

In der weitaus größten Zahl der Tibiakopfbrüche handelt es sich um Frakturen des fibularen Condylus, der nach unseren Feststellungen im Verhältnis zu den Brüchen an den übrigen Abschnitten des Tibiakopfes mit 7 : 1 deutlich mehrbelastet ist. Eine einheitliche Erklärung hierfür ist in der Literatur nicht angegeben. Es erscheint jedoch verständlich, daß die physiologische Valgusstellung des Kniegelenkes und die relative Inkongruenz zwischen dem fibularen Femurcondylus und dem korrespondierenden Condylus fibularis tibiae diese Fraktur begünstigen (MATTI, HULTEN).

HOFFMANN weist auf die zur Frakturentstehung nötigen Bedingungen der Torsion, der Beugung und des Muskelzuges hin. Nach ANDREESEN und REHBEIN vermag der fibulare Femurcondylus bei Beugung im Kniegelenk an genau umschriebener Stelle der Tibiagelenkfläche eine Keilwirkung auszuüben, die zu reinen Spaltbrüchen oder zur zentralen Impression mit kraterförmigem Einsenken des fibularen Tibiacondylus führt.

Am häufigsten fanden wir, soweit die Schilderung des Unfallherganges zuverlässig verwertet werden kann, einen indirekten Frakturmechanismus, dagegen konnte nur in einzelnen Fällen ein direktes Trauma für die Frakturentstehung angeschuldigt werden. Auf die mit einem Verkehrsunfall einhergehenden unübersichtlichen Mechanismen weist BUTTERMANN hin, so daß eine genaue Erklärung nicht möglich ist. Auch wir können keine objektiven Angaben über die Art und Lokalisation der einwirkenden Gewalt machen, halten aber — wie MATTI und WEYAND — den von BECKER mit 35% angegebenen Wert für indirekte Traumen für zu gering. Tibiakopfbrüche bei Autofahrern, die durch den Anprall des proximalen Tibiaendes gegen die Unterkante des Armaturenbrettes entstehen, weisen auf ein direktes Trauma hin. Diese Verletzungsart, die ähnlich auch bei Motorradfahrern vorkommen soll, wenn sie von ihren Sitzen heruntergeschleudert werden und mit dem Knie gegen Geländertraversen stoßen, konnten wir nicht beobachten. Für ein indirektes

Trauma dagegen spricht die Häufigkeit der Spaltfrakturen des fibularen Tibiacondylus, die wohl in den meisten Fällen durch verstärkte Abduktion des Unterschenkels entstehen. Bei direkter Kollision des Tibiakopfes mit der Stoßstange oder einem anderen Teil eines Kraftfahrzeuges müßten demnach viel mehr Trümmerfrakturen und zusätzliche Knieverletzungen auftreten. Den größten Anteil der Tibiakopffrakturen stellen unter den Verkehrsteilnehmern die Fußgänger mit 87,5%. Die Gefährdung der Kraftfahrer in bezug auf die Verletzung des Tibiakopfes ist dagegen nur gering. Die altersmäßige Verteilung der Tibiakopfbrüche läßt eine eindeutige Disposition für das weibliche Geschlecht im 6. und 7. Dezennium erkennen. Hier handelt es sich meist um Unfälle bei Inanspruchnahme öffentlicher Verkehrsmittel. Dagegen ist eine altersabhängige Frequenzänderung beim männlichen Geschlecht nicht nachweisbar.

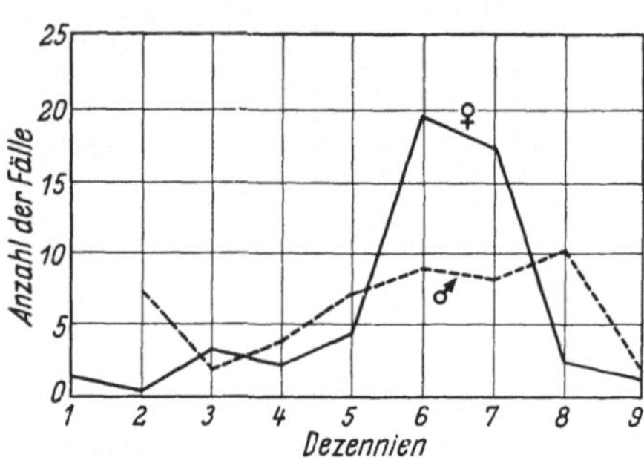


Abb. 1. Altersmäßige Verteilung der Tibiakopffrakturen bei Verkehrsunfällen. Gipfel im 6. u. 7. Dezennium beim weiblichen Geschlecht. Unfallabteilung der Chirurgischen Klinik der Charité, Berlin

Bei der Behandlung der Tibiakopfbrüche lassen sich keine allgemeingültigen Richtlinien aufstellen. Ausschließlich konservativ behandeln wir die Spaltbrüche, die nicht mit einer Verbreiterung des Tibiakopfes und einer zentralen Impression einhergehen. Nach 6 bis 8wöchiger Fixierungsdauer in einer hohen U-Gipsschiene, die entweder in Varusstellung oder bei Brüchen des tibialen Condylus in Valgusstellung angelegt wird, folgt die medico-mechanische Übungsbehandlung. Mit dieser einfachen Methode konnten wir bisher 92% gute und ausreichende Behandlungsergebnisse erzielen. 70% unserer Patienten erhielten ein freibewegliches Kniegelenk und ein festes

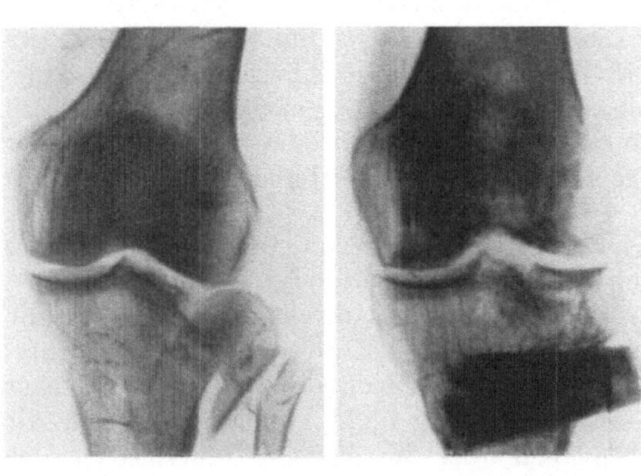

Abb. 2. Spaltbruch des Condylus fib. tib. mit deutlicher Stufenbildung. Vor und nach der Operation

Standbein zurück. Die Arbeitsunfähigkeit betrug bei diesen Patienten im Durchschnitt 4 bis 5 Monate. Bikondyläre Frakturen werden nach etwa 5wöchiger Drahtextension gleichfalls noch 6 bis 7 Wochen im Gipsverband ruhiggestellt. Entgegen dieser allgemein üblichen Methode empfiehlt Koch nur eine kurzdauernde Ruhigstellung für 2 bis 4 Wochen.

Trümmerbrüche mit Verbreiterung des Tibiakopfes lassen sich mit der Böhler-Zwinge ausreichend reponieren, was bei einfachen Spaltbrüchen mit starker Tibiakopfverbreiterung oft Schwierigkeiten bereitet. Nur in etwa 11 % der Fälle war bei uns eine operative Korrektur bei Kompressions- oder Impressionsfrakturen mit Stufenbildung der Tibiagelenkfläche notwendig. Hierbei wird das imprimierte Fragment bei gleichzeitiger Arthrotomie des Kniegelenkes unter Sicht des Auges gehoben und durch ein stützendes Widerlager in dieser Stellung gesichert. Ziel dieses Eingriffes ist es, das normale Niveau der Tibiagelenkfläche wieder herzustellen. Die Untermauerung des reponierten Fragmentes mit lyophilisierten Knochenspänen bewährt sich nach OSTAPOWICZ besser als die Abstützung mit Autotransplantaten, da erstere nur langsam vom Körper resorbiert werden und daher länger in ihrer Funktion als Stützgerüst wirken können. Eine Meniscusexstirpation führen wir nur dann durch, wenn dieser völlig von seiner Basis abgelöst und weitgehend lädiert ist.

Erwähnenswert ist auch die Methode

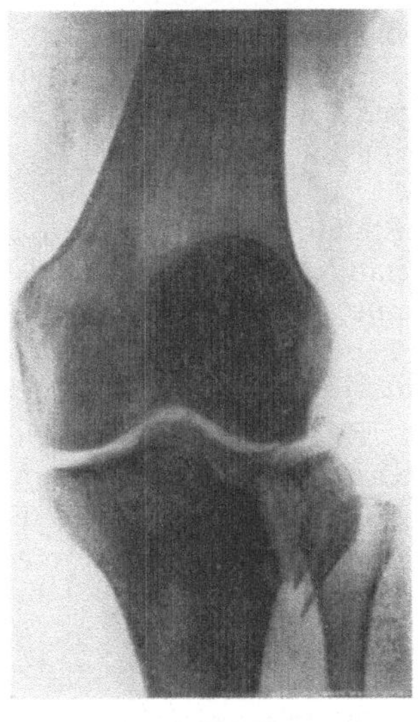

Abb. 3. Spaltbruch d. fibularen Tibiacondylus mit zentraler Impression der Tibiagelenke

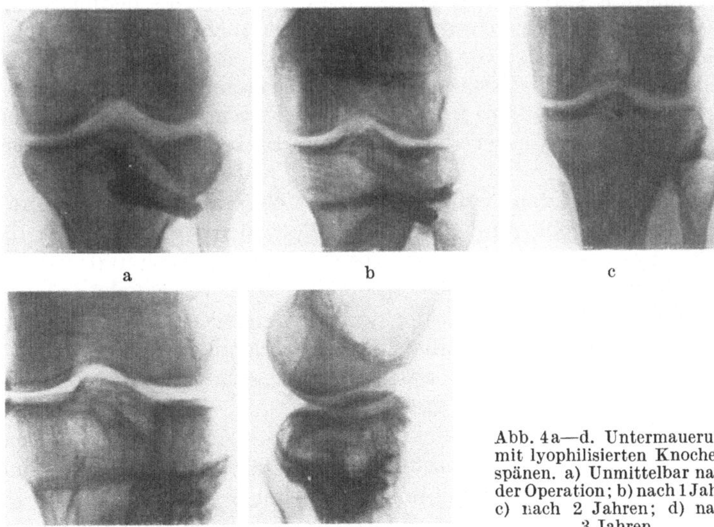

a          b          c

d

Abb. 4a—d. Untermauerung mit lyophilisierten Knochenspänen. a) Unmittelbar nach der Operation; b) nach 1 Jahr; c) nach 2 Jahren; d) nach 3 Jahren

nach ANDREESEN, mit Hilfe einer perkondylär geführten Doppelgewindeschraube das reponierte Fragment in seiner normalen Stellung zu fixieren. Gleiche Ergebnisse erreichen wir durch einen einfachen Kirschnerdraht.

Die stationäre Behandlungsdauer bei den operativ versorgten Tibiakopffrakturen beträgt im Mittel 13 Wochen, die Dauer der gesamten Behandlung durchschnittlich $6\frac{1}{2}$ Monate. Neuenfeldt gibt sogar eine um das Doppelte verlängerte Behandlungszeit an.

Das aktive chirurgische Vorgehen führt zu einer besseren anatomischen Wiederherstellung der Tibiagelenkfläche, obwohl dieses Verfahren eine wesentlich längere Behandlungsdauer erfordert. Andererseits konnten wir bei röntgenologisch nachgewiesener schlechter anatomischer Heilung oft gute funktionelle Ergebnisse beobachten.

Die Zahl der Sekundärarthrosen des Kniegelenkes nach operativer Stellung ist um nahezu zwei Drittel höher als bei den konservativ behandelten Fällen. Dies ist jedoch verständlich, da nur schwere Brüche mit erheblicher Stufenbildung der operativen Behandlung zugeführt werden. In einem Drittel aller Fälle sind die funktionellen Ergebnisse nach operativen Eingriffen ungünstig.

*Zusammenfassung:* Die Tibiakopfbrüche wurden bei uns zu einem Drittel durch Verkehrsunfälle verursacht. Dabei sind die Fußgänger zu rund 90% betroffen. In den meisten Fällen dürfte ein indirektes Trauma hierfür angeschuldigt werden, wofür die am häufigsten auftretende Form des Spaltbruches am Tibiakopf spricht.

W. Thorban und G. Schönbach, Gießen: **Durchblutungsänderungen im Verlauf von Frakturheilungen nach Unfalltraumen.** (Mit 6 Abb.)

Die meisten Unfalltraumen, als deren Folge eine Gliedmassenfraktur resultiert, führen gleichzeitig auch zu einer mehr oder weniger starken Schädigung der umgebenden Weichteile, Nerven und Gefäße. Dieses gleichzeitige Weichteiltrauma aber ist Ursache einer Reihe von Vorgängen, die zunächst nur untergeordnete Bedeutung zu haben scheinen, die in Wirklichkeit aber den gesamten Heilverlauf wesentlich mitbestimmen können.

Wir haben uns daher die Aufgabe gestellt, diesen posttraumatischen Weichteilvorgängen, und zwar besonders den verschiedenen Durchblutungsänderungen im Verlaufe von Frakturenheilung und -behandlung besondere Beachtung zu schenken und mit Hilfe verschiedener Kreislauffunktionsprüfungen, wie Messung der Pulswellengeschwindigkeit, Arteriographie, Oscillographie, Capillarmikroskopie und schließlich durch histologische Untersuchungen versucht, Einblick in die möglichen Durchblutungsänderungen zu gewinnen.

Auffallend ist zunächst die Tatsache, daß geschlossene Gliedmaßenfrakturen mit regelrecht fortschreitender knöcherner Konsolidierung und Fehlen dystrophischer Weichteilveränderungen im Bereich der großen und mittleren Extremitätenarterien zu keinen nennenswerten Durchblutungsänderungen führen. So ergaben unsere Messungen der Pulswellengeschwindigkeit zu verschiedenen Zeitpunkten im Verlaufe der Frakturenheilung bei insgesamt 53 Patienten, daß sich sowohl gegenüber der kontralateralen gesunden Extremität als auch im Vergleich zu den

Durchschnittswerten gesunder Personen keine signifikanten Abweichungen feststellen lassen. Auch bei der posttraumatischen Sudeckschen Dystrophie, deren klinische Symptomatologie wesentlich durch eine Durchblutungsänderung bestimmt wird, kommt es im Bereich der großen und mittleren Extremitätenarterien nicht zu nennenswerten Änderungen der Pulswellengeschwindigkeit. In dem gleichen Sinne sprechen auch

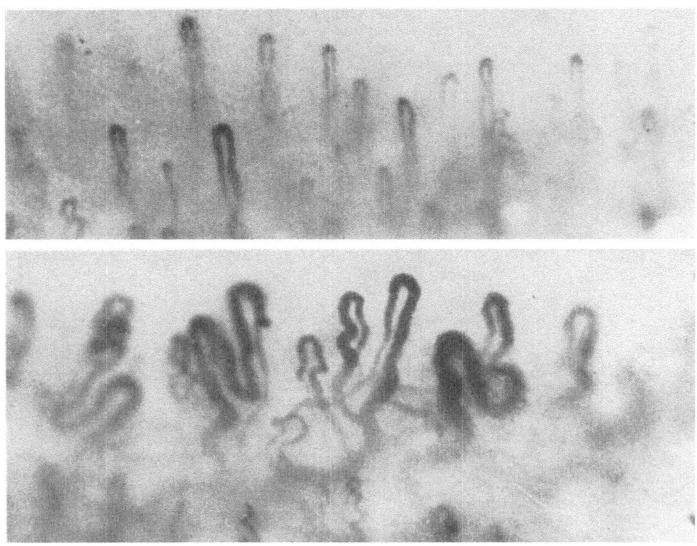

Abb. 1. Im unteren Bildabschnitt Capillarbild bei Sudeckscher Dystrophie des rechten Unterschenkels 3 Wochen nach Unterschenkelfraktur. Alle Capillarschlingen zeigen eine auffallende Weite und Blutfülle. Die Anzahl der plumpen, prall gefüllten und dilatierten Schlingen ist stark vermehrt. Im oberen Bildabschnitt normales Capillarbild des gesunden linken Fußes

eigene arteriographische Untersuchungen, die ebenfalls keine Veränderungen der Gefäßweite im Bereich der großen peripheren Gefäße ergaben.

Auf Grund dieser Befunde muß die eigentliche Ursache möglicher Durchblutungsänderungen im Verlauf von Frakturheilungen in weiter peripher gelegenen Gefäßgebieten gesucht werden. Zur Klärung dieser Frage haben wir capillarmikroskopische und histologische Untersuchungen durchgeführt und dabei feststellen können, daß hinsichtlich der Durchblutungsänderungen im Verlauf von Frakturheilungen zwei große Gruppen unterschieden werden können.

Einmal solche Patienten, bei denen sich lediglich funktionelle Veränderungen im Bereich der Endstrombahn finden und eine zweite Gruppe, bei der sich schwere und teilweise irreversible funktionelle und organische Veränderungen einstellen.

Die bei den Patienten der ersten Gruppe nachweisbaren, lediglich funktionellen Veränderungen im Capillarbereich bestehen im wesentlichen in Änderungen der Strömungsgeschwindigkeit. So findet sich in

den ersten 3 bis 4 Wochen nach dem Unfalltrauma meist eine deutliche
Strömungsbeschleunigung, die dann über eine etwa gleichlang dauernde
Phase einer wechselnden Durchströmung — wobei sich Zustände von
Stase und sogenannter jagender Durchströmung miteinander abwechseln
können —, mit fortschreitender knöcherner Konsolidierung der Fraktur
schließlich in ein regelrecht funktionelles Verhalten übergeht.

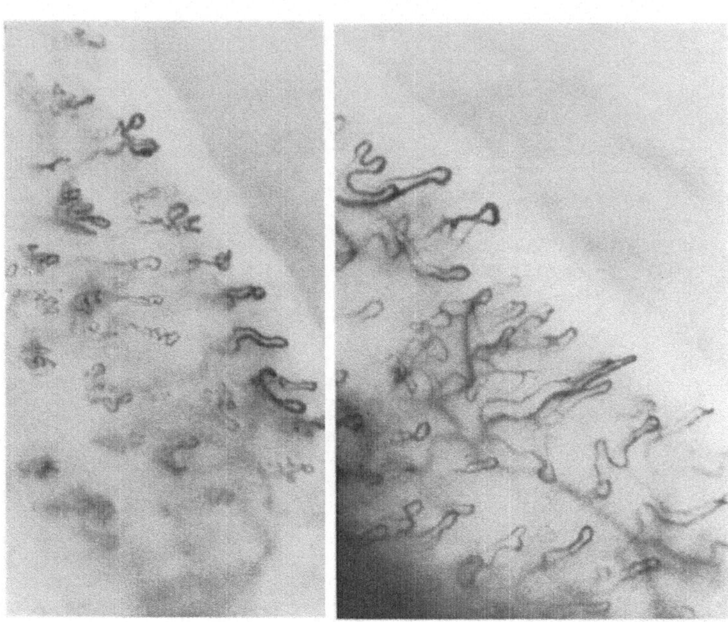

Abb. 2. Capillarbild des rechten Unterschenkels; links 7 Wochen, rechts 9 Wochen nach
Unterschenkelfraktur. Klinisch und röntgenologisch 2. Stadium der Sudeckschen Dystrophie. Auffallend starke Schlängelung und verminderte Füllung der Capillarschlingen

Die Patienten der zweiten Gruppe dagegen zeigen in den ersten Wochen
nach dem Unfalltrauma eine deutliche Zunahme der Anzahl sowie eine
Dilatation und prallere Füllung aller Capillarschlingen. Die Strömungsgeschwindigkeit ist zu diesem Zeitpunkt durchweg stark beschleunigt.
Im weiteren Verlauf entwickelt sich dann eine auffallend starke Schlängelung sämtlicher Capillarschlingen mit geringerer Füllung und deutlich
verminderter Strömungsgeschwindigkeit. Nach frühestens 3 bis 4 Monaten kommt es dann zu einer weiteren Verschmälerung der Capillarschlingen und einer zunehmenden Verminderung ihrer Anzahl. Teilweise
findet sich ein ausgesprochener Capillarschwund.

Neben diesen anatomischen Veränderungen konnten Schönbach und
Kammermeier bei diesen Patienten mit Hilfe des Landisschen Stautests
nachweisen, daß die Capillaren eine pathologische Permeabilitätssteigerung aufweisen. Das funktionelle Capillarbild läßt zu diesem Zeitpunkt
alle Übergänge von starker Strömungsverlangsamung bis zu einer annähernd normalen Strömungsgeschwindigkeit erkennen.

Diese bei den Patienten der zweiten Gruppe nachweisbaren schweren funktionellen und organischen Capillarveränderungen gehen klinisch immer mit mehr oder weniger schweren dystrophischen Veränderungen an den Weichteilen der betreffenden Extremität wie Oedembildung, Cyanose usw. einher.

Wir haben bei diesen Patienten zur weiteren Klärung histologische Untersuchungen der Gefäße durchgeführt und konnten dabei Befunde erheben, die unseres Erachtens durchaus in der Lage sind, diese funktionellen Störungen der periphersten Gefäßabschnitte zu erklären.

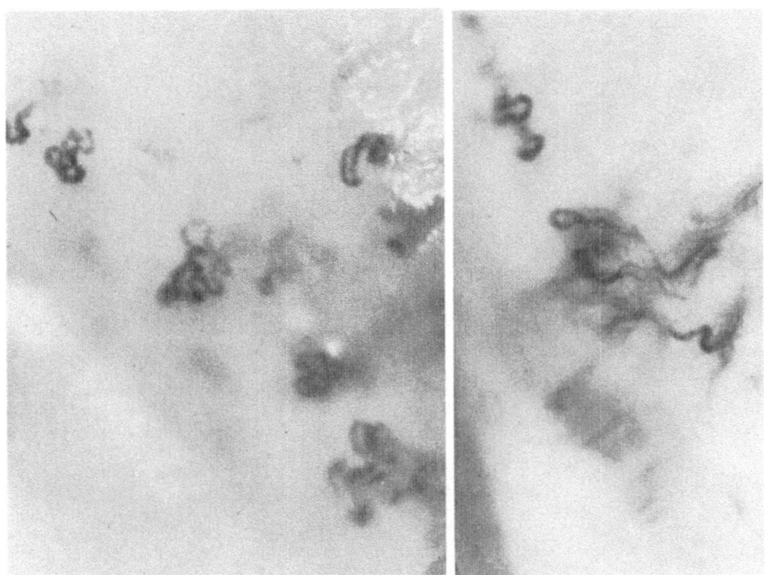

Abb. 3. Capillarbild der linken Hand 4 Monate nach Unterarmfraktur. Klinisch Stadium der Endatrophie. Capillaren überwiegend spastisch verengt und in ihrer Anzahl vermindert. Stellenweise beginnender Capillarschwund

So fanden wir bei allen mit dystrophischen Weichteilveränderungen einhergehenden Frakturheilungen in den ersten Wochen eine oedematöse Auflockerung aller Gefäßwandschichten in den kleinen Arterien und Arteriolen. Wie die Abb. 4, 5 u. 6 zeigen, findet sich besonders ausgeprägt im Bereich der Intima eine regelrechte Verquellung der Grundsubstanz, die mit einer mehr oder weniger starken Gewebsschädigung einhergeht. Diese initialen Verquellungen können ausheilen, ohne einen dauernden Schaden zu hinterlassen. Bei Fortschreiten der dystropischen Weichteilveränderungen jedoch kommt es über ein reparatives Stadium, in dem das endgültig zerstörte Gewebe durch eine Fibroplastenproliferation durch ein faserreiches Bindegewebe ersetzt wird, zur Bildung ausgesprochener Fibrosklerosen der Gefäßwand mit wechselnd starker Einengung des Gefäßlumens und dadurch bedingter Strömungsbehinderung.

Insgesamt wird somit bei den mit dystrophischen Weichteilveränderungen einhergehenden Frakturheilungen im Bereich der betreffenden Extremität an den kleinen Arterien, Arteriolen, Capillaren und kleinen

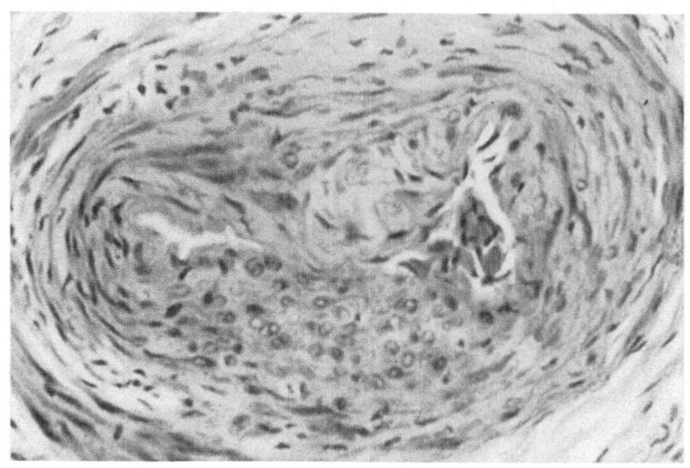

Abb. 4. Kleine Handrückenarterie im akuten Stadium der Sudeckschen Atrophie. Akute Verquellung der Intima mit starker Einengung der Gefäßlichtung

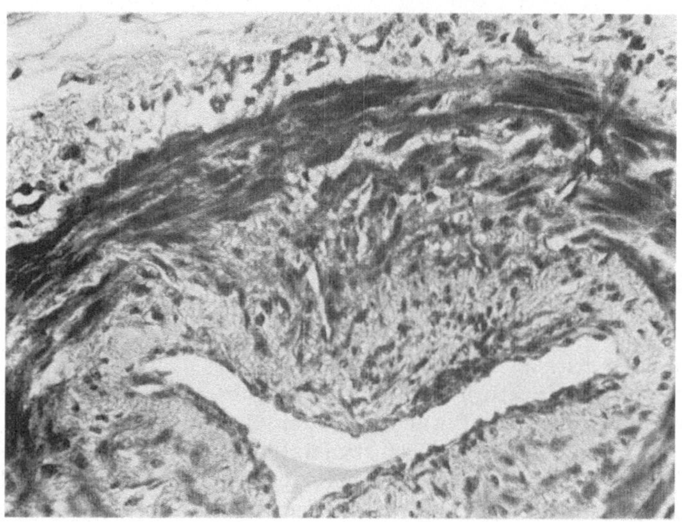

Abb. 5. Kleine Unterschenkelarterie 5 Monate nach Unterschenkelfraktur mit nachfolgender Sudeckscher Dystrophie. Schwere stenosierende Fibrosklerose der Gefäßwand mit weitgehender Einengung der Lichtung

Venen die für die Endangiitis obliterans typische Grundreaktion — initiales Oedem, Reparationsphase und Sklerose — beobachtet; ein Befund, der nicht nur für den unmittelbaren Heilverlauf von großer Bedeutung

ist, sondern der auch eventuell bei später auftretenden Durchblutungsstörungen, die klinisch als Endangiitis obliterans imponieren, bei Begutachtungen im Zusammenhangssinne Bedeutung erlangen könnte.

Daß diese Gefäßwandveränderungen und die daraus resultierende
Durchblutungsänderung Folge des Unfalltraumas sind und nicht etwa

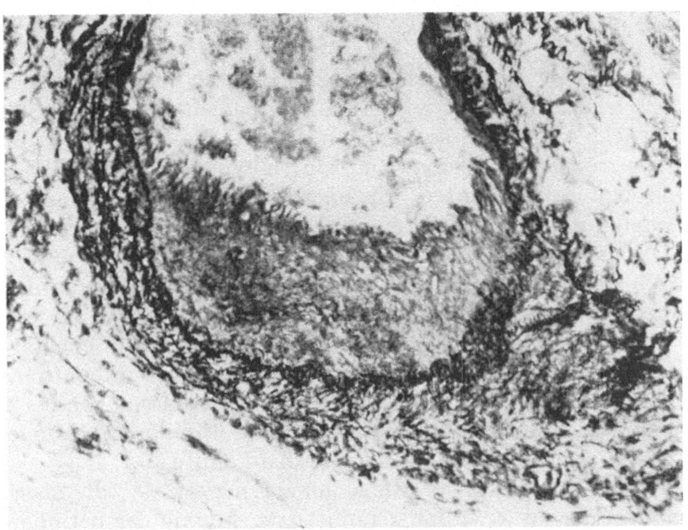

Abb. 6. Unterschenkelvene des gleichen Patienten wie in Abb. 5. Venenlichtung
durch bindegewebige Verdickung der Intima stark eingeengt

eine der Ursachen der im Verlauf von Frakturheilungen auftretenden
dystrophischen Weichteilveränderungen, konnten wir durch zwei Befunde erhärten.

Einmal fanden sich sowohl capillarmikroskopisch als auch histologisch
gesichert durch Probeexcisionen diese Gefäßveränderungen nur in den
erkrankten Extremitäten und nicht auch in anderen Gefäßbereichen.
Zum anderen konnten wir in zahlreichen Tierversuchen den Nachweis
erbringen, daß partielle Nervenschädigungen, wie man sie auch bei der
Fraktur des menschlichen Knochens annehmen darf, von derartigen
Gefäßveränderungen und Durchblutungsstörungen gefolgt sind.

Neben diesen durch das Unfalltrauma ursächlich bedingten Gefäßwandveränderungen und den sich daraus ergebenden Durchblutungsänderungen können aber auch bestimmte Behandlungsmaßnahmen zu
klinisch wichtigen Änderungen der Durchblutung führen. So kommt es
bei mäßiger Extension zur Reposition zunächst zu einem Anstieg der
Pulswellengeschwindigkeit, die bei weiterem Zug fortlaufend abnimmt,
um schließlich unmeßbar zu werden. Daraus ergibt sich, daß sich die
Gefäße zunächst kontrahieren, um sich bei verstärktem Zug ganz zu
verschließen.

Die Höhe des Gefäßverschlusses konnte von uns mit Hilfe der Oscillographie lokalisiert werden. Dabei zeigte sich, daß die Pulsationen im Bereich des Oberschenkels während der Dauer der Extension unverändert bleiben, um bei Zunahme der Extension zuerst im Fuß und dann auch im Unterschenkelbereich zu verschwinden. Diese Beobachtung konnten wir auch bei gesunden Versuchspersonen machen, woraus hervorgeht, daß nicht so sehr die Dehnung, als vielmehr die Kompression im Bereich der Kniekehle für die Unterbrechung der Durchblutung verantwortlich zu machen ist.

Vermindert man die Extensionskraft, so kehren die Pulsationen zuerst im Unterschenkel und bei weiterem Nachlassen auch im Fußbereich wieder zurück. Auffallend war dabei, daß jetzt die Höhe des Pulsationsausschlages größer war als ohne Zug. Durch experimentelle Abklemmung der Vena femoralis konnten wir nachweisen, daß die Erhöhung der Pulsationen Ausdruck eines Stenosepulses sind und nicht etwa auf eine bessere Durchströmung zurückgeführt werden können. Erst mit völligem Nachlassen der Extension kommt es zu einer Normalisierung der Höhe des oscillographischen Ausschlages.

Unsere capillarmikroskopischen Aufnahmen ergaben ebenfalls eine Abnahme der Durchströmung bei stärkerer Extension, erkenntlich an der Verminderung der Anzahl der durchbluteten Capillaren. Dabei fanden sich zwar noch immer vereinzelt blutgefüllte Capillaren, in denen aber keine Strömung mehr nachgewiesen werden konnte.

Aus diesen Beobachtungen geht demnach hervor, daß die maschinelle Extension immer zu einer Hypoxämie bzw. Anoxie der peripheren Gefäßabschnitte führt. Die Durchblutung wird dabei vor allem durch die Kompression im Bereich der Kniekehle beeinträchtigt, was selbst durch eine starke Polsterung nicht verhindert werden kann. Zwar ist sowohl der Knochen als auch die quergestreifte Muskulatur gegenüber einer kompletten Unterbrechung der Durchblutung relativ unempfindlich, doch wirkt sich die Ischämie besonders auf die peripheren Nerven aus, die zudem im anoxischen Zustand gegenüber mechanischen Insulten wesentlich empfindlicher sind. So kann in diesem Zustand eine Zugbelastung oder ein zu enger Gipsverband besonders leicht zu Nervenschädigungen führen. Aus diesem Grunde wird auch verständlich, daß gerade nach maschineller Extension zur Reposition von Unterschenkelfrakturen immer wieder partielle Nervenschädigungen beobachtet werden. Partielle Nervenschädigungen aber, seien sie durch das primäre Unfalltrauma selbst bedingt oder erst im Verlauf der Behandlung entstanden, sind auf Grund unserer Untersuchungen als Ursache der posttraumatischen Sudeckschen Dystrophie und damit verwandter posttraumatischer Weichteildystrophien anzusehen.

Zusammenfassend glauben wir auf Grund unserer Untersuchungen sagen zu können, daß sowohl durch das mit der Fraktur einhergehende Weichteiltrauma als auch durch bestimmte Behandlungsmethoden eindeutig charakterisierbare Durchblutungsänderungen im Bereich der betreffenden Extremität hervorgerufen werden, die bei den mit dystrophischen Weichteilveränderungen einhergehenden Frakturheilungen zu

bleibenden Veränderungen der Gefäßwand mit ihren Folgen führen können. Entstehung, Schwere und Verlauf dieser Durchblutungsänderungen
im Verlauf von Frakturheilungen sind unseres Erachtens unmittelbar
abhängig von dem Grad der gleichzeitigen Mitschädigung peripherer
Nerven. Alle unsere Bemühungen hinsichtlich Prophylaxe und Therapie
von Gliedmaßenfrakturen sollten daher in noch stärkerem Maße als dies
bisher der Fall war, von diesen Gesichtspunkten mitbestimmt werden.

**H. Hainzl, Eisleben: Schlecht zu haltende Brüche des Unterarmes —
Dreipunkt-Fixation im Gips.** (Mit 6 Abb.)

Bei gebeugtem Ellbogen, entsprechender Drehstellung im Umwendgelenk, Gegenzug am Oberarm und mäßigem Zug an Daumen und Fingern läßt sich jeder Bruch der Unterarmknochen einrichten. Die gute
Position hält aber nur, solange die Distraktion wirkt. Im Gips gleiten
die Knochen wieder ab, entweder sofort oder nach ein paar Tagen, wenn
die Schwellung zurückgeht. Die Hand rutscht zurück in das zu weit gewordene Gipsrohr. Die Bruchstücke schieben sich übereinander oder Elle
und Speiche nähern sich wieder. Das Zurückschlüpfen der Hand zeigt
sich daran, daß die Binden zwischen Daumen und Zeigefinger nicht mehr
der Schwimmhaut anliegen. Man kann den Finger durchstecken. Bei
mageren Leuten bleiben die Bruchstücke trotz des Weiterwerdens des Verbandes oft noch gut aufeinander stehen, weil wenig Weichteile zwischen
Knochen und Gips liegen. Die Knochen können nicht ausweichen. Bei
dicken Unterarmen starker Frauen gleiten die Bruchstücke gleich nach
dem Entfernen der Extension wieder ab. Brüche bei solchen Leuten sind
mit dem Gipsverband nicht zu beherrschen. Keine Fraktur am Körper
aber verlangt eine so genaue Einrichtung. Schon geringe Fehlstellung
beeinträchtigt am Unterarm die Funktion von Arm und Hand.

L. Böhler hat ein Verfahren angegeben, bei dem der Zug nach distal
mit Heftpflasterstreifen aufrechterhalten wird. Das hat aber seine Nachteile. Das Pflaster liegt unter dem Gips, man weiß nicht, wie es vertragen
wird. Die Ruhigstellung ist mangelhaft. Das Verfahren läßt sich bei
offenen Brüchen nicht anwenden.

Mit dem Doppeldrahtgips wurde versucht, dieser Schwierigkeit Herr
zu werden. Auch er hat seine Risiken. Die Drähte federn, da sie durch
Weichteile laufen. Auch bei guter Verankerung im Gips besteht Unruhe.
Praktisch ist der Doppeldrahtgips nur für Brüche im mittleren Drittel
geeignet. Wenn man bei Brüchen im unteren Drittel die Mittelhandknochen II bis V durchbohrt, kommt die Unruhe der Hand dazu. Bei
offenen Frakturen ist der Doppeldrahtgips nicht brauchbar; ein Großteil
der Unterarmbrüche ist offen oder es finden sich Wunden. Wir haben
daher vor Jahren den Doppeldrahtgips bei renitenten Brüchen des Unterarms aufgegeben und die Knochen mit Marknagel geschient. Die Marknagelung des Unterarms ist aber nicht einfach. Meistens muß man offen
nageln. Der Radius ist schlecht zugänglich. Die Markhöhlen sind individuell ganz verschieden weit. Die Markdrahtung mit Kirschnerdrähten

allein hat sich nicht bewährt. Nach Marknagelung bilden sich oft Pseudarthrosen. Diese Gefahr besteht immer, ob man nun dünne Nägel nimmt, die das Zusammenrücken der Knochen erlauben, oder dicke, welche die Bruchstellen völlig immobilisieren. Bei 16 Unterarmbrüchen, die durch die Markhöhle genagelt wurden, bildeten sich fünfmal Pseudarthrosen an einem oder an beiden Knochen. Die Zahl ist zu hoch, um die Markschienung gleich zu empfehlen, wenn ein unblutiger Einrichtungsversuch mißlingt.

Es wurde daher ein Verfahren versucht, das bisher erfolgreich war. Wir richten alle Unterarmschaftbrüche mit Verschiebung in einem Spannrahmen ein, den wir auch zur Marknagelung verwenden. Der Rahmen ist nach Art der Bettgalgen gebaut. Lichte Weite: Höhe 160 cm, Länge 120 cm. Die Größe hängt vom Ausmaß des Lagerungstisches ab. Der Rahmen muß sich mit dem Lagerungstisch fest verbinden lassen. Zum Einhängen der Gegenzugschlinge sind kopfwärts Haken in den Rahmen eingelassen. Oben und fußwärts befindet sich ein Rad, das drehbar und feststellbar ist und in das rundum Löcher gebohrt sind (Abb. 1). Die Einrichtung erfolgt immer senkrecht zur Körperachse, weil die Drehstellung des Oberarmes für den Unterarm von Bedeutung ist. Bei liegendem Patienten wird senkrecht extendiert, bei sitzendem waagerecht. In diesem Rahmen läßt sich jede Fraktur der Unterarmknochen gut einrichten, wenn bei entsprechender Stellung der beteiligten Gelenke die Bruchstücke mäßig auseinandergezogen

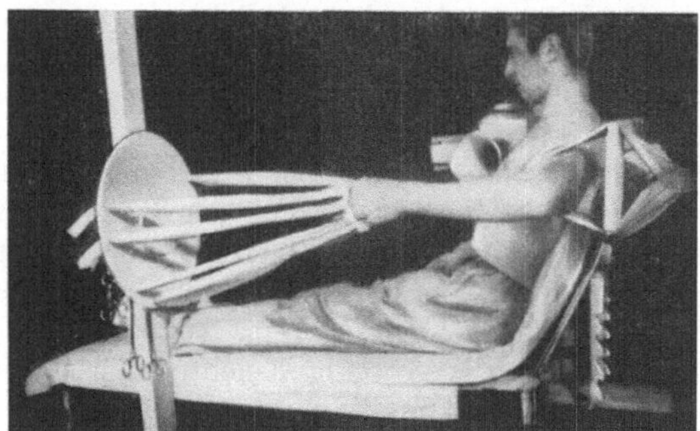

Abb. 1

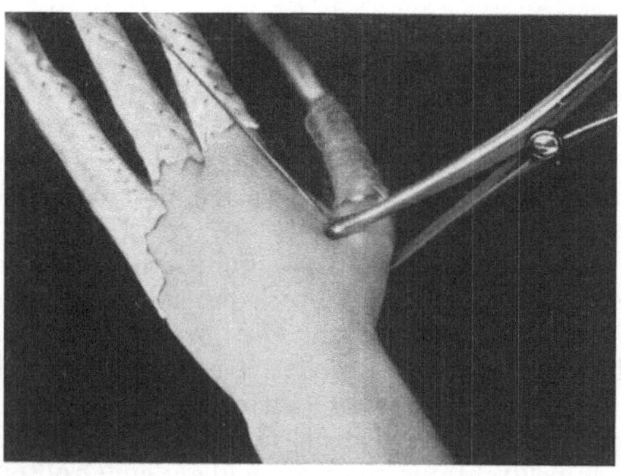

Abb. 2

werden. Unter die Gegenzugschlinge am Oberarm kommt ein 1 cm dickes, mit Gaze umhülltes Zellstoffkissen. Es bleibt im Gipsverband liegen. Der Daumen und alle Finger werden mit Mädchenfängern versehen. Die Zügel der Mädchenfänger steckt man durch die Löcher des Rades, zieht und klemmt sie ab. Der Daumen ist in Opposition. Man kontrolliert die Stellung im Kryptoskop und gibt an, ob am Daumen oder an den Fingern gezogen werden soll und wie das Rad zu drehen ist.

Zuerst wird versucht, mit einem ungepolsterten Gipsverband die gute Stellung zu halten. Eine beugeseitige Gipslongette wird angelegt. Sie reicht bis zur queren Hohlhandfalte. Ihr oberes Ende liegt eben noch auf dem Zellstoffkissen. Die streckseitige Longette beginnt am Deltamuskelansatz, umläuft das Olecranon und reicht bis zu den Grundgelenksknöcheln. Beide Longetten werden mit Gipsbinden umwickelt. Wenn der Gips hart ist, wird die Extension abgenommen und der Verband am Oberarm fertiggestellt. Man kann einen ziemlichen Druck auf das Zellstoffkissen ausüben, es drückt nur auf den Biceps, die Arterie wird nicht beengt.

Wenn die Bruchstücke gleich wieder verrutschen oder nach ein paar Tagen abgleiten, entfernen wir den Gipsverband schonend, ohne die Haut zu schädigen. Die Einrichtung im Spannrahmen wird wiederholt. *Die Extension ist nur so stark, daß die Knochen eben noch gut stehen.* Nun bohrt man je ein Stück dünnen Kirschnerdrahtes durch den oberflächlichen Teil des Metakarpale I und V, wobei die Haut sorgfältig weggedrückt wird (Abb. 2). Der Draht darf nicht durch Weichteile laufen, und das freie Stück zwischen Knochen und Gips soll möglichst kurz sein. Direkt an der Haut wird der Draht hoch und nach rückwärts gebogen.

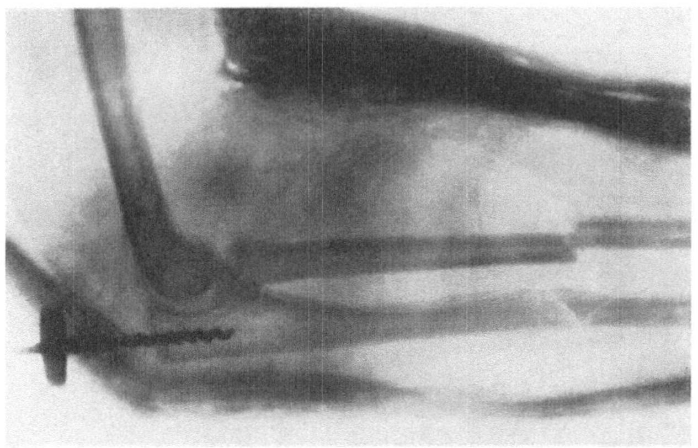

Abb. 3

Die Enden werden zickzackförmig geknickt, damit sie im Gips Halt finden. Am Ellbogen wird knapp oberhalb der Spitze die Haut mit einem Skalpell durchstochen. Mit einem 4 mm starken Stangenbohrer bohrt man der Länge nach ein Loch in die Elle. Ein zurechtgerichteter Korkenzieher wird mit einem Handgriff in das vorgebohrte Loch geschraubt. Man legt ein Lineal an die innere Ellenkante und richtet sich beim Bohren danach. Ein Röntgenbild zeigt die Lage der Schraube (Abb. 3). Bei richtigem Vorgehen kann man nicht in das Gelenk kommen. Nun wird eine dorsale Gipslongette aufgelegt, an den Drahtstellen eingeschnitten und sorgfältig rund um den Draht modelliert. Am Ellbogen schneidet man die Longette am Korkenzieher ein. Darüber kommt die Schrauben- mutter und wird fest mit dem Gips verbunden. Mit zirkulären Gips-

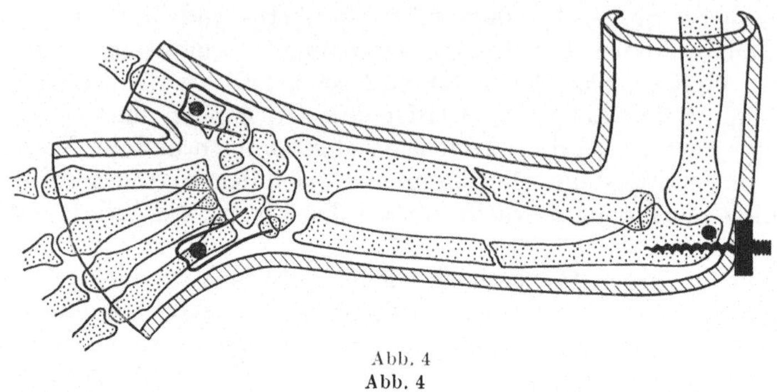

Abb. 4

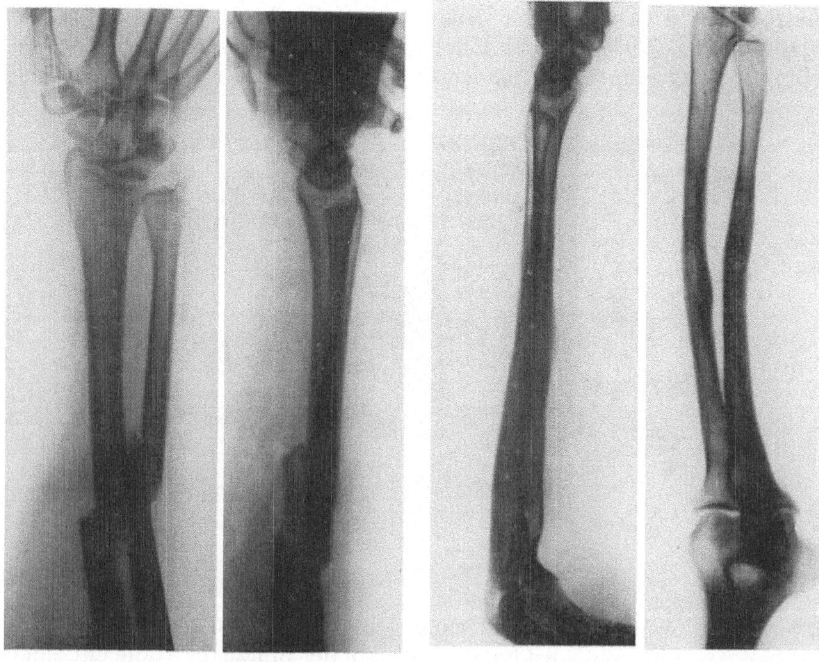

Abb. 5                                    Abb. 6

binden wird der Verband fertiggestellt, wobei Drähte und Korken- zieher im Gips verankert werden. Die Extension wird erst abgenommen, wenn der Gips wirklich hart ist. Die Bruchstücke hängen nun an drei Punkten im Gips (Abb. 4). Ihre Stellung kann sich nicht mehr ändern, wenn Zug und Gegenzug fortfallen. Liegt eine offene Fraktur vor, so kann die Longette, welche die drei Fixpunkte trägt, anders gelegt oder gefenstert werden. Der Verband wird am Oberarm fertiggestellt, das Kissen bleibt im Gips. Der Verband bleibt vier Wochen liegen. Dann wird er abgenommen, Drähte und Korkenzieher werden entfernt. Nach dieser Zeit ist die Fraktur noch nicht fest, die Bruchstücke verrutschen aber nicht mehr an der Bruchstelle. Für weitere vier oder sechs Wochen wird ein ungepolsterter Gipsverband angelegt.

Wir haben dieses Verfahren erst achtmal angewendet, weil sich viele Frakturen mit dem einfachen Gipsverband beherrschen ließen. Die Brüche heilten immer in guter Stellung (Abb. 5 u. 6). Viermal war die Fraktur offen. Die Hautnaht nach der Wundausschneidung blieb entweder vom Gips bedeckt, oder es wurde ein Fenster geschnitten. Es trat keine Eiterung an den Bohrstellen auf. Eine Bursitis am Ellbogen entwickelte sich nicht.


H. D. LEHMANN, Köln: **Spätkomplikationen und morphologische Befunde nach schwerem gedecktem Schädel-Hirntrauma mit langer Überlebenszeit.** (Mit 3 Abb.)

Im Gegensatz zu früher nehmen Fälle schwerer Contusio cerebri heute nicht mehr den gesetzmäßig deletären Verlauf. Die planmäßig gestaltete Therapie ist in der Lage, häufig ein Auftreten von Frühkomplikationen zu verhindern bzw. bereits aufgetretene Komplikationen erfolgreich zu bekämpfen. Der Behandlungsplan für diese schweren Fälle stützt sich auf die beiden großen Gruppen pharmakologischer und physikalischer Methoden, mit denen die drohenden Gefahren, insbesondere der ersten 5 bis 6 Tage (Hirnschwellung mit Einklemmung, zentrale Dysregulation von Kreislauf, Blutdruck, Atmung und Temperatur u. a.) abgewendet werden können. Für *diese* Fälle kommt an operativen Methoden ergänzend nur die Tracheotomie in Frage, die bei anhaltender tiefer Bewußtlosigkeit möglichst innerhalb der ersten 6 bis 8 Stunden nach dem Unfall vorgenommen werden sollte. Ihre Wirkung besteht 1. in einer Verkleinerung des Atemtotraums, 2. der Möglichkeit ständiger notwendiger Bronchialtoilette und 3. in der Möglichkeit dauernder Sauerstoffzufuhr. Im therapeutischen Gesamtplan ist die Tracheotomie einer der wichtigsten Faktoren, stellten doch früher die pulmonalen Frühkomplikationen in der Mehrzahl der Fälle die Todesursache dar.

Sind mit Hilfe dieser kurz umrissenen Maßnahmen die Gefahren der Frühkomplikationen gebannt, so kommt es dennoch häufig nicht zu einer Besserung der Bewußtseinslage und Normalisierung der vegetativen und psychischen Funktionen, sondern es bleibt für kürzere oder längere Zeit eine mehr oder weniger schwere Bewußtseinsstörung bestehen. Diese kann deutlich oder auch unmerklich in einen Stupor übergehen, der Wochen und Monate andauern mag, ohne daß sich zu irgendeinem Zeitpunkt des klinischen Verlaufes eine sichere Aussage quoad vitam aut restitutionem stellen läßt. In besonders tragischen Fällen verliert der

Patient die Charakteristica des homo sapiens, um als problematischer Erfolg unserer therapeutischen Bemühungen für unbestimmte Zeit weiter zu vegetieren.

Die verschiedenen diagnostischen Hilfsmittel für diese schweren Fälle brauchen an dieser Stelle nicht genauer erörtert zu werden. In unserem zur Besprechung kommenden Material handelt es sich um schwere und schwerste gedeckte Schädel-Hirntraumen, bei denen die diagnostischen Untersuchungen in keinem Falle eine Indikation zur operativen Behandlung stellen ließen. Die am Anfang kurz umrissenen therapeutischen Maßnahmen haben die Frühmortalität dieser schweren Fälle durch pulmonale Komplikationen gesenkt, so daß wir außer wenigen Heilungen mit restitutio ad integrum auch längere und in einzelnen Fällen lange Überlebenszeiten solcher Schwerverletzter erleben, die zu bisher kaum bekannten Spätkomplikationen führten.

Tabelle 1. *Schweres gedecktes Schädel-Hirntrauma*
Spätkomplikationen

| Name | Alter | Kombinations-Verletz. | cerebral | uro-logisch | Skelet | Be-wußtlos Tage | Überlebenszeit Tage | Todesursache |
|---|---|---|---|---|---|---|---|---|
| 1 G.Ch. | 56 | + | | | | 14 | 39 | Herdpneunomie |
| 2 F.W.Sch. | 51 | + | | | | 6 | 28 | Herdpneunomie<br>Lungenabsceß<br>Pleuritis |
| 3 H.R. | 19 | − | Jackson-anfälle | ++ | ++ | ≈ 19 | 660 | Urämie<br>Kachexie |
| 4 J.Sch. | 52 | − | | + | | 49 | 49 | Herdpneunomie |
| 5 H.J.Th. | 26 | + | | + | | 65 | 65 | Herdpneunomie<br>Lungenabsceß<br>Pyelonephritis |
| 6 W.D. | 24 | − | Jackson-anfälle | | + | ≈ 70 | 133 | Herzversagen im Jacksonstatus<br>Kachexie |
| 7 J.K. | 43 | + | | | | 5 | 17 | Herdpneunomie<br>Lungenödem<br>absced. |
| 8 G.R. | 26 | + | Hals-marker-weichung | ++ | | 5 | 53 | Herdpneunomie<br>Asc. Pyelonephritis b.ds |
| 9 A.P. | 28 | + | | + | | 53 | 63 | Herdpneunomie<br>Lungenabsceß<br>asc. Pyelonephritis |
| 10 F.W. | 45 | + | | | | 6 | 22 | Lungenembolie<br>multiple Thrombosen |

Wir haben diese in unserem Material in drei Gruppen eingeteilt, unter denen sich ein sicherer zeitlicher Zusammenhang hinsichtlich ihrer Entstehung nicht erkennen läßt.

*1. Cerebrale Spätkomplikationen.* a) Neurologisch bleibende Ausfälle, z. B. im Gebiet der Hirnnerven (Amaurose, Anosmie, Schwerhörigkeit

u. a.); b) Anfälle vom Jackson-Typ; c) bleibende Wesensänderungen;
d) allgemeine Leistungsminderung (Konzentrationsschwäche, Störung
der Merkfähigkeit u. a.).

2. *Spätkomplikationen von seiten des Bewegungsapparates.* (Myositis
ossificans, Ankylosen.)

3. *Urologische Komplikationen.* (Frühe Steinbildung in den ableitenden Harnwegen, Infektion der ableitenden Harnwege verschiedener Form,
Pyelonephritis, periurethrale Absceßbildung u. a.)

Nach unseren Beobachtungen hängt das Ausmaß der Spätkomplikationen wesentlich von der Dauer der Bewußtlosigkeit und der damit
verbundenen horizontalen Lage und anderen Folgeerscheinungen ab.
Ganz besonders gilt dies für die Veränderungen am Bewegungsapparat
und für die Steinbildung in den Harnwegen, die wir in unserem Material
bereits 5 bzw. 7 Wochen nach dem Trauma im frühesten Falle nachweisen
konnten.

Wir berichten heute über 10 Fälle schwerster gedeckter Schädelhirntraumen, die bei Überlebenszeiten von 17 Tagen bis 22 Monaten im
Durchschnitt 113 Tage das Trauma überlebten. Es handelte sich ausschließlich um Männer zwischen 19 und 56 Jahren mit einem Durch-
schnittsalter von 37,1 Jahren. Wegen der langen Überlebenszeit unterscheiden sich diese Fälle von unserem viel größeren Material und wurden
entsprechend ausgesucht. Erwähnenswert vor diesem Gremium dürfte
die Tatsache sein, daß fünf dieser Fälle mit dem Notarztwagen der Chirurgischen Universitätsklinik Köln vom Unfallort geborgen wurden, wobei
die von uns häufig betonte Frühbehandlung zentraler Atemstörungen zu
längerer Überlebenszeit führte. Es handelt sich bei den 10 Fällen durchweg um Opfer von Verkehrsunfällen, bei denen 5mal die Bedingungen
eines Wegeunfalls gegeben waren. 2 dieser 10 Patienten blieben vom Unfall bis zum Exitus 7 bzw. 9 Wochen ohne Bewußtsein, die übrigen 8 Patienten zeigten eine Bewußtlosigkeit von 5 bis 20 Tagen mit mehr oder
minder deutlichem Übergang in einen lang anhaltenden Stupor. 7mal
lagen Kombinationsverletzungen vor (Rippenreihenfrakturen, Schädel-
frakturen, Schlüsselbeinfrakturen, Weichteilverletzungen), wobei bemerkenswert erscheint, daß unter den restlichen 3 Fällen ohne Kombinationsverletzungen mit 19 Wochen und 22 Monaten die am längsten
überlebenden Patienten waren. Gerade diese beiden jungen Männer hatten
nach morphologischem Befund und klinischem Bild die schwersten
Traumen aller Patienten erlitten. Bemerkenswert erscheint ferner, daß
diese beiden Patienten, die keinerlei direkte oder indirekte Verletzungen
an Rumpf oder den Extremitäten erlitten hatten, eine ausgedehnte
Myositis ossificans *aller Extremitäten* und in einem Fall auch des großen
Brustmuskels auf der linken Seite aufwiesen.

*Zu 1.* Cerebrale Spätkomplikationen. In unserem hier vorgelegten
Material handelt es sich durchweg um so schwere Fälle, daß ein Auftreten
klinisch nachweisbarer cerebraler Spätkomplikationen schon wegen der
Dauer der Bewußtlosigkeit bis zum Exitus nicht möglich war. In 2 dieser
Fälle mit 9 bzw. 19 Wochen Überlebenszeit kam es zu einem völligen
Verlust der Persönlichkeitsstruktur. Schwerste Veränderungen des EEG

bestätigten diesen klinischen Befund. Autoptisch zeigten sich in beiden Fällen schwerste Zerstörungen im Marklager beider Stirnlappen in großer Ausdehnung.

Bei dem Patienten mit der längsten Überlebenszeit von 22 Monaten sahen wir alle von uns beobachteten Spätkomplikationen der drei Gruppen nacheinander auftreten. Nach längerer Bewußtlosigkeit kam es bei dem 19jährigen Mann zu einem viele Wochen anhaltenden Stupor; schwerste Wesensänderungen blieben für die gesamte Überlebenszeit zurück (Enthemmung, Distanzlosigkeit, plumpe Vertraulichkeit, Konzentrationsschwäche, allgemeine geistige Leistungsminderung), jedoch wurde im Laufe des ersten Jahres nach dem Unfall eine gewisse Besserung beobachtet. Während eines pyelonephritischen Fieberschubes zehn Monate nach dem Trauma trat plötzlich ein rechtsseitiger Jacksonstatus mit paroxysmaler rechtsseitiger Hemiparese auf. Im EEG fand sich eine linksseitige Dysrhythmie im Temporofrontalgebiet, die mit dem Rückgang der klinischen Zeichen des Status ebenfalls Rückbildungstendenz aufwies. Zwölf Monate später kam dieser Patient infolge eingeklemmten Uretersteins bei Restniere an einer Urämie in einem auswärtigen Krankenhaus ad Exitum. Bei der Obduktion fand sich ein flaches subdurales durchorganisiertes Hämatom über beiden Großhirnhalbkugeln sowie ein großer linksseitiger alter subcorticaler Prellungsherd mit Erweichung. Außerdem zeigte sich eine ausgedehnte Erweichung des Balkens und des Fornix, wobei der Balken bis auf Papierdünne verändert war. Ferner war der linke Temporallappen völlig erweicht.

In unserem Obduktionsmaterial, das wir einer engen Zusammenarbeit mit dem Gerichtsmedizinischen Institut der Universität Köln (Prof. Dr. Manz, Privatdozent Dr. Adebahr) verdanken, sind die ausgedehnten Balkenerweichungen mit und ohne Beteiligung des Fornix ein häufiger Befund. Wir haben sie auch bei frühverstorbenen Fällen schwerster gedeckter Schädel-Hirntraumen oft gesehen und können hiermit einen morphologischen Beitrag zur Bestätigung der encophalographischen Befunde von Faust liefern. Diese Erweichungen durchsetzen den Balken häufig in ganzer Ausdehnung wie in einem Falle, das Ausmaß der Veränderungen hängt wesentlich von der Überlebenszeit ab. Diese Balken- und Fornixerweichungen kommen stets in Kombination mit anderen schweren Hirnveränderungen, z. B. großen Erweichungen und Prellungsherden im Frontal-, Temporal- und Parietalgebiet, vor. Auch nach dem klinischen Bild handelt es sich hier meist um die schwersten Fälle mit lang anhaltender Bewußtlosigkeit, in unserem Material zweimal 5½ und 7 Wochen vom Trauma bis zum Exitus.

Der Verlust der Persönlichkeitsstruktur, den wir zweimal beobachten konnten, bekommt seine morphologische Bestätigung durch schwere Zerstörungen im Frontal-Hirnbereich, die ein mottenfraßähnliches Aussehen haben und räumlich in Breite, Höhe und Tiefe von großer Ausdehnung sind.

4 dieser 10 Fälle zeigten bei der Obduktion subdurale Hämatome über beiden Großhirnhalbkugeln in der Scheitel- und Schläfenbeingegend und zweimal in der hinteren Schädelgrube. Ein kleines epidurales Hämatom unterhalb einer Schädelfraktur fanden wir einmal. Auch diese Hämatome fanden sich nur zusammen mit ausgedehnten Prellungs- und Erweichungsherden, wobei in einem Falle sogar ein Abriß eines Riechkolbens gesehen wurde. Besonders hervorgehoben werden muß, daß in keinem dieser Fälle neurologisch ein Anhaltspunkt für eine Blutung bestand und

trotz durchgeführter Carotisangiographie diese Hämatome nicht zur Darstellung gelangten. Sie waren ausnahmslos flach und mengenmäßig begrenzt. Im morphologischen Bild zeigten sie das Stadium der Organisation und eine große Ähnlichkeit mit den Bildern der Pachymeningitis.

*Zu 2.* Myositis ossificans. Das Krankheitsbild der posttraumatischen Myositis ist seit langem bekannt und in der älteren Literatur beschrieben als Schuhmacher-, Exzerzier- und Reitknochen. Die unfallchirurgische

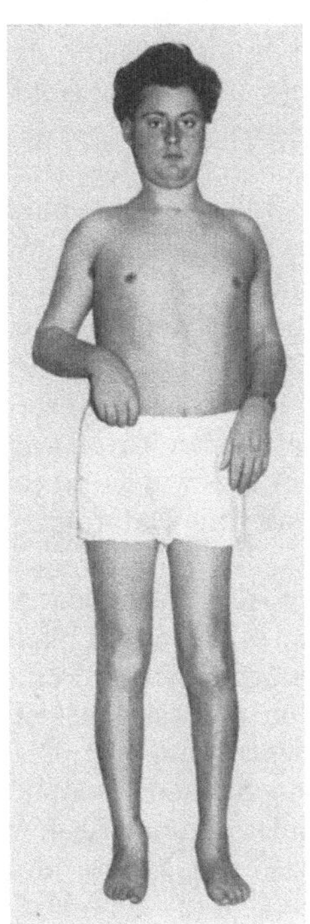

Abb. 1

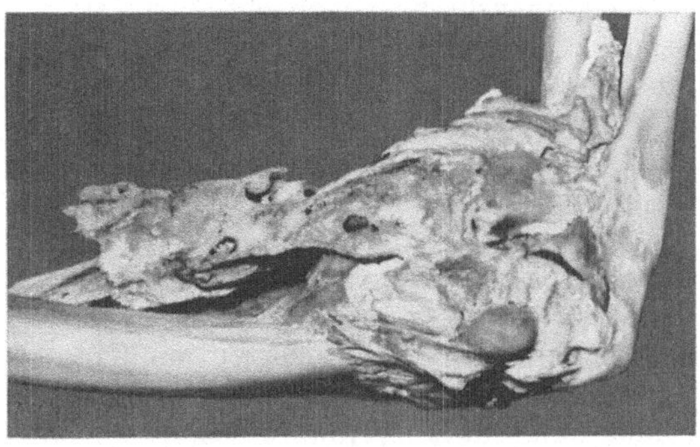

Abb. 2

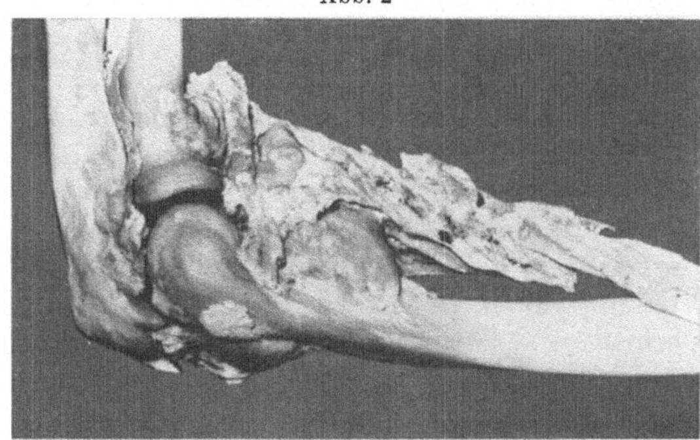

Abb. 3

Abb. 1. 19jähriger Mann. 18 Monate nach schwerem gedecktem Schädel-Hirntrauma, Myositis ossificans aller Extremitäten. 4 Monate vor dem Exitus — Abb. 2 u. 3. Schwere Myositis ossificans des Ellenbogengelenkes nach Schädel-Hirntrauma, 133 Tage Überlebenszeit

Bedeutung dieser Erkrankung liegt heute vor allem in der Knochenneubildung im Bereiche des Ellenbogengelenkes (M. brachialis, M. brachioradialis) nach Verletzungen im Ellenbogenbereich (Frakturen, Luxationen, direkte Traumen). BÖHLER hat gezeigt, daß die Myositis ossificans mehr ein Behandlungs- als ein Unfallschaden ist, der durch wiederholte Repositionsmaßnahmen und Art und Intensität der medicomechanischen Behandlung ausgelöst wurde. Auch GESCHICKTER hat in einem größeren Material vor dem Kriege den frühesten röntgenologischen Nachweis einer M. o. nach 3 bis 4 Wochen mit einem Maximum der Knochenneubildung zwischen 6 und 10 Monaten erbracht. Von BLANKE wurde 1953 der Gesichtspunkt einer mechanischen Schädigung der

Muskelansätze in der Umgebung des Ellenbogengelenkes herausgestellt. Bei all diesen Fällen handelt es sich um eine sichere traumatische Genese dieser Veränderung, während in unseren Fällen primär keinerlei Trauma auf die Extremitäten eingewirkt hat. Pathologisch-anatomisch findet man in der Umgebung der Verknöcherungen gelatinös degenerierte Muskelsubstanz, die meist von einer bindegewebigen Kapsel umgeben ist, in der man die Muttersubstanz der Verkalkung und Verknöcherung erkennen muß.

Nach schwedischen Beobachtungen (Skajaa 1958) wurde trotz fehlender Rückbildung der Veränderungen im Röntgenbild eine Besserung der Muskelfunktion nachgewiesen. Diese Erfahrung haben wir auch gemacht.

Wir fanden die M. o. in unserem Material zweimal, wobei betont werden muß, daß auch bei überlebenden Patienten mit schwerem Schädel-Hirntrauma eine minderausgeprägte Myositis ossificans der Ellenbogengelenke zur Beobachtung kam. Die als Erstsymptom bekannte teigige Schwellung in den Weichteilbereichen des Ellenbogengelenkes und in der Umgebung des Kniegelenkes konnten wir nach 16 bis 20 Tagen beobachten und einmal einen Stiedaschen Schatten am Knie als Frühsymptom röntgenologisch fixieren. Von besonderer Bedeutung dürfte es sein, daß unsere beiden Fälle eine ausgeprägte Spastik im Bereich aller Extremitäten aufwiesen. Die intensive krankengymnastische Behandlung wurde unter Anwendung von Relaxantien durchgeführt, die jedoch die Entstehung und Progredienz der M. o. nicht verhindern konnten. In beiden Fällen kam es zu hochgradiger Bewegungseinschränkung der Ellenbogengelenke; die anfangs weitgehend aufgehobene Kniegelenksbeweglichkeit konnte erstaunlich gebessert werden, obwohl sich röntgenologisch keine Rückbildung der Veränderungen zeigte. Wir möchten für diese besonderen Fälle einer M. o. nach schwerem Schädel-Hirntrauma zur Diskussion stellen, ob die wiederholten Mikrotraumen an Sehnen, Sehnenperiost- und Sehnenmuskelübergängen bei der krankengymnastischen Behandlung den Anstoß zu diesen Veränderungen gegeben haben oder ob nicht auch dem über Wochen und Monate durch die Spastik gesteigerten Muskelstoffwechsel eine Komponente zur Entstehung einer dystrophischen Verkalkung und Verknöcherung zuerkannt werden muß. Betroffen waren: M. brachialis, brachioradialis, semimembranaceus und Biceps femoris, einmal pectoralis major, außerdem die Umgebung des großen Oberschenkelrollhügels.

Die Annahme eines kongenitalen Faktors, wie sie von Skajaa herausgestellt wurde, möchten wir für unwahrscheinlich erachten, da die Häufigkeit der M. o. bei schwerem Schädel-Hirntrauma im Zusammenhang mit dem klinischen Befund einer ausgeprägten Spastik zu häufig ist, um einen kongenitalen Faktor annehmen zu können.

*Zu 3.* Urologische Komplikationen. Nach Boshamer ist die Nierensteinbildung das Ergebnis eines krankhaften Erregungszustandes des vegetativen Nervensystems, insbesondere des N. splanchicus. Ein Reizzustand des Vegetativum ergibt eine veränderte Kristalloidausscheidung des Urins und eine Änderung der Schutzkolloide des Harns. Außerdem muß bestimmten Traumen, einer Infektion der Harnwege, Veränderungen des Skeletsystems und einer vermehrten Calciumausscheidung im Urin eine kausal-genetische Bedeutung für die Steinentstehung zuerkannt werden. Somit ist die Nierensteinbildung stets ein komplexer Vorgang. Wir fanden in 50% des hier vorgelegten Materials eine Steinbildung in den Nieren und abführenden Harnwegen; dem Hirntrauma selbst sowie der langdauernden Immobilisierung kommt sicher eine kausal-genetische Bedeutung zu, jedoch ist nach unserer Ansicht die Infektion der Harnwege als entscheidend in die Kausalkette einzubeziehen. Bereits in den ersten Tagen nach dem Unfall war in 7 der 10 Fälle eine Eiweißausscheidung im Urin festzustellen, häufig ein pathologischer Sedimentbefund vorhanden, und bei weiterer Urinkontrolle kam es mehr oder weniger rasch zur alkalischen Reaktion des Harns. Es ist bekannt, daß eine vermehrte Calciumausscheidung im Urin häufig mit alkalischer Reaktion verbunden vorkommt. Die Art der im Harn nachgewiesenen Keime ist von besonderer Bedeutung, auch hier sprechen die bei uns nachgewiesenen Erreger Proteus und Staphylokokkenarten für infektiöse Genese dieser Konkremente. Bei 80% der Steinträger zeigte sich gleichzeitig eine schwere ascendierende, einige Male auch abscedierende doppelseitige Pyelonephritis, Ureteritis und Cystitis, in einem Fall wurden außer Nierensteinen auch Blasensteine nachgewiesen. Infolge völliger Resistenzlosigkeit zeigte ein Tetraplegiker gleichzeitig ausgedehnte periurethrale Abscesse. Um das Vorliegen primärer aseptischer Steine im Nierenparenchym selbst auszuschließen, wurden durch Herrn Prof. STAEMMLER in Aachen, dem wir zu besonderem Dank verpflichtet sind, Untersuchungen an exstirpierten Nieren durchgeführt, bei denen in keinem Falle der Nachweis aseptischer Steine gelang, so daß auch dieser negative Befund im Sinne einer sekundären Genese der Steine bei schwerem Schädel-Hirntrauma spricht. Chemisch handelte es sich ausschließlich um calcium-phosphathaltige Konkremente.

*Zusammenfassung:* Bei längerer und langer Überlebenszeit nach schwerem gedecktem Schädel-Hirntrauma kommt es sehr häufig zu Spätkomplikationen nicht nur von seiten des eigentlichen Trauma allein, sondern sehr früh zur Steinbildung in den ableitenden Harnwegen, die bei Rezidivneigung zur Entwicklung einer ascendierenden Pyelonephritis führt. Diese stellt neben der Herdpneumonie mit und ohne Abszedierung die häufigste Todesursache dar.

Die mehrfach beobachtete schwerste Myositis ossificans aller Extremitäten entsteht möglicherweise nicht allein nach intensiver krankengymnastischer Behandlung, sondern läßt als Teilursache eine lange anhaltende Spastik der Extremitäten vermuten.

Eine gezielte Prophylaxe dieser Spätkomplikationen könnte die Prognose nach schwerem Schädel-Hirntrauma verbessern.

BAUMGARTL, Düsseldorf: Die Durchblutungsverhältnisse während der Heilung von Unterschenkelbrüchen wurde in den letzten Jahren in der Düsseldorfer Chirurgischen Klinik mit Hilfe von Serienangiogrammen und Oscillogrammen systematisch untersucht. Bei normaler Bruchheilung tritt nach dem Unfall eine Durchblutungsvermehrung auf. Im Serienangiogramm sind die Gefäße der verletzten Seite weitergestellt, es stellen sich mehr Gefäße das, und die Durchströmung ist schneller. Bei verzögerter Knochenbruchheilung konnten folgende Zustände beobachtet werden: 1. Gefäßverschlüsse als Unfallfolge; 2. allgemeine Gefäßleiden; 3. eine Gefäßverengung auf der verletzten Seite mit verschiedenen Ursachen.

Giebel, Hamburg: Bei der Untersuchung arterieller und venöser Durchblutungsänderungen im Verlaufe der Frakturheilung fanden wir mit der seitenvergleichenden Haut- und Muskelthermometrie eine schon kurz nach der Fraktur einsetzende arterielle Hyperämie der verletzten Gliedmaße, besonders im Frakturbereich und distal davon, die sich mit zunehmender Konsolidierung ausdehnungsmäßig auf den engeren Frakturbereich und gradmäßig verringerte, bis nach der Konsolidierung sogar entsprechend dem stärkeren funktionellen Gebrauch der unverletzten Seite eine relative Verringerung auf der verletzten gegenüber der unverletzten Seite eintrat.

Die venöse Seite zeigte bei der seitenvergleichenden Prüfung der Kreislaufzeit nach Injektion in eine Fußrückenvene bei Hochlagerung des verletzten Beines immer einen schnelleren Abfluß, bei herabhängenden Beinen beiderseits jedoch regelmäßig einen stark verzögerten Abfluß auf der verletzten Seite, der häufig überhaupt erst nach Erhöhung des Beines in Erscheinung trat. Dagegen ergab sich bei gleichmäßiger horizontaler Lage beider Beine überwiegend ein schnellerer Abfluß auf der verletzten Seite. Beides ist erklärbar durch den infolge der Inaktivität herabgesetzten Muskeltonus der verletzten Seite, der ein Versacken des Blutes beim Herabhängen nicht verhindern konnte, während infolge des geringeren Außendruckes bei gleicher horizontaler Lage dem Abfluß weniger Widerstand entgegengesetzt wird. Bei Bewegung war der Abfluß am unverletzten Bein entsprechend der kräftigeren Muskelpumpwirkung regelmäßig schneller. Die therapeutischen Erfolge des Ersatzes des herabgesetzten Muskeltonus durch entsprechende (Zinkleim-elastische) Verbände und durch frühzeitige Wiederherstellung der Muskelkraft durch aktive Übungen werden durch diese klinisch-experimentellen Untersuchungen erklärt.

W. Marggraf, Göttingen: **Die posttraumatische intravasale Proteolyse und ihre Behandlung.** (Mit 4 Abb.)

Die Selbstauflösung (Autolyse) abgestorbener Zellen im lebenden Organismus ist ein *ständig ablaufendes physiologisches Ereignis*, das besonders im Kreislauf unter Verwendung radioaktiv markierter Blutzellelemente in den letzten Jahren überprüft ist. Dieser physiologische Zelluntergang und die sich dabei abspielenden fermentativen und fermentinhibitorischen Vorgänge werden vom Organismus normalerweise kompensiert. Der Kompensationsmechanismus bricht aber dann zusammen, wenn infolge einer traumatischen Schädigung *größerer Gewebsbezirke* der Organismus *zusätzlich* mit Zellzerfallstoffen überschwemmt wird. Jedes geschädigte Gewebe, gleich welchem Trauma es ausgesetzt gewesen ist, unterliegt der *Selbstauflösung (Autolyse)*, wenn die geschädigten Zellen nicht mehr lebensfähig sind. Diese Selbstauflösung der Zellen geschieht durch *eiweißabbauende Fermente*, die sich als inaktive Fermentvorstufen im Protoplasma befinden. Sie werden aus der irreversibel geschädigten Zelle frei und durch Aktivatoren in wirksame eiweißspaltende Fermente übergeführt. Bei diesem Vorgang scheint dem Sauerstoffmangel eine wesentliche Bedeutung beizukommen. Die Aktivierung der inaktiven Vorstufen dieser Fermente, der sogenannten Profermente und ihre Überführung in die wirksamen eiweißabbauenden Fermente findet somit vorerst im geschädigten Gewebe und schließlich im Kreislauf statt. Es können bei diesem Vorgang drei verschiedene proteolytische Fermente wirksam werden:

1. Das Kathepsin; 2. das Trypsin; 3. das Fibrinolysin, auch Plasmin genannt, weil es im Blutplasma freigesetzt wird.

Das Kathepsin ist eine Substanz, die schon im Gewebe als fertiges Ferment vorliegt und ihre optimale Wirksamkeit bei einem pH-Optimum von etwa 5,0 und Sauerstoffmangel entfaltet. Derartige Bedingungen finden wir beim Menschen hauptsächlich während der postmortalen Autolyse. Allerdings dürften auch stärker geschädigte Gewebspartien beim Lebenden derartige Fermente aus der Zelle freisetzen, zumal solches Gewebe eine leicht saure Reaktion aufweist. Verschiedene Untersucher fanden nämlich im verbrannten und entzündeten Gewebe einen pH-Wert zwischen 6 und 7 (v. Gaza, Greuer, Hegler, Lutzeyer).

Das Trypsin kommt — abgesehen von der Bauchspeicheldrüse — auch als Vorstufe (Protryptase genannt) in anderen Gewebszellen vor, es hat seine optimale Wirksamkeit im alkalischen Milieu bei einem pH-Wert von 7,5. Das pH-Optimum des Fibrinolysins liegt bei einem pH-Wert von 7,4.

Obwohl derart unterschiedliche pH-Optima vorliegen, ist dennoch gesichert, daß diese drei angeführten proteolytischen Fermente beim Lebenden bei Zellzerfallsvorgängen frei werden.

Während die beiden ersten Substanzen hauptsächlich im traumatisierten Gewebe entstehen, wird das Fibrinolysin im Blutplasma aktiviert. Da bei unfallbedingten Verletzungen infolge Prellung, Quetschung und Zerreißung des Gewebes sowie Frakturen meist Blut in das geschädigte Gewebe eintritt, kommt *sämtlichen drei Faktoren* bei der Autolyse des traumatisch entstandenen Gewebs-Hämatomkonglomerates eine Bedeutung zu.

Tabelle. *Proteolytische Fermente im intra- und extravasalen Raum*

| Traumatisiertes Gewebe *ohne* Hämatom | Blut | Traumatisiertes Gewebe *mit* Hämaton | Plasma |
|---|---|---|---|
| (Trypsin)<br>Protryptase<br>Kathepsin | (Trypsin)<br>Protryptase<br>Kathepsin<br>*Fibrinolysin* | (Trypsin)<br>Protryptase<br>Kathepsin<br>*Fibrinolysin* | *Fibrinolysin* |

Aus Abb. 1 wird also deutlich, daß in einem irreversibel geschädigten Gewebe ohne Hämatom (z. B. Röntgenstrahlenschaden, Verbrennung) ein tryptisches Ferment aus seiner Vorstufe, der Protryptase, frei wird. Außerdem wird Kathepsin entbunden. Tritt ein Hämatom hinzu, so werden die Faktoren des Blutes zusätzlich wirksam, insbesondere kommt es dann zu einer Aktivierung des Fibrinolysins im Blutplasma aus seiner Vorstufe, dem Profibrinolysin. Letztere Substanz, *das Fibrinolysin*, ist der *wichtigste eiweißabbauende Faktor im traumatischen Geschehen*, besonders auch deswegen, weil er im Blutkreislauf entsteht und hier zur Wirkung gelangt. Aus diesem Grunde soll er in den folgenden Ausführungen, die sich ja mit der intravasalen Proteolyse nach traumatischen Schädigungen befassen, genauer besprochen werden.

Das Fibrinolysin entsteht aus seiner Vorstufe, dem Profibrinolysin. Es wird aus seiner Vorstufe im Aktivierungsvorgang abgespalten (Deutsch). Die Aktivierung des Profibrinolysins kann auf zwei Wegen geschehen:

1. Durch Gewebssubstanzen, die aus zerfallendem Gewebe frei werden. Hierdurch kommt es zu einer im Gewebe und Blutplasma vorhandenen Aktivierung der Profibrinolysokinase zur Fibrinolysokinase. Letztere vollzieht die endgültige Aktivierung des Profibrinolysins zum proteolytisch wirksamen Fibrinolysin. Gewebszerfallstoffe aus Streptokokken und Staphylokokken sind hierzu ebenfalls in der Lage (Streptokinase, Staphylokinase). 2. Durch Trypsin, welches, wie schon ausgeführt, in zerfallenden Gewebszellen und auch den Blutplättchen vorhanden ist.

Das im Aktivierungsvorgang entstandene Fibrinolysin kann Plasmaeiweißkörper abbauen. Bisher ist bekannt, daß es den Gerinnungsfaktor V und VIII angreift, ferner das Albumin, Fibrinogen und das als Endprodukt der Blutgerinnung auftretende Fibrin. Die erhebliche fibrinauflösende Wirkung des Fibrinolysins, dessen Reindarstellung dem amerikanischen Forscher Kline vor sieben Jahren erstmalig gelungen ist, hat zur nützlichen Anwendung in Form des Präparates „Actase" bei postoperativen Fernthrombosen und Lungenembolien in amerikanischen Kliniken bisher geführt. Dieses Präparat ist auch jetzt in Deutschland im Handel, eine Ampulle zu 50000 Einheiten kostet aber 200,— DM.

Wie schon erwähnt, baut das Fibrinolysin Plasmaeiweißkörper unterschiedlichster Art ab. Es hat intravasal eine ähnliche Wirkungsbreite wie das Trypsin, wie mit Greuer zusammen nachgewiesen werden konnte.

Methodisch ist die Erfassung des Fibrinolysins, des Profibrinolysins sowie des Inhibitorkomplexes sämtlicher proteolytischen Fermente möglich. In groben Zügen geschildert, erfaßt man das *Profibrinolysin* dadurch, daß man es mit Aceton zum Fibrinolysin aktiviert. Das auf diese Weise entstandene Fibrinolysin wirkt unter gleich gehaltenen Bedingungen auf eine bestimmte Caseinmenge ein. Hierbei wird aus dem Casein u. a. die Aminosäure Tyrosin freigesetzt, die man quantitativ colorimetrisch erfaßt. Bei der Bestimmung des möglicherweise frei im Kreislauf vorhandenen *Fibrinolysins* läßt man eine Serumprobe direkt auf Casein einwirken. Der *Inhibitor* wird dadurch nachgewiesen, daß man eine standardisierte Menge Trypsin mit dem zu untersuchenden Serum inkubiert und nach einer bestimmten Zeit die noch vorhandene Tyrosinaktivität am Caseinsubstrat mißt.

Wir haben nun nachgewiesen, daß nach unterschiedlichen Gewebstraumen proteolytische Fermente im Kreislauf entstehen, in der Hauptsache Fibrinolysin. Diese Fermente werden aber sofort durch inhibitorisch wirkende Substanzen abgefangen. Bei umfangreichen Zellzerfallsvorgängen wird offenbar der Inhibitor mit den freien proteolytischen Fermenten nicht fertig, wir können sie dann auch in den zur Untersuchung gelangenden Blutproben als freie Fermente nachweisen.

In den folgenden Ausführungen seien einige Beispiele gebracht:

1. Entnimmt man einer gesunden Versuchsperson 15 cm³ Blut (Abb. 1) und injiziert dieses Blut sofort wieder in die Gesäßmuskulatur, dann sehen wir folgende Veränderungen: Das Profibrinolysin wird sofort erheblich verringert und hat auch nach 48 Stunden noch nicht den Ausgangswert erreicht. Diese Abnahme des Profibrinolysins ist dadurch bedingt, daß es durch die im Vorangehenden ausführlich besprochenen Vorgänge in Fibrinolysin aktiviert wird und nun hierbei u. a. einen Teil der Albuminfraktion der Versuchsperson abgebaut hat. Sinkt doch diese Fraktion um 14% 6 Stunden nach der Eigenblutinjektion.

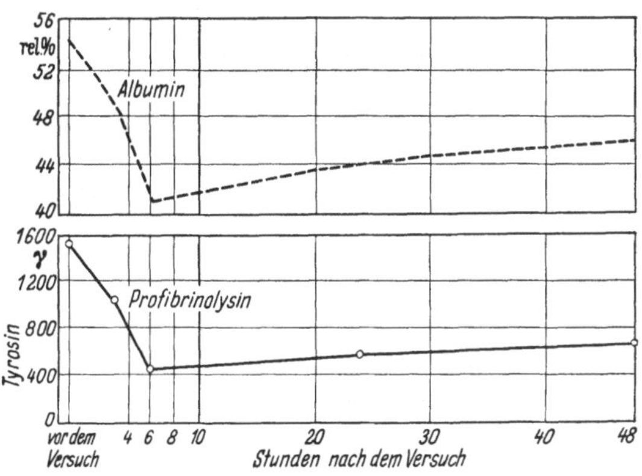



Abb. 1. Aktivierung des Profibrinolysins durch intramuskuläre Eigenblutinjektion beim Menschen

Aus diesem Versuch, den wir mehrfach haben bestätigen können, geht hervor, daß ein Hämatom, wie wir es hier experimentell gesetzt haben, sehr schnell autolytisch zerfällt und auf diese Weise das intravasale Fibrinolysinsystem aktiviert. Das Fibrinolysin greift die Eiweißkörper des Blutplasmas an, in diesem Versuch verdeutlicht an dem Verhalten der Albuminfraktion.

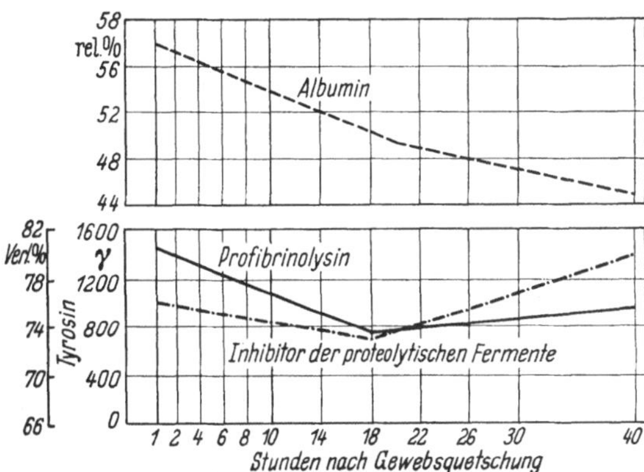



Abb. 2. Aktivierung des Profibrinolysins durch Weichteilverletzungen beim Menschen

2. Eine schwere Muskel- und Gewebsquetschung (Abb. 2) mit mehreren großen Platzwunden an den unteren Extremitäten zeigt ein ähnliches Verhalten. Es ist auch hier Fibrinolysin entstanden, denn das Profibrinolysin nimmt anfänglich ab. Das Albumin wird ebenfalls abgebaut. Der untersuchte Fermentinhibitor zeigt eine Abnahme, da er ja das entstandene Fibrinolysin abgebunden hat. Analog zum ersten Versuch muß also auch hier eine passagere Aktivierung von Fibrinolysin angenommen werden.

Derartige Veränderungen sieht man nach allen Gewebsschäden, die stärkeren Gewebszerfall aufweisen. Auch nach operativen Eingriffen, gleich welcher Art, sind sie häufig zu beobachten.

3. Das nächste Beispiel (Abb. 3) zeigt einen Krankheitsfall, bei dem neben den vorhergehend beschriebenen Veränderungen nun auch *freie proteolytische Fermente in Form des Fibrinolysins* auftreten.

Ein 53jähriger Mann erkrankte an einer Gangrän der linken unteren Extremität infolge Embolie der Art. femoralis. Er weist aber schon vor der Operation (Oberschenkelamputation) freies Fibrinolysin im Blut auf. Hier entsteht sicherlich neben dem Fibrinolysin auch Trypsin und Kathepsin. Der Inhibitor ist sehr stark verringert, das Profibrinolysin anfänglich ebenfalls. Sechs Stunden nach der Operation ist kein freies Fibrinolysin mehr zu beobachten. Die starke Verringerung des Inhibitors ist dem vermehrten Auftreten von Fibrinolysin zuzuschreiben.

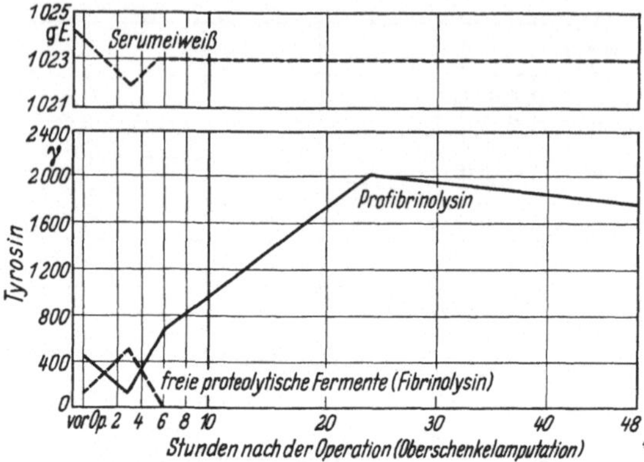


Abb. 3. Aktivierung des Profibrinolysins und Auftreten freier proteolytischer Fermente (Fibrinolysin) bei einem Patienten vor und nach Oberschenkelamputation wegen Unterschenkelgangrän

Wie können wir das Auftreten freier proteolytischer Fermente verhindern? WERLE entwickelte kürzlich einen Trypsin-Inhibitor aus tierischem Pankreasgewebe, mit dem man freies Trypsin abbinden kann. Freies Trypsin erscheint bei der akuten Pankreatitis im Kreislauf und ruft dort fast die gleichen Veränderungen hervor, wie sie die vorangegangenen Ausführungen für das Fibrinolysin schildern. Dieser Trypsin-Inhibitor ist unter der Bezeichnung „Trasylol" im Handel. Nach unseren Untersuchungen *inhibiert* er aber *nicht nur allein das Trypsin, sondern auch das Fibrinolysin und Profibrinolysin.*

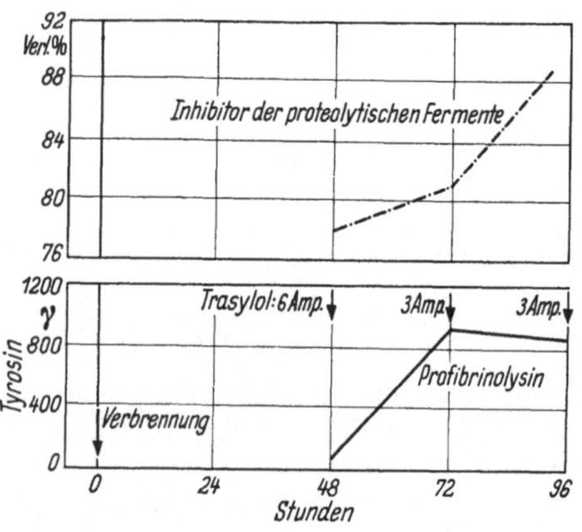


Abb. 4. Inhibition des Profibrinolysins durch Trasylol

Abb. 4 zeigt nämlich, wie sechs Ampullen Trasylol bei einer 81jährigen Patientin mit drittgradigen Verbrennungen am Gesäß und beiden unteren Extremitäten das Profibrinolysin auf eine kaum nennenswerte Menge reduziert, liegt doch der Normalwert des Profibrinolysins zwischen 800 bis 1200 g Tyrosin. Geben wir nun das Trasylol in vitro in ansteigenden Mengen zu frisch entnommenen Blutkonserven (250 ml), so sehen wir ebenfalls eine Abnahme des Profibrinolysins entsprechend der zugegebenen Menge des Trasylols.

Die beiden letzten Beispiele haben die Wirksamkeit eines neuartigen wichtigen Faktors in der Behandlung von Störungen der biologischen Zusammensetzung des Blutplasmas nach Gewebstraumen aufgezeigt. Das Trasylol ist demnach nicht nur als trypsinabbindende Substanz therapeutisch zu verwenden, sondern auch zur Fibrinolysininaktivierung im Kreislauf. Es darf in diesem Zusammenhang auf die dramatisch ablaufenden Verblutungstodesfälle durch Fibrinolysinaktivierung und dadurch bedingten Fibrinogenmangel in der Geburtshilfe bei placenta praevia und abgestorbenen Früchten hingewiesen werden. In der Chirurgie sehen wir derartige Blutungen manchmal nach Prostata- und Lungenoperationen (SOULIER), denn diese Gewebe enthalten besonders reichhaltig die das Profibrinolysin aktivierenden Gewebszerfallstoffe. Schwere Bluteiweißtraumatisierungen während Herzoperationen mit der Herz-Lungen-Maschine mit bestehender Blutungsgefahr werden während der Operation von uns laufend durch entsprechende Plasmaeiweißuntersuchungen überwacht.

Für die Unfallchirurgie ist die Verabfolgung des Trasylols zu empfehlen, wenn Gewebsschädigungen größeren Ausmaßes vorliegen. Mit diesem Mittel kupieren wir freie proteolytische Fermente im Kreislauf besonders dann, wenn der körpereigene Inhibitorenmechanismus durch ständige Beanspruchung nicht ausreicht. Wir verhindern auf diese Weise die sonst unweigerlich fortschreitende Bluttraumatisierung.

Sind wir gezwungen, Blut zu transfundieren, so ist die vorherige Beifügung dieses Präparates in Mengen von 2 bis 3 ml auf 100 ml Blutkonserve empfehlenswert. Wir verhindern durch diese prophylaktische Maßnahme eine Aktivierung des aus der Blutkonserve kommenden Profibrinolysins zu Fibrinolysin im Kreislauf des kranken Menschen und unterbrechen somit durch derartige Transfusionen den unzweckmäßigerweise unterhaltenen Circulus vitiosus einer ständigen Neubildung von Fibrinolysin.

Eine therapeutische Möglichkeit, proteolytische Fermente im Kreislauf zu inaktivieren, gab es bisher nicht. Man vermied Blut- und Plasmatransfusionen und war auf die so sehr teuren gereinigten Präparate der Industrie wie Humanfibrinogen, Humanalbumin, antihaemophiles Globulin A, ACC 76 u. a. m. angewiesen.

Selbstverständlich ist die Verwendung letzterer Mittel als Substitutionstherapie bei fibrinolytischen Blutungen oder toxischen Schädigungen des Menschen durch Entstehung proteolytischer Fermente zweckmäßig, jedoch unter Hinzufügung des Fermentinhibitors Trasylol. Die Trasylolbehandlung ist der Anfang einer neuartigen fermentinhibitorischen Therapie des unfallgeschädigten Organismus, weitere Fortschritte auf diesem Gebiet sind zu erwarten.

Zusammenfassend ist zu betonen, daß es zeitweise auch in der Unfallchirurgie notwendig ist, den modernen Stand des pathophysiologischen Geschehens im traumatisierten Organismus auf dem Gebiet der Prophylaxe und Therapie der Traumafolgen erneut darzulegen.

In den vorliegenden Ausführungen habe ich versucht, diese Fragen auf dem Gebiet der Entstehung und Hemmung proteolytischer Fermente beim unfallgeschädigten Menschen aufzuzeigen und eine sinnvolle Behandlung der entstandenen Schäden im intravasalen Raum anzudeuten.

C. Carrié, Dortmund: **Prophylaxe und Therapie der Schmutztätowierungen**[*].

Es wird über 600 unfallverletzten Patienten mit Fremdkörpereinsprengungen berichtet, die in vier Jahren behandelt wurden. Bei fast allen Fällen wird das hochtourige Schleifen nach Schreus angewandt, wobei die Entfernung der Fremdkörper nicht immer in einer Sitzung möglich ist, sondern oft erst durch mehrere Sitzungen erreicht wird. Zwischenzeitlich werden keratolytische Mittel angewandt. Man erreicht hierdurch eine Auflockerung des Gewebes, also in etwa analoge Verhältnisse wie bei einer frischen Verletzung, bei der die Fremdkörper leichter entfernt werden können. In jedem Falle sollte versucht werden, baldmöglich die Fremdkörper zu entfernen, da alte Fremdkörpereinsprengungen bekanntlich schwieriger zu behandeln sind. Wenn das Schleifen nicht ausreichend ist, so werden anschließend Excisionen vorgenommen bzw. die Fremdkörper herauspräpariert. Die Behandlung erfolgt unter gleichzeitiger Gabe von Antibiotica. Zur Verhütung von Keloiden hat sich die Histaminasebehandlung (Torantil), die von Schreus inauguriert wurde, bewährt. Bei einer Anzahl von Fällen wurde neuerdings ein Kunststoff-Baumwollgewebe (Trevira) an Stelle von Mull als Verbandmaterial benutzt, was sich durchaus als gewebs- bzw. wundfreundlich bewährt hat. Durch zahlreiche Abbildungen wird die Methodik und das Ergebnis wiedergegeben.

W. Ey, Heidelberg, und W. T. Ulmer, Bochum: **Über die Wirksamkeit manueller Beatmungsmethoden und der sogenannten Mund-zu-Mundbeatmung auf den Gasaustausch. (Mit 4 Abb.)**

Als Beitrag zur Diskussion um die beste Beatmungsmethode bei Verunglückten führten wir Messungen über die Wirksamkeit der verschiedenen manuellen Beatmungsverfahren und der sogenannten Mund-zu-Mundbeatmung auf den Gasaustausch beim Menschen durch.

Die Ergebnisse wurden an narkotisierten relaxierten[1] Patienten der Universitäts-Hals-Nasen-Ohren-Klinik Heidelberg (Direktor: Prof. Dr. W. Kindler) mit den Beatmungsmethoden nach Thomsen, Nielsen und Silvester-Brosch sowie mit den von uns zusammen mit Harrfeldt und Reichel abgewandelten verschiedenen Mund-zu-Mundbeatmungsmethoden gewonnen. Unsere Untersuchungen unterscheiden sich von

---

[*] Erscheint ausführlich in der Zeitschrift „Berufsdermatosen".

[1] Die Relaxation wurde bei allen Untersuchungen mit dem Succinyl-bis-cholinchlorid = Pantolax der Fa. Dr. R. Reiss, Berlin, erreicht.

denen des älteren Schrifttums vor allem dadurch, daß wir nicht nur die Größe des Pendelluftvolumens für die Beurteilung der Wirksamkeit einer Beatmungsmethode heranzogen, sondern daß wir bei allen Versuchen die arterielle Sauerstoffsättigung mittels der Ohroxymetrie nach MATTHES und den alveolären Kohlensäuredruck des Beatmeten fortlaufend mit dem Ultrarotabsorbtionsschreiber (nach LUFT und ULMER) gemessen haben. Das Pendelluftvolumen, die Atemfrequenz sowie der Sauerstoffverbrauch respektive bei der Mund-zu-Mundbeatmung auch der alveoläre Kohlensäuredruck des Beatmers wurden ebenfalls registriert.

Es wurden zwei Untersuchungsreihen durchgeführt. Die beiden Reihen unterscheiden sich dadurch, daß bei der ersten die narkotisierten relaxierten Patienten intubiert waren, während bei der zweiten Reihe am narkotisierten relaxierten, aber nicht intubierten Patienten beatmet wurde.

Ergebnisse der manuellen Beatmungsmethoden: Bei vier Personen, bei denen *nach Intubation* eines Magill-Tubus nach der Methode THOMSEN beatmet wurde, brachte nur ein Versuch befriedigende Ergebnisse. Bei diesem Versuch wurde ein 19jähriger Mann beatmet. Die anderen Patienten waren 36, 58 und 47 Jahre alt und mäßig übergewichtig. Die Abb. 1 zeigt die während der Beatmung des 47jährigen registrierten Kurven.

Auf Grund dieser Ergebnisse ist anzunehmen, daß bei der Beatmung nach THOMSEN auch bei offenen Atemwegen der Gasaustausch nicht immer ausreichend ist. Die Meßergebnisse sprechen dafür, daß dabei eine

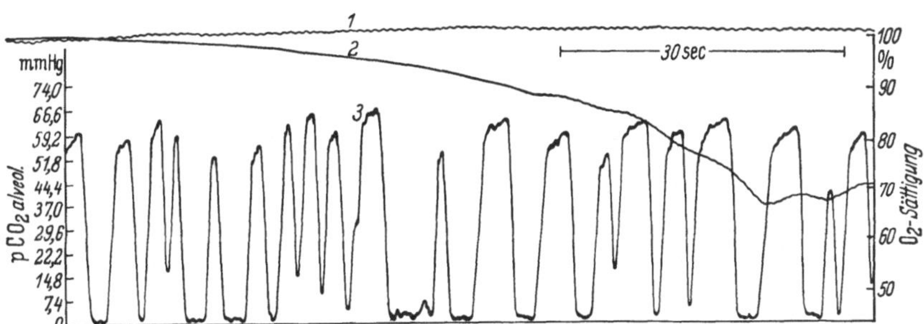


Abb. 1. Beatmung eines 47jährigen übergewichtigen Patienten nach THOMSEN. *1* Gefäßfüllung phlethysmographisch, *2* Sauerstoffsättigung arterielloxymetrisch, *3* alveolärer Kohlensäuredruck. Beachte das Absinken der Sauerstoffsättigung und den Anstieg des alveolären Kohlensäuredruckes

stärkere ungleichmäßige Ventilation zustande kommt, eine sogenannte Verteilungsstörung, d. h. einzelne Gebiete der Lunge werden schlecht oder gar nicht belüftet. Bei den Versuchen, bei denen wir an vier intubierten Patienten die Beatmung nach HOLGER NIELSEN durchführten, konnten in jedem Fall normale Blutgaswerte aufrechterhalten werden. Bei den vier Patienten, die, intubiert nach der Methode SILVESTER-BROSCH (Rückenlage, Inspirations- und Exspirationshilfe durch Führung der Arme) beatmet wurden, erreichten wir normale Blutgaswerte bei drei Patienten, bei einem übergewichtigen Patienten sank die Sauerstoffsättigung auf 92% ab.

*Bei Versuchen ohne Intubation* konnten wir bei drei nach Nielsen Beatmeten in keinem Fall normale Blutgaswerte aufrechterhalten. Die erzielte Atemtiefe reichte nicht aus, um echte Alveolarluft zu fördern.

Die Methode Thomsen haben wir gar nicht erst ausgeführt, da sie schon bei intubierten Patienten öfter ungenügend war.

Bei den Beatmungen nach Silvester-Brosch an nicht intubierten, aber relaxierten Patienten waren die Ergebnisse nicht besser. Lediglich

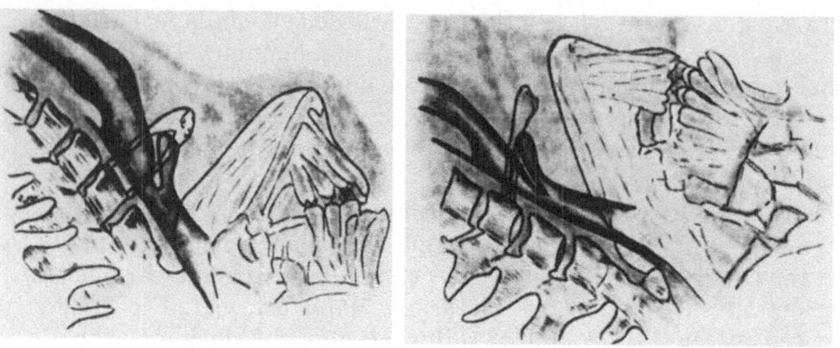

Abb. 2. Größe der luftführenden Räume im Hypopharynx, Kehlkopf und Trachealbereich vor Narkose und vor Relaxation bei nach hinten gestrecktem Kopf (Kinn nach oben) und bei gebeugtem Kopf (Kinn auf der Brust)

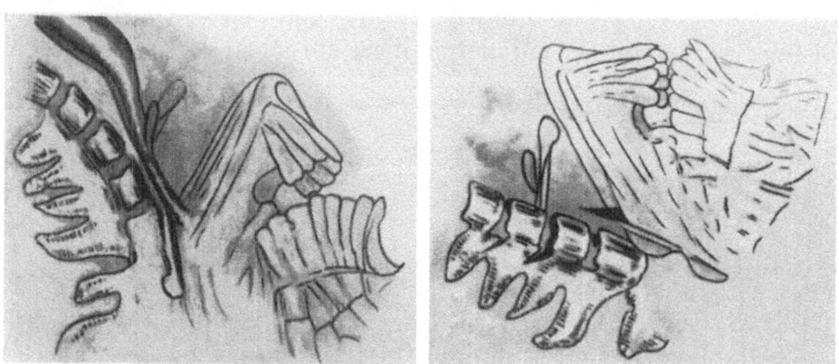

Abb. 3. Größe der luftführenden Räume im Hypopharynx, Kehlkopf und Trachealbereich unter Narkose und Relaxation bei nach hinten gestrecktem Kopf (Kinn nach oben) und bei gebeugtem Kopf (Kinn auf die Brust)

bei einem, bei dem die Schulter unterstützt worden war, so daß der Kopf zurücksank und der Hals gestreckt wurde, gelang es, die Beatmung über die vorgesehene Zeit von fünf Minuten hindurch auszuführen. Röntgenaufnahmen der oberen Luftwege vor und nach Relaxation geben eine Erklärung dieser Beobachtung und lassen die Bedeutung der Kopflagerung für die Freihaltung der Atemwege erkennen (Abb. 2 u. 3 Röntgenschema).

Zusammenfassend ist nach den vorgelegten Ergebnissen festzustellen, daß alle *manuellen* Beatmungsverfahren für die Ventilation des Alveolarraumes unzureichend sind, wenn nicht die Atemwege aktiv freigehalten werden, am besten durch Intubation oder für die Nothilfe durch weites

Strecken des Kopfes nach hinten. Zusätzlich ist es nötig, den Unterkiefer nach vorn zu ziehen (Esmarch-Heibergscher Handgriff).

Solange nur ein Nothelfer zur Verfügung steht, wird es oft nicht gelingen, bei einer der manuellen Methoden die Atemwege zuverlässig frei zu halten. Hinzu kommt noch ein relativ großer Energieaufwand, den die manuellen Methoden für den Retter erfordern. Unter Einsetzung normaler Ruhewerte fanden wir Sauerstoffverbrauchswerte für den Retter, die einer Belastung von 130 W am Fahrradergometer entsprechen.

Da in der sogenannten Mund-zu-Mundbeatmung eine Methode zur Verfügung steht, die einfacher zu erlernen ist und sicherlich viel weniger Energie erfordert, war zu überprüfen, ob die Ventilation der Lunge mit Ausatmungsluft des Retters für die Sauerstoffversorgung des Blutes des Verunglückten genügt und nicht gefährlich hohe Kohlensäurekonzentrationswerte im Alveolarraum und Blut des Beatmeten auftreten. Gleichzeitig mußte überprüft werden, ob nicht durch die Entwicklung eines Hyperventilationssyndroms beim Beatmer die Rettungsaussichten wieder zunichte gemacht werden können. Unsere diesbezüglichen Untersuchungen wurden an insgesamt 9 Patienten im Alter zwischen 19 und 52 Jahren durchgeführt.

Bei 4 Versuchen wurde nach Relaxation in tiefer Narkose ein Magill-Tubus intubiert und dann zweimal eine Mund-Tubusbeatmung und zweimal eine Mund-Resutator-Tubus-Beatmung durchgeführt. Als Resutator[1] stand uns ein Gerät zur Verfügung, bei dem durch Vorschaltung eines Gummischlauches mit zwei Ventilen ein zusätzlicher Totraum geschaffen wird.

Bei 5 Versuchen wurde ohne Intubation an relaxierten Patienten entweder direkt Mund-zu-Mund oder über einen Brücken-Tubus oder über den Resutator mit Maske über 6 Minuten lang beatmet. Auch bei dieser Versuchsserie wurden fortlaufend oxymetrisch die arterielle Sauerstoffsättigung sowie der alveoläre Kohlensäuredruck über den URAS gemessen.

In jedem Fall der Serie der intubierten Patienten lagen die Kohlensäuredruckwerte bei den Beatmeten noch unterhalb der Norm. Die arteriellen Sauerstoffsättigungswerte des Beatmeten lagen etwas tiefer, als sie bei Spontanatmung von Zimmerluft gemessen wurden. Keiner der Werte lag aber in einem Bereich, der als gefährlich hätte angesehen werden müssen.

Die Ergebnisse der verschiedenen Mund-zu-Mundbeatmungen am Relaxierten ohne Intubation zeigen, daß die arteriellen Blutgaswerte wieder etwas niedriger liegen, als normalen Sauerstoffsättigungswerten entspricht.

Sie sind aber immer noch so gut, daß eine Gefahr für den Verunglückten dadurch nicht anzunehmen ist.

Die exspiratorisch alveolär gemessenen Kohlensäuredruckwerte liegen alle im Normbereich. Eine Kohlensäureretention des Beatmeten durch die Mund-zu-Mundbeatmung braucht nicht befürchtet zu werden.

---

[1] Hersteller: Drägerwerk, Lübeck.

Tabelle. *Sauerstoffsättigungsprozent des Beatmeten und alveolärer Kohlensäuredruck des Beatmeten und Beatmers bei der Mund-zu-Mundbeatmung bei nicht intubierten Patienten in der 6. Beatmungsminute*

| Methoden | Beatmeter | | Beatmer |
| --- | --- | --- | --- |
| | arterielle Sauerstoffsättigung in Prozent | alveolärer Kohlensäurepartialdruck in mm Hg | alveolärer Kohlensäurepartialdruck in mm Hg |
| Mund-zu-Mund .......... | 93 | 39 | 22 |
| | 87 | 39 | 24 |
| | 91 | 42 | 23 |
| Mund-Oehmigtubus ...... | 91 | 41 | 19 |
| | 88 | 43 | 23 |
| Mund-Ororesutator ....... | 92 | 31 | 28 |
| | 93,5 | 34 | 31 |
| | 89 | 34 | 25 |

Am günstigsten liegen die Ergebnisse bei der Beatmung über den Resutator, wobei die Vorschaltung eines Totraumes von etwa 150 ccm auch zur Vermeidung eines Hyperventilationssyndroms bei dem Beatmer wertvoll ist.

Zusammenfassend können wir also feststellen, daß die Sauerstoffsättigungswerte des arteriellen Blutes bei allen angewendeten Variationen der Mund-zu-Mundbeatmung in einem Bereich liegen, der eine ausreichende Sauerstoffversorgung des Organismus sicherstellt, ohne daß die Gefahr einer Kohlensäureretention besteht. Da der Beatmer die Hände frei hat, kann er den Kopf des zu Beatmenden in die für die Schaffung von freien Atemwegen notwendige Lage bringen, auch kann er an den Bewegungen des Thorax des Verunglückten zuverlässig die Wirksamkeit seines Beatmungsversuches beurteilen.

Zur Vermeidung eines Hyperventilationssyndroms beim Retter ist folgende Atemtechnik zu beachten:

Nach einer exspiratorischen Pause soll rasch und tief etwa 1000 ccm eingeatmet und ohne inspiratorische Pause sofort wieder ausgeatmet werden. Durch diese, auch von Safar empfohlene Technik wird es dem Retter möglich, mit einem großen funktionellen Totraum zu beatmen und seiner Atemluft möglichst wenig Zeit für die Mischung mit der Alveolarluft zu lassen, d. h. er wird also auch weniger $CO_2$ abatmen. Wenn der Laienhelfer von der Harmlosigkeit der Symptome einer Hyperventilation und der sofort wirksamen Gegenmaßnahme des „weniger Atmens" überzeugt wird, besteht von dieser Seite sicher keine Gefahr.

Von einigen Autoren wird die Ansicht vertreten, daß bei der Beatmung Verunglückter die Ventilation nicht so wesentlich ist; die Anregung des Herzens und des Kreislaufs sei von mindest ebenso großer Bedeutung. Bruhns und Thiel kommen vor allem zu dieser Ansicht, da sie von einer verhältnismäßig geringen Durchlüftungsgröße der meisten manuellen Beatmungsmethoden überzeugt sind. Ein eindeutiger Nachweis, daß bei wirklichem Scheintod durch eine der manuellen Beatmungsmethoden eine zuverlässige Herzanregung oder ein Notkreislauf gelingen könnte, ist aber bisher nicht erbracht worden.

An der Bezeichnung Mund-zu-Mundbeatmung wurde hier als Oberbegriff festgehalten, obwohl bei einer Beatmung über einen Tubus oder über den Resutator keine Mund-zu-Mundbeatmung mehr vorliegt.

Von ULMER, HARRFELDT und REICHEL, die weitere Beatmungsversuche anstellten, wurde der Oberbegriff „Atemspende" gewählt, in den die Mund-zu-Mund-, Mund-zu-Nase- und Mund-zu-Tubus- oder Resutator-Methoden eingehen. Ihre Versuche zeigten, daß — ohne Hilfsmittel — die Mund-zu-Nasemethode am einfachsten und zuverlässigsten durchzuführen ist. Die Mund-zu-Tubusbeatmung — sie benutzten einen Rettungstubus, sogenannter Orotubus[1] (Abb. 4 läßt ihn erkennen) — bietet aber nicht nur in hygienischer und ästhetischer Hinsicht Vorteile, sie macht den Beatmer auch beweglicher. Bei richtig durchgeführter Atemspende können Beatmungspausen bis zu 45 sec in Kauf genommen werden, wodurch dann Lagerung des Verunglückten, z. B. auf einen Tisch oder Vorbereitung zum Abtransport usw., möglich werden.

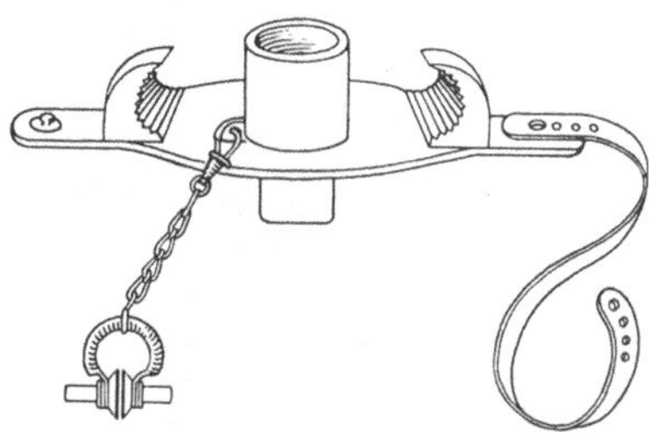

Abb. 4. Rettungstubus für die Atemspende Mund-zu-Tubus

Eine derartig durchgeführte künstliche Beatmung ist unseres Erachtens für den Laienhelfer die beste Maßnahme, die er nicht nur für die Aufrechterhaltung eines Gasaustausches, sondern gleichzeitig auch für einen eventuell geschädigten Kreislauf tun kann.

Zusammenfassend können wir also feststellen, daß die Atemspende in der Wiederbelebung von Patienten, die nicht mehr oder ungenügend atmen, an erster Stelle durchzuführen ist. Ihre Vorteile den manuellen Methoden gegenüber liegen vor allem in folgenden Punkten:

1. Der Atemspender merkt sofort, ob er seine Luft einblasen kann, d. h. ob die Atemwege offen sind; 2. Der Gasaustausch ist sehr gut; 3. Die Atemspende ist die am wenigsten anstrengende Methode der künstlichen Beatmung; 4. Der Atemspender hat seine beiden Hände frei, um die Atemwege aktiv freizuhalten (Esmarch-Heibergscher Handgriff); 5. Die Atemspende kann auch auf dem Transport, z. B. auf einer Trage, dann allerdings am besten mit dem Resutator durchgeführt werden; 6. Die Atemspende kann in jeder Körperlage des Verunglückten durchgeführt werden, solange nur die Nasen- oder Mundöffnung des Verunglückten zugänglich ist. So ist z. B. eine Beatmung bei eingeklemmten Verunglückten oder auch auf einem kleinen Rettungsboot nur mit der Atemspende möglich; 7. Die Atemspende ist für den Beatmeten das schonendste Verfahren der Wiederbelebung, da plötzliche ruckartige Bewegungen, wie sie bei den manuellen Methoden notwendig sind, vermieden werden.

**Literatur.** ULMER, W. T., W. EY, D. HERBERG, G. REICHEL, u. W. SCHWAB: Dtsch. med. Wschr. **85**, 58 (1960) u. **85**, 63 (1960). Weitere Literatur siehe dort. — ULMER, W. T., H. P. HARRFELDT u. G. REICHEL: Dtsch. med. Wschr. **85**, 67 (1960).

---

[1] Hersteller: Drägerwerk, Lübeck.

STOECKEL, Bad Godesberg-Mehlem: Nach den Ausführungen des Referenten EY könnte man obenhin der Auffassung sein, nunmehr sei einwandfrei erwiesen, daß die Atemspende durch künstliche Beatmung mit dem Munde allen anderen Wiederbelebungsmethoden überlegen ist. Die Wiederbelebung von Hand könne indessen nunmehr endlich abgetan werden. Es ist in der Tat so, daß sich alle Stellen, die bisher die Wiederbelebung von Hand nach verschiedenen Methoden propagiert haben, eingehend mit dieser neuen Wiederbelebungsart befassen, um in dieser Frage Klarheit zu bekommen.

Man soll indessen drei Dinge bei diesen Überlegungen berücksichtigen:

1. Organisationen wie die Deutsche Lebens-Rettungs-Gesellschaft, die Wasserwacht des Roten Kreuzes u. a. warten Jahr für Jahr mit Hunderten von Fällen auf, die mit den Methoden der Wiederbelebung von Hand gerettet wurden. 2. Freilich wird man nie einwandfrei wissenschaftlich nachweisen können, wie viele der Geretteten wirklich scheintot, d. h. atem- und pulslos gewesen sind. Das liegt an etlichen Begleitumständen jedes Unfalls, die eine wissenschaftliche Eruierung von Einzelheiten verbieten. 3. Die Versuchspersonen, die EY und ULMER für ihre Experimente zur Verfügung standen, waren sicherlich nicht „scheintot", denn ihr Kreislauf war völlig regelrecht, so daß man ihnen diese Experimente zumuten durfte.

THOMSEN gibt an, daß der Kreislauf beim ertrinkenden Scheintoten sistiert und daß die Thoraxkompression entscheidend wichtig ist, ihn wieder in Gang zu bringen. ULMER meint, daß auch beim Scheintoten ein minimaler Kreislauf im Sinne der Zentralisation vorhanden sei und daß dieser durch optimale Sauerstoffzufuhr entscheidend angeregt werden könne.

Abgesehen von diesen Fragen scheint mir wichtig, darauf hinzuweisen, daß die Wiederbelebungsmethoden von Hand von den hier besonders interessierten Organisationen seinerzeit offiziell eingeführt werden konnten, weil man sie einzeln und nach Kommando in Reihen üben lassen konnte, und daß man ihre Betätigung den aktiven Helfern dieser Organisationen dienstlich vorgeschrieben hat. — Mit der Atemspende sieht es in dieser Beziehung sehr ungünstig aus: Man kann sie in Rettungsgemeinschaften nicht gegenseitig üben, man kann sie daher auch nicht offiziell einführen, und man kann vor allen Dingen den diensttuenden Helfern dienstlich nicht vorschreiben, sie auszuüben. Das Unästhetische und die Angst vor Infektion bewirken Hemmungen beim einzelnen Helfer, die man nicht unbeachtet lassen kann. In Anbetracht der einwandfreien Ergebnisse von EY und ULMER wird man diese Beatmungsart indessen sehr empfehlen müssen, doch kann dies nur in bezug auf die private Entschlußfreudigkeit jedes einzelnen Menschen geschehen, der sich überwinden muß, kann und soll, diese Wiederbelebungsart unmittelbar auszuführen.

Gerade in bezug auf die persönlichen Hemmungen scheint es so, als ob die einschlägige Industrie mit der Erfindung von Tuben und des Oro-Resutators hier wieder einmal entscheidend geholfen hat. In Wirklichkeit ist die Empfehlung dieser Apparate insofern bedauerlich, als die Erfolgsgarantie der Atemspende mit ihrer unmittelbaren Ausführung von Mund zu Nase steht und fällt. Zwar kann man Wachstationen, Unfallrettungswagen und einzelne Helfer mit diesen Hilfsgeräten ausstatten, aber damit sind dann zwei Unsicherheiten geschaffen:

1. Ist das Gerät im Unglücksfall wirklich sofort zur Hand? — Der Mund eines rettungsbereiten Helfers ist es immer! 2. Wird sich ein Helfer, der seinen Resutator zu Hause vergaß, im Unglücksfall ebenso schnell entschließen, die Beatmung unmittelbar durchzuführen wie mit diesem Gerät? Ein Helfer, der nie etwas von den Hilfsgeräten erfuhr, wird es im Zweifelsfalle tun!

Der Erste-Hilfe-Ausschuß des Hauptverbandes der gewerblichen Berufsgenossenschaften, die Bundesärztetagung der Deutschen Lebens-Rettungs-Gesellschaft und der Sanitätsausschuß des Deutschen Roten Kreuzes, ihm beipflichtend die Verantwortlichen der Johanniter-Unfall-Hilfe und des Malteser-Hilfsdienstes haben sich entsprechend diesen Gedanken entschlossen, bezüglich einer offiziellen Einführung der Atemspende Zurückhaltung zu bewahren. Im Bergbau wie auch in den anderen Organisationen ist man dabei, zunächst einmal Erfolgskasuistik zu sammeln. Die Bundeswehr, die eine Methode der Wiederbelebung von Hand eliminierte und die Atemspende offiziell eingeführt hat, wird wohl nicht umhinkönnen, diese und andere Diskussionsgedanken nachträglich zu pflegen.

WEHRLI, Locarno/Schweiz: Zum Problem der Wiederbelebung, also auch der dazu gehörenden Beatmungsmethode möchte ich mir erlauben, auf die Arbeiten von Prof. HENSCHEN hinzuweisen. Prof. HENSCHEN hat Patienten aus dem sogenannten Narkosetod gerettet, indem er diesen mit Sauerstoff angereichertes Blut intravenös, im Notfall sogar direkt in die Jugularis eingespritzt hat.

Seit 1926 behandelte ich Blut mit UV, und angeregt durch die Arbeiten von HENSCHEN entwickelte ich die H.O.T.

Daraus zeigte sich, daß in dieser kombinierten Behandlung des Blutes nicht der Sauerstoff für sich allein maßgebend ist, sondern vielmehr das von Prof. ALBERS (Universität Mainz) gefundene Peroxyd. Dr. med. habil. ZIEGLER (Universität Freiburg) bezeichnete es in seinen Arbeiten als $= \dfrac{\text{Katalysator I}}{\text{H. O. T.}}$

In Notfällen hat sich gezeigt, daß selbst kleine Mengen von 20 bis 40 ccm auch intramuskulär genügen, diese Aktivierung der Sauerstoffutilisation zu bewerkstellen. Ganz abgesehen von dem in diesem Verfahren erzielten therapeutischen Effekt, d. h. eine schnellere Resorption vor allem der Ödeme durch diese H.O.T.-Behandlung des Blutes.


**W. TÖNNIS, Köln: Haftpflichtversicherung und Entstehung von Schäden bei der ärztlichen Behandlung, ohne daß ein Kunstfehler vorliegt.**

§ 823 BGB bestimmt: „Wer vorsätzlich oder fahrlässig das Leben, den Körper, die Gesundheit, die Freiheit oder ein sonstiges Recht eines anderen widerrechtlich verletzt, ist dem anderen zum Ersatz des daraus entstehenden Schadens verpflichtet..." Bei der Anwendung dieses Paragraphen ist sodann von dem Kunstfehler die Rede, der aber nur bei vorsätzlicher oder fahrlässiger Handlungsweise die Schadensersatzpflicht bedingt.

Nur wenn diese Schadensersatzpflicht anerkannt ist, d. h. nur bei Folgen eines fahrlässigen Kunstfehlers, übernimmt die Haftpflichtversicherung die Entschädigung des Geschädigten. Schädigende Folgen, die durch eine ärztliche Handlung hervorgerufen sind, die nicht als fahrlässiger Kunstfehler angesehen werden kann, werden nicht entschädigt.

Jeder von uns, der in solchen Fällen als Gutachter tätig war, wird es empfunden haben, daß hier eine Lücke in unserer sozialen Fürsorge — ganz allgemein gesprochen — besteht, und er wird das Gefühl einer gewissen Ungerechtigkeit in der Behandlung solcher Fälle gehabt haben.

Um das Verständnis dieser Situation zu erleichtern, möchte ich einige Beispiele anführen.

1. Bei einem 37jährigen Mann wurden wegen Beschwerden nach einer Magenresektion Intercostalnervenblockaden durchgeführt. Nach einer Blockade kam es zu einem kompletten Querschnittssyndrom bei D9.

2. Bei einer 22jährigen Patientin wurde wegen Gallenblasenentzündung eine paravertebrale Blockade durchgeführt. Am nächsten Tag trat eine Blasenlähmung, anschließend ein in drei Tagen komplettes Querschnittssymdrom bei D11 ein.

Im Gerichtssaal heißt es: „Eine für die Gesundheitsschädigung der Klägerin ursächliche, schuldhafte, unsachgemäße ärztliche Behandlung liegt nicht vor, ist mindestens nicht bewiesen."

3. Bei einem 63jährigen Mann wird wegen kolikartiger Schmerzen, die auf einen Ureterstein zurückgeführt wurden, eine paravertebrale Grenzstrangblockade durchgeführt. In den nächsten Tagen bildete sich ein Querschnittssyndrom bei D7 aus. Schadenersatzansprüche wurden durch Gerichtsurteil abgelehnt.

4. Bei einer 29jährigen Patientin mit früherer Bauchfelltuberkulose und Laparotomien wegen Adhäsionsbeschwerden wurde nach einer paravertebralen Anaesthesie ein inkompletter Querschnitt bei D10 beobachtet. Kunstfehler bzw. Schadenersatzpflicht wurde nicht anerkannt.

Ich habe diese Beispiele erwähnt — im Schrifttum gibt es etwa 40 solcher Fälle —, weil sie mir so besonders anschaulich erschienen. Sehen wir von dem 63jährigen Mann ab, so handelte es sich doch um junge, an sich leistungsfähige Menschen, denen noch das ganze Leben offenstand. Die Querschnittslähmung behinderte ihre zu erwartende Entwicklung schockartig und grundlegend. Beruflich blieb ihnen nur eine Tätigkeit im Sitzen. Eine besondere Ausbildung vermittelt ihnen eine beschränkte Erwerbsfähigkeit. Auf ein Eheleben, Kinder usw., mußten sie verzichten.

Ich habe dieses Problem einmal im Beirat unserer Gesellschaft geschildert und fand hier die gleiche menschliche Reaktion, d. h. dieses Problem müßte einmal hinsichtlich seiner Behandlungsmöglichkeiten bearbeitet werden. Der Vertreter des Bundesarbeitsministeriums, Herr Ministerialrat Dr. DIERKES, fühlte sich bzw. sein Arbeitsgebiet dabei sofort angesprochen und übernahm es, die Verbindungen mit den entsprechenden Sachbearbeitern anderer in Betracht kommender Ministerien und Dienststellen herzustellen. In zahlreichen Besprechungen haben dann Herr DIERKES und ich uns bemüht, eine Klärung dieses Problems herbeizuführen.

Bei der Berichterstattung über unsere gemeinsamen Erkundungen darf ich mich auf die von Herrn DIERKES angefertigten Protokolle dieser Besprechungen stützen.

Vor uns steht also die Frage: Was wird aus solch einem Patienten?

War er versichert, so steht ihm heute die Rehabilitation durch die Bundesanstalt zu. Nichtversicherte können über die Körperbehindertenfürsorge ebenfalls zur Rehabilitation, d. h. zu einer Berufsausbildung gelangen. Gewiß — aber auch wenn sie so die Möglichkeit zu einer eigenen beruflichen Erwerbsmöglichkeit vermittelt bekommen, werden sie doch immer unter dem Gefühl einer sozialen Ungerechtigkeit stehen, da ihnen durch die Schädigung bei der ärztlichen Behandlung im Leben etwas vorenthalten ist.

Gewiß gehört dieses Problem nicht unmittelbar in den Bereich des Arztes und Gutachters. Aber wer solche Fälle erlebt hat, wird ein gewisses Mitgefühl empfinden, das ihn nach einer Klärung dieser ungerechten sozialen Situation suchen lassen wird. Verschiedene Male haben mich Kollegen als Gutachter veranlassen wollen, im Sinne des Geschädigten den Kunstfehler zu bejahen. Als ich dann auf die damit auch angesprochene strafrechtliche Seite hinwies, zogen sie ihren Vorschlag zurück.

In diesem Zusammenhang interessiert die Frage, wie häufig es zu Schadenersatzverpflichtungen wegen Kunstfehlern gekommen ist. Das Bundesaufsichtsamt für Versicherungen in Berlin konnte ebensowenig Auskunft geben wie der Huk-Verband und das Wirtschafts- bzw. das Justizministerium. Aber wie wir alle wissen, erfolgt der Nachweis eines fahrlässigen Kunstfehlers außerordentlich selten. Noch seltener dürfte die strafrechtliche Verfolgung wegen eines fahrlässigen Kunstfehlers sein.

Um nun die Frage, wie ein Ausweg bei den oben geschilderten verzweifelten Fällen gefunden werden könne, eingehend zu prüfen, haben wir die Kollegen BAUER, Heidelberg, BOHNENKAMP, Oldenburg, BÜRKLE DE LA CAMP, Bochum, A. W. FISCHER, Kiel, MÜLLER, Heidelberg, REINWEIN, Kiel, und ZUKSCHWERDT, Hamburg, um ihre Stellungnahme gebeten, in welchen Fällen ein Operationsrisiko versichert werden sollte und wie man erreichen könnte, die Grenzen eng zu ziehen, um nur die betroffenen Notfälle zu schützen und eine Ausweitung durch unerwünschte spekulative Zweifelsfälle auszuschließen. Es herrschte Einigkeit darüber, daß nur die wenigen Fälle gemeint sein können, bei denen ein unerwünschter Operationserfolg eintritt, der zu einer *erheblichen* Schädigung bzw. Schädigungsfolge führt.

Die Frage an die Kollegen, wer die Versicherungsprämie bezahlen solle, erhielt verschiedene Antworten. Juristisch gesehen müßte natürlich der Patient als Hauptinteressierter der Unkostenträger sein. Menschlich und psychologisch gesehen wäre es falsch, einem Patienten kurz vor einer Operation, die normalerweise zu Bedenken keine Veranlassung geben würde, eine Operations-Risikoversicherung anzuempfehlen.

Da es sich nun zwar nur um eine Schutzmaßnahme zugunsten der Patienten handeln würde, andererseits Krankenhäuser ein Interesse daran haben könnten, Notfällen dieser Art zu begegnen und von sich aus die Versicherungsgebühr zu zahlen, die ja bei klarer Abgrenzung dessen, was man will, nicht hoch sein kann, müßte zumindest der Patient sein Einverständnis geben. Das könnte unauffällig durch einen entsprechenden Passus im Aufnahmeformular der Klinik vollzogen werden, ohne daß der Patient, weil er es nicht genau liest, dadurch erschreckt wird. Herr Regierungsdirektor Dr. TREPTE vom Bundesaufsichtsamt berichtete, daß der Versuch einer Operations-Risikoversicherung bereits einmal gemacht worden sei, und zwar von der Vereinigten Krankenversicherungs A. G. Berlin—München im Jahre 1949. Es ist jedoch nur zu drei Versicherungsabschlüssen gekommen ohne Effekt insofern, als die Patienten die Operationen glücklich ohne nachteilige Folgen überstanden haben.

Die weitere Frage, welche Operationsfolgen durch eine Versicherung geschützt werden sollten, war besonders schwierig zu beantworten.

Es können nur Operationsfolgen für eine solche Versicherung in Frage kommen, die a) unerwartet und unerwünscht sind und b) einen ernsten Folgezustand für dauernd oder für längere Zeit bedingen und zu einer wesentlichen Einbuße der Berufs- und Erwerbsfähigkeit führen.

Der negative Ausgang des Münchner Versicherungsexperimentes, die Schwierigkeit, Patienten von dem Vorteil einer solchen Versicherung zu überzeugen, ohne sie zu erschrecken und damit einen Störfaktor in das ganze Geschehen zu bringen, veranlaßte mich, zusammen mit Herren des Arbeits- und Wirtschaftsministeriums sowie einem Vertreter des Bundesaufsichtsamtes für Versicherungen einen gangbaren Weg zu suchen. Der Vertreter des Bundesaufsichtsamtes, Herr Regierungsdirektor TREPTE, wies auf die sogenannte Kinderlähmungsversicherung hin, bei der durch niedrige Prämien die nachteiligen Folgen einer Poliomyelitis versichert werden können.

Es ist nun in unserem Falle geplant, an die normale Krankenversicherung (das kann sich zunächst natürlich nur auf das Gebiet der freiwilligen Privatversicherung beziehen) eine Operations-Risikoversicherung für bestimmte Fälle gegen einen niedrigen Aufschlag der Prämie anzugliedern. Dabei ist es notwendig, genau zu umreißen, welche Merkmale die gemeinten Fälle haben müssen. Wichtiger als der unerwünschte und unbeabsichtigte Operationsausgang an sich ist — auch nach Auffassung der an der Beratung teilnehmenden Juristen — die Schwere und Dauer des Folgezustandes. Um eine Ausweitung zu verhindern, würde man zweckmäßigerweise nur Fälle mit einer MdE von 50% und mehr wählen. Damit hätte man gleichzeitig eine markante Grenze mit sozialversicherungsrechtlich entsprechenden Auswirkungen. Man könnte auch ausgehen von dem Begriff der Berufsunfähigkeit und Erwerbsunfähigkeit, wie sie in der Rentenversicherung maßgebend sind. Eine solche Versicherung müßte dann im gegebenen Falle eine Rente gewähren, um einmal den Lebensunterhalt zu sichern, dann aber auch Mittel für die notwendige berufliche Umschulung zur Verfügung zu stellen, um so dem Geschädigten einen Weg zu erschließen zur Überwindung seiner Notlage und zum Aufbau einer neuen Existenz.

DRACKLÉ, Mannheim: Die Ausführungen von Herrn TÖNNIS weiß besonders *der* Versicherungsmediziner und *der* Gutachter zu schätzen und zu würdigen, dem immer wieder die Akten zu Haftpflichtansprüchen gegen Ärzte wegen angeblicher Kunstfehler oder Fahrlässigkeit zur Beurteilung vorgelegt werden. Er weiß es aber auch Herrn TÖNNIS zu danken, wenn er eindeutig herausgestellt hat, daß eine Fürsorge in solchen Fällen, wie er sie schilderte — an deren Tragik natürlich nicht zu zweifeln ist —, keinesfalls über den Rahmen der Haftpflicht der handelnden Ärzte geschehen kann, sondern nur auf anderen Wegen gesucht werden darf.

Wir versagen keineswegs unser tiefstes Mitgefühl diesen leidenden Menschen, die ohne ihre Schuld in das Leiden gekommen sind, gerade aber wir Gutachter, die wir uns fast täglich der immer mehr zunehmenden, jedoch weitaus überwiegend unberechtigten Ansprüche gegen Ärzte annehmen müssen, können nicht eindringlich genug davor warnen, dieses Mitgefühl und den Wunsch zu helfen gewissermaßen auf dem Rücken der Ärzte auszutragen. Keinesfalls darf an dem fundamentalen Rechtssatz: „Keine Strafe ohne Schuld" gerüttelt werden.

Wir wissen alle, daß die Arzthaftpflichtprozesse laufend zunehmen, weil in dem immer mehr offenbar werdenden Bestreben der heutigen Zeit für alles Unangenehme, was den Menschen trifft, auch einen Schuldigen und Ersatzleistenden zu finden, wozu die in der Laienpresse öffentlich diskutierten und breit dargelegten medizinischen Probleme das Ihrige beitragen, jeder unerwünschte Erfolg einer Behandlung dem Arzt in die Schuhe geschoben und Ersatz dafür verlangt wird. Die von Herrn TÖNNIS vorgetragenen Fälle sind, in der Gesamtheit gemessen, nur ein kleiner Teil aus dem ganzen großen Strauß der Möglichkeiten, unter denen, wie die Erfahrung lehrt, gerade die geringfügigeren, unvorhersehbar sowie unvermeidbar eintretenden, unerwünschten Ereignisse in den Anspruchserhebungen häufiger werden. Unabsehbar wären die Folgen, wenn man von dem oben erwähnten Rechtssatz abgehen würde und generell den Arzt, der ja schließlich auch nur ein Mensch ist und kein Halbgott, wie man den Eindruck hat, wenn man so manche Gerichtsentscheidung liest, für alles solches Unerwünschte heranziehen würde. Selbst eine noch so eindringliche Betonung, daß dies unter absoluter Verneinung des Vorliegens einer schuldhaften Handlung geschähe, würde daran nichts ändern.

Es ist nicht angängig, einer derartigen Entwicklung Vorschub zu leisten, und wir müssen als Ärzte uns dagegen mit allen zur Verfügung stehenden Mitteln wehren. Dazu gehört auch als wesentlicher Punkt die Aufklärung der Ärzteschaft selbst, damit vermieden wird, wie es mir in letzter Zeit mehrfach bekanntgeworden ist, daß ein Arzt, Kliniker oder Gutachter, einen Kunstfehler oder eine Fahrlässigkeit verneint, aber einen Haftpflichtanspruch aus dem ungünstigen Verlauf bejaht und damit Verwirrung durch sein Gutachten bei den Gerichten und nicht zuletzt auch bei den Patienten, die den Unterschied ja gar nicht erfassen können, stiftet.

Durch die Fortschritte der Technik, der Wissenschaft, auch der medizinischen, und der sogenannten Zivilisation, haben wir uns in eine gefährliche Zeit hineingelebt. Jede Stunde, jede Minute, begeben wir uns freiwillig in alle möglichen Gefahren, die aus diesen drei Sparten uns drohen, ob wir uns in unserem mit allen möglichen technischen Errungenschaften ausgestatteten Heim befinden, ob wir die Straße betreten oder ob wir uns irgendeinem Verkehrsmittel anvertrauen. Wir kennen diese Gefahren, nehmen aber das Risiko derselben, gegen das wir auch schon weitgehend abgestumpft sind, auf uns, um irgendeinen Vorteil materieller oder ideeller Art zu erreichen. Wir haben zudem die Möglichkeit, uns dagegen von uns aus selbst soweit wie möglich persönlich abzusichern. Dies muß auch für die unerwünschten und unvorhersehbaren Möglichkeiten aus den Imponderabilien und den Geheimnissen des lebendigen Geschehens im Kampf um die Gesundheit gelten, es fällt also in das Gebiet der reinen Krankenversicherung, sei sie privater oder öffentlicher Art, denn ein solcher unerwünschter Verlauf, der ohne eine schuldhafte Handlung des Arztes eintritt, gehört ja letzten Endes dem Komplex der behandelten Krankheit an.

Eine Ausdehnung der Haftpflichtversicherung auf die Schäden bei einer ärztlichen Behandlung, ohne daß eine Fahrlässigkeit — das Wort „Kunstfehler" sollte man vermeiden — des Arztes vorliegt, würde auch einen Einbruch in das Vertrauensverhältnis zwischen Arzt und Patient, das zur erfolgreichen Arbeit ja unbedingt erforderlich ist, bedeuten, ganz abgesehen davon, daß heute schon der Patient durch ein sehr verbreitetes Halbwissen aus öffentlichen Diskussionen auch schwieriger und schwebender medizinischer Fragen eher der Kritiker des Arztes geworden ist, als ein Mensch, wie es früher war, welcher gläubig auf die Hilfe seines Arztes vertraut, was für seine Genesung weit förderlicher wäre.


Böhler, Wien: Es ist zu begrüßen, daß Tönnis und seine Gruppe sich dieser Geschädigten annehmen. Gewöhnlich handelt es sich um Fälle, bei welchen eine Klage wegen eines angeblichen Kunstfehlers abgewiesen wurde. Es ist die Frage aufzuwerfen, ob man diese Komplikationen nicht vermeiden könnte, und zwar 1. den Kunstfehlerprozeß und 2. die Behandlungsarten, die zum Mißerfolg geführt haben.

*Zu 1.* Vielfach kommt es nur zum Kunstfehlerprozeß, weil ein „liebenswürdiger" Kollege dieses Wort in die Debatte geworfen hat. Die Verwendung des Wortes Kunstfehler ist bei uns strengstens verboten, ebenso wie jede abfällige Kritik an einer auswärts vorgenommenen Behandlung. Das Ergebnis ist, daß wir bei den 850000 Verletzten, die in den letzten 35 Jahren im Unfallkrankenhaus Wien XX behandelt worden sind, nur sehr selten einen Kunstfehlerprozeß haben. Beim letzten handelte es sich um eine Fissur im Kahnbein, die übersehen worden war und bei der eine Pseudarthrose entstand.

*Zu 2.* Durch manche Behandlungsarten kann es zu schweren Schädigungen von Verletzten kommen. Ich nenne z. B. die technisch nicht richtig ausgeführte Marknagelung. Bürkle de la Camp hat beim deutschen Chirurgenkongreß 1958 in München berichtet, daß er in sieben Jahren nahezu 700 Marknagelungsfolgen in Form von Pseudarthrosen, Osteomyelitiden und Amputationen gesehen hat. Das sind nahezu 100 jedes Jahr oder zwei jede Woche. Es gibt außerdem viele Mißerfolge durch andere Osteosynthesen und durch Distraktion. Sie können durch besseren Unterricht und bessere Organisation vermieden werden.

Was man durch eine entsprechend organisierte Behandlung erreichen kann, zeigt die Tatsache, daß wir im Jahre 1955 bei 152346 angemeldeten Unfällen beim Abschluß der Behandlung nur 4,84% unserer Fälle eine Minderung der Erwerbsfähigkeit hatten und zwei Jahre später beim Festsetzen der Dauerrente nur 2%. Derartige Ergebnisse können überall erzielt werden, wenn dem Unterricht der Unfallchirurgie mehr Beachtung geschenkt wird und wenn sie zum Prüfungsfach erklärt wird und wenn an jeder Universität selbständige Kliniken für Unfallchirurgie und Begutachtung geschaffen werden. Außerdem müssen selbständige Abteilungen für Unfallchirurgie und Orthopädie errichtet werden. In Ungarn ist diese Organisation schon durchgeführt[1].

Wenn die Unfallchirurgie überall in dieser Weise organisiert wird, werden die von Tönnis angeführten Fälle selten werden.


Reimers, Wuppertal: Die hier von Tönnis und den Herren Referenten des Ministeriums vorgetragene Problematik bedarf unserer Beachtung und Prüfung, da sich in der Praxis für den Betroffenen unter Umständen eine unverschuldbare und unbillige Notlage entwickeln kann.

So hatte ich vor einigen Monaten von Gerichts wegen eine Situation zu beurteilen, wo es im unmittelbaren Anschluß an eine Aortographie zu einer Querschnittslähmung gekommen war. Die Überprüfung der Situation ergab, daß die Injektion nach den Regeln der Kunst von einem auf diesem speziellen Gebiet erfahrenen und wissenschaftlich tätigen Kollegen durchgeführt worden war.

Über solche fatalen Zwischenfälle nach Aortographie besteht ein gut übersehbares Schrifttum. Die Wahrscheinlichkeit eines solchen Zwischenfalles muß mit 0,1 bis 0,2% angegeben werden, kann also im Einzelfall von dem Untersucher kaum vorausgesehen werden. Es erscheint auch fragwürdig, ob in dem Rahmen der uns auferlegten Aufklärungspflicht die Möglichkeit gegeben ist, dem Kranken alle Einzelheiten mitzuteilen, obgleich zu raten wäre, ein solches Vorkommnis nicht zu verschweigen, wenn der Kranke nach besonderen Gefahren fragen würde. Aus dem Ablauf des Lähmungsbildes war in dem speziellen Falle nun eindeutig abzulesen, daß eine vorübergehende Blockierung der Art. spinales mag. (wahrscheinlich durch eine winzige Luftblase) die Lähmung verursachte. Solche Lähmungen sind nur dann zu erwarten, wenn eine besonders extreme Desegmentierung der Rückenmarksdurchblutung (s. Hoche) anatomisch bzw. entwicklungsgeschichtlich vorliegt. Die anatomisch gegebene Durchblutungssituation kann aber im Einzelfall von keinem Untersucher vorausgesehen werden. Bei sorgfältiger Prüfung aller Umstände konnte nichts gefunden werden, was darauf hinwies, daß bei Durchführung der Aortographie Regeln der ärztlichen Kunst nicht beachtet worden waren. Auch die mitangeklagte Stadt sowie der Chefarzt konnten entlastet werden. Sie hatten bei der Auswahl des Personals die notwendige Sorgfalt walten lassen, denn der die Untersuchung Durchführende hatte sich auf dem Gebiete der Aortographie wissenschaftlich einen Namen gemacht; er verfügt auch über große praktische Erfahrungen.

Das einzige, was bei dieser Situation juristisch auf der Strecke blieb, war ein Querschnittsgelähmter, der mit seiner Familie bereits in erhebliche wirtschaftliche Bedrängnis geraten war. Er konnte keinen Anspruch auf Schadensersatz geltend machen, obwohl es sicher ist, daß die Querschnittslähmung mit der Aortographie im ursächlichen Zusammenhang steht. Ich glaube, diese Situation beleuchtet das Problem mit aller Deutlichkeit. Gegenüber der juristischen Situation meldet sich hier nun die menschliche Seite. Wenn wir auch nicht imstande sind, den entstandenen Schaden wieder gutzumachen, so sollten wir doch einen Weg finden, die schwere wirtschaftliche Beeinträchtigung dieses Geschädigten irgendwie zu kompensieren. Unsere wirtschaftliche Struktur wäre auch reich genug, daß dies bei der Seltenheit solcher Vorkommnisse geleistet werden kann.

Mir scheint es deshalb wichtig, daß diese Frage zur Diskussion gestellt wird, damit wir uns bemühen, den Weg aus einem solchen Dilemma zu finden.


Dierkes, Bonn: Die Besorgnis, durch die angesprochene Risikoversicherung die Begehrlichkeit mancher Patienten zu wecken, die sich dann gegen den Arzt richtete und zu unerfreulichen Polemiken Veranlassung geben könnte, ist gegenstandslos bzw. nicht so gewichtig, wenn der Versicherungsschutz vertraglich festgelegt wird zu einem Zeitpunkt, in dem der Patient noch gesund ist, also nicht kurz vor der Operation, wie es in München in psychologisch falscher Weise versucht worden ist.

---

[1] s. Hönig: Münch. med. Wschr. **102**, 92—94 (1960).

Wenn zudem alle Fälle ausgeschlossen werden, in denen das Operationsziel negative Folgen vorsieht, beispielsweise die notwendige Amputation eines Beines, dann würde damit zwar nach den Maßstäben der Unfallversicherung in der Kriegsopferversorgung eine Minderung der Erwerbsfähigkeit von 50 bis 80% je nach Lage des Falles verbunden sein, aber es wäre weder eine unerwartete noch eine überraschende Folge der Operation und würde damit nicht zu den angesprochenen Fällen gehören. Natürlich würde es auch bei sorgfältiger Charakterisierung der gemeinten Fälle und bei weitgehender Abklärung der Voraussetzungen immer wieder zu Streitverfahren vor Gerichten kommen, wie wir es aus der Unfallversicherung und Kriegsopferversorgung kennen, die Begutachtung würde im allgemeinen aber leichter sein als z. B. in der Kriegsopferversorgung, da es sich hier um aktenkundige Vorgänge handelt, deren Ursachen im Gegensatz zur Kriegsopferversorgung gut zu überblicken sind. Natürlich soll durch eine solche Risikoversicherung nicht die oft zitierte soziale Sicherheit garantiert oder auch nur angestrebt werden. Sicherheit auf sozialem Gebiet wird es nie geben, aber wie im praktischen Leben eine Absicherung gegen besondere unangenehme Zufälle und Unfälle wünschenswert ist und durch Sozialversicherungen oder Privatversicherungen auch angestrebt wird, so ist auch hier für den besonders schwierigen Einzelfall sowohl menschlich als auch sozial gesehen eine Absicherung erwünscht, die keinen Zweifel an der ärztlichen Kunst und keinen Vorwurf gegen die Ärzte bedeutet, sondern den menschlichen Unsicherheitsfaktor, der auch dem größten Künstler anhaftet, und die menschliche Unvollkommenheit des individuellen Organismus anspricht. Als besonders wichtig aber möchte ich hervorheben, daß die Versicherung ja nicht zwischen Arzt und Patient geschlossen werden soll, sondern zwischen Versicherungsträger und Versicherungsnehmer, d. h. dem zukünftigen Patienten. Damit bleibt der Arzt aus dem Streitverfahren an sich heraus und kann höchstens als Zeuge gehört werden.


W. Laves, München: **Ein neues Verfahren zur Bestimmung der Pulswellengeschwindigkeit und seine Anwendung in der versicherungsmedizinischen Kreislaufdiagnostik.** (Mit 5 Abb.)

Zur Ermittlung der Pulswellengeschwindigkeit werden zwei physikalische Größen benötigt:

1. Die *Laufzeit der Pulswelle* von ihrem Beginn im Bulbus aortae oder von einem sogenannten „zentralen Pulse" aus, wie dem der A. carotis oder der A. subclavia, bis zu ihrem Eintreffen in der Peripherie, z. B. an der Pulstaststelle der A. radialis, der A. femoralis oder der A. tibialis antica. 2. Die *Länge* der von der Pulswelle durchlaufenden arteriellen Gefäßstrecke.

Das klinisch bisher übliche Verfahren ist folgendes: Bei dem horizontal gelagerten, völlig entspannten und beruhigten Patienten dient der Puls der A. carotis und derjenige der A. femoralis dazu, um z. B. in Infratonabnehmern nach Boucke und Brecht elektrische Impulse hervorzurufen. Diese werden elektronisch verstärkt und als Pulskurven mit Hilfe eines Mehrkanalgerätes zusammen mit dem EKG sowie einer oder zwei Herztonfrequenzen registriert. Die Vorschubgeschwindigkeit des Registrierpapieres muß mindestens 10 cm pro sec betragen. Die Berechnung der Verspätung, mit der die Pulswelle gegenüber einem zentralen Pulse an der radialis A. oder femoralis eintrifft, erfolgt nach dem Prinzip der korrespondierenden Punkte, z. B. nach Frank und Wezler in der Weise, daß man vom ersten Fünftel jeder der beiden Pulskurven Lote fällt und diese horizontal miteinander verbindet. Die Distanz zwischen den beiden Senkrechten ergibt unter Berücksichtigung der Vorschubgeschwindigkeit des Papieres die Laufzeit des Pulses. Zur Ermittlung der arteriellen Gefäßstrecken wird bisher wie folgt vorgegangen:

a) Bestimmung der Distanz von der Abnahmestelle der A. carotis- oder der A. subclavia-Pulskurve bis zur Incisura sterni in cm;

b) Bestimmung der Distanz der Luftlinie (mit Hilfe eines Meßstabes) von der Incisura sterni über den Nabel bis zur Mitte der Abnahmestelle der A. femoralis-Pulskurve in cm;

c) Die Strecke a) wird von der Strecke b) abgezogen. Man erhält die Differenz $\Delta$ s. Die Pulswellengeschwindigkeit c ist dann

$$c = \frac{\Delta s}{\Delta t} \text{ in cm/sec oder m/sec}$$

Dieses Verfahren hat eine Reihe von *Nachteilen*:

1. Da die PWG von zahlreichen Faktoren, wie z. B. von der Atmung und dem psychischen Zustand der Patienten wesentlich beeinflußt wird, benötigt man zur Errechnung eines einigermaßen verläßlichen Mittelwertes ein Mindestkollektiv von 25, besser 100 Einzelbestimmungen. Bei Anwendung der bisherigen graphischen Methode würde dafür sehr viel Registrierpapier benötigt werden.

2. Der *Zeitaufwand* zur Kurvenauswertung ist ferner unter obigen Voraussetzungen sehr hoch.

3. Das Verfahren wurde bisher nicht an symmetrischen Pulsen der linken und rechten Körperhälfte angewandt, obgleich die bei völlig gefäßgesunden Personen jüngeren Alters vorhandene Rechts-Links-Symmetrie des arteriellen Gefäßsystems und seiner Funktionen, vor allem infolge der im mittleren und höheren Lebensalter sich entwickelnden Arteriosklerose, in der Regel dann nicht mehr vorhanden ist.

4. Zur synchronen Ermittlung der PWG an Pulsstellen beider Körperhälften ist die Verwendung des Pulses der A. carotis oder der A. subclavia als eines zentralen Bezugspulses für die Zeitmessung ungeeignet.

5. Die mit Hilfe der obigen Technik gemessene Distanz (Strecke b—a) ist gegenüber der anatomischen Distanz um mindestens 20% zu kurz. Die PWG-Werte sind daher zu hoch.

Die PWG wird klinisch zwar als eine „primäre", wichtige Kreislaufgröße angesehen, ihre Bestimmung hat sich aber keineswegs im breiteren Umfange als Untersuchungsverfahren bisher durchgesetzt. Auf Grund der Formeln von BROEMSER-RANKE einerseits, WEZLER-BÖGER andererseits können mit Hilfe der PWG folgende wichtige Kreislauffunktionen bzw. -leistungen bestimmt werden:

Pulswellengeschwindigkeit     BROEMSER-RANKE (7):     WEZLER-BÖGER (42, 43):

$$c = \frac{\Delta s}{\Delta t} \text{ in cm/sec oder m sec}$$

| | BROEMSER-RANKE (7) | WEZLER-BÖGER (42, 43) |
|---|---|---|
| Volumelastizität (oder „elastischer Widerstand") | $E' = \dfrac{2\varrho \cdot c}{Q \cdot S}$ | $E' = \dfrac{4\varrho \cdot c}{Q \cdot T_{fem}}$ |
| Schlagvolumen in cm³ | $V_s = \dfrac{Q \cdot \Delta p \cdot S \cdot T}{2 \cdot c \cdot D}$ | $V_s = \dfrac{Q \cdot \Delta p \cdot T_{fem}}{2\varrho \cdot c}$ |
| Minutenvolumen in l/min | $V_m = V_s \cdot \text{Fr.}$ | $V_m = V_s \cdot \text{Fr.}$ |
| Peripherer Widerstand | $W = \dfrac{1{,}33 \times \text{pm} \cdot T}{V_s}$ | |
| Herzarbeit | $H_A = 1{,}33 \cdot V_s \cdot \text{pm}$ | |
| Herzleistung | $H_L = \dfrac{1{,}33 \cdot V_s \cdot \text{pm}}{T}$ | |

Im Hinblick auf die außerordentlichen Variationen der PWG, die insbesonders als Folge der Arteriosklerose und der Endangitis obliterans vorkommen, ist das bisherige übliche Verfahren zur Bestimmung der PWG unzureichend. Es erschien daher sinnvoll, die anatomischen Grundlagen und die apparativen Einrichtungen für ein *neues* Verfahren zur Bestimmung der PWG zu bearbeiten. Dabei wurde von folgenden Leitgedanken ausgegangen:

Grundsätzlich sollte dieses Verfahren die synchrone Registrierung von Pulswellenlaufzeiten an korrespondierenden Pulsstellen der rechten und linken Körperhälfte gestatten. Um dieses zu erreichen, war als Startimpuls ein vom *Herzen* ausgehendes „Signal" an Stelle der „herznahen" Pulse in der Carotis oder Jugularis für die Messung der Laufzeit der Pulswellen zu verwenden. Damit ergab sich die Notwendigkeit, zunächst anatomische Messungen über die Entfernungen zwischen verschiedenen Pulsstellen der Peripherie und dem Herzen durchzuführen und diese zu Meßpunkten an der Körperoberfläche in bezug zu setzen.

## *I. Gefäßstreckenmessungen*

In der einschlägigen Literatur fehlen bisher Angaben über die uns interessierenden Distanzen der arteriellen Strombahn vom Herzen bis zu den Pulsabnahmestellen an der Peripherie.

Es wurde wie folgt vorgegangen:

Zu den Untersuchungen dienten Leichen von Personen mit den verschiedensten Todesursachen, vor allem Fälle plötzlichen natürlichen Todes. Die Körperlängen betrugen bis zu 1,85 m.

Vor Beginn der Sektion wurden an der Körperoberfläche folgende Distanzen mit einem Meßstab ermittelt:

a) Länge des Brustbeines vom Jugulum bis zum Processus ensiformis; b) Entfernung von der Incisura sterni bei rechtwinklig zur Körperlängsachse abgespreizten Armen, bis zur Pulstaststelle der linken und rechten Radialis (Bandmaß); c) Geradlinige Distanz von der Incisura sterni bis zur Pulsstelle in der Fossa femorales und der A. tibiales antica (5 cm oberhalb des Sprunggelenkes).

Während der Autopsie wurden folgende Messungen durchgeführt:

a) Nach Freilegung der linken und rechten A. radialis an den üblichen Pulstaststellen wurde das Gefäß eröffnet. Dann erfolgte die Einführung einer elastischen Sonde, die nach Eröffnung des Brustkorbes bis zum Aortenbogen und weiterhin bis zur Kuppe des linken Ventrikels vorgeschoben wurde. Zur Lagekontrolle der Sonde dienten Fensterungen des Aortenbogens und Röntgendurchleuchtungen; b) Nach Freilegung der A. femoralis in der Fossa femoralis wurde in analoger Weise vorgegangen; c) Auch die Messung der Gefäßstrecke von der Pulsstelle der A. tibialis antica zur Kuppe der linken Kammer des Herzens erfolgte in gleicher Weise.

Nach dem Herausziehen wurde die Sondenlänge von ihrem freien Ende bis zu der vorher in situ markierten Stelle entsprechend dem Orte der Pulsabnahme, d. h. der Einführungsstelle der Sonde in die betreffende Arterie, gemessen. Jede Bestimmung wurde mehrmals durchgeführt.

Weiterhin wurden in 30 Fällen anatomische Distanzkontrollen der bisher üblichen Meßweise durch indirekte und Sondenmessungen vorgenommen. Dabei ergab sich, daß der PW-Beginn mit der alten Methode nicht vom Aortenbogen an, sondern etwa 10 cm unterhalb desselben, also in die absteigende Brustaorta projiziert wird.

*Beispiel:* Außendistanz: Incisura sterni—Nabel—Femoralis—Pulstaststelle: 72 cm; Incisura sterni—Carotis—Pulsstelle: 13 cm; Differenz △: 59 cm. Sondenmessung: Aortenklappen—Fossa—Femoralis: 80 cm. Unterschied der indirekten gegenüber der anatomischen Messung: 26%. (Fall T. J., 35 Jahre alt, Körperlänge 181 cm).

Neue Technik: Außenmaß: a) Brustbeinlänge: 21,5 cm; b) Incisura sterni— Fossa—Femoralis in gradliniger Messung: 66 cm; a + b = 87 cm. Sondenmessung: Herzkuppe—Fossa—Femoralis: 86 cm.

*Ergebnisse.* Im wesentlichen entsprach die anatomische der an der Körperoberfläche indirekt gemessenen Brustbeinlänge. Die arterielle Distanz von der Kuppe des linken Ventrikels bis zur Pulsstelle der

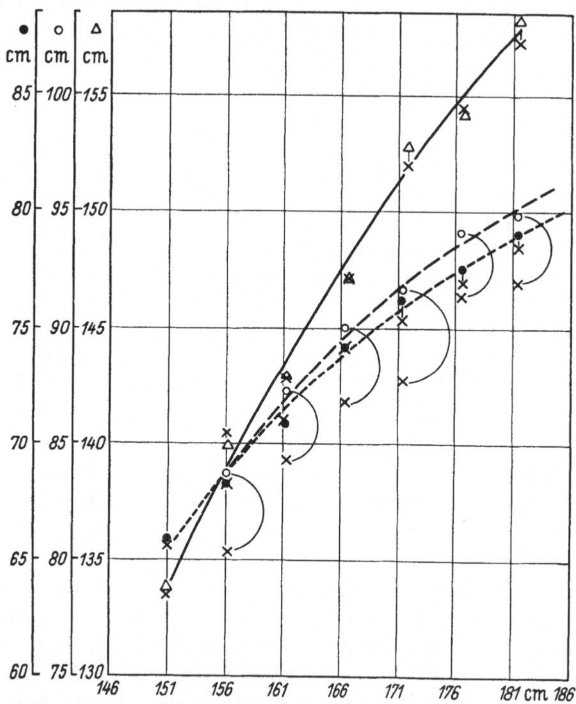


Außenmaße ● o △ und Sondenmaße × zwischen der Kuppe des linken Ventrikels und drei peripheren Pulstaststellen

● —× Kuppe des linken Ventrikels ⟶ Fossa femoralis dextra vel sinistra
o —× Kuppe des linken Ventrikels ⟶ A. radialis dextra vel sinistra
△ —× Kuppe des linken Ventrikels ⟶ A. tibialis anterior dextra vel sinistra

Ordinate: Länge der arteriellen Gefäßstrecke; Abszisse: Körperlänge in cm

Abb. 1

A. radialis wurde zu folgenden *Außenmaßen* in Beziehung gesetzt: Länge des Brustbeines zuzüglich der Entfernung vom Jugulum bis zur Pulstaststelle der A. radialis. Es ergab sich, daß die Außenmaße etwas länger waren als die Ergebnisse der Sondenmessungen. Die an der Körperoberfläche gemessene Distanz muß daher mit dem Faktor 0,96 multipliziert werden. Dann ergibt sich eine gute Übereinstimmung.

Tabelle. *Außenmaße[1] und Sondenmaße von den Aa. Radialespulsstellen bis zur Kuppe des linken Ventrikels*

| Körperlänge in cm | Außenmaße = cm × 0,96 | Sondenmaße in cm | Zahl der Fälle |
|---|---|---|---|
| 156/160 | 80,3 | 80,6 | 7 |
| 161/165 | 84,1 | 83,9 | 8 |
| 166/170 | 87,0 | 86,7 | 14 |
| 171/175 | 87,4 | 87,6 | 12 |
| 176/180 | 89,9 | 91,0 | 9 |
| | | | 50 |

[1] Außenmaße = Brustbeinlänge und Entfernung von der Incisura jugularis bis zur Pulsstelle der rechten und linken A. radialis bei rechtwinklig (seitlich) abgespreizten Armen.

Der Vergleich zwischen den Sondenmessungen von der *A. femoralis bis zur Kuppe des linken Ventrikels* mit der Summe der Strecken: Brustbeinlänge zuzüglich der geradlinigen Entfernung vom Jugulum bis zur Fossa femoralis ergab durchweg eine gute Übereinstimmung zwischen Außenmaßen und der Länge der arteriellen Gefäßbahn (Sondenmessung). Das gleiche zeigte sich bezüglich der Gefäßbahnlänge von der *A. tibialis antica bis zur Kuppe des linken Ventrikels*. Sie entsprach an der Körperoberfläche der Summe der Strecken: Brustbeinlänge und Länge der geradlinigen Distanz vom Jugulum bis zur Taststelle der A. tibialis antica etwa 5 cm oberhalb vom Sprunggelenk.

Die Messungen wurden an 100 Leichen vorgenommen, und zwar erfolgten in 50 Fällen Sondierungen von der Aa. radiales sowie den Aa. femorales und Aa. tibiales anticae aus, in weiteren 50 Fällen wurden nur Messungen von den Aa. femorales und den Aa. tibiales anticae-Pulsstellen aus durchgeführt. Die Abb. 1 zeigt die bisherigen Ergebnisse über die Beziehungen zwischen indirekten Außenmaßen und den Sondenmessungen.

## II. Geräte zur Bestimmung der Laufzeit der Pulswelle

*a) Patentierte Geräte.* In der Patentliteratur finden sich bisher zwei Angaben über Geräte zur Bestimmung der Laufzeit des Pulses.

1. Patentschrift Nr. 818673 Klasse 30a, Gruppe 402.

Dr. HEINRICH MAASS, Bremen-Sta. Magnus, Atlaswerke A. G. Bremen, Vorrichtung zur Messung des Laufzeitdifferenz der Pulsschläge zwischen entfernten Stellen des Blutkreislaufes:

Das Wesen der Erfindung besteht darin, daß die an den verschiedenen Stellen des Blutkreislaufes abgenommenen Impulse oder Schwingungen über eine Verzögerungskette zusammengeführt und überlagert werden, wobei durch Einstellung der Verzögerungszeit die Maximalamplitude der überlagerten Schwingung ermittelt und dadurch die Laufzeitdifferenz selbst festgestellt wird.

2. Patentschrift Nr. 845379 Klasse 30a, Gruppe 402.

Dr. Ing. PAUL E. KLEIN, München, erteilt für eine Vorrichtung zur Aufzeichnung der Pulswellengeschwindigkeit.

...Die Aufgabe wird dadurch gelöst, daß man aus den durch Umwandlung der Pulswellen gewonnenen Spannungen zwecks genauer Ermittlung der Zeitdifferenz mittels Differentation zwei scharfe Impulse erzeugt.

Zur Verwirklichung kann man sich einer Einrichtung ähnlich derjenigen bedienen, wie sie gelegentlich zur Messung der Geschwindigkeit von Schallwellen benutzt werden und bei welcher der zeitliche Abstand zwischen zwei Impulsen mittels eines Zählwerkes gemessen wird.

Zur Erläuterung einer solchen Einrichtung sei darauf verwiesen, daß von einem Quarzgenerator sinusförmige Spannungen erzeugt werden, die eine Kippschaltung steuern. Die letztere besteht aus mehreren Stufen, wobei in jeder Stufe eine Frequenzhalbierung stattfindet, so daß in den letzten Stufen mit normalen mechanischen Zählwerken gezählt werden kann, wogegen in den ersten Stufen Meßinstrumente, die jeweils um einen Teilstrich weiter zeigen, die Zahl der Schwingungen mit hoher Genauigkeit abzulesen gestatten.

Die Freigabe der quarzgesteuerten Zähleinrichtung erfolgt durch den ersten Impuls, die Sperrung durch den zweiten.

Indem man nach der Erfindung die beiden von der Pulswelle gesteuerten Impulse auf ein solches Zählwerk gibt, welches den Zeitabstand zwischen den Impulsen abzulesen gestattet, kann man einen weiteren Fortschritt dadurch erzielen, daß man die Steuerspannung von einem Generator großer Genauigkeit, aber veränderlichen Frequenzen abnimmt und die Frequenz der Entfernung der Meßstellen am Körper des Patienten derart anpaßt, daß man unmittelbar auch die Geschwindigkeit der Pulswelle ablesen kann.

*b) Neues Gerät zur Bestimmung der Laufzeit von Pulswellen*[1]. Da die Auswertung von Kurven in der bisher in der Klinik üblichen Weise, wie eingangs ausgeführt, beträchtliche Nachteile hat und nur ungenaue

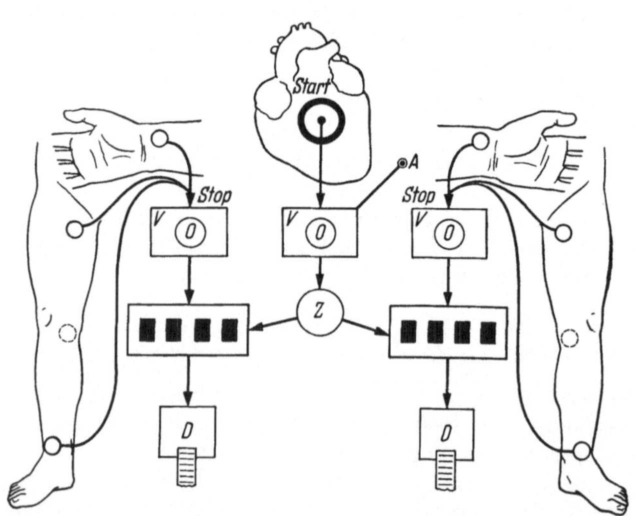


Abb. 2. *A* Rückstell- und Auslöseknopf; *V* Verstärker; *O* „Magische" Streifen; *Z* Zeitnormal; ■ Zählröhren je 0,1 s, 0,01 s, 1 ms von links nach rechts; *D* Zählbetragsdrücker

Resultate liefern kann, wurde ein Gerät, das auf dem Prinzip der *Kurzzeitmessung* beruht, in mehrjähriger Arbeit, zusammen mit A. Luger, entwickelt (Abb. 2). Ein Sinusgenerator hoher Genauigkeit (Quarz-

---

[1] Deutsches Bundespatent angemeldet.

generator) liefert die Schwingungen, deren Amplituden ein Stromtor passieren, welches von dem Meßobjekt (d. h. den Pulsen bzw. von dem ersten Herzton) gesteuert wird. Nach dem Durchgang der Schwingungen durch das Stromtor werden sie an elektronischen Zählern angezeigt und von Zählbetragsdruckwerken gedruckt. Im einzelnen handelt es sich um folgende Konstruktionselemente (Abb. 3):

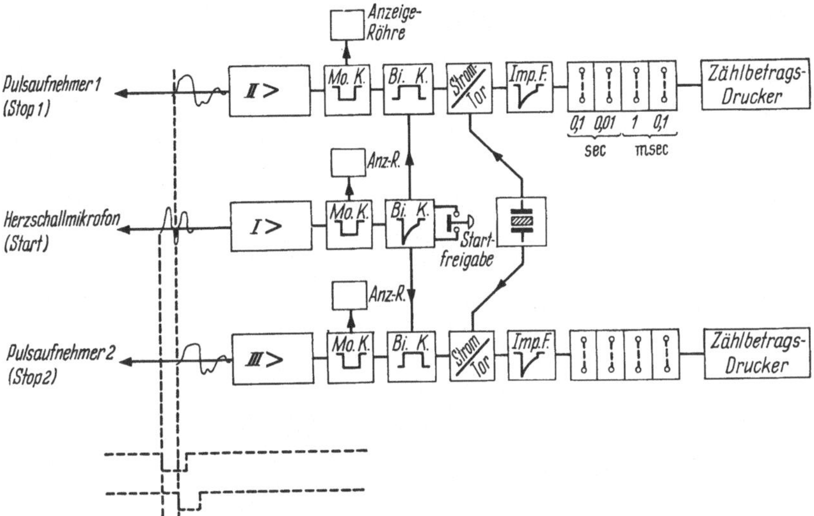


Abb. 3. Gerät zur synchronen Bestimmung der Laufzeit von 2 Pulswellen nach W. LAVES und A. LUGER. *I, II* u. *III* Verstärker; *Mo.K.* Monostabile Kippschaltung; *Bi.K.* Bistabile Kippschaltung; *Imp.F.* Impulsformer; 0—9 Zählgeräte

Ein dreikanaliger Infratonverstärker mit einem Frequenzbereich von 0,2 bis 10 Hz und einem maximal einstellbaren Verstärkungsfaktor von $4 \cdot 10^4$ wird von Meßwandlern gesteuert. Als solche finden zwei elektronische Infratonabnehmer nach BOUCKE und BRECHT Verwendung.

Ein weiterer Kanal ist so ausgeführt, daß er auch von einem *elektrodynamischen* Meßwandler (Herzschallmikrofon) gesteuert werden kann. Jeder Verstärkerkanal liefert den in elektrische Spannung umgeformten Impuls der Pulswellen, bzw. den des ersten Herztones an einen Schmitt-Trigger. Die Schaltung derselben ist so ausgeführt, daß ein steiler, in seiner Höhe einstellbarer negativer Rechteck-Impuls im Rhythmus der Pulswelle bzw. des ersten Herztones nach entsprechender Verstärkung an einer Anode entsteht. Der Impuls wird jeweils am Durchgang zur *ansteigenden* Amplitude ausgelöst. Um die richtige Einstellung des Verstärkungsfaktors zu kontrollieren, wird das Arbeiten des Schmitt-Triggers von einer Kathodenstrahlröhre angezeigt. Der entstandene steile Rechteckimpuls wird nun weiter über ein Differenzierglied auf eine *bistabile Schaltung* gegeben, welche in den Intervallen zwischen den Pulsen oder Herzschlägen zum einmaligen Kippen durch Betätigen einer Spezialtaste freigegeben wird. Es entsteht nun abermals an einer Anode ein negativer Impuls, der wiederum über ein Differenzierglied zwei weitere bistabile Schaltungen einmalig zum Kippen bringt. Dieser Potentialsprung — sämtliche Impulse haben eine Anstiegszeit von nur etwa 1 $\mu$sec, die keinen Einfluß auf das Meßergebnis hat — öffnet zwei Stromtore, an denen eine Sinusspannung mit sehr hoher Frequenzstabilität in Wartestellung liegt. Diese wird von einem Quarzgenerator geliefert und passiert nach Öffnung sofort beide Stromtore. Durch weitere Impulsformung werden diese Schwingungen an elektronischen Zähleinheiten gezählt. Die Zählung läuft so lange, bis die vom zweiten und dritten Verstärkerkanal durch elektronische Meßwandler gewonnene Pulswellenspannung die oben erwähnten bistabilen Schaltungen in derselben Weise zurückkippen läßt, wie das erste Verstärkersystem. Somit werden die Stromtore gesperrt und die Zählung gestoppt. Die so gewonnene Zeitdifferenz kann unmittelbar an den elektronischen Zählröhren abgelesen oder mit Hilfe von Zählbetragsdruckwerken gedruckt werden. Letzteres ist vorzuziehen, da die Messungen vielfach wiederholt werden müssen, um statistisch gesicherte Mittelwerte zu erhalten. An gesonderten Ausgängen des Gerätes kann ein Elektronenstrahloszillograph angeschlossen werden, um die Pulswellen bzw. Herztonschwingungen direkt sichtbar zu machen.

*Die praktische Anwendung des Gerätes* vollzieht sich in folgender Weise (Abb. 4):

Nach Lagerung des Patienten auf einem Untersuchungsdiwan wird zunächst das Herzschallmikrofon angelegt. Die Amplitude der Herztöne wird mit Hilfe eines *magischen Streifens* am Gerät kontrolliert und mit

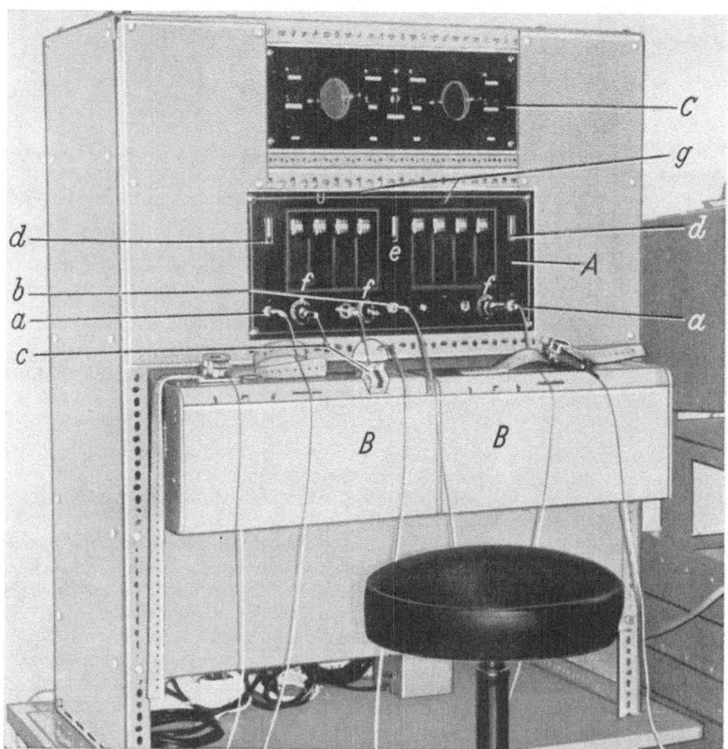


Abb. 4. Gerät zur Bestimmung der Laufzeit des Pulses nach W. Laves und A. Luger. *A* 2 Kanal-Kurzzeitmeßgerät; *a* Anschlüsse für die Infratonaufnehmer, *b* Anschluß für das Herzschallmikrofon, *c* Rückstell- und Auslöseschalter, *d* Magische Streifen zur Pulswellenbeobachtung, *e* Magischer Streifen zur Herzschallkontrolle, *f* Potentiometer zur Amplitudenkontrolle der Herztöne und der Pulswellen, *g* Zähleinheiten; *B* Druckwerke: *C* Doppeloszillograph zur Pulswellenbeobachtung

Hilfe eines *Potentiometers* auf die geeignete Höhe eingestellt. Dann erfolgt die Befestigung je eines *Infratonabnehmers* z. B. an der rechten und linken Radialispulsstelle. Wiederum wird die Pulsamplitude am *magischen Streifen* kontrolliert und eingestellt. Das Gerät ist nunmehr zur Messung bereit, sofern der Patient *völlig ausgeruht und entspannt ist*. Mit Hilfe der *Rückstelltaste* werden zunächst alle Zählröhren *auf 0* eingestellt. Dann beobachtet man am magischen Streifen die Herztöne und schaltet im Intervall nach dem zweiten Herzton durch einen *Druckschalter* den Zählvorgang ein. Der folgende erste Herzton löst den Zählmechanismus aus, während das Eintreffen der Pulswelle an der Peripherie zum Auftreten des Stopimpulses über die Infratonabnehmer führt und den Zählvorgang beendet. Das Ergebnis erscheint an den Zählröhren und wird gleichzeitig gedruckt. Bei einiger Übung ist es möglich, im Laufe weniger Minuten eine große Zahl von synchronen Laufzeitwerten der Pulswellen, die in Millisekunden gedruckt werden, zu erhalten. Nach Feststellung der Laufzeit der Pulswelle zu den Radialis-Pulsstellen erfolgen analoge Messungen von mindestens je 50 Einzelwerten an den Aa. femorales und an der rechten und linken A. tibialis antica. Nach Beendigung der Messungen wird an der Körperoberfläche die Distanz Jugulum bis zum Processus ensiformis gemessen (Mittelwert bei Erwachsenen 21 cm). Es folgt die Streckenmessung: Jugulum A. radialis-Pulsstelle in sm bzw. die Distanzbestimmung: Juglum Fossae Femorales bzw. Pulsstelle der A. tibialis antica. Schließlich wird die *Körperlänge* des Patienten und der *Blutdruck* links und rechts in üblicher Weise festgestellt. Die Berechnung der PWG wird dann in folgender Weise durchgeführt:

a) Mittelwertsbildung aus den Pulslaufzeitmessungen an jeder Pulsstelle; b) Division der einzelnen arteriellen (indirekt gemessenen) Wegstrecken in mm durch den jeweiligen Mittelwert aus a.

*Ergebnisse.* Es soll im folgenden nicht auf Einzelheiten eingegangen werden, welche in der Monographie „Die Bestimmung der PWG in der versicherungsmedizinischen Kreislaufdiagnostik"[1] ausführlich behandelt werden.

*Die wichtigsten bisherigen Ergebnisse sind folgende:* Messungen an bisher 150 *Kreislaufgesunden* verschiedenen Alters ergaben im wesentlichen ähnliche Resultate, wie sie in der Monographie von K. WEZLER und A. BÖGER angegeben sind, sofern das Alter der Personen weniger als 50 Jahre betrug.

Die Angaben über die PWG bei Kreislaufgesunden im Alter von mehr als 50 Jahren können jedoch nicht bestätigt werden. Das gilt insbesondere für die PWG im *Aorta-Iliaca*-System. Die z. B. im Diagramm nach HALLOCK (S. 387 der genannten Monographie) angeführten Werte

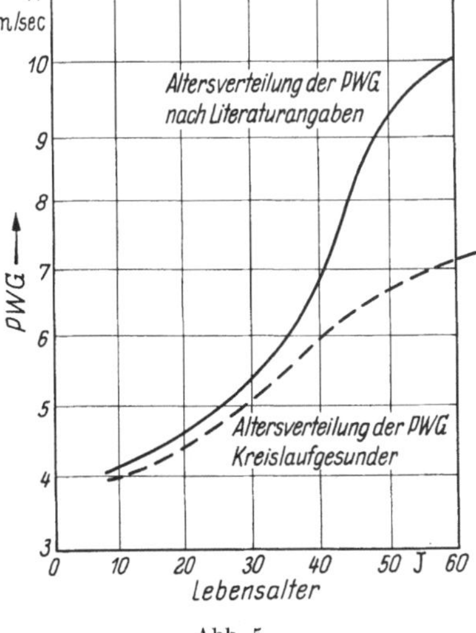


Abb. 5

---

[1] Stuttgart: Ferdinand Enke 1961 (im Druck).

für die Altersklassen von 45 bis 85 Jahren betreffen zweifellos zum großen Teil Personen mit mehr oder weniger schwerer Arteriosklerose.

Diese Annahme fand ihre Bestätigung durch die Untersuchung von bisher 120 im klinischen Sinne *gefäßgesunden Personen* bis zum Alter von 70 Jahren. Über Einzelheiten wird an anderer Stelle berichtet werden. Die sehr eingehenden Messungen ergaben vorläufig die folgenden Alterskurven bezüglich der PWG im Aorta-Iliaca-System (Synchron-Messungen an beiden Aa. Fem.) [Abb. 5].

Zur Untersuchung *Gefäßkranker*[1] stand uns ein größeres Krankengut dank dem Entgegenkommen meiner Kollegen, Herr Prof. Dr. Zenker (Direktor der Chirurgischen Universitäts-Klinik) und Prof. Dr. Bronner (Direktor der Chirurgischen Universitäts-Poliklinik), zur Verfügung. Es handelt sich um Fälle, welche für eine operative Behandlung (Dr. Schlicht bzw. Dr. Netzer) in Betracht kamen, und zwar um schwere *Arteriosklerosen* teils im Aorta-Iliaca-System, teils im Bereich der Arm- und Beinarterien, ferner um *atheromatöse Stenosen* und *Verschlüsse*, besonders im Bereich der Aa. femorales, Fälle von *Stenosen und Verschlüssen* nach *Unfällen* bzw. Schußverletzungen, schließlich Fälle von *Endangitis obliterans*. Ein Teil der Kranken konnte *vor und nach der* Operation untersucht werden. In jedem Falle haben wir die mit Hilfe der Bestimmung der PWG ermittelten Befunde mit denjenigen der klinischen Untersuchungen und der Angiographien vergleichend geprüft. In kurzer Zusammenfassung ergaben sich folgende Veränderungen:

1. Beschleunigungen der PWG; 2. Verlangsamungen der PWG bis zum völligen Fehlen derselben; 3. Symmetrien und Asymmetrien der PWG zwischen rechter und linker; ferner 4. zwischen *oberer* und *unterer* Körperhälfte, d. h. zwischen der an den Aa. radiales und der an den Beinarterien gemessenen PWG; 5. Schließlich Kombinationsformen von 1 bis 4.

Es sei erwähnt, daß gerade die Rechts- und Links- bzw. Arm- und Beinasymmetrien bisher noch keine nähere Berücksichtigung in der Literatur gefunden haben.

Im einzelnen sei folgendes angeführt: *Beschleunigungen* der PWG beruhen auf Abnahme der Wandelastizität des arteriellen Systems. So wird eine *pathologische Erhöhung* der PWG vor allem bei der *Endangitis obliterans* sowie bei der Mediaverkalkung der Arterien der Peripherie beobachtet. Die Frage, wann eine „pathologische" Zunahme oder Abnahme der PWG vorliegt, bedarf einer eingehenden Erörterung, auf die an anderer Stelle eingegangen wird.

*Verlangsamungen* der PWG werden vor allem distal, d. h. stromabwärts von örtlichen arteriosklerotischen oder traumatischen Gefäßverengerungen, ferner bei Verschlüssen der Arterien mit Überbrückung durch Kollateralen gefunden. Diese Veränderungen können, je nach der Lokalisation der anatomischen Gefäßschädigung zu sehr verschiedenen PWG-Werten in den einzelnen arteriellen Strombahnen führen. Am meisten

---

[1] Anläßlich des Vortrages wurde eine größere Zahl einschlägiger Diagramme und Röntgenbilder demonstriert.

interessiert hier das Verhalten der PWG im Aorta-Iliaca-System. Es werden unter anderem folgende Variationen der PWG beobachtet:

1. *Rechts-Links-Asymmetrie der PWG*, z. B. Verlangsamung auf der einen Seite bei normalen Werten, oder 2. Beschleunigung auf der Gegenseite und 3. bei normaler oder gleichfalls gegenüber der Norm veränderter PWG in den Armstromgebieten. 4. Völliges Fehlen des Pulses an der einen Femoralis bei normalem Verhalten der PWG auf der Gegenseite spricht für einseitigen *Iliaca Verschluß*. Bei beträchtlicher Stenose der Iliaca oder bei Überbrückung eines Verschlusses durch Kollateralen sieht man einseitige hochgradige Verlangsamungen der PWG. 5. Eine *Erhöhung der PWG* in den Aa. femorales gegenüber der PWG in den Armgefäßen spricht für Aortensklerose. In diesen Fällen gibt die Aorta-Iliaca-Arteriographie oft noch keine Anhaltspunkte für das Vorliegen einer Arteriosklerose. Da wir die Untersuchungen in einer Reihe derartiger Fälle nach zwei Jahren wiederholen konnten, gelang es nicht nur fortschreitende Veränderungen der PWG im Aorta-Ilica-System, sondern gegenüber dem negativen Erstbefunde nunmehr auch röntgenologisch darstellbare Gefäßveränderungen nachzuweisen.

Gerade die *beginnenden* Gefäßsklerosen erscheinen mir besonders für die diagnostische Anwendbarkeit der Bestimmung der PWG geeignet zu sein, da die Angiographie hier noch keine charakteristischen Bilder liefert. Es ist andererseits nicht zweifelhaft, daß die Röntgenuntersuchung der Aorta und der Gefäße bei *schweren Prozessen* heute das Verfahren der Wahl bildet. Immerhin ist auch die Angiographie kein ganz ungefährliches Verfahren. Im Rahmen der Kreislaufdiagnostik, wie sie für die *Lebensversicherungsmedizin* zunächst in Betracht kommt, handelt es sich vor allem darum, Hinweise auf zu erwartende pathologische Entwicklungen zu erhalten, die die Lebenserwartung eines Versicherungsnehmers beeinträchtigen können. Da das Alter derartiger Personen meist zwischen 30 und 45 Jahren liegt, kommen bei ihnen vor allem *beginnende, degenerative Gefäßprozesse in Betracht*. In dieser Hinsicht lassen sich aber mit Hilfe des Verfahrens der PWG-Bestimmung *ohne Gefährdung des Patienten auf unblutige Art und Weise und in kurzer Zeit ambulant* wesentliche diagnostische Hinweise erlangen, die, sofern es nötig erscheint, in schweren Fällen angiographisch verinfiziert werden können. In *Reihenuntersuchungen* von Angehörigen eines Betriebes konnten wir mit Hilfe des oben beschriebenen Verfahrens, gerade bei Personen mittleren Lebensalters, einen hohen Prozentsatz pathologischer Asymmetrien der PWG als Ausdruck beginnender arteriosklerotischer Prozesse ermitteln. Auch für die *Kreislaufprophylaxe* kommt daher der Bestimmung der PWG nach den dargestellten Gesichtspunkten praktische Bedeutung zu.

Anschließend sei noch angeführt, daß die außerordentlichen Variationen im Verhalten der PWG bei Personen mittleren und höheren Lebensalters in den einzelnen Strombahnen der rechten und linken Körperhälfte die Anwendung dieser Größe zur Berechnung des Schlag-, des Minutenvolumens und der Herzleistung *als äußerst fragwürdig* erscheinen lassen.

Wenn sich, auch in neueren Veröffentlichungen, Angaben finden, daß die *Auswertung von 3 bis 5 gutgeschriebenen Pulskurven* zur Bestimmung der PWG nach den *bisher* klinisch üblichen Verfahren genügt, so kann diese Auffassung aus den oben angeführten Gründen nicht mehr aufrechterhalten werden.

*Zusammenfassung.* 1. Es wird ein neues Verfahren und ein neues Gerät zur synchronen Bestimmung der PWG an Pulsstellen der linken und rechten Körperhälfte beschrieben. Die mit Hilfe dieser Methodik durchgeführten Untersuchungen an Gesunden und Kreislaufkranken werden erörtert und insbesondere auf die bei Personen mittleren und höheren Alters auftretenden Variationen der PWG, auf die Rechts-Links-Asymmetrien und auf die Unterschiede der PWG zwischen den Strombahnen der oberen und unteren Körperhälfte hingewiesen. Die diagnostische Bedeutung der Befunde wird diskutiert. 2. Das Verfahren eignet sich insbesondere zur Erkennung beginnender und leichterer pathologischer Gefäßveränderungen, die mit Hilfe der Arteriographie noch nicht erkannt werden können, was insbesonders für die Kreislaufprophylaxe und für die Herz- und Kreislaufdiagnostik in der Versicherungsmedizin Bedeutung hat.

**Literatur** (gekürzt). Linke, H.: In A. Weber u. K. Blumberger, Kreislaufmessungen, München: E. Banaschewski 1958. — Wezler, K., u. A. Böger: Ergebn. Physiol. **41**, 1939 (1939). — Wetterer, E.: Über die Zuverlässigkeit der bisherigen Bestimmungsart der PWG. Verh. dtsch. Ges. Kreisl.forsch., 16. Tagg. **1950**, 206.

Fruhmann, München: Da bei uns an der II. Medizinischen Universitäts-Klinik München im Jahr etwa 900 ausführliche klinische Obergutachten erstellt werden, sind wir an der von Herrn Prof. Laves entwickelten Methodik interessiert.

Eine ähnlich wichtige Bedeutung wie die Beurteilung von Herz- und Kreislaufkrankheiten nimmt die oftmals damit im engen Zusammenhang stehende Begutachtung von Patienten mit Erkrankungen der Atmungsorgane ein. Es sollen daher anschließend unsere Erfahrungen über 950 ergospirographische Lungenfunktionsprüfungen nach Knipping, die auch eine gewisse Aussage über die kardiale Leistungsfähigkeit gestatten, erwähnt werden.

Gemessen werden bei der Ergospirographie die Ventilationsgrößen, die Sauerstoffaufnahme, die Vitalkapazität, das spontan maximal ventilierbare Atemminutenvolumen, d. i. der Atemgrenzwert und der Atemstoßtest (wieviel % der Vitalkapazität in einer Sekunde ausgestoßen werden) jeweils unter Ruhebedingungen und unter etwa 6 Minuten andauernden Belastungen von etwa 30, 60 und 90 Watt.

Diese Lungenfunktionsprüfungen von annähernd 1000 klinisch untersuchten Patienten, bei denen es sich in 45% um reine Begutachtungsfälle gehandelt hat, ließen folgende objektive ergospirographische Insuffizienzsymptome abgrenzen:

1. Auf Grund der $O_2$-Aufnahme:

a) Ein spirographisches $O_2$-Defizit von gewöhnlich mehr als 100 ml/min; d. h. der Organismus nimmt unter $O_2$-Anreicherung der Inspirationsluft mehr $O_2$ auf, als unter normaler Luftatmung; b) Ein ungenügender Anstieg der $O_2$-Aufnahme bei Erhöhung der geforderten Leistung. Steigt der gemessene $O_2$-Verbrauch nicht ausreichend mit zunehmender Wattzahl an, so ist das ebenfalls Ausdruck einer mangelhaften Sauerstoffversorgung.

2. Auf Grund des Verhaltens der Arbeitsatmung:

a) Nimmt das Atemminutenvolumen unter sauerstoffangereicherter Inspirationsluft mehr als üblicherweise 20% ab, so kann man folgern, daß unter Luftatmung eine unrationell erhöhte Ventilationsgröße zur Deckung des $O_2$-Bedarfs erforderlich, also unter normalen Verhältnissen die Atmung insuffizient ist; b) Steigt im Verlauf eines Belastungsversuchs die Atmung konstant stark an oder erreicht sie etwa 80% des spontan ventilierten Atemgrenzwertes, so ist nach Ausschluß emotioneller Faktoren eine leistungsbegrenzende Dyspnoe als Folge einer Insuffizienz des kardio-respiratorischen Gesamt-Systems anzunehmen.

Nähere Erkenntnisse hinsichtlich der Wertigkeit einer Dyspnoe gewinnt man durch Kombination des Ergospirographen mit dem $CO_2$-URAS-Analysor, wodurch zusätzlich alveolare $CO_2$-Spannung, $CO_2$-Ausscheidung und respiratorischer Quotient bestimmt werden.

Eine Belastungsinsuffizienz besteht, wenn mehrere dieser ergospirographischen Insuffizienzsymptome in einer Arbeitsstufe zusammentreffen oder einzelne mit zunehmender Belastung ausgeprägter werden. Dies konnte auch durch blutgasanalytische Untersuchungen, die für die Routine-Praxis zu zeitraubend sind (Bestimmung von pH, art. $O_2$- und $CO_2$-Spannung, $O_2$-Sättigung usw.), bestätigt werden.

Sind nun die aufgezeigten ergospirographischen Insuffizienzsymptome bei einer Belastung von etwa 90 Watt nachweisbar, so ist nach unseren Erfahrungen eine Minderung der Erwerbsfähigkeit von etwa 30% anzunehmen; treten sie schon bei 50 Watt auf, was langsamem Treppensteigen entspricht, so muß man für die körperlich anstrengenden Berufe Berufsunfähigkeit anerkennen. Werden Leistungsstufen unter 50 Watt nicht mehr regelrecht bewältigt, so ist mit einer EM von 70 bis 100% und mit Erwerbsunfähigkeit zu rechnen.

Ergospirographische Insuffizienzsymptome *und* gleichzeitige Einschränkung von Vitalkapazität, Atemgrenzwert usw. um mehr als 20% der Normwerte lassen auf eine respiratorische Leistungseinschränkung schließen. Treten ergospirographische Insuffizienzsymptome trotz normaler Ventilationsteste auf, so sind sie wahrscheinlich auf eine überwiegend kardial bedingte Belastungsinsuffizienz zurückzuführen. Hierdurch läßt sich die Genese der Leistungseinschränkung, ob respiratorisch oder kardial, abschätzen.

Die Notwendigkeit einer, und zwar mehrmaligen Belastung geht allein daraus hervor, daß wir bei 35% der untersuchten Patienten, nicht etwa der Gutachten allein, nach Arbeit wesentlich höhere Werte für Vitalkapazität, Atemgrenzwert usw. als bei der Ruheuntersuchung erhalten haben.

Man gewinnt mit der skizzierten Arbeitsweise, besonders für die praktisch so wichtigen, in Ruhe latenten Ventilationsstörungen direkte, korrelative Anhaltspunkte zwischen objektiver Leistungsinsuffizienz („Wattgrenze") und % MdE. Trotzdem darf aber zur endgültigen gutachtlichen Einstufung der klinische Gesamtbefund nie unberücksichtigt bleiben. Ich hoffe, daß uns hierzu auch bald die von Herrn Prof. Laves entwickelte Apparatur für die Messung der Pulswellengeschwindigkeit zur Verfügung stehen wird. [Siehe auch meinen Beitrag in Münch. med. Wschr. **102**, 668 (1960): Die ergospirographische Lungenfunktionsprüfung in der klinischen Diagnostik und für die Begutachtung; ferner Münch. med. Wschr. **102**, 2493, (1960) u. Klin. Wschr. **39**, 28 (1961)].


Block, Berlin: Der wissenschaftliche Wert der Bestimmung der Pulswellenbeschleunigung mit dem von Herrn Laves gezeigten Apparat dürfte außer Zweifel stehen. Aus den Ausführungen kann ich nicht entnehmen, ob und welche Vorteile in diagnostischer Beziehung gegenüber den gebräuchlichen Apparaten zur Oszillometrie, insbesondere dem bekannten Apparat von Gesenius-Keller bestehen.

Ich wäre deshalb sehr dankbar, wenn Herr Laves darauf eingehen könnte; denn ich habe nach den wiedergegebenen Kurven den Eindruck, daß wir hier den Grad der Durchblutungsstörungen und den Stop in den Gefäßen ebenfalls damit lokalisieren könnten.

Und eine zweite Frage: Was kostet Ihr „Klavier", Herr Laves?


C. Dierkes, Bonn: **Der gegenwärtige Stand der Gesetzgebung über Arbeitsschäden und Berufskrankheiten unter Berücksichtigung der internationalen Verhältnisse.**

Wie groß das Bedürfnis ist, den arbeitenden Menschen vor Schädigungen zu schützen, die durch seine berufliche Arbeit oder im Zusammenhang damit entstanden sind, zeigt ein Blick auf die internationale

Gesetzgebung. Je industrialisierter ein Land, je größer die technische Entwicklung, desto mannigfaltiger und häufiger die Möglichkeit, zu Schaden zu kommen und desto notwendiger der Schutz und die Absicherung gegen die Schadensmöglichkeiten. So stehen wir vor der Tatsache, daß alle im vorher genannten Sinne entwickelten Länder durch gesetzliche Maßnahmen versucht haben, den Schutz ihrer Bürger sicherzustellen. Es soll hier nicht der eigentliche Betriebsunfall besprochen werden mit seinen in den einzelnen Ländern unterschiedlichen Schadensausgleichen, sondern das Kapitel „Berufskrankheiten".

Wie wichtig dieses Gebiet ist und welch breite Schichten eines Volkes betroffen werden können, mögen Sie daran sehen, daß über ¾ aller Personen, die ärztliche Hilfe in Anspruch nehmen oder ein Krankenhaus aufsuchen, aus der werktätigen Bevölkerung kommen. Deshalb muß der Arzt bei jeder Anamnese auch die berufliche Tätigkeit der in Frage kommenden Personen in Erwägung ziehen. Wissenschaftliche Gutachten, klinische Beobachtungen und die Bemühungen vieler Ärzte schufen und schaffen die Grundlagen für die Bedeutung des Einflusses, den die berufliche Beschäftigung auf Gesundheit und Arbeitskraft hat.

Das bedeutsamste Datum für das Gebiet der Berufskrankheiten in Deutschland war wohl der 12. Mai 1925. An diesem Tage wurde die Verordnung über „Ausdehnung der Unfallversicherung auf gewerbliche Berufskrankheiten" im Reichsgesetzblatt veröffentlicht. Die Gleichstellung der Berufskrankheiten mit den Unfällen war darum so bedeutsam, weil viel soziales Elend damit weitgehend gemildert werden konnte. Als Anlage zu dieser Verordnung erschien eine Liste mit elf Positionen über Erkrankungen, die von nun an als Berufskrankheiten anerkannt werden konnten. Leider gehörte die Silikose noch nicht dazu. Im Laufe der nächsten Jahrzehnte kamen noch vier weitere Berufskrankheitenverordnungen hinzu; die fünfte am 26. Juli 1952. Inzwischen war die Zahl der Positionen auf 40 angestiegen.

Im Jahre 1925, also zur Zeit der Ersten Deutschen Berufskrankheitenverordnung hatte die Internationale Arbeitskonferenz in der Zeit von Mai bis Juni ihren Mitgliedern ein Übereinkommen über die Regelung der Entschädigung von Berufskrankheiten vorgeschlagen. Auch dieser Empfehlung war ein Verzeichnis angefügt, nach dem Blei-, Quecksilber- und Milzbrandschädigungsfolgen als Berufskrankheiten anerkannt werden sollten. In einer zweiten Rubrik war festgelegt, welche Gewerbe und welche Arbeitsverfahren durch dieses Übereinkommen erfaßt werden sollen.

Aber schon viel früher und wohl als erstes Land auf der Welt hat die Schweiz gesetzliche Bestimmungen über die Entschädigung von Berufskrankheiten erlassen, und zwar am 23. März 1877. Auch Spanien 1910, England 1906 und Frankreich 1919, um einige Beispiele aus dem europäischen Raum zu nennen, hatten vorher gesetzliche Regelungen für die Entschädigung von Berufskrankheiten getroffen.

In Deutschland war man auch schon vor der gesetzlichen Regelung auf Berufskrankheiten aufmerksam geworden, die praktisch schon seit Jahrhunderten bekannt waren und besonderes Aufsehen erregten, als

mit der Industrialisierung viele neue Arbeitsstoffe bearbeitet oder verwandt wurden, das Arbeitstempo größer wurde, ohne daß die Durchführung von Schutzmaßnahmen damit Schritt hielt. Die prinzipielle gesetzliche Grundlage war erst mit dem Unfallversicherungsgesetz aus dem
Jahre 1884 gegeben. Aber es dauerte bis zur Schaffung der Reichsver-
sicherungsordnung im Jahre 1911 bis 1913, ehe eine Ermächtigungs-
klausel, im Beruf erworbene gewerbliche Krankheiten wie Unfälle zu
entschädigen, in die Unfallversicherung eingebaut wurde. Aus mancherlei
Gründen funktionierte diese Art von Entschädigungsmöglichkeit in den
meisten Fällen nicht.

Wegen der strukturellen Verschiedenheiten der einzelnen Länder, den
unterschiedlichen Fertigungsverfahren, den Besonderheiten der Menschen
und Methoden, entwickelten sich in den verschiedenen Ländern voneinander abweichende Systeme der Entschädigung von berufsbedingten
Krankheiten. Soweit es sich übersehen läßt, gibt es drei Systeme, nämlich:
1. das System der Listen oder Verzeichnisse von zu entschädigenden,
anerkannten Berufskrankheiten; 2. das System der globalen Deckung
aller Berufsrisiken; 3. das gemischte System (Liste und globale Deckung).
Gestatten Sie mir zu den einzelnen Systemen einige Ausführungen:

Das erste System der Listen oder Verzeichnisse von zu entschädigenden
Berufskrankheiten ist das in der Welt verbreitetste und wird von mehr
als 50 Ländern angewandt. Grundsätzlich wird bei jeder in der Liste aufgeführten Krankheit der berufliche Ursprung vermutet, wenn in der zu-
gehörigen Rubrik aufgeführte Einzelheiten zutreffen, wie Arbeitsbetrieb,
Fertigungsverfahren usw., das heißt, der ursächliche Zusammenhang
wird zugunsten des Erkrankten angenommen, außer, wenn der Gegen-
beweis geliefert werden kann, und beruhen somit, kurz gesagt, auf dem
Grundsatz der Ursprungsvermutung. In der praktischen Anwendung ist
dieses jedoch dem ausreichenden Beweis gleichzusetzen. Trotzdem bringen
die Listen auf Grund ihrer Struktur oft genug Unterschiede in der Auslegung und Entschädigung mit sich. Sie zielen in der Regel darauf ab,
die Entschädigungsleistung auf eine gewisse Anzahl von Krankheiten
oder Vergiftungen zu beschränken, bei denen der berufliche Ursprung
genügend belegt ist und die mit der Natur der Industrie und den Arbeits-
bedingungen im Einklang stehen. Die Definition der Berufskrankheiten
in der Gesetzgebung derjenigen Länder, die das Listensystem anwenden,
wird oft auf die einfache Formel gebracht: „Bei einem Arbeitnehmer
wird eine Berufskrankheit anerkannt, wenn er von einer Krankheit befallen wird, die in der aufgestellten Liste enthalten ist, und zwar unter den
klinischen, beruflichen und verwaltungsmäßigen Vorbehalten, die in den
verschiedenen Rubriken dieser Listen stehen können."

Die Listen der einzelnen Länder sind in ihrem Aufbau und damit auch
im Hinblick auf ihre Anwendungsmöglichkeiten sehr verschieden und
geben zum Teil viel Spielraum. So lassen z. B. einige Listen den Begriff
der Vermutung des Krankheitsursprungs stark hervortreten. Andere
wiederum sind vereinfacht in der Weise, daß sie nur Erzeugnisse oder
Ursachen aufführen (in der Schweiz z. B. etwa 130 Erzeugnisse) und alle
Leiden umfassen, die durch diese Erzeugnisse oder Ursachen hervor-

gerufen werden können. Wiederum andere geben an, daß Berufskrankheiten „diejenigen Krankheiten sind, die in der beigefügten Liste aufgeführt sind".

Das zweite System, das der globalen Deckung, ist das umfassendste (zum ersten Mal in Massachusetts/USA angewandt). Es stellt praktisch die Entschädigung aller Berufskrankheiten sicher. Für Länder mit diesem System besitzt die jeweils angenommene Definition große Bedeutung. Sie kann nach ihrem Wortlaut den Anwendungsbereich der Gesetzgebung erheblich erweitern oder beschränken. Da in der Gesetzgebung dieser Länder oft gleichzeitig der Ausdruck „Berufskrankheit" die Arbeitsunfälle und die Berufskrankheiten umfaßt, möchte ich an Hand einiger Beispiele zugleich ihre Unterschiede und Schwierigkeiten in der Auslegung zeigen.

In *Indonesien* gilt zum Beispiel jede Krankheit, die sich ein Arbeitnehmer während seiner Tätigkeit zuzieht, als Arbeitsunfall.

In *Australien* gilt eine Berufskrankheit als Unfall, wenn sie Arbeitsunfähigkeit oder den Tod zur Folge hat und wenn sie durch die Art der Beschäftigung entstanden ist, mit der der Arbeitnehmer die ganze Zeit vor dem Tag der Arbeitsunfähigkeit befaßt war. Nach dem Wortlaut des dort geltenden Gesetzes ist eine solche Krankheit ein körperliches oder geistiges Leiden, eine Störung, ein Leiden oder ein Krankheitszustand, plötzlich auftretend oder fortschreitend. Sie umfaßt gleichfalls die Verschlimmerung, die Beschleunigung, die weitere Entwicklung oder das Rezidiv früherer Erkrankungen.

In den *Vereinigten Staaten* (Süd-Carolina) gibt jede aus Anlaß der Arbeit aufgetretene Erkrankung ein Recht auf Entschädigung, und im Staat Washington bezeichnet der Ausdruck „Berufskrankheit" eine Erkrankung, die ihrer Natur und ihrem Ursprung nach von der Ausübung einer Beschäftigung herrührt, die mit einer besonderen Gefährdung verbunden ist.

Diese Beispiele zeigen, daß gewisse Definitionen ziemlich umfangreich und ungenau sind, während andere bedeutende Beschränkungen mit sich bringen können und der Rechtsprechung ermöglichen, deren Anwendungsbereich erheblich zu begrenzen. Dieses System hat Geltung in 33 Einzelstaaten der Vereinigten Staaten, in Indonesien, Neuseeland, den Philippinen und Australien.

Als drittes und letztes der gebräuchlichsten Systeme ist noch das bereits angesprochene *gemischte System* zu behandeln. Dieses umfaßt einerseits eine Liste der entschädigungspflichtigen Berufskrankheiten und wird durch die *Annahme* des ursächlichen Zusammenhanges begünstigt, andererseits stellt es die Entschädigung für jedes andere Leiden sicher, das einer Generaldefinition entspricht und bei dem ein ausreichender Beweis für den beruflichen Ursprung erbracht wird.

Mir scheint dieses System bei näherer Betrachtung als sehr elastisch. Es dürfte bei einem folgerichtigen und logischen Aufbau den tatsächlichen Gegebenheiten am ehesten gerecht werden. Ich möchte an einigen Beispielen aus anderen Ländern zeigen, daß die Gesetzgebung deutliche Unterschiede zwischen den beiden Entschädigungsformen machen kann.

Das ist der Fall in Schweden, wo ein erst kürzlich erlassenes neues Gesetz festlegt, daß Versicherungsleistungen in allen Fällen von „beruflichen Schädigungen" wirksam werden. Dieser Begriff umfaßt:

a) Die im Laufe der Arbeit erlittenen Unfälle; b) andere Schädigungen aller Art, die im Zusammenhang mit der Arbeit eingetreten sind und durch einen Stoff oder strahlende Energie verursacht wurden.

Ein besonderer Erlaß führt eine Liste von Schädigungen auf, die durch physikalische Einwirkung oder durch Ansteckung hervorgerufen und ebenfalls als berufliche Schädigungen angesehen werden.

Zuweilen enthält die Liste der entschädigungspflichtigen Berufskrankheiten, wie z. B. in Japan u. a., eine besondere Rubrik, in der steht: „Alle anderen beruflichen Schädigungen", wodurch die bislang nicht in Erscheinung getretenen Berufskrankheiten und Härtefälle grundsätzlich miterfaßt sind. Das gemischte System wird in folgenden Ländern angewandt: Kanada, Chile, Costarica, Japan, Mexiko, Schweden, in der Türkei und einigen Einzelstaaten der USA: Nevada, New York, Ohio und Utah.

Bevor ich auf Deutschland zurückkomme, das das Listensystem hat, erscheint mir wichtig aufzuzeigen, daß auch bei der Entschädigung von Berufskrankheiten nach diesem System wesentliche Unterschiede auftreten können, je nachdem, wie die Formulierung und die Handhabung in den einzelnen Ländern ist.

Als im Jahre 1925 die erste Verordnung über die Ausdehnung der Unfallversicherung herausgegeben wurde, enthielt die beigefügte Liste — wie erwähnt — elf Krankheiten, meist die chemische Industrie betreffend. Diese waren einzeln aufgezählt, z. B. Krankheiten durch Blei oder seine Verbindungen. Es waren nur solche Krankheiten in der Liste enthalten, die nach feststehenden wissenschaftlichen Grundsätzen und Erfahrungen der damaligen Zeit als Berufskrankheiten betrachtet werden konnten. In einer anderen Säule der Liste waren die gewerblichen Betriebe aufgeführt, in denen diese Krankheiten entstehen konnten. Von diesem Zeitpunkt an hat sich die Gesetzgebung über Berufskrankheiten systematisch weiterentwickelt. Besonders aber wurde der arbeitsmedizinischen Forschung seitdem eine wichtige Aufgabe gestellt. Bei dem Kampf um die Aufnahme in die „Liste" wurde neben den Erfahrungen der Praxis die Forschung mit ihren Ergebnissen immer unentbehrlicher. Es ist nicht verwunderlich, daß in verhältnismäßig rascher Folge weitere Verordnungen erlassen wurden und die Liste der anerkannten, zu entschädigenden Berufskrankheiten nunmehr seit der 5. Verordnung vom 1. August 1952 insgesamt 40 Krankheiten enthält. Neben der zahlenmäßigen Erweiterung wurden auch, bedingt durch neue Fertigungsverfahren und durch die Anwendung immer neuer Grundstoffe, die im Laufe der Jahre festgelegten Grenzen der Anwendbarkeit der anerkannten Krankheiten in ihrem Umfang erweitert, zum Beispiel an Stelle der „Erkrankungen der tieferen Luftwege und der Lunge durch Aluminiumstaub" (1943) trat „Erkrankungen der tieferen Luftwege und der Lunge durch Aluminium oder seine Verbindungen".

Neben den umfassenderen Formulierungen bei den Krankheiten strebte man auch klarere Definitionen bei den betroffenen Unternehmen und Tätigkeiten an. Obwohl wir heute durchweg bei jeder anerkannten Krankheit die Gliederungen *Vorkommen und Gefährdung, Aufnahme und Wirkung, Krankheitsbild und Diagnose* sowie von Fall zu Fall auch noch *Hinweise zur versicherungsmedizinischen Beurteilung* haben, lassen sich Lücken und Grenzfälle nicht vermeiden. Diese Tatsache trägt mit dazu bei, daß jede Verordnung von vornherein einen vorübergehenden Charakter hat, zumal aus Forschung und Praxis, Entwicklung der Produktion, Einführung neuer Arbeitsstoffe und Arbeitsweisen sich immer neue Verhältnisse, neue Gefahren und neue Verhütungsmaßnahmen ergeben. Um diese Schwierigkeiten möglichst auszuschließen, soll bei der zukünftigen Gesetzgebung versucht werden, bei der Fortentwicklung der Berufskrankheitengesetzgebung neben einer Erweiterung der Liste auch eine sogenannte „Generalklausel" einzuführen. Die Einführung einer derartigen Klausel würde die Anwendungsmöglichkeit der Verordnung in bestimmten Härtefällen erleichtern. Sie würde neben der jetzt verhältnismäßig stark begrenzten Pflichtleistung zulassen, daß *berufsbedingte* Krankheiten wie eine Berufskrankheit entschädigt werden *können* (also Kannvorschrift). Die Einführung dieser sogenannten „Generalklausel" würde das bei uns bisher angewandte Listensystem verändern und fast dem erwähnten gemischten System (Liste + globale Deckung) entsprechen. Es ist nicht ganz ein gemischtes System im Sinne des Einteilungsprinzips, da bei uns eine *Kann*vorschrift die Mußvorschrift des gemischten Systems ersetzen soll.

Aus meinen Ausführungen werden Sie entnommen haben, daß es kaum ein System gibt, das vollkommen ist und allen Ansprüchen tatsächlich gerecht wird. Auch wird es nach meiner Auffassung nicht möglich sein, international, z. B. durch Übereinkommen der Internationalen Arbeitsorganisation, gleiche Grundsätze für alle Länder zu schaffen, da die Eigenarten jedes einzelnen Landes zu berücksichtigen sind. Es ist daher anzustreben, die regionalen Gesetze so zu fassen, daß sie in ihrer Anwendbarkeit den notwendigen Spielraum zulassen und ermöglichen, tunlichst Härten zu vermeiden.

### E. W. Baader, Hamm: **Berufsasthma.**

Das Bronchialasthma ist zweifellos eine organische Erkrankung. Der erste Asthmaanfall ist stets organischen Ursprungs, und nur die späteren Anfälle können durch neurovegetative psychische Einwirkungen ausgelöst werden. Die Frage, ob das Schweratmen bei Verengung der Atemwege durch einen Bronchialkrampf infolge Reizbarkeit der bronchomotorischen Nerven oder durch Schleimhautschwellung infolge Erweiterung und Exsudation der Capillaren verursacht wird, ist noch ungeklärt. Neuerdings wird für die Entstehung des Asthmas dem mechanischen Verschluß der Bronchien eine größere Bedeutung zugeschrieben als dem primären Bronchialkrampf. Überraschend häufig wird der Pathomechanismus des Asthmas durch die berufliche Tätigkeit des Kranken ausgelöst. Das beruflich verursachte Asthma bronchiale kann auf zweierlei pathogenetisch ganz verschiedenen Wegen erworben werden. Als chemisch toxisches Asthma kommt es z.B. bei Arbeitern mit Platinsalzen, mit Phosphoroxychlorid, mit Phthalsäureanhydrid, mit Vanadiumpentoxyd, mit Isocyanaten vor. Der zweite Weg des Zustandekommens eines Berufsasthmas ist der Erwerb einer Überempfindlichkeit durch bestimmte als Allergene wirkende Arbeitsstoffe.

Wenden wir uns zunächst dem toxischen Asthma zu. Das beste Beispiel bieten hier die Isocyanate. Wie Sie wissen, gelang es dem Chemiker Prof. OTTO BAYER in Leverkusen durch ein neues Aufbauprinzip für hochmolekulare Verbindungen, das sogenannte „Diisocyanat-Polyadditionsverfahren", neuartige Kunststoffe herzustellen, die sich hinsichtlich Güte, Dauerhaftigkeit und Vielseitigkeit mit keinem der bisherigen Kunstprodukte vergleichen lassen. Ihr Aufbauprinzip ist gekennzeichnet durch die Umsetzung von Polyisocyanaten, die den Handelsnamen „Desmodur" führen, mit Polyestern, welche den Handelsnamen „Desmophen" führen. Infolge Vernetzung gehen beide eine Reaktion ein, die einen festhaftenden, dauerelastischen und korrosionsbeständigen Film bildet. Bei dieser Filmbildung entsteht die chemische Verbindung polymerisiertes Urethan, weshalb die neuen Kunststoffe auch als *Polyurethane* bezeichnet werden. Während die Desmophene in physiologischer Hinsicht als gefahrlos anzusprechen sind, stellen die *Desmodure* einen recht *aggressiven* und *gefährlichen Reizstoff* dar. Desmodur gibt es in verschiedenen Zusammensetzungen, z. B. die besonders häufig verwendete, stechend und widerwärtig riechende Flüssigkeit Toluylendiisocyanat, auch Desmodur T genannt, die frei von Lösungsmitteln ist, oder die äußerlich dem Kollophonium gleichende fast geruchlose hartharzige Masse Desmodur TH, welches etwa 10% Desmodur T enthält und zu 75% in Äthylacetat gelöst in den Handel gebracht wird. Desmodur verdunstet sehr leicht. Während das flüssige Desmodur T sofort eine schleimhaut- und hautreizende Wirkung entfaltet, enthält auch das harzige Desmodur TH stets noch flüchtiges Isocyanat in geringem Maße, das aber in engen oder schwer belüftbaren Räumen zu einer Anreicherung der Luft an flüchtigem Isocyanat führt. Die beiden Grundstoffe Desmodur und Desmophen werden getrennt aufbewahrt. Erst bei ihrer Mischung gehen sie eine chemische Verbindung unter Freiwerden von Toluylendiisocyanat ein. Dieser Vorgang ist das eigentliche Gefahrenmoment! Der Arzt sollte hellhörig werden, wenn er von einem Lackierer, Maler, Parkettversiegeler hört, daß dieser mit zwei Komponenten (Lack und Härter) arbeitet.

Seit 1951 liegen bereits zahlreiche Beobachtungen über Isocyanatschäden vor. Es sei auf die erste Veröffentlichung von FUCHS und VALLADE in Frankreich, die späteren von REINL, GANZ, MAGER und SCHÜRMANN in Deutschland, die von SWENSSON, HOLMQUIST und LUNDGREN in Schweden und von WOODBURY und JOHNSTONE aus Nordamerika verwiesen. Bald nach der Einatmung von Isocyanaten kommt es zu Augentränen, Nasenbrennen, Wundgefühl im Rachen, Hustenreiz und oft *schwersten Hustenanfällen*, Engegefühl auf der Brust, plötzlich schwerer *Atemnot* und typischen *Anfällen von Bronchialasthma*.

*Tierversuche* mit Einatmung von vernebeltem und verdampftem Desmodur T mit Meerschweinchen an der Universität Bonn zeigten, daß das Desmodur mit dem *Zelleiweiß* der Bronchialschleimhaut bzw. des Alveolargewebes eine *chemische Reaktion* eingeht, die *rasch zum Zelltod* führt. Die Schleimhaut wird wie bei der histologischen Technik „gehärtet". Die abgestorbenen Schleimhautteile können rein leukocytär nicht abgebaut werden und wurden häufig in ein aus der Bronchialwand vorwachsendes Granulationsgewebe eingeschlossen. So kommt es zu einem Bilde, das ganz dem einer Bronchiolitis obliterans entspricht. Bei beginnender Erkrankung kam es während oder unmittelbar nach der Inhalation zu vorübergehenden Bronchialspasmen der Tiere, die sich durch Adrenalin und Aludrin beheben ließen. Nach weiteren Inhalationen entwickelt sich eine ständige Dyspnoe infolge teilweiser oder vollkommener Verlegung der Atemwege durch nekrotische Schleimhautteile, Granulationsgewebe und leukocytäres Exsudat. In diesem Stadium ließ sich die asthmatoide Atmung durch Broncholytica nicht mehr beseitigen. Spättodesfälle mit Kachexie, Atmungsinsuffizienz und Herzversagen folgten. So geben uns die *Tierversuche* einen *wertvollen Einblick* in das *vermutliche Geschehen der Isocyanatschäden des Menschen*. Denn es ist bei der *großen Reaktionsfreudigkeit von Desmodur zum Eiweiß* ein prinzipiell verschiedenes Verhalten gegenüber der menschlichen und tierischen Bronchialschleimhaut *nicht* zu erwarten.

Als Beispiel eines hartnäckigen vieljährigen Krankheitsverlaufes als Folge nur zweitägiger Arbeit sei aus den über 100 von mir begutachteten Krankheitsfällen durch Isocyanate folgender wiedergegeben. Ein 35-jähriger Kraftfahrer erhielt den Auftrag, Eisenroste, die als Laufstege für eine Zeche dienen sollten, mit Lack zu spritzen. Daß es sich um DD-Lacke handelte, erfuhr der Mann erst nach seiner Erkrankung. Man stellte ihm aber Gummihandschuhe, Gummistiefel, einen Gummimantel und Frischluftmaske vorsorglich zur Verfügung. Da die Spritzdüse sich dauernd durch Farbreste verstopfte, nahm der Mann die Maske ab, goß die DD-Farbe in einen anderen Behälter und brannte mit einer Schweißflamme den Farbtopf aus, in dem sich noch alte Farbreste befanden. Durch das Schweißen entstanden natürlich *Wolken von Farbdämpfen*, die den ohne Maske arbeitenden unvorsichtigen Mann zu starkem Husten und Erbrechen zwangen. Am darauffolgenden Tag setzte er die Arbeit diesmal mit Frischluftmaske fort. Der die Preßluft für Spritzpistole und Atemhelm liefernde Kompressor stand auf dem Lagerhof vor der geöffneten Tür des Spritzraumes. Durch die Vibration des Motors war der Ansaugstutzen des Schlauches für die Frischluft direkt in Richtung des Spritzraumes geraten, wo er die Farbnebel ansaugte und unter die Frischluftmaske blies. Der Erfolg war, daß der Spritzer mit Husten, Schwindel, Herzklopfen, Übelkeit und Atemnot erkrankte und anschließend arbeitsunfähig blieb! Er konnte vor Lufthunger und asthmatischen Anfällen keine Nacht im Bett schlafen, hockte auf dem Fußboden, verlor 30 kg an Gewicht und verelendete völlig. Inzwischen war der Kranke auch von einem Vertrauensarzt untersucht worden, der ein Anhänger der Zahnsanierung bei Asthmatikern war. Da dieser Zahnfoci als Ursache des hartnäckigen Asthma des Kranken vermutete und von DD-Lack noch nichts gehört hatte, verlor der Mann ohne Röntgenaufnahme der Zähne so noch 22 Zähne. Auch eine Kur in der Asthmaklinik Lippspringe war erfolglos. Als ich den Patienten am 500. Krankheitstag untersuchte, konnte er zwar etwa 3 bis 4 Stunden nachts schlafen, litt aber unverändert an schweren Asthmaanfällen. Die Tragik dieses Krankheitsfalles, eines Vaters von vier Kindern und alten Radrennfahrers, der jetzt mit 35 Jahren völlig invalide ist, liegt meines Erachtens darin, daß man den Mann unbelehrt und unbeaufsichtigt mit dem gefährlichen Arbeitsmaterial arbeiten ließ.

Wir müssen aus dem Verhalten der Bronchialschleimhaut gegenüber den Isocyanatdämpfen die Lehre ziehen, daß die Entwicklung einer Bronchitis obliterans beim Menschen unbedingt vermieden werden muß. Ist sie erst eingetreten, wird es verständlich, warum so oft jede Therapie bei dem Patienten versagt und diese schließlich bei sich ständig wiederholenden *monate-* oder *jahrelang* andauernden asthmatischen Beschwerden in ein Stadium chronischer *Kachexie* kommen. Zugleich entwickelt sich eine chronische Bronchitis mit Bronchiektasen. Eine Reihe von Todesfällen ist zu verzeichnen.

Luftmangelzustände und Bronchospasmen, wie sie durch die Gifte Vanadiumpentoxyd, Phthalsäureanhydrid und die von mir eingangs erwähnten anderen toxischen Arbeitsstoffe verursacht werden, brauche ich hier *nicht* im einzelnen zu schildern, da diese toxischen Asthmaschäden einander klinisch und pathologisch weitgehend gleichen. Aber sie sind leider viel häufiger als man früher annahm. Wir verdanken BUESS und LERNER auf Grund eingehender Erhebungen die Feststellung, daß in einem Werk mit 965 periodisch untersuchten Betriebsangehörigen, welche während ihrer Arbeit verschiedenen Reizgasen ausgesetzt waren, sich 132 Asthmatiker befanden, das sind 13,6% der Exponierten. Weiter sei darauf hingewiesen, daß die Luftverunreinigungen durch Asthma erzeugende Reizgase ($SO_2$, $NH_3$) unserer oft unter Dunstglocken liegenden hochindustrialisierten Städte ein ernstes Problem darstellen.

Ich komme nun zu dem beruflich verursachten Asthma durch *Allergene*. Zum Auftreten einer allergischen Erkrankung ist entweder eine *angeborene* Bereitschaft zur pathologischen Steigerung der normalen menschlichen Sensibilisierbarkeit (allergische Diathese) oder eine durch den Arbeitsstoff hervorgerufene *erworbene* Steigerung der normalen Sensibilisierbarkeit zur Überempfindlichkeit (allergische Disposition) nötig. *Alle die Allergene*, die dem Arzt *der Allgemeinpraxis* als die *üblichen Asthma auslösenden Stoffe bekannt* sind, sind gerade im Beruf besonders geeignet, eine Überempfindlichkeit des Respirationsapparates hervorzurufen, da hier der täglich immer wiederkehrende Einfluß kleinerer oder größerer Mengen des schädlichen Stoffes gegeben ist. Das bekannte, durch Pollen, Grassamen und Tierhaare hervorgerufene Asthma finden wir als Berufserkrankung bei *Landwirten* und *Tierpflegern*, während die

Hausallergene, wie Bettfedern und Seegras, bei *Kissenstopferinnen* und *Tapezierern* auch im Beruf wirksam sind. Als weithin bekannte Ursache beruflicher Asthmaerkrankungen haben das Ursol bei den *Fellfärbern* und *Kürschnern*, der Staub ausländischer Hölzer, wie Mahagoni-, Satin-, Sandel-, Polisander- und Teakholz, bei den *Tischlern* und *Holzarbeitern*, die Baumwolle bei den *Spinnern* und *Webern* und der Ipecacuanhastaub und der Chininstaub bei den *Apothekern* zu zahlreichen wissenschaftlichen Erörterungen Anlaß gegeben. Weniger bekannt als derart allergisierend wirkende Substanzen dürften der Perlmutterstaub sein, der in der *Knopf*industrie, das Terpentinöl, das im *Maler*gewebe, die Iriswurzel, die in chemisch *kosmetischen* Werken Verwendung findet. In der Umgebung von *Ricinusölfabriken* sind zahlreiche Asthmaerkrankungen bekanntgeworden, die auf einer Überempfindlichkeit gegen Ricinusbohnen beruhten. In Südafrika wurden bei Arbeitern und Händlern, die mit Ricinus zu tun hatten, fast „seuchenartige" Asthmaanfälle beobachtet. ORDMANN konnte bei der eingeborenen Bantu-Bevölkerung große Disposition zur Ricinusallergie feststellen. 1954 kam es in einer mittleren Stadt Brasiliens durch den in der Atmosphäre schwebenden Staub einer Ricinusbohnen verarbeitenden Mühle zu 150 Asthmaerkrankungen, darunter 9 tödliche (CINTRA). Auch durch das Hantieren mit Säcken, die Ricinuskernschrot — ein als Düngemittel verwendeter ölfreier Preßrückstand des Ricinussamens — in Resten enthielten, wurde Berufsasthma in Deutschland beobachtet (STIENEN).

Wegen seiner Wichtigkeit verdient das *Bäckerasthma* eine nähere Besprechung. Es kommt in Kleinbetrieben mit schlechten Entlüftungsanlagen und engen Raumverhältnissen häufiger vor als in Großbetrieben. Als erstes Symptom einer allergischen Erkrankung tritt stets eine Bäcker*rhinitis* mit Niesanfällen und Produktion eines reichlichen wäßrigen Sekretes (Rhinorrhoe) auf. Erst dann folgt das Bäckerasthma, das meist als reines Mehlasthma auftritt, manchmal auf Verunreinigungen des Getreides durch Parasiten (Getreidemilben) und Schimmelpilze oder auf Verbesserungsmittel der Backfähigkeit (Ammoniumpersulfat) oder Bleichmittel (Monochloramid) des Mehls zurückzuführen ist. Roggen gab mehr positive Intracutanteste als Weizen. DIEDERICHS stellte bei 37 Bäckern und Müllern als alleinige Ursache ihres Asthmas beruflich erworbene Sensibilisierung gegen Mehl- bzw. Getreidestaub fest. Häufig geht die Bäckerrhinitis und das Bäckerasthma mit Bäckerekzemen einher. Die mehlallergischen Erscheinungen traten nach den Untersuchungen von PESTALOZZI und SCHNYDER selten schon gegen Ende des ersten Lehrjahres, sondern meist 10 und mehr Jahre nach Beginn der Lehrzeit auf. Die durchschnittliche Sensibilisierungszeit für die Mehlrhinitis betrug 12,7 Jahre, die ersten asthmatischen Erscheinungen traten durchschnittlich 18 Jahre nach Auftreten der allergischen Rhinitis auf.

Bei *Seidenwebern* sind spastische Bronchitiden und Asthmaanfälle häufig. FUCHS konnte nachweisen, daß das Asthma auf eine Sensibilisierung gegen Seidenleim (Sericin) zurückzuführen ist. Der Sericingehalt des Seidenfadens beträgt etwa 28%. Auch Abfallstoffe aus Seidenwebereien können Sericin enthalten. Jugendliche Asthmatiker in Padua wur-

den nach Entfernung einer aus Abfallstoffen einer Seidenspinnerei ge-
fertigten Bettunterlage beschwerdefrei.

Das *Druckerasthma* wird durch feuchte Druckstäubungsmittel hervorgerufen. An den Druckmaschinen, besonders dem System Heidelberger,
ist eine Spritzdüse angebracht, durch die *auf die frischen Druckbogen von
Kunstdruckbildern* ein *flüssiges Stäubemittel* gesprüht wird, um zu verhindern, daß die noch feuchte Farbe von einem Bogen zum anderen ab-
schmiert. Die gebräuchlichsten Stäubemittel bestehen aus einer wäßrig-
alkoholischen Lösung von Gummi arabicum (z. B. 74,7% Wasser, 16,5%
Gummi arabicum, 8,4% Spiritus, 0,4% Formalin, Präparat „Stäubin").
Da der Abstand der Spritzdüse von dem zu bestäubenden Bogen über
80 cm beträgt, verdunstet aus der gummiarabicumhaltigen Spritzflüssig-
keit das Lösungsmittel, und auf den Druckbogen fallen fast nur die
trockenen Partikelchen als feiner Staub. Etwa 300 bis 500 g werden in acht
Arbeitsstunden von einer Spritzdüse verstäubt. Die Maschinenmeister an
den Druckmaschinen und vor allem die Bogenfänger sind gefährdet. Es
bildet sich ein *firnisartiger Überzug des Druckzerstäubers auf den Schleimhäuten*, wobei auch die tieferen Atemwege beteiligt sein können. Bei entsprechender Konstitution ist auch mit einer allergischen Komponente zu
rechnen, so daß asthmaartige Zustände auftreten. Die Beschwerden setzen
meist in Form von Trockenheit in Nase und Rachen, Hustenreiz, Stirn-
kopfdruck und asthmatischen Katarrhen ein. Nicht selten kommt es zu
*schweren Anfällen von klassischem Asthma bronchiale* mit Atemnot, die
*zunächst nur am Arbeitsplatz* auftreten, *dann aber auch nachts*, und oft
langwierige Arbeitsunfähigkeit von mehreren Monaten zur Folge haben.
1939 fand HUMPERDINCK erstmals unter 34 Druckern 5 asthmatische
Bronchitiden und 1 echtes Asthma als Berufskrankheit, deren Beschwerden nach Herausnahme aus dem Betrieb abklangen. 1952 haben HOSCHEK
und FOWLER ähnliche Beobachtungen gemacht. GROETSCHEL berichtet
von einem 59jährigen Druckmaschinenmeister, der vier Jahre als Folge
von Einatmung flüssiger Druckbestäubungsmittel an Asthmaanfällen und
chronischer Bronchitis litt, dann erfolgte der Tod durch Spontanpneu. Die
Obduktion ergab doppelseitiges chronisches bullöses Lungenemphysem
bei chronischer Bronchitis, Gasbrust infolge Platzen einer Lungenblase.

Das *Druckerasthma* ist ein *allergisches*. Es genügt also *nicht ein einmaliger Kontakt* mit dem Naßbestäubungsmittel, sondern es muß ein
*wiederholter Kontakt* bei der Arbeit stattfinden, um eine Überempfindlichkeit gegen das Spritzmittel zu schaffen. Der *erste* Kontakt verläuft als
„*allergisierender*" *ohne Krankheitserscheinungen*, und *erst ein späterer
Kontakt löst das Asthma aus*. Diese Feststellung gilt auch für alle anderen
allergischen Berufsasthma. Als Mindestzeitraum zwischen beiden Kon-
takten gilt eine Frist von etwa 9 Tagen (HANSEN). Der Erwerb dieser
Überempfindlichkeit gegenüber Gummiarabicumstaub kann nach meinen
Erfahrungen zwischen 3 Wochen und 7 Jahren ständiger Einatmung
liegen. Außer diesen eingehend beobachteten Formen von Berufsasthma
gibt es jedoch noch viele Einzelbeobachtungen.

So sah man bei der Herstellung von *Hypophysenpräparaten* in pharmazeutischen Betrieben Asthma auftreten (KAISER und MORGENSTERN).

Das Anwachsen der chemischen und pharmazeutischen Industrie hat uns mit zahlreichen neuen Asthma auslösenden Stoffen bekannt gemacht. Die Allergie gegenüber *Arzneimitteln* und *Antibiotica* (PAS, Penicillin, Streptomycin), ja sogar gegen synthetische Antihistamine, ist bekannt. Beim Verwenden von Chloramin als *Desinfektionsmittel* erlebte ich Asthma. Als *seltene* Ursachen für die Entstehung des beruflichen Asthmas wurden bei einer *Schauspielerin* der Reispuder, bei einem *Arzt* das Salvarsan, bei einem *Gerber* die pulverisierte Eichenrinde, bei einem *Ingenieur* der Gummi der im Laboratorium verwendeten Schläuche beschrieben. Auch das durch Weidenrutenstaub verursachte Asthma eines *Korbflechters* und das durch Wasserflöhe bedingte eines Fisch*futterhändlers* (Way) sind hier zu erwähnen. Durch *Milben, Läusekot und Raupenhaare* sind gleichfalls Asthmaanfälle auslösbar. Mehrfach sah ich *Ölasthma* bei den Eisenbahnarbeitern, welche die Lokomotiven zur leichteren Reinigung mit einem feinen Nebel von Rüböl oder Mineralöl abspritzten. Diese Aufzählung mag genügen, um die ungeheure Mannigfaltigkeit der möglichen Allergene als berufliche Asthmaauslöser zu zeigen.

Zur *Sicherung der Diagnose* stehen *Epicutantest* (Läppchenprobe), *Itracutantest* und *Inhalationstest* zur Verfügung. Als Inhalationstest kann ein Aufenthalt von etwa einer Stunde in einem mit Aerosolverstäubung des Spritzmittels erfülltem Raum oder zwei Stunden am Arbeitsplatz dienen. Der *Prausnitz-Küstnerversuch* stellt eine passive Übertragung der Allergie des z. B. gummiarabicum-antikörperhaltigen Serums eines Patienten auf eine gesunde nichtallergische Person durch Injektion in die Haut dar (intracutane Quaddelbildung). Natürlich muß Freiheit von Lues und früherem Ikterus gesichert sein. Da die Überflutung des Jetztzeitmenschen mit Stoffen, die als Antigen wirken könnten, heute so groß geworden ist, sollte man von der Einbeziehung Gesunder zu derartigen Kontrollen absehen (O. P. Schmidt). Zwecks *richtiger Bewertung der Testversuche* empfiehlt sich, die Patienten in das ,,Allergen-Testinstitut und Asthma-Klinik Bad Lippspringe" (Dr. Gronemeyer) oder nach Reichenhall, Kurheim Trausnitz (Dr. O. P. Schmidt), einzuweisen. Beide Herren werden ja nachher von ihren Erfahrungen an Berufsasthmakranken im einzelnen berichten.

Bei der *Begutachtung* von Asthma als Berufskrankheit sollte man sich des Hinweises von Martini bewußt sein, daß seine *Entstehungsweise die ganze Spannweite psycho-physischer Möglichkeiten umfaßt.* Hittmaier beschreibt einen Kranken, der nachts im Hotel von Atemnot überfallen das Fenster einschlägt und dann erleichtert aufatmet. Am Morgen war das Fenster unbeschädigt, dafür aber der Spiegel zertrümmert. O. P. Schmidt weist auf die Erfahrungen des zweiten Weltkrieges hin, wo jeder Entlassungsversuch aus dem Lazarett mit neuen Anfällen beantwortet wurde, während bei lebensbedrohlichen Situationen (Trommelfeuer, Bombenangriff), Kriegsgefangenschaft der nunmehr sinnlos gewordene asthmatische Reflex fast durchweg unterdrückt wurde. Auch Rajka berichtet im zweiten Band seines eben erschienenen Werkes[1] von 200 Frage-

---

[1] Allergie und allergische Erkrankungen. Herausgegeben von E. Rajka. Budapest: Verlag der Ungarischen Akademie der Wissenschaften 1960.

bogen, von denen 135 überraschend dahin beantwortet wurden, daß die Patienten während der Belagerung in Bunkern, in Konzentrationslagern, bei Zwangsarbeit und Hungern symptomlos blieben und die Asthmaanfälle erst wieder einsetzten, als die normale Lebensweise begann. Diese Beobachtungen stehen zum Teil im Gegensatz zu all dem, was man früher von der Rolle des psychischen Faktors angenommen hat. Aber auch der Mechanismus des bedingten Reflexes kann sich einschleifen, z. B. genügte bei einem gegen Rosenduft empfindlichen Menschen der Anblick einer Papierrose ohne Duft zur Auslösung eines gleich schweren Asthmaanfalles. Durch den Begriff Berufskrankheit können bei psychisch labilen Personen zweckbedingte Vorstellungen geweckt werden und Auslösung eines „Pseudoberufsasthma" erfolgen. Psychische Fixierung kann zeitlebens Asthma unterhalten. Deshalb hält Sturm einen einmal berenteten Asthmatiker für unheilbar. Vor Anerkennung einer Rente sind daher alle therapeutischen Möglichkeiten auszunutzen.

Über dieses schwierige Gebiet der gerechten Beurteilung der Erwerbsminderung eines beruflichen Asthmas wird Herr Dr. Schmidt uns noch berichten.

Hinsichtlich der *Prophylaxe* halte ich es für notwendig, manifeste Asthmatiker vor bestimmten Berufen (Bäcker, Tierärzte, Former usw.) zu warnen. Das Naßspritzverfahren mit gummiarabicumhaltiger Flüssigkeit läßt sich durch ein Trockenstäubemittel ersetzen, als das sich ein ganz fein gemahlener Kalkstaub bewährt hat. Die Anwendung des § 5 der Berufskrankheiten-Verordnung der Übergangsrente oder der Umschulung wird hier oft helfen können.

Versicherungsrechtlich ist zu erwähnen, daß die österreichische Berufskrankheiten-Verordnung bereits seit 1955 Anzeige- und Entschädigungspflicht des beruflich verursachten Asthma bronchiale in Bäckerei- oder Mühlenbetrieben umfaßt. Die 6. Verordnung der deutschen Bundesrepublik will aber berufliches Asthma in *allen* Unternehmen entschädigen, wenn es zum Berufswechsel oder Aufgabe jeder Erwerbsarbeit zwingt.

In jedem Falle dürfte die geplante neue Ziffer „Berufsasthma" auf der Berufskrankheitenliste Ärzten und Versicherungsträgern manche Schwierigkeit bereiten, weshalb es notwendig ist, sich mit dem Problem des beruflichen Asthma rechtzeitig zu befassen, wie es dankenswerterweise die Deutsche Gesellschaft für Unfallheilkunde, Versicherungs-, Versorgungs- und Verkehrsmedizin heute vorgesehen hat.

E. Fuchs und W. Gronemeyer, Bad Lippspringe: **Die Diagnose des allergischen Berufsasthma.** (Mit 2 Abb.)

Wenn wir erneut zu Fragen und Problemen des allergischen Berufsasthma oder Gewerbeasthma hier Stellung nehmen, so kann es sich dabei nur um die Erörterung von einigen prinzipiell wichtigen Gesichtspunkten handeln. Wir betrachten es als Sinn unseres kurzen Beitrages, noch einmal im besonderen auf die bisher erarbeiteten diagnostischen Methoden und Möglichkeiten zur Erkennung der Entstehungs- und Auslösungsweisen des allergisch bedingten, gewerblichen Asthma einzugehen. Im Hinblick auf die anzustrebende und zu erwartende Änderung der Berufs-krankheiten-Verordnung bzw. ihrer Ausführungsbestimmungen scheint dies von ganz besonderer Wichtigkeit. Entsprechend der Entstehungs-weise unterscheiden wir nach Gronemeyer[1] drei größere Formenkreise der gewerblichen Asthmagenese:

1. Primär allergisches Berufsasthma, hervorgerufen durch die Ein-wirkung von berufsspezifischen Antigenen; 2. das primär chemisch-irritative Berufsasthma, ausgelöst durch chemische Reizstoffe jeglicher Art und 3. das primär physikalisch-irritative Berufsasthma durch me-chanisch korpuskuläre Staubeinwirkung, Hitze- und Kälteeinwirkungen.

Das primär allergische Berufsasthma wurde bis vor kurzem in seiner Bedeutung sehr unterschätzt und u. a. deshalb bisher nicht in die Ver-ordnung aufgenommen. Die Gründe hierfür können an dieser Stelle nicht dargestellt werden. Doch besteht gerade bei dieser speziellen Auslösungs-form eines gewerblichen Asthma der Vorteil gesicherter, diagnostischer Methoden.

Wenn je die Anamneseerhebung eine besondere Bedeutung für die Erkennung ätiologischer Zusammenhänge hat, so hier[2]. Nur eine spe-zielle „detektivistische" Anamnesentechnik, mit anderen Worten: ein systematisches Vorgehen bei der Suche nach dem auslösenden Berufs-antigen weist uns auf die richtige Spur. Allerdings wird man sich in Zu-kunft vor einer tendenziösen Färbung der Vorgeschichtsschilderung zu hüten haben, besonders dann, wenn die Anerkennung einer Berufs-krankheit erstrebt wird. Von vornherein darf nicht der fälschliche Schluß gezogen werden, daß jegliche allergische Reaktionsform, insbesondere bei gewerblichen Sensibilisierungen im wesentlichen konstitutionell bedingt sei[3]. Wenn auch bei weitem noch nicht alle Vor- und Teilbedingungen für die Entstehung einer Sensibilisierung bekannt sind, so wissen wir doch heute — und das ist von besonderer Bedeutung gerade für die Gewerbemedizin bei der Beurteilung allergisch bedingter Berufskrank-heiten —, daß es Stoffe gibt, die auf Grund ihrer antigenen Potenz (z. B. Ricinusbohnenstaub[4, 5, 6, 7, 8, 9, 10]) befähigt sind, obligat zu sensibili-sieren (sog. „aggressive" Antigene), worauf noch einzugehen sein wird. Bei der Anamneseerhebung sub specie einer Gewerbeallergie sind nach-folgende Punkte besonders zu beachten:

1. Die speziellen Verhältnisse am Arbeitsplatz, wie Staubentwicklung, „Klima", Belüftung, Licht usw.; am besten Arbeitsplatzbesichtigung. 2. Kenntnis des Arbeitsvorganges; so genügt beispielsweise die Berufs-bezeichnung „Seidenweber" keinesfalls[11], da aus ihr nicht zu erkennen ist, welche Arbeitsstoffe verarbeitet werden: Rohseide oder entbastete Seide, Kunstseide, gefärbte oder ungefärbte Seide usw. (Beispiel: aller-gisches Sericin-Asthma der Rohseidenweber[11]). 3. Gleiches gilt für die Arbeitsmethodik (z. B. massiver Antigeneinstrom in Aerosolform am Arbeitsplatz, hierdurch Möglichkeit des „Sensibilisierungszwanges", (s. Eukanol-Asthma eines Schuhfärbers[12]; „Druckerasthma"[13] u. a.). 4. Eruierung zwar betriebsgebundener, aber nicht berufsspezifischer

Antigene (z. B. Schimmel[14]). 5. Werkstoffkenntnis — nicht nur der fertigen Produkte, sondern auch der Zwischenprodukte und nach Möglichkeit der „larvierten" Zusätze (z. B. Asthma durch Metall-Läuterungspulver, dem pulverisierte Austernschalen zugesetzt sind[15]), wie auch Verunreinigungen und Beiprodukte (Schimmel[16], Milben[17] usw.).

Um die allergische Pathogenese wirklich *beweisen* zu können, versuchen wir die lokale Gewebsallergie (Vorhandensein von spezifischen Antikörpern) auf verschiedene Art sichtbar zu machen. Hierzu dienen Haut- und Schleimhautproben, die letztlich alle ein Arthussches Phänomen, allerdings in mitigierter Form, darstellen. Mit spezifisch wirksamen und entsprechend verdünnten, sterilen Antigenextrakten, deren Herstellung am besten in einem eigens dazu hergerichteten Laboratorium geschieht — wo auch gleichzeitig die Möglichkeit zur klinischen Erprobung und damit der bisher einzig möglichen Standardisierung gegeben ist —, werden mit Tuberkulinspritzen streng intracutane (jeweils etwa 0,05 bis 0,1 ml) Injektionen auf dem Rücken des Probanden vorgenommen. Die nach 15 bis 20 (!) Minuten entstehende Hautreaktion (Quaddel mit umgebendem Erythem) — die sogenannte urticarielle Sofortreaktion — wird in ihrer Stärke und Größe zu einer Null-Quaddel (0,9%ige NaCl-Lösung) und einer maximal-Quaddel (Histamin-Lösung 1 : 10000) in Beziehung gesetzt und entsprechend bewertet. Mit gleichen Antigenextrakten — allerdings nach Möglichkeit ohne Phenol, das im allgemeinen den Extrakten zur Haltbarmachung hinzugesetzt ist — werden Ophthalmo- und Nasentest ausgeführt: Bei positiver Reaktion starke konjunktivale Gefäßinjektion, Tränenfluß, Jucken oder sogar Chemosis bzw. Niesen, Rhinorrhoe mit Eosinophilie des Nasensekretes.

Nur am Rande sei bemerkt, daß wir mit den Intracutanproben sogenannte cutanvasculäre Sensibilisierungen (Rhinitis, Asthma, Urticaria) und mit den Epicutanproben, auf die wir in diesem Zusammenhang nicht weiter eingehen wollen, sogenannte epidermale Sensibilisierungen (z. B. Kontaktekzem) nachweisen. Es besteht der prinzipielle Unterschied zwischen Sofort- und Spätreaktionstyp, was oft nicht beachtet wird und auch zu Mißverständnissen und Fehldeutungen der Hautreaktionen Anlaß gegeben hat. Inwieweit Übergänge zwischen beiden Formen bestehen, ist zur Zeit noch nicht eindeutig bestimmbar.

Halten wir also fest, daß mit Hilfe dieser Proben (und ihrer zahlreichen hier nicht weiter erwähnten Modifikationen[18], einschließlich der Übertragbarkeit des Antikörpers auf — nichtallergische — Normalpersonen; Prausnitz-Küstnerscher Versuch) der diagnostisch so bedeutsame Antikörpernachweis geführt werden kann.

Die Intracutanproben ermöglichen die Bestimmung des sogenannten Sensibilisierungsindex und des Sensibilisierungsgrades im Einzelfall. Besonders der Sensibilisierungsindex, d. h. die Ermittlung des prozentualen Anteiles der (latent und manifest) Sensibilisierten im Hinblick auf die Gesamtzahl der Exponierten, wie auch die Feststellung des Sensibilisierungsgrades durch Bestimmung der cutanen Reizschwelle mit steigenden Antigenverdünnungen (zumeist in Zehner-Potenzen) geben Hinweise auf die „Aggressivität" eines Antigens.

Eine positive Hautreaktion — vorausgesetzt, sie ist richtig durchgeführt — erweist, daß der betreffende Organismus sich mit dem dazugehörigen Antigen auseinandergesetzt und spezifische Antikörper produziert hat. Jedoch nicht erwiesen ist hierdurch, ob das durch die erwähnten Antikörperproben ermittelte Antigen für das pathogenetisch und ätiologisch abzuklärende Krankheitssymptom wirklich auch aktuelle Bedeutung besitzt. Die Sicherung des anamnestischen Bezuges zu dem ermittelten Antigen (Nachanamnese!) kann hier weiterführen, und eine entsprechend durchgeführte Antigenkarenz kann seine aktuelle Bedeutung erweisen[19, 20]. Eine Antigenkarenz ist aber unter Umständen mit hohen Kosten und sozialen Härten (z. B. Arbeitsplatzwechsel, Umschulung usw.) verbunden, so daß sie oft nicht ohne weiteres dem Patienten zugemutet werden kann. Andererseits gibt sie, wenn frühzeitig genug im Stadium der Erkrankung angewendet, die beste Aussicht auf schnelle und völlige Gesundung. Es soll daher abschließend noch auf die Möglichkeiten des Expositionsversuches — ebenfalls in zahlreichen Varianten — und auf seine Bedeutung zur Ermittlung des *aktuellen* Antigens hingewiesen sein. Durch Zuhilfenahme der Pneumometrie (Wyss und Hadorn[21]) ist es u. a. möglich, einen sich nach Antigeninhalation (sei es als natürlicher Antigenstaub oder als Antigen-Extrakt-Aerosol in entsprechender Verdünnung) entwickelnden Bronchospasmus (als Folge der an den Schleimhäuten der tieferen Atemwege ablaufenden Antigen-Antikörper-Reaktion) zu erfassen und damit die aktuelle Sensibilisierung zu beweisen[22] (Abb. 1). Dieser von uns[23] angegebene Provokationstest

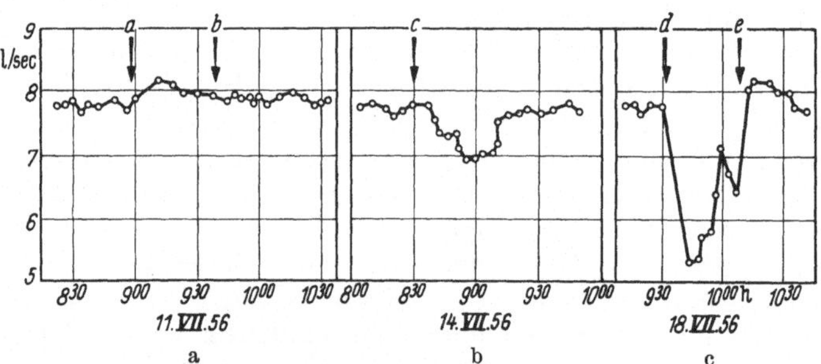


Abb. 1. Inhalativer Antigen-Pneumometrie-Test mit Gummi arabicum. Inhalation mit a) 0,9% NaCl 1 ml (Leerversuch); b) Gummi arabicum $10^{-8}$ 1 ml; c) Gummi arabicum $10^{-6}$ 1 ml; d) Gummi arabicum $10^{-4}$ 1 ml; e) Aludrin 0,2% + $O_2$ 8 Atemzüge (zur Broncholyse)

(inhalativer Antigen-Pneumometrie-Test genannt) gestattet in verhältnismäßig einfacher Weise die Beantwortung der Frage nach dem Vorliegen einer *manifesten* Sensibilisierung im Gegensatz zu einer „non clinical allergy" (Tuft[24]). Nebenstehende Abbildung 2 soll dies veranschaulichen: Von 29 Druckern, die gegenüber ihrem Berufsantigen Gummi arabicum exponiert sind, zeigten 9 eine manifeste Sensibilisierung, 6 eine stumme, noch apathogene Antikörperbildung, während bei den übrigen 14 Druckern eine Allergie mit Sicherheit ausgeschlossen werden konnte[13]. Unter diesen 14 befanden sich aber 4 Drucker, die ihre asthmatischen Beschwerden für betriebsgebunden und -bedingt hielten. Es ergibt sich hieraus zwanglos, daß Anamnese und Hautproben allein nicht mehr genügen können, eine ausreichende und befriedigende Abklärung, besonders auch im Hinblick auf versicherungsrechtliche Fragen[25], zu geben. Den Expositionsproben kommt daher ganz allgemein

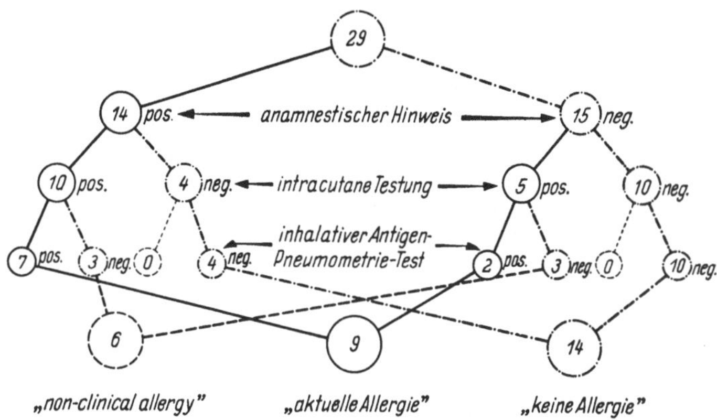


Abb. 2. Vergleiche im Text

und hier im speziellen entscheidende Bedeutung zu. — Unser Provokationstest erlaubt ferner die Standort-Bestimmung und quantitative Erfolgsbeurteilung im Verlaufe sowie nach Abschluß einer Desensibilisierungsbehandlung[23].

Zusammenfassend ist festzustellen, daß Krankheitserscheinungen als Folge einer gewerblichen oder berufsbedingten Sensibilisierung, d. h. durch die Bildung von spezifischen Antikörpern, nur dann anerkannt werden können, wenn folgende Vorbedingungen gegeben sind:

1. Nachweis der allergischen Entstehungsweise (= der Antikörper-Diathese) mit Hilfe der genannten Methoden (Anamnese, Haut- und Schleimhautproben); 2. Nachweis der Aktualität des gewerblichen Antigens (Expositionsprobe — „inhalativer Antigen-Pneumometrie-Test") und 3. Kontakt mit dem krankmachenden Antigen muß weitgehendst oder ganz und gar auf den Arbeitsplatz beschränkt sein[14].

Denn erst die Eigenart der beruflichen Tätigkeit, insbesondere die „Expositionsgröße" und die „Aggressivität" des Antigens, entwickelt jenes Krankheitspotential, das — wie HANSEN es formuliert hat — die Tragfähigkeit auch der „normalen", der familiär unbelasteten Konstitution zu übersteigen vermag, womit unseres Erachtens die Grundlagen für eine Revision der derzeitig noch gültigen Verordnung hinsichtlich des allergischen Berufsasthma gegeben sind.

Literatur. [1]GRONEMEYER, W.: Dtsch. med. Wschr. 83, 33—39 (1958). — [2]SCHWARTING, H. H., u. W. GRONEMEYER: Landarzt 35, 224—228 (1959). — [3]HANSEN, K.: Dtsch. med. Wschr. 78, 537 (1953). — [4]ORDMAN, D.: Int. Arch. Allergy 7, 10 (1955). — [5]MENDES, E., u. A. V. CINTRA: J. Allergy 25, 233 (1954). — [6]OLIVIER, R., u.

R. Panzani: Soc. med. du travail de Provence; Seance 20. 3. 1951. — [7]Panzani, R.: Int. Arch. Allergy 11, 224—236 (1957). — [8]Bassi, D., u. R. Berto: Policlinico, Sez. prat. 1951, 417. — [9]Hansen, K.: Hefte Unfallheilk., H. 44, 221 (1952). — [10]Charpin, J., u. Zafiropoulo: Acta allerg. (Kbh) 9, 314 (1955). — [11]Fuchs, E.: Dtsch. med. Wschr. 80, 36 (1955). — [12]Fuchs, E., W. Gronemeyer u. H. Mevenkamp: Dtsch. med. Wschr. 80, 1733 (1955). — [13]Gronemeyer, W., H. H. Schwarting u. E. Fuchs: Internist 1, 75—80 (1960). — [14]Spain, W. C., u. V. J. Fontana: Arch. industr. Hyg. 5, 478 (1952). — [15]Gronemeyer, W.: 1. Internat. Allerg. Kongr., Zürich 1951, S. 285. Basel: Karger 1952. — [16]Diederichs, W., u. P. Lübbers: Zbl. Arbeitsmed. 5, 189 (1955). — [17]Ancona, G.: Policlinico, Sez. med. 30, 45 (1923). — [18]Gronemeyer, W.: Arch. Derm. Syph. (Berlin) 1960. Kongreßband Hamburg (im Druck). — [19]Gronemeyer, W.: In Allergie, 3. Aufl., S. 320—341. Stuttgart: G. Thieme 1957. — [20]Werner, M.: Allergie u. Asthma 3, 24—29 (1957). — [21]Wyss, F., u. W. Hadorn: In Fortschritte der Allergielehre III, S. 290—333. Basel: Karger 1952. — [22]Gronemeyer, W., u. E. Fuchs: Z. Aerosol-Forsch. 5, 441 (1956). — [23]Gronemeyer, W., u. E. Fuchs: Internat. Arch. Allergy 14, 217—240 (1959). — [24]Tuft, L.: Clinical Allergy. Philadelphia 1949. — [25]Fuchs, E., u. W. Gronemeyer u. I. Ivanoff: Dtsch. med. Wschr. 81, 339 (1956).

O. P. Schmidt, Bad Reichenhall: **Die Beurteilung der Erwerbsminderung des Asthmatikers.**

Das Berufsasthma zwingt ärztlich zur Auseinandersetzung mit zwei Problemen:

1. Die sichere Diagnostik eines durch berufliche Einflüsse entstehenden Asthma bronchiale; 2. die gerechte Beurteilung der dadurch bedingten Erwerbsminderung.

Im Mittelpunkt der pulmonalen Leistungseinschränkung des Asthmatikers steht die asthmatische Dyspnoe. Sie ist die Folge der den Bronchialschleimhäuten eigenen Reaktionsmöglichkeiten, wie Bronchospasmus, Schleimhautödem und Sekretvermehrung. Dadurch entsteht eine meist reversible Bronchiallumeneinengung. Diese Bronchostenose behindert die alveoläre Ventilation, verringert und erschwert die mechanische Ventilationsleistung und schränkt somit nicht nur die Funktion der Lungen ein, sondern führt oft bei längerem Bestehen sekundär zum Emphysem und über die Widerstandserhöhung im kleinen Kreislauf zur Ausbildung eines chronischen Cor pulmonale.

Die asthmatische Dyspnoe ist nicht nur ein Merkmal des Asthma bronchiale, sondern oft auch der Bronchitis mit ihren verschiedenen Formen sowie des Lungenemphysems. Diese Erkrankungen sind durch ihre häufige Gemeinsamkeit einer reversiblen Bronchostenose eine Funktionseinheit. Außerdem gehen sie oft nach kurzem Krankheitsverlauf ineinander über und sind sich später oft täuschend ähnlich, gleichgültig, welche dieser Krankheiten zuerst auftritt.

So betrachtet, ist die Anzahl der Asthmatiker beträchtlich. Sie finden sich mit an erster Stelle unter den Ursachen, die bei der Rentenversicherung 1957 unter Männern zur vorzeitigen Berufs- oder Erwerbsunfähigkeit führten.

Bei dieser Häufigkeit der Erkrankung ist es überraschend, daß bisher kaum allgemein gültige Richtlinien für die Begutachtung der asthmatischen Dyspnoe und der durch sie bedingten Folgezustände erarbeitet wurden. Je nach Erfahrung wird die Leistungseinschränkung der Asthmatiker recht individuell beurteilt, die Ergebnisse sind unsicher.

Das hat folgende Gründe:

a) Beim Asthmatiker treten zahlreiche klinische Symptome weder gleichzeitig noch regelmäßig oder in gleicher Stärke auf; b) Jedem Erfahrenen ist der häufige Intervallcharakter asthmatischer Beschwerden mit dazwischenliegenden beschwerdefreien oder beschwerdearmen Perioden bekannt; c) Die breitere Anwendung exakter Lungenfunktionsprüfungen hat ergeben, daß oft Ausdehnung und Intensität der physikalischen und röntgenologischen Erkrankungszeichen nicht mit entsprechenden Funktionsverlusten parallel gehen.

Daraus ergibt sich, daß die Grundlage für die Beurteilung einer Erwerbsminderung des Asthmatikers die Erfassung einer respiratorischen Arbeitsinsuffizienz sein muß. Sie ist nur möglich

1. durch geeignete, wiederholte Lungenfunktionsprüfungen;

2. durch eine stationär-klinische Beobachtung, Untersuchung und eventuell Behandlung.

*Zu 1.* Auf die einzelnen Methoden der Lungenfunktionsprüfungen kann hier nicht eingegangen werden.

Zur Beurteilung der pulmonalen Leistungsfähigkeit führen wir neben der Ruhespirographie mit Bestimmung des minimalen Lungenvolumens und der Fremdgasmischungszeit ergospirographische Belastungsversuche in verschiedenen Wattstufen durch.

Lassen sich manifeste Erscheinungen einer respiratorischen Arbeitsinsuffizienz bei einer Belastung mit 90 Watt Drehkurbelarbeit am Wirbelstromergometer, die einer schweren körperlichen Arbeit entspricht, nachweisen, so beurteilen wir die Erwerbsminderung in Anlehnung an die Schule KNIPPINGS als „mäßig", bei 60 Watt = mittelschwere Arbeit als „mittelschwer", bei 30 Watt = leichte körperliche Arbeit als „schwer".

Bei Berücksichtigung dieser funktionsanalytischen Kriterien fanden wir, daß von 47 Asthmatikern, denen wegen pulmonaler Insuffizienz die Vollrente zuerkannt wurde, nach wiederholten Leistungsprüfungen der Lungen nur 19 diese Rente zu Recht bezogen. Umgekehrt dagegen ergab sich, daß von 30 Asthmatikern, denen ein Rentenantrag abgelehnt wurde, auf Grund der Lungenfunktionsprüfungen 7 fortgesetzt nur noch Arbeiten ohne nennenswerte körperliche Belastungen verrichten konnten.

Zwischen den Ergebnissen der Lungenruhevolumina und den Arbeitsbelastungen bestanden keine Beziehungen. Einzelbestimmungen von Lungenruhevolumina, wie z. B. der Vitalkapazität, sind daher ohne Aussagewert.

Folgende Kriterien sind bei der Lungenfunktionsprüfung zu berücksichtigen:

a) Die asthmatische Dyspnoe des Asthmatikers ist eine Folge der reversiblen Bronchostenose. Als funktionelles Geschehen bestimmt sie vielfach nur das augenblickliche Krankheitsbild und schränkt deshalb oft nur vorübergehend die Leistungsbreite der Lungen ein oder führt zur

Diagnose eines Emphysems bzw. vergrößert das Ausmaß eines bestehenden anatomischen Emphysems. Sie sollte deshalb zur Feststellung der noch vorhandenen „realen" Funktionsleistung der Lungen vorher durch eine geeignete Methode soweit als möglich ausgeklammert werden. Wir lassen deshalb 10 Atemzüge eines broncholytisch wirkenden Pharmakons (Isolevin) inhalieren. 10 bis 15 Minuten danach werden die Ruhespirographiewerte erneut bestimmt und mit dem Anfangsbefund verglichen. Häufig sehen wir dabei eine beträchtliche Besserung der Lungenruhevolumina. Erweisen sich nach Beseitigung der in ihrer Stärke wechselnden Bronchostenose die pulmo-kardialen Leistungsreserven als noch ausreichend, so berechtigt dies zu der Annahme, daß entweder die asthmatische Dyspnoe erst kürzere Zeit besteht und noch nicht zu irreversiblen Veränderungen geführt hat oder daß sie bei anamnestisch längerer Dauer jeweils nur einen leichten Grad aufweist. b) Die zeitliche Dauer asthmatischer Beschwerden geht nicht mit pulmonalen Leistungseinschränkungen parallel. Die auch bei langer Krankheitsdauer zu erwartende Einschränkung der Lungenfunktion wird selbst bei schwerer körperlicher Belastung vielfach nicht erkennbar. Selbst bei 90 Watt Drehkurbelarbeit am Wirbelstromergometer — was einer schweren körperlichen Arbeit entspricht — findet sich manchmal noch kein Sauerstoffdefizit. c) Beim Asthmatiker handelt es sich nicht um ein statisches, sondern um ein dynamisches Krankheitsbild. Die Wechselhaftigkeit des asthmatischen Beschwerdebildes ist geradezu typisch für diese Erkrankung. So sehen wir z. B. häufig asthmatische Beschwerden nur im Frühjahr und Herbst — meist nach Bronchialinfektionen. Bei einer Pollenallergie, die häufig nach einer Rhinitis — dem Asthma der Nase — auf die Bronchialwege übergreift und zu asthmatischen Beschwerden führt mit oft weitgehender Arbeitsunfähigkeit, beschränkt sich das Asthma meist nur auf wenige Monate während der Allergen-Exposition. In der übrigen Zeit sind die Erkrankten oft völlig beschwerdefrei. Einmalige spiroergometrische Untersuchungen können somit zu einem Fehlurteil führen. Es ist daher notwendig, Funktionsanalysen dann zu wiederholen, wenn bei der ersten Untersuchung eine respiratorische Arbeitsinsuffizienz festgestellt wurde. Nur so lassen sich „funktionell" bedingte Einschränkungen der Leistungsbreite ausschließen.

*Zu 2.* Eine genügend lange klinisch-stationäre Beobachtung und Untersuchung ist aus folgenden Gründen zweckmäßig:

a) Lungenfunktionsanalysen lassen sich leichter und wiederholt durchführen. b) Es läßt sich ein möglichst objektives Bild über die Häufigkeit und das Ausmaß der beschwerdefreien Intervalle bzw. asthmatischen Perioden erhalten. c) Durch therapeutische Maßnahmen kann das Krankheitsbild gebessert oder ausgeheilt werden. d) Es können diejenigen Pharmaka ausgewählt werden, deren fortlaufende ambulante oder inhalative Einnahme dem Erkrankten zugemutet werden können und deren Einnahme die Fortsetzung einer Erwerbstätigkeit ermöglicht. Wenn durch klinisch-stationäre Beobachtung und Behandlung mit Prüfung der für den Asthmatiker jeweils geeignetsten Pharmaka festzustellen ist, daß die asthmatische Dyspnoe trotz zumutbarer oraler oder inhalativer

Dauerbehandlung infolge Häufigkeit, Schwere und Zeitdauer den Charakter eines Leidens annimmt und eine geordnete Erwerbstätigkeit beeinträchtigt, dann ist sie in die Einstufung der Erwerbsminderung mit einzubeziehen.

Von einem Unbefangenen mag der Einwand kommen, daß diese geschilderten Untersuchungsrichtlinien des Asthmatikers zuviel an Arbeitsaufwand darstellen.

Gerade die Begutachtung des Asthmatikers erfordert eine besondere Verantwortlichkeit des Beurteilenden. Eine z. B. durch allergische Asthma-Anfälle verursachte erhöhte Reizbarkeit der Bronchialschleimhäute wird im weiteren Verlauf durch immer geringere Reize verschiedenster Art eine asthmatische Dyspnoe auslösen, seien sie nun chemischer, thermischer, mechanischer oder natürlich auch psychischer Natur. Je ausgefahrener diese zu reversiblen Bronchostenosen führenden Bahnen sind, um so geringfügiger wird der Reiz sein, der die Bronchialreaktionen auszulösen vermag. Später genügt oft allein die lebhafte psychische Vorstellung, daß jetzt die gewohnte asthmatische Kurzatmigkeit eintreten müsse, also ein reflexneurotisches Asthma, das man gerade bei langjährigen Asthmatikern findet. Denn die Atemfunktion ist ja nicht nur ein chemisch-vegetativ gesteuerter Gasstoffwechsel, sondern durch die willkürlich innervierte Atemmuskulatur ein hervorragendes Projektionsgebiet menschlichen Ausdrucks.

Daraus erklärt sich auch, daß bei termingebundenen ärztlichen Nachuntersuchungen das Krankheitsbild eines Asthmatikers klinisch als schwer imponieren kann, während es dem Erkrankten bei unangemeldeten klinischen oder spiroergometrischen Untersuchungen oft nicht gelingt, so schnell seine asthmatische Dyspnoe zu entwickeln.

Außerdem wird bekanntlich oft das Beschwerdebild beim Asthmatiker nach Rentengewährung leichter. Durch Rentenentzug gelingt es dagegen sehr selten, Asthmatiker wieder in den Arbeitsprozeß einzugliedern. Auf entsprechende Anfragen bei den von uns wieder für berufsfähig angesehenen Asthmatikern fanden von 30 nur 2 jüngere Männer wieder in den Arbeitsprozeß zurück. Der Gutachter muß sich deshalb beim Asthmatiker bewußt sein, daß jede Berentung seines Leidens bei der Besonderheit des asthmatischen Krankheitsvorgangs sich psychisch fixiert und zeitlebens besonders dann als Protestreaktion das Asthma unterhält, wenn die Gefahr erkennbar wird, daß bei Nachuntersuchungen ein Rentenentzug möglich wird. Ein einmal berenteter Asthmatiker ist unheilbar.

Wir sind daher der Ansicht, daß beim Asthmatiker nur eine nach den geschilderten Richtlinien durchgeführte Untersuchung ein annähernd objektives und damit gerechteres Urteil über seine verbliebene Leistungsfähigkeit erlaubt.

MAYR, Wien: Wir anerkennen die gesetzgeberische Leistung der Bundesrepublik in der Sozialversicherung und anerkennen besonders auch die große Erfahrung auf dem Gebiet der Berufskrankheiten schon wegen des großen Raumes, aus dem die Erfahrungen gesammelt werden können. Darum waren wir von der Neufassung der Berufskrankheitenliste anläßlich der Schaffung des ASVG, das seit dem 1. 1. 1956

in Kraft ist, in Bonn und in Bochum und haben uns mit M. BAUER, BÜRKLE DE LA
CAMP, ZORN u. a. eingehend besprochen. Wir haben die Liste der Berufskrankheiten
weitgehend der Ihren angeglichen, nur in der Frage der mechanisch bedingten
Berufskrankheiten waren wir etwas zurückhaltender. Nach der bisherigen Erfahrung sind wir der Meinung, daß wir dadurch keine sozialen Härten geschaffen, uns
aber viele Schwierigkeiten erspart haben. In der gegenwärtigen sozial überschäumen-
den Zeit halten wir es aber nicht für richtig, daß ein Versehrter, der sich eine Erkrankung mit Sicherheit oder wenigstens mit ausreichender Wahrscheinlichkeit
durch seine berufliche Tätigkeit zugezogen hat, nur deshalb nicht von der Unfallversicherung entschädigt werden soll, weil seine Krankheit nicht in der Liste steht.
Deshalb hat die AUVA gerade vor einigen Tagen dem Bundesministerium für
soziale Verwaltung einen Vorschlag unterbreitet, nach welchem unter bestimmten
Voraussetzungen auch eine nicht in der Liste aufscheinende Berufskrankheit entschädigt werden soll. Wir stellen uns vor, daß zur gewissenhaften Prüfung beim
Bundesministerium für soziale Verwaltung eine Berufskrankheitenkommission
errichtet werden soll; der Vorschlag geht dahin, daß diese Kommission aus einem
Vertreter des Bundesministeriums für soziale Verwaltung als Vorsitzenden und aus
elf Mitgliedern, von denen sechs Ärzte sind, bestehen soll.


WEHRLI, Locarno/Schweiz: Gestatten Sie mir zum Problem „Asthma bronchiale"
über einen interessanten Fall zu berichten:

Ein Mediziner, etwa 52 Jahre alt, von Beruf zugleich Pharmakologe, Inhaber
einer der bedeutendsten pharmazeutischen Unternehmen in Deutschland, litt seit
Jahren an schwerem Bronchial-Asthma. Zu seinem Lebensunterhalt benötigte er
vier Sauerstoff-Dräger-Geräte, eines im Schlafzimmer, eines am Arbeitstisch, eines
im Auto und das vierte trug er stets bei sich. Er hat alle in Europa bekannten
Asthma-Stationen, Therapien und Medikamente durchgegangen, die gegen Asthma
bekannt sind, ohne Erfolg. Auf das eindringlichste Ersuchen eines Kollegen ver-
abreichte ich ihm bei einer H.O.T.-Demonstration in Karlsruhe 40 ccm H.O.T.-
Eigenblut. Nach zehn Minuten war der Mann asthmafrei und ist es geblieben.
Kollege KRAUS hat später noch einige Behandlungen durchgeführt aus Rezidiv-
Furcht des Patienten, aber der Patient ist heute nach 4 Jahren noch vollkommen
frei ohne jede andere Behandlung. Nicht zu unterlassen ist zu erwähnen, daß der
Patient anderthalb Bahnwagen Sauerstoffbomben für sich allein konsumierte.

Wenn wir die Arbeiten von ALBERS und ZIEGLER, die sich bildende Katalase

$$\text{oder, wie ZIEGLER sagt, } \tfrac{1}{2} - O_2 = \frac{\text{Katalysator I}}{\text{H. O. T.}} \text{ näher prüfen, so verstehen wir}$$

auch die gewaltigen Auswirkungen über die JOKLIK in der Aufschließung und in der
Chemo-Therapie auf Strahlenschäden uns zeigen konnte. Ich glaube, Grund haben
zu dürfen, darauf hinzuweisen, daß es sich bestimmt lohnt, bei Bronchial-Asthma,
bei denen wir bis 80% Besserung oder Heilung sehen, die H.O.T. auch in diesem
Krankheitsbild weiter nachzuprüfen.


WEHRLI, Locarno/Schweiz: Gestatten Sie mir, zum Problem der Silikose einige
Anmerkungen zu machen. In den Jahren 1948/49 hatte ich die Gelegenheit, aus
einer Metallfabrik der deutschen Schweiz etwa 20 Silikose-Patienten zu behandeln.

Wir konnten beobachten, daß Silikosefälle ersten und zweiten Grades wieder
100%ig und die des dritten Grades 50%ig arbeitsfähig wurden.

Auf diese Resultate wurden im Auftrage der deutschen und englischen Regierung
die beiden Herren Prof. Dr. KOLLATH und Dr. STAHL, Braunschweig, in meine
Klinik in Locarno abgeordnet, um diese Therapie nachzuprüfen. Unglücklicherweise
hatte ich aber übersehen, vorher einen bekannten Schweizer Spezialisten der Silikose
zu begrüßen, was dieser Herr Professor mir ganz besonders übel nahm und somit —
a priori — Gegner wurde.

Die beiden obengenannten Professoren konnten obige Resultate bestätigen, aber
Prof. STANL konnte sich nicht erklären, daß eine so unbedeutende Mehrmenge von
Sauerstoff diesen gewaltigen therapeutischen Effekt auszulösen imstande wäre.

Damals kannte man aber auch noch nicht die Arbeiten von Prof. Albers, Marquardt, Ziegler und Kapfhammer u. a. Albers hat in seinen Modellversuchen den Nachweis der Bildung von bisher unbekannten Peroxyden erbringen können, die auch von anderen Universitäten inzwischen bestätigt wurden. Eine erneute systematische Prüfung der Silikose-Behandlung durch die H.O.T. ist anzuraten.

Dieses Peroxyd, heute als $\dfrac{\text{Katalysator I}}{\text{H. O. T.}}$ bezeichnet, ist im Blut, nachgewiesen bei normaler Körpertemperatur 6 bis 9 Monate haltbar. Die Auswirkung ist, wenn nicht definitiv, bis anderthalb Jahre zu verfolgen.

H. Bohnenkamp, Oldenburg/Oldb.: **Die Gefahren des Aufenthaltes unter hohen Druckstufen beim Tauchen.** (Mit 3 Abb.)

Zur Zeit sind wir alle Augenzeugen von dem erregenden Bestreben, bei dem Vordringen in den Weltraum immer höher, schneller und weiter in ständiger Überbietung des eben Erreichten in den Raum *über* uns vorzudringen. So hat sich auch in den letzten Jahrzehnten der Mensch in ebenfalls raschem Vordringen daran gemacht, tiefer und tiefer in den Meeren sich Kenntnis zu verschaffen und den Wunschtraum der Forscher im Altertum und Mittelalter zu erfüllen.

Sehen wir von dem Verfahren mit druckfesten Kabinen und Panzergeräten, geschlossenen Tauchkesseln und Tauchkugeln nach Beebe und Piccard, das Ziel zu erreichen ab, so sind diesem Bemühen des Menschen ohne Gerät, also nackt und auch im flexiblen Taucheranzug mit Taucherhelm wie auch mit unten offener Tauchglocke (auch Caisson- oder Senkkästen), bestimmte Grenzen gesetzt.

Es soll gleich hier betont werden, daß die Gefahren, die das Tieftauchen begrenzen, mit einer Ausnahme fast allein *auf den Verhältnissen der Gasspannung der Atemgase* und ihrer *chemischen* Wirkung beruhen.

Die Ausnahme ist bedingt durch die mechanischen, hydrodynamischen Folgen plötzlicher *Druckänderung*, bei der es zu einem Druckgefälle kommt zwischen dem hydrostatischen Druck auf die Körperoberfläche durch den sich anschmiegenden Taucheranzug und dem mangelnden Gegendruck im Taucherhelm und damit in der Lunge. Nimmt man etwa nach der Art eines Schnorchels ein festes Rohr bzw. einen Druckschlauch in den Mund, um von der Oberfläche her Luft zu atmen, und taucht rasch unter, so wird z. B. in 10 m Wassertiefe der Druck auf den Körper um 1 Atmosphäre steigen. In der Lunge, die mit der Außenluft in Verbindung steht, ist aber noch der äußere Atmosphärendruck — also 1 ata — vorhanden, und es wird also durch Einwirkung von 2 ata von der Peripherie her alles Blut über die großen Venen und das rechte Herz in die Lunge, dem Druckgefälle entsprechend, gedrängt. Das rechte Herz wird überdehnt und eine Ruptur des Herzens und damit der Tod eintreten. Schon in 1 bis 2 m Wassertiefe ist dieser Versuch gefährlich. Der Physiologe Stigler machte einen solchen Selbstversuch, der ihn in die äußerste Lebensgefahr brachte und ein langes Krankenlager bewirkte. Tauchen schon von wenigen Metern ist mit einem Schnorchel, der an die Oberfläche reicht, deshalb nicht möglich. Dagegen kann ohne Gerät nackt bei elastischem nachgiebigem Brustkorb — also namentlich bei jungen und geeigneten Menschen — eine Tauchtiefe von 20 bis 30 m erreicht werden, wobei entsprechend der erreichten Tiefe durch die Kompression des Brustkorbs und der Baucheingeweide mit Hochdrängung des Zwerchfells und damit der in der Lunge eingeschlossenen Atemgase der Druck innen und außen gleich wird. — Es leuchtet auch ein, daß bei diesem sogenannten „Tauchersturz" beim Abrutschen von der Oberfläche des Wassers in die Tiefe von 10 m ohne gleichzeitige sofortige Nachlieferung von Atemluft in den Taucherhelm der Tod die Folge sein muß wegen des genannten Überdrucks von 2 ata gegen 1 ata in der Lunge. Dagegen ist ein gleicher Sturz, das „Barotrauma", etwa von der Reling eines in 40 m Tiefe liegenden gesunkenen Schiffes auf 50 m nicht ganz so gefährlich, weil der Druckunterschied jetzt ja von 5 ata auf 6 ata, also nur $^1/_6$ ata beträgt.

Alle Grenzbedingungen und bei Überschreitung derselben beruhen die Gefahren und Todesursachen nur auf den Verhältnissen der Spannung der Atemgase und ihrer chemischen Folgen. Die in der Atemluft bzw. in einem atembaren Gemisch, sogenannte „Kunstluft", enthaltenen Gase folgen dem Henry Daltonschen Gesetz der Abhängigkeit der Menge der in der Flüssigkeit gelösten Gase vom Druck. Auch bleibt die Gültigkeit des Boyle-Mariotteschen Gesetzes bestehen, wonach bei Verdoppelung des Druckes die Raumausfüllung zur Hälfte sinkt, also umgekehrt wie' beim Aufstieg in die Höhe, wo bei einer halben Atmosphäre das doppelte Volumen eingenommen wird. Dabei gelten auf der Seite des Menschen die bekannten Verhältnisse der Absorption im Blute und im Gewebe, der Bindungen und Dissoziation, z. B. nach Maßgabe der Hb-Dissoziationskurve für $O_2$, der Versorgung der Zellen mit Sauerstoff, des Abtransportes der Kohlensäure, der Beziehungen des Säure-Basen-Gleichgewichts, der Erregbarkeit der Chemorezeptoren und der zentralnervösen Zentren, besonders des Atemzentrums.

Nun ist es leider schlimm, daß der Mensch *keine Empfindungsorgane* hat, die ihn befähigen, auf *allseitig* einwirkenden Druck mit irgendeiner Sinneswahrnehmung zu reagieren. Wie Ebbecke betonte, fehlen uns spezielle Sinnesreceptoren für allseitig einwirkenden Druck. Wir reagieren erst auf Drucke, die im gewöhnlichen Leben gar nicht vorkommen. Wir sind nur empfindlich gegen lokalen einseitigen Druck oder Zug mit unseren Drucksinnesempfängern. Schon bei unserem gewöhnlichen Leben am Boden des Luftmeeres unter einem Druck von 760 mm Hg lastet auf jedem cm² unserer Körperoberfläche der Druck von 1 kg Gewicht, und also auf der gesamten Körperoberfläche des Menschen von 1½ bis 2 m² beträgt dieser 10 bis 20 Tonnen, ohne überhaupt merklich zu sein. Auf unserer Handfläche von 150 cm² Oberfläche ruht schon eine Last von 150 kg, ohne daß wir davon etwas spüren. Wir spüren auch nicht die gewöhnlichen barometrischen Schwankungen (Ebbecke).

Da uns beim Tauchen die verschiedenen erreichten Druckhöhen durch Sinnesorgane nicht warnend zum Bewußtsein gebracht werden, so muß die erstrebte Tauchertiefe, die Beachtung der Aufenthaltsdauer in der Tiefe und die Berechnung der Aufstiegszeit zur Oberfläche jeweils vorüberlegt und in Rechnung gestellt werden. Bei forschem, kühnem Vorgehen haben auch erfahrene Taucher bis in die neueste Zeit wegen Nichtbeachtung der Gefahren der veränderten Gasspannungen der Atemgase den Tod gefunden! So benötigt u. a. der in größere Tiefen tauchende Taucher eine wasserdichte Uhr.

Jedes der drei Atemgase, Sauerstoff, Kohlensäure, Stickstoff, bedingt je nach Tauchtiefe, d. h. also der Spannung des Atemgases eine besondere Gefahr. Bei 21 Vol.% der Außenluft ist bei normalem barometrischen Druck der $O_2$-Partialdruck der Luft etwa $^1/_5$ (0,2) ata. Wir wissen nun, daß Schwankungen dieses Teildrucks nur bis zu einer bestimmten Grenze ertragen werden können. Die physiologischen Ergebnisse, gestützt durch viele Erfahrungen, zeigen, daß Grenzen für den $O_2$-Teildruck und ebenso für Stickstoff und Kohlenoxyd eingehalten werden müssen.

Der Grund der Begrenzungen für *Sauerstoff* liegt u. a. darin, daß Sauerstoff unter hohen Drucken, genügend lang geatmet, zu einer Sauerstoffvergiftung mit tödlichem Ausgang führt. Das Wesen der Sauerstoffvergiftung, bei der bei den Sektionen immer wieder ein Lungenödem gefunden wird, ist trotz vieler, auch eigener Bemühungen noch nicht geklärt. Kurz habe ich darüber schon auf der 17. Tagung dieser Gesellschaft in Bad Neuenahr gesprochen.

Die Erfahrung lehrt, daß für längere Zeit ein Sauerstoffpartialdruck von mehr als 2,5 ata lebensbedrohend ist. Es zeigen sich hierbei freilich Abhängigkeiten von der Dauer der Einwirkung, der Größe des Arbeitsumsatzes, des $CO_2$-Gehaltes der Einatemluft und auch dem Körper- und Trainingszustand des Tauchers. — Der *Mindest*sauerstoffteildruck auf ebener Erde darf 15 Vol.% — (normal 21 Vol.%) —, d. h. 0,15 ata nicht unterschreiten.

Neuere Erfahrungen haben nun zusätzlich gezeigt, daß auch in der gewöhnlichen Atmung auf der Erde der hin- und herbewegte Stickstoff der Ein- und Ausatmungsluft sich *unter hohen Drucken* als eine Gefahrenquelle erweist oder erweisen kann. Schon QUINCKE stellte fest, daß $N_2$ in Fetten und Ölen, in den Lipoiden des Gehirns und Rückenmarks 5- bis 6mal stärker aufgenommen wird als in anderen Körpergeweben. Nun sind nach der Overtonschen Narkosetheorie die narkotischen Stoffe in ihrer Wirkung abhängig von der Lipoidlöslichkeit, und es ist darum — mindestens unter hohen Drucken — schon theoretisch zu erwarten, daß narkotische Wirkungen von diesem Tatbestand der vermehrten Absorption von $N_2$ im Zentralnervensystem sich bemerkbar machen. So wird aus diesen Gründen heute von vielen Forschern der von allen Tauchern sehr mißlich empfundene sogenannte *Tiefenrausch* — übrigens in der Erscheinungsweise vergleichbar der Höhenkrankheit in der Luftfahrtmedizin —, etwa jenseits einer Tauchtiefe von 40 m, also einem $N_2$-Teildruck von 4 ata, auf diese Wirkung zurückgeführt. Eine völlige Klarheit ist hierüber noch nicht zu erzielen gewesen, da bei allen zahlreichen Schilderungen der Taucher, die einen Tiefenrausch empfanden, keine reinen Versuchsbedingungen vorlagen, weil ja gleichzeitig auch in diesen Fällen der $O_2$-Druck sehr erhöht war und damit wahrscheinlich auch der Abtransport des $CO_2$ in der Phase des Tiefenrausches unzureichend war. Wie ich auf der XVII. Tagung der Deutschen Gesellschaft für Unfallheilkunde in Bad Neuenahr 1953 ausführte, fand ich bei der Sauerstoffvergiftung eine starke Erhöhung des $CO_2$-Gehaltes im Blut und im Gewebe bei Versuchstieren und beargwöhne, daß dieser $CO_2$-Gehalt auch wesentlich schuldhaft ist an den tödlichen Vorkommnissen, meines Erachtens auch wahrscheinlich bei den Erstickungsversuchen.

Der $CO_2$ ist ja der wichtigste Regulator der Atmung, und die Begrenzung des Partialdrucks von $CO_2$ nach oben ist maximal nur 0,02 ata. Es leuchtet ein, daß hohe $CO_2$-Werte im Blut und Gewebe, die dem Partialdruck in der Atemluft von 0,02 entsprechen oder ihn übersteigen, tödlich sind und vielleicht gerade die Ursache des Tiefenrausches darstellen könnten. Hinweise darauf ergaben unsere neueren Untersuchungen, über die anschließend Herr Seusing und Drube auf Grund gemeinsamer Arbeiten berichten werden. — Auf alle Fälle sind die Grenzwerte der Gasspannungen auf Grund der vorliegenden Erfahrungen bzw. auch aus Vorsichtsgründen folgende:

1. Maximaler Sauerstoffteildruck 2,5 ata; 2. Mindest-Sauerstoffteildruck 0,15 ata; 3. maximaler Stickstoffteildruck 4,0 ata; 4. maximaler $CO_2$-Teildruck 0,02 ata.

Die Bedeutung dieser Teildruckgrenzwerte in der *Einatemluft* in der Abhängigkeit von der jeweils erreichten Tauchtiefe geht aus den Abbildungen hervor, die ich Herrn Obering. Tietze von den Drägerwerken verdanke. In ihnen ist aus Sicherheitsgründen trotz des noch ungeklärten Anteils von $CO_2$ oder $N_2$ oder beiden gemeinsam am Tiefenrausch angenommen, daß der $N_2$-Gehalt entscheidend beteiligt ist an den tödlichen Gefahren der Tiefe. Unter dieser einschränkenden Voraussetzung hat Herr Tietze, der uns bei allen Untersuchungen wesentlich unterstützte, die Grenzen des $O_2$, $N_2$ und $CO_2$ der Einatemluft in Abhängigkeit von der Tauchtiefe gezeigt (siehe Abb. 1, 2 u. 3).

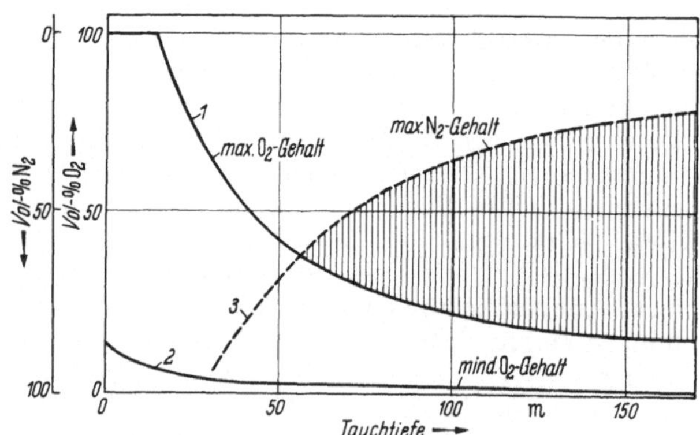


Abb. 1. Grenze des Sauerstoff- und Stickstoffgehalts der Einatemluft in Abhängigkeit von der Tauchtiefe nach H. Tietze. Drägerheft **1958**, H. 232, S. 5017

Auf der Abb. 1 (und später 2) werden die Grenzen des $O_2$-, $N_2$- und $CO_2$-Gehaltes der Einatemluft in Abhängigkeit von der Tauchtiefe gezeigt. Es ist auf der Abszisse in m die Tauchtiefe eingetragen und auf der Ordinate aufsteigend der $O_2$-Gehalt und absteigend der $N_2$-Gehalt zu lesen. Es ist zu erkennen, daß unter der Grenzbedingung eines *maximalen* Sauerstoffgehalts entsprechend einem Partialdruck von 2,5 ata bis 15 m Tiefe sogar mit reinem Sauerstoff, wenn auch zeitlich begrenzt, getaucht werden kann. Von diesem Punkt an sinkt die Kurve rasch ab. In 40 m Tiefe sind nur noch 50 Vol.% $O_2$ zu erlauben, und in 150 m Tiefe darf der zulässige Sauerstoffgehalt 16 Vol.% nicht übersteigen. — In der 2. Kurve unten, entsprechend der Grenzbedingung eines *Mindest*sauerstoffgehaltes, also einem Partialdruck von 0,15 ata, sieht man beim Beginn des Tauchens an der Wasseroberfläche den Grenzwert von 15 Vol.% $O_2$. Bei 20 m Tiefe sind es nur noch 5, bei 150 m Tiefe 1 Vol.% $O_2$. Das breite, nicht schraffierte Gebiet zwischen der Kurve 1 und 2 mit Höchst- und Mindestsauerstoffgehalt wird in größeren Wassertiefen rasch schmal. — Betrachtet man nun die Kurve des nach den voraufgehend dargelegten Voraussetzungen *maximal* zulässigen Stickstoffgehalts entsprechend einem Partialdruck von 4 ata in Kurve 3, so ist zu beachten, daß die Kurve ihre Höchstwerte unten, die Mindestwerte oben hat, die Ordinaten hierfür nehmen also von oben nach unten zu. Es zeigt sich, daß in 40 m Tiefe nicht etwa das Atemgasgemisch aus 3 Vol.% Sauerstoff und restlich aus 97% Stickstoff bestehen darf (s. bei TIETZE l. c.). Es würde dann zu hoher Stickstoffdruck bestehen. Es muß also hier der Sauerstoffgehalt von 20% genommen werden, der ja zulässig ist, und ein Stickstoffgehalt, wie die Kurve zeigt, von 80%. Im Schnittpunkt der Kurve 1 u. 3, etwa in 55 m Tiefe, ist die höchste zulässige Tauchtiefe zu erkennen, bei der die physiologischen Grenzbedingungen, nämlich die eines Sauerstoffteildruckes nicht über 2,5 ata und eines Stickstoffteildruckes nicht über 4 ata, noch erfüllt werden. Das Gemisch enthält hier 40 Vol.% Sauerstoff und 60 Vol.% Stickstoff. Nimmt man weniger Sauerstoff, so muß der Stickstoffanteil höher werden, wodurch aber die Tauchtiefe wieder begrenzt ist (TIETZE l. c.).

Schon aus dieser Darstellung geht hervor, daß mit einem Gasgemisch von Sauerstoff-Stickstoff höchstens bis 55 m Tiefe getaucht werden darf, wie dies der Schnittpunkt der Kurven in der Darstellung 1 zeigt. Die von den beiden Kurven 1 und 3 eingeschlossene schraffierte Fläche stellt den Anteil der Atemgase dar, die für den erforderlichen Druck in der Lunge weder Stickstoff noch Sauerstoff zusätzlich enthalten darf. In diesen Tauchtiefen wird ein weiteres atembares, unschädliches Gas, damit eine sogenannte Kunstluft für den Taucher erforderlich. Man wird zweckmäßig ein unschädliches inertes Gas wie Helium wählen. Während des Krieges stand es mir bei Versuchen nicht zur Verfügung. Ich mußte den leichter beschaffbaren Wasserstoff wählen, der aber in der Mischung mit Sauerstoff in bestimmten Grenzen über 4 Vol.% hinaus ein explosives sogenanntes Knallgasgemisch entstehen läßt.

Nimmt man nach TIETZE die nächste Abb. 2, die die Grenzen des Kohlensäuregehalts der Einatemluft in Abhängigkeit von der Tauchtiefe darstellt, hinzu, so ist zu erinnern, daß aus physiologischen Gründen der maximale $CO_2$-Gehalt höchstens einem Partialdruck von 0,02 ata entsprechen darf. An der Wasseroberfläche darf allenfalls in der Luft

2 Vol. % $CO_2$ enthalten sein, besser aber natürlich weniger. In 150 m Tiefe darf der $CO_2$-Gehalt höchstens 0,125 Vol.% betragen. Es muß also für das Wegschaffen der ausgeatmeten Kohlensäure, durch Absorption oder durch Spülung mit entsprechender Frischluft Sorge getragen werden[1].

Um tauchend in größere Tiefen ungefährdet vordringen zu können, sind verschiedene technische Methoden entwickelt worden. Für Nackttauchen mit Tauchermaske oder im Taucheranzug mit Taucherhelm ist eine genaue Vorberechnung etwa zugeführter oder mitgeführter Kunstluftgemische notwendig. Hierbei sind zu berücksichtigen die körperliche Beschaffenheit des Tauchers oder Caissonarbeiters, seine jeweils den Sauerstoffverbrauch mitsteuernde Arbeitsleistung, die Wassertemperatur, die Aufenthaltszeit in der Tiefe und die vorbestimmte zu erreichende Tiefe. — Am meisten aber ist für den Voranschlag aller Teilgrößen der

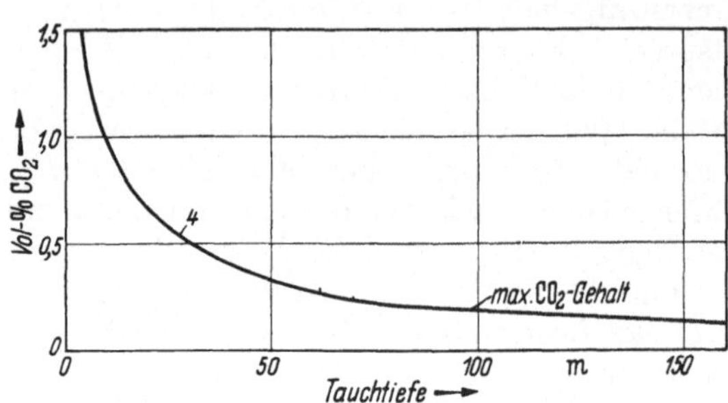


Abb. 2. Grenzen des Kohlensäuregehalts der Einatemluft in Abhängigkeit von der Tauchtiefe nach H. TIETZE. Drägerheft 1958, H. 232, S. 5017

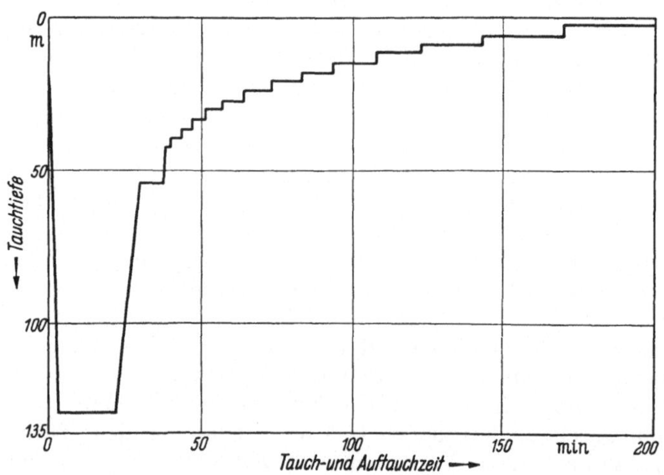


Abb. 3. Tauch- und Auftauchzeit; Tauchtiefe 129 m; Tauchdauer am Grunde 20 min; Gesamtzeit 204 min; Taucherluft $O_2$ + He-Gemisch nach H. TIETZE. Drägerheft 1958, H. 232, S. 5022

Kunstluft *die Zeit* der *Dekompression,* die *Wiederaufstiegszeit* aus der Tiefe *bestimmend!* Oft hängt die Rettung des Tauchers allein von der richtigen Einschätzung dieses Zeitwertes ab.

---

[1] s. auch Drägerheft 1958, H. 232, S. 5017. Darstellung von TIETZE

Die Abb. 3, die ich wieder einer Darlegung von TIETZE entnehme, zeigt deutlich, wie nach einem Tauchen in 130 m Tiefe mit 20 Minuten Arbeitszeit daselbst nun nach den geltenden Vorschriften, die durch reichliche Erfahrungen begründet sind, für die 20 Minuten Arbeit in der Tiefe insgesamt 204 Minuten Aufstiegszeit unter Wasser benötigt werden für ein Atemgemisch von Sauerstoff und Helium.

Wird die langsame Auftauchzeit nicht eingehalten, so bedroht eine neue Gefahr das Leben des Tauchers, die *Caissonkrankheit*. Sie beruht, wie bekannt, auf dem Ausperlen des Stickstoffs, der vor allem in den Fetten und Lipoiden des Körpers, besonders des Zentralnervensystems verankert ist. Die Stickstoffentbindung erfolgt in den Geweben autochthon, und das Gas konfluiert in den Gefäßen und kann so auch als Gasembolie über das Herz in alle Körperteile gelangen. Das Wesen der Taucherkrankheit ist heute genügend geklärt. Noch ungenügend sind freilich die Absorptions- und Entgasungsvorgänge im menschlichen Körper für die Kunstluftgase Helium und $H_2$ erforscht.

Die Caissonkrankheit entspricht der *Druckfallkrankheit* des Höhenfliegers. Es wird ihr durch Überdruckkabinen und Druckanzüge u. a. zu begegnen gesucht. Untersuchungen von O. WÜNSCHE zeigen, daß bei Narkose und dabei veränderter Stoffwechsellage die Gasblasenbildung im Drucksturzversuch sich beeinflussen läßt. Ob durch Verwendung des Fermentes Hyaluronidase zugunsten der Verbesserung der Permeabilität, die für $O_2$ (!) von dem genannten Autor im Tierversuch beobachtet wurde, auch eine Hilfe für die Caissonkrankheit zu erwarten ist, wäre noch zu prüfen.

Nach den dargelegten Grundlagen sind heute bei Spitzenleistungen Tauchtiefen von 200 m Wassertiefe, freilich in kurzfristigen Versuchen, von geübten Tauchern erreicht worden. Auf ihrer Körperoberfläche lastete also ein Druck von 21 Atmosphären, d. h. auf der gesamten Körperoberfläche von 2 qm wirkte ein Druck von rund 400 Tonnen ein. Die Gesetze unseres Landes wie der meisten Länder begrenzen für Caissonarbeit die Tauchtiefen im allgemeinen auf 30 m bis 40 m!

Die Luftfahrtmedizin strebt immer weiter in die Höhe und erweitert sich heute zur Weltraummedizin. In Entsprechung dazu erschien es uns notwendig, mehr und mehr eine nach unten gerichtete Physiologie und Medizin der Tiefenforschung auch in unserem Lande weiter zu entwickeln und Grundlagenforschung zu betreiben.

Wir konnten im Jahre 1957 durch Förderung von der Medizinalabteilung des Arbeitsministeriums, dank der Unterstützung von Ministerialrat Dr. DIERKES und dem Entgegenkommen der Marine und vor allem der Drägerwerke Lübeck, die uns einen großen Drucktank mit Schleuse und Hilfskräfte zur Verfügung stellten, und durch Oberingenieur TIETZE, der uns tatkräftig und mit guten Beratungen unterstützte, solche Forschungen wieder aufnehmen. Unsere Arbeitsgruppe wurde gebildet von Oberarzt Dr. habil. SEUSING, Dr. DRUBE von der Medizinischen Universitäts-Klinik Kiel, von dem damals leitenden Sanitätsoffizier beim Kommando Marineausbildung Kiel, Dr. WANDEL, dem selbst im Tauchen erfahrenen damaligen Marinestabsarzt Dr. MOSLENER, dem Tauchermeister KRAUSE und Tauchlehrer KRIESE. Wir wurden unterstützt durch die Firma C. A. Müller, Hamburg, die mit dem Ing. TAPPE uns einen Sechsphasenschreiber-Elektrokardiographen zur Verfügung stellte, und von Herrn ERICH JÄGER, Inhaber der Fa. Laborzentra, Würzburg, der entgegenkommenderweise bei den Meßreihen mit einem von ihm bereitgestellten Urasgerät mit Phasenschreibung zur Bestimmung des $CO_2$-Gehaltes der Atemluft mithalf. Ich habe auch hier noch mehreren Technikern und Sekretärinnen bei den Hilfsarbeiten zu danken.

Es wurden bei dem „Tauchen" im Drucktank in verschiedenen Druckstufen, nämlich 1. bei Sauerstoff-Stickstoffgemisch bis 5 ata und 2. bei Sauerstoff-Heliumgemisch bis 6 ata bestimmt: Blutdruck, Pulsfrequenz, die Herzfunktion mit dem EKG, die Atemfrequenz, das Atemminutenvolumen, der Atemgrenzwert, der $CO_2$-Gehalt und der $O_2$-Gehalt der Atemluft bei den verschiedenen Tauchtiefen.

In der Versuchsanordnung konnten wir uns der von den Drägerwerken inzwischen auch für die Versuche entwickelten Atemgeräte zur Helium-Sauerstoffbeatmung bedienen. Während der Versuche, bei denen wir durch Beobachtungsfenster und durch Schleuse und Telefonkabel in ständiger Verbindung mit den Tauchern standen, war zusätzlich der im Tauchen erfahrene und bewährte Marinestabsarzt Dr. Moslener mit eingeschleust. Er nahm unter ständiger Verbindung mit unserer Forschungsgruppe außen die jeweils gewünschten Messungen innen vor (Projektion). Er kontrollierte dabei auch ärztlich das Befinden der Taucher.

Durch ein für unsere Versuche entwickeltes und von den Drägerwerken zur Ersparung des Heliumverbrauches konstruiertes Kreislaufatemschutzgerät für Helium-Sauerstoffgemisch konnten wesentliche Ersparnisse im Heliumverbrauch erreicht werden. Zur Zeit beträgt der Preis für 1 m³ Helium 300,— DM! Das Atemgas in dem Gerät wurde aus einer 2-Liter-Sauerstoffflasche mit je 150 atü Fülldruck entnommen und nach Zusammenmischung in einem gemeinsamen Druckminderer entspannt[1]. Besondere Sicherungen wegen des Außendrucks im Druckkessel waren getroffen worden. Es war aber zu beachten, daß der $O_2$-Gehalt im Gemisch bei der Anordnung nur theoretisch $33^1/_3\%$ beträgt. Er ist aber in Wirklichkeit nicht konstant, da sich diese realen Gase nicht streng nach dem Boyle-Mariotteschen Gesetz verhalten. Nach der Berechnung mit Hilfe der van der Waalschen Konstanten ergeben sich bei 20° C bei einem Flaschendruck von 150 ata bei der Entspannung statt $33^1/_3$ Vol.% 39,4 Vol.%, bei 50 ata 35,5 Vol.%. Das jeweilige Gasgemisch wurde der Lunge über eine Dosierungsdüse angeboten. Es war dabei zur Überwindung von Engpässen beim raschen Abstieg durch einen sogenannten By-Pass Vorsorge getroffen. Dieser nahm das Gemisch zu dem Druckverminderer und der Bohrung für die Dosierung auf und führte es hinter dem Strömungsmesser dem Atmungsbeutel zu, der eine auffüllbare Kalkpatrone enthielt. Eine Ausatmungsschleuse mit dazugehörigen Atemventilen und einer Halbmaske stellte die Verbindung mit den Atemorganen her. Durch ein Überdruckventil wurde verhindert, daß im Atemsack ein höherer Druck als im Drucktank entstand. Anschließmöglichkeiten für die Gasanalyse und laufende Überwachung des $O_2$- und $CO_2$-Gehaltes im Gerät waren vorgesehen. Es wurde ständig mit dem Ultrarotschreiber von Hartmann u. Braun (Uras-N) der tatsächliche Verlauf der Atemkurve und nicht nur der Mittelwert ausgezeichnet.

Die Darlegung mag zugleich verdeutlichen, daß die auftauchenden Probleme heute nur noch durch eine Gruppenarbeit bewältigt werden können, über deren Teilergebnis anschließend Herr Seusing und Herr Drube berichten werden.

---

[1] Einzelheiten siehe Drägerheft **1958**, H. 232, S. 5017.

J. Seusing und H. Chr. Drube, Kiel: **Die Kohlensäure als Gefahrenquelle beim Tauchen in größere Tiefen. (Mit 3 Abb.)**

Für die Aufrechterhaltung des normalen inneren Milieus im menschlichen Organismus stellt die Kohlensäure einen wichtigen mitregulierenden Faktor dar, wie z. B. auch aus der Hasselbach-Hendersonschen Formel zur Berechnung des pH-Wertes hervorgeht. Diese Regulation selbst erfolgt im wesentlichen über die Ausscheidung von $CO_2$ mit der Atmung, nachdem die im oxydativen Gewebsstoffwechsel gebildete Kohlensäure mit dem venösen Blut zur Lunge transportiert worden ist. Die Kohlensäure ist dabei im venösen Blut zu etwa 2% physikalisch gelöst, der Rest chemisch gebunden, teils im Plasma und zum Teil in den Erythrocyten. Begünstigt wird diese chemische Bindung in den roten Blutkörperchen durch die Umwandlung des Oxyhämoglobins in reduziertes Hämoglobin. Die Anpassung der Kohlensäureausscheidung durch die Atmung an die $CO_2$-Bildung im Stoffwechsel geschieht über das Atemzentrum, und zwar in der Art, daß unter normalen Bedingungen die arterielle bzw. alveoläre Kohlensäurespannung etwa 40 mm Hg beträgt.

Erhöhungen der $CO_2$-Spannung im Blut bzw. Gewebe lassen sich im wesentlichen auf drei Ursachen zurückführen, wie Abb. 1 zeigt, nämlich 1. auf eine verminderte $CO_2$-

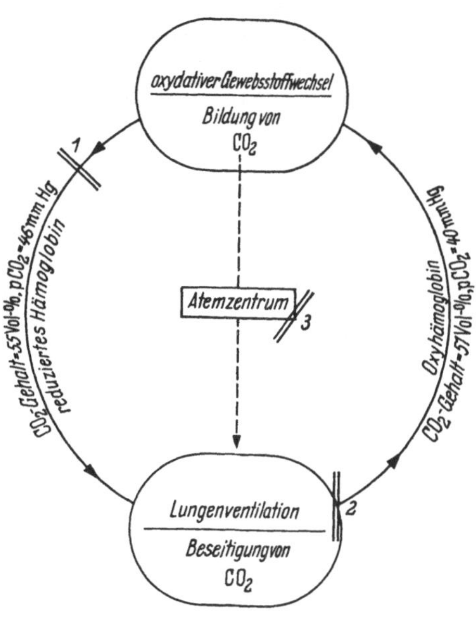


Abb. 1. Schematische Darstellung der Ursachen, die zu einer Hyperkapnie zu führen vermögen. Physiologischerweise wird die im oxydativen Gewebsstoffwechsel gebildete $CO_2$ mit dem venösen Blut zur Lunge transportiert und dort ausgeschieden, die Regulation über das Atemzentrum erfolgt so, daß die arterielle bzw. alveoläre $CO_2$-Spannung um 40 mm Hg beträgt. Eine Hyperkapnie kann eintreten durch 1. eine verminderte $CO_2$-Bindungsfähigkeit des venösen Blutes (hämatogen bedingte Hyperkapnie); 2. erhöhten $CO_2$-Druck im Alveolarraum infolge Hypoventilation oder erhöhtem $CO_2$-Gehalt der Inspirationsluft (pulmonal bedingte Hyperkapnie) und 3. herabgesetzte Erregbarkeit des Atemzentrums (zentral bedingte Hyperkapnie)

Bindungsfähigkeit des venösen Blutes infolge ungenügender Reduktion des Oxyhämoglobins (hämatogen bedingte Hyperkapnie); 2. auf eine Erhöhung der alveolären $CO_2$-Spannung infolge Hypoventilation oder erhöhtem $CO_2$-Gehalt der Inspirationsluft (pulmonal bedingte Hyperkapnie) und 3. auf Störungen der Erregbarkeit des Atemzentrums gegenüber $CO_2$ (zentral bedingte Hyperkapnie). Durch jede dieser verschiedenen Hyperkapnieformen kommt es in Abhängigkeit von der Höhe des $CO_2$-Anstieges und dessen Dauer zu Verschiebungen des inneren Milieus und auch zu eindeutigen psychischen Veränderungen (Häbisch, Schäfer, Malorny).

Untersuchungen zur Frage der Hyperkapnie während des Aufenthaltes unter Druckluft liegen bisher nur in geringer Anzahl vor. Zumeist wurde hierbei nur die Frage des zulässigen $CO_2$-Gehaltes der Inspirationsluft beim Tauchen erörtert. Lediglich Bohnenkamp und Malorny untersuchten tierexperimentell das Verhalten der $CO_2$-Spannung im Gewebe bei erhöhtem Gesamtdruck und konnten einen deutlichen Anstieg feststellen. Die Ursache für diesen Anstieg ist das verminderte $CO_2$-Bindungsvermögen des venösen Blutes infolge der beim Aufenthalt unter Druckluft eintretenden Hyperoxie bzw. erhöhten arteriellen Sauerstoffspannung, wodurch der Gehalt des venösen Blutes an reduziertem Hämoglobin gegenüber der Norm verringert ist. Es handelt sich hierbei also um eine hämatogen bedingte Hyperkapnie, wie wir sie auch bei reiner Sauerstoffatmung finden (Malorny, Orzechowski und Holste u. a.).

Diese Auswirkung der Hyperoxie auf den Kohlensäurehaushalt ist jedoch nur eine ihrer möglichen Einwirkungen, denn wir konnten außerdem noch einen Einfluß der erhöhten alveolären bzw. arteriellen Sauerstoffspannung auf die Erregbarkeit des Atemzentrums nachweisen. Bei Rückatmungsversuchen mit einem konstanten $O_2$-Gehalt von 20% bzw. 90% fanden wir, daß die Rückatmungszeiten bei der höheren Sauerstoffkonzentration in der Einatmungsluft und damit einer erhöhten alveolären bzw. arteriellen Sauerstoffspannung deutlich länger waren, obwohl die alveolaren $CO_2$-Spannungswerte bei Versuchsende höher lagen als bei der Atmung eines Gasgemisches mit 20% $O_2$-Gehalt in der Inspirationsluft. Diese Befunde können nur durch eine verminderte Ansprechbarkeit des Atemzentrums auf den $CO_2$-Reiz infolge der Hyperoxie gedeutet werden, wofür auch die Untersuchungsergebnisse von Opitz, Nielsen und Smith, Loeschke und Geertz sprechen (Abb. 2).

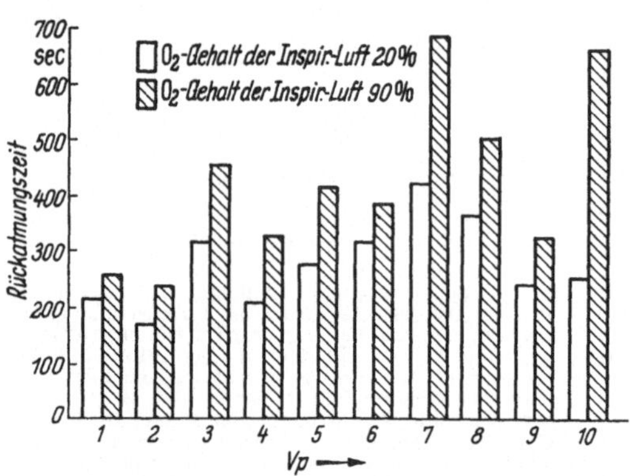



Abb. 2. Dauer der Rückatmungszeit von 10 Versuchspersonen (Vp.) bei Atmung von Gasgemischen von 20% Sauerstoff (weiße Felder) und 90 % Sauerstoff (gestrichelte Felder). Es fanden sich hierbei deutlich längere Rückatmungszeiten bei Atmung des höherprozentigen Sauerstoffgemisches

Den Einfluß der Belüftung des Alveolarraumes auf die $CO_2$-Ausscheidung während des Aufenthaltes unter Druckluft untersuchten wir gemeinsam mit Bohnenkamp und Moslener, wobei wir während des Aufenthaltes unter Druckluft bis zu 6 ata und Atmung von Preßluft bzw. eines Helium-Sauerstoffgemisches in einer Druckkammer bei zwei Tauchern die alveoläre $CO_2$-Spannung bestimmten. Hierbei ergab sich, daß die Kohlensäurespannung der Alveolarluft mit zunehmendem Gesamtdruck anstieg, obwohl die Einatmungsluft keine Kohlensäure enthielt, um mit Druckabfall wieder auf den Ausgangswert zurückzukehren

(Abb. 3). Da die alveolare Ventilation, wie wir nachweisen konnten, bei Hyperoxie unverändert bleibt, und auch die Inspirationsluft ke¡ne $CO_2$ enthielt, kann dieser alveoläre $CO_2$-Anstieg nur die Folge einer Hypo-ventilation infolge zuneh-mender Luftdichte sein. Hierfür spricht auch der von uns beobachtete Ab-fall der Atemgrenzwerte mit zunehmender Erhö-hung des Gesamtdruckes. Dieser Abfall des Atem-grenzwertes unter Druck-luft gegenüber den Aus-gangswerten unter 1 ata sowohl bei Atmung von Preßluft als auch des He-lium - Sauerstoffgemisches erfolgt exponentiell.

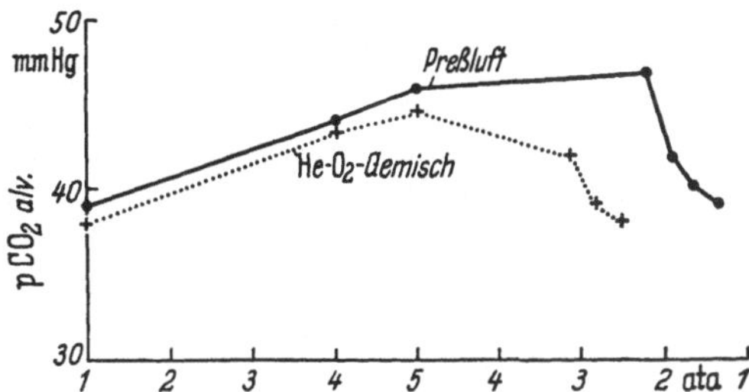


Abb. 3. Verhalten der alveolären $CO_2$-Spannung (Mittelwerte von zwei Tauchern) während des Aufenthaltes unter Druck-luft bei Atmung von Preßluft und einem Helium-Sauerstoff-gemisch. Es konnte mit zunehmender Erhöhung des Druckes ein Anstieg der alveolären Kohlensäure nachgewiesen werden, obwohl die Inspirationsluft $CO_2$-frei war. Mit Rückgang des Gesamtdruckes wieder Normalisierung der Kohlensäure-spannung. Der unterschiedliche Abfall zwischen Preßluft- und Helium-Sauerstoff-Gemischatmung beruht mit auf der ver-schiedenen Schwere dieser Mischgase

Aus unseren Untersuch-ungen ergibt sich, daß beim Tauchen in größere Tiefen nicht nur über den hämatogenen Weg, sondern auch auf dem Boden einer zentralen und pulmonalen Störung eine Hyperkapnie auftritt. Diese Tatsache des Auftretens einer Hyperkapnie in größeren Tauchtiefen wurde bisher nicht beachtet, obwohl gerade auch hierdurch psychische Veränderungen auftreten können, wie man sie beim sogenannten Tiefenrausch findet, für den man unseres Erachtens die bisherige Erklärung durch eine Stickstoffintoxikation, wie sie von BEHNKE und Mitarb. gegeben wurde, auf Grund unserer Untersuchungs-befunde und unter Berücksichtigung der Untersuchungsergebnisse von MEYER und HOPFF über die narkotische Wirkung des Stickstoffes nicht mehr als gesichert angesehen werden kann. Um die Kohlensäure als Ge-fahrenquelle für das Tauchen in größere Tiefen auszuschalten, ist es notwendig, die Verschiebung des alveolären Milieus nach der hyper-kapnisch-hyperoxyschen Seite, wie dies bei den bisherigen Tauchver-fahren auftritt, zu verhindern. Dies kann geschehen durch eine Atem-beihilfe, die für eine ausreichende Belüftung des Alveolarraumes sorgt und durch die Aufrechterhaltung einer Sauerstoffspannung in der Ein-atmungsluft, die dem Normbereich entspricht.

**Literatur.** BEHNKE, A. E., R. M. THOMSON u. P. MOTLEY: Am. J. Physiol. **112**, 554 (1953). — BOHNENKAMP, H.: Hefte Unfallheilk., H. 47, 193 (1954). — DRUBE, H. CHR., u. J. SEUSING: Im Druck. — HÄBISCH, H.: Pflügers Arch. ges. Physiol. **251**, 594 (1949). — LOESCHKE, H. H., u. K. H. GEERTZ: Pflügers Arch. ges. Physiol. **267**, 460 (1958). — MALORNY, G.: Zum Mechanismus der Sauerstoffvergiftung, Habili-tation 1943; Naunyn-Schmiedeberg's Arch. exp. Path. Pharmak. **205**, 684 (1948). — MEYER, H. H., u. H. HOPFF: Hoppe-Seylers Z. physiol. Chem. **126**, 281 (1923). — NIELSEN, M., u. H. SHMITH: Acta phasiol. scand. **24**, 293 (1951). — OPITZ, E.: Klin. Wschr. **20**, 1167 (1941). — ORCZECHOWSKI, G., u. K. HOLSTE: Naunyn-Schmiedeberg's Arch. exp. Path. Pharmak. **190**, 198 (1938). — SEUSING, J., H. CHR. DRUBE, H. BOHNENKAMP u. C. MOSLENER: Ärztl. Wschr. **15**, 219 (1960). — SCHÄ-FER, K. E.: Pflügers Arch. ges. Physiol. **251**, 689, 716, 726 (1949).

K. Siebert, Berlin: **Seltener Fall einer Asbeststaublunge mit Lungenkrebs.** (Mit 3 Abb.)

Staublungenerkrankungen oder Pneumokoniosen stellen einen Sammelbegriff dar für die Einwirkung von Stäuben auf das Atmungsgewebe. Bei der Silikose als der bekanntesten Staublungenerkrankung handelt es sich um eine durch Quarzstaub hervorgerufene Knötchenbildung in der Lunge. Wir kennen aber auch andere anorganische und organische Stäube, welche nach entsprechend langer Einatmung meist nach vielen Jahren eine knötchenförmige oder diffuse Lungenfibrose erzeugen können. Während man früher glaubte, Quarzstaub alleine für die fibrosierende Einwirkung auf das Lungenparenchym verantwortlich machen zu müssen, hat sich inzwischen herausgestellt, daß auch eine Reihe weiterer Stäube gleiche Eigenschaft besitzt. Das Bild der Silikose ist Ihnen allen bekannt mit seinen charakteristischen Knötchen, den sogenannten silikotischen Granulomen.

Bei der Asbestose, von der hier die Rede sein soll, liegen die Dinge etwas anders. Asbest, ein Magnesium-Silikat, in der Natur in zwei verschiedenen Formen als Hornblende-Asbest (Amphibol-Asbest) und als Serpentin-Asbest (Chrysotil-Asbest) bergmännisch gewonnen in Kanada, Rußland, Südafrika und in geringen Mengen in Thüringen, findet in der industriellen Verarbeitung vielfältige Anwendung. Beide Asbeste unterscheiden sich in ihrer technischen Verwertung teils durch unterschiedliche Hitzebeständigkeit, teils durch unterschiedliche Widerstandsfähigkeit gegen Säuren. Schon im Altertum ist uns von Herodot beschrieben, daß Asbest zur Herstellung von Kremationskleidern und Tempeldochten Verwendung fand, woraus erkennbar ist, daß man schon damals verstand, diese Asbestfasern zu Gespinsten zu verarbeiten. Die Tatsache, daß Asbest zwar keine freie kristalline, sondern gebundene Kieselsäure enthält, könnte dazu verlocken, Lungenfibrosen bei Asbestarbeitern auf diese gebundene Kieselsäure zurückzuführen. Koelsch hat im übrigen darauf hingewiesen, daß auch die Silikate, also gebundene Kieselsäuren, Anteile freier Kieselsäure enthalten können, welche im Körpergewebe in Lösung zu gehen vermögen und gegebenenfalls also auch hier die silikogene Wirkung bei Asbest auf dieser Basis denkbar wäre. Andere Forscher sind dagegen zu der Ansicht gekommen, daß hier mehr die mechanische Wirkung im Vordergrund steht, welcher Meinung ich mich nach den Beobachtungen, die wir an unserem Untersuchungsmaterial machen konnten, anschließen möchte. Man darf wohl heute annehmen, daß die mechanische Wirkung der Asbestfaser alleine schon eine Reaktion im Lungengewebe erzeugt.

Die Schadensquellen bei der Asbestarbeit liegen vorwiegend in den Aufbereitungs-, aber auch in den Weiterverarbeitungsstellen. Nach Trennung des Gesteins von der Asbestfaser in Brechern und Kollergängen wird Asbestgespinst in völlig der Textilindustrie entsprechenden Maschinen weiterverarbeitet zu Garnen und Stoffen für die Herstellung von Feuerwehrschläuchen, Feuerwehranzügen, Asbesthandschuhen, Theatervorhängen; ohne textilmäßige Vorbereitung zu Bremsbelägen, Kupplungsscheiben und vermischt mit Zement zu Asbestzement u. ä. Auch in der Gummiindustrie treffen wir vielfältig Asbest in der Verarbeitung an.

Lungenpathogener Asbeststaub entsteht also von der Gewinnung bis zur Endbearbeitung an vielen Stellen. Unter Umständen können auch silikogene Bestandteile erwartet werden, einmal bei der bergmännischen Gewinnung aus dem umgebenden Gestein, zum anderen bei bestimmten Weiterverarbeitungsvorgängen, z. B. in der Asbest-Kautschukfertigung, bei welcher Talkum, Kieselkreide, Kieselgur u. ä. mitverarbeitet werden.

Im Gegensatz zur Silikose oder Silikatose befällt Asbest im allgemeinen die Lungenunterfelder, wo eine diffuse Fibrose, verursacht durch die mechanische Reizung des Gewebes von seiten der Asbestfasern, erkennbar ist, welche zusammen mit der Arbeitsanamnese die Diagnose einer Staublunge durch Asbest rechtfertigen kann.

Die Asbeststaublunge ist klinisch an sich so weitgehend geklärt und in den Arbeiten von SAUPE, WEDLER, neuerdings von BOHLIG, JACOB und MÜLLER so eingehend beschrieben, daß es hier nicht erforderlich ist, differential-diagnostische Erwägungen vorzutragen. Es ist vielmehr hier meine Absicht, einen seltenen Fall einer Asbeststaublunge darzustellen, welche zunächst vom Röntgenbild her gesehen differential-diagnostisch sehr schwierig abzuklären war. Es handelt esich um eine Patientin, welche von 1910 bis 1914 und von 1919 bis 1923 als Spinnerin mit beiden

Asbestsorten in einem Asbestbetrieb gearbeitet hat und seit jener Zeit nicht mehr in Asbest- oder anderen Staubbetrieben beschäftigt wurde.

Als die Patientin mir 1954 erstmalig von der Tbc-Fürsorgestelle vorgestellt wurde, fiel in der von mir veranlaßten Übersichts-Röntgenaufnahme folgendes auf: Kalkdichte Flecken über alle Lungenabschnitte verstreut, teils einzeln stehend, teils zu Plaques zusammenfließend, scharf gegeneinander abgesetzt und unregelmäßige Figuren bildend. Rechts sah man besonders im Oberfeld tintenklecksartig ausgestreute, tropfenförmige Flecken. Flächenartige Verkalkungen fanden sich auch in Höhe

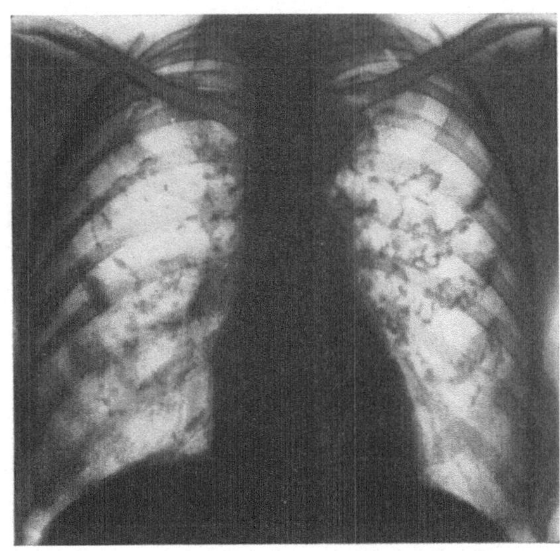

Abb. 1. Röntgenübersichtsaufnahmen 1954 (gefertigt im Strahleninstitut der Freien Universität Berlin) zeigt kalkdichte Flecken über allen Lungenabschnitten, teils einzeln stehend, teils zu Plaques zusammenfließend, scharf gegeneinander abgesetzt, unregelmäßige Figuren bildend

der beiden Zwerchfellhälften und oberhalb des rechten Schlüsselbeins (Abb. 1). Diese Pleura-Plaques ließen sich, nachdem eine Pleuritis und ein Unfallgeschehen auszuschließen waren, nur durch arbeitsmedizinische Überprüfung der beruflichen Tätigkeit abklären, wobei mir bekannt war, daß eine nicht seltene Begleiterscheinung der Asbestosen in Pleuraverschwartungen und flächenhaften Verkalkungen gesucht werden muß, welche Befunde gegebenenfalls sogar geeignet sein können, die eigentliche Lungenfibrose zu verdecken oder zum mindesten in ihrer röntgenologischen Ausdrucksform abzuschwächen.

Dabei ergab es sich, daß diese Patientin während der rund 7 Jahre dauernden Arbeitszeit vor über 30 Jahren teils in der Spinnerei, teils in der Flechterei tätig war, wo sie vorwiegend mit Asbestmaterial, aber gelegentlich auch mit Talkum gearbeitet hat, welch letzterer bei der Herstellung sogenannter Talkumpackungen durch einen Trichter als Kern in die Packung einfloß und von der Patientin mit Asbestgarnen umflochten wurde. Unter Berücksichtigung der Tatsache, daß zur Zeit dieser Arbeit vor dem ersten Weltkrieg die Asbeststaublungengefährdung noch nicht so bekannt war, ist mit Sicherheit anzunehmen, daß hier nicht mit übertriebener Vorsicht gearbeitet wurde.

Wenn man nun das Röntgenbild weiter betrachtet, so sieht man, daß infolge der kalkdichten Einlagerungen offenbar im Rippenfell weitere Einzelheiten in bezug auf das Lungenparenchym röntgenologisch schwierig zu erkennen sind, jedoch dürfte es möglich sein, über den Lungen zwei für Asbestose sicher charakteristische Veränderungen aufzuzeigen. Einmal eine Trübung beider Unterfelder und zum anderen ein deutliches Emphysem beider Oberfelder. Zwar ist die Patientin zur Zeit dieser Untersuchung schon 67 Jahre alt gewesen, ein Lebensabschnitt, wo schon ein Altersemphysem einzutreten pflegt, aber ein solches Altersemphysem entwickelt sich gemeinhin in gleichmäßiger Stärke in beiden Lungen. Hier sieht man jedoch eine deutliche Abhängigkeit der Lokalisation des Emphysems von der Asbestose. Dort, wo die Asbestose am stärksten entwickelt ist, nämlich über den Unterfeldern,

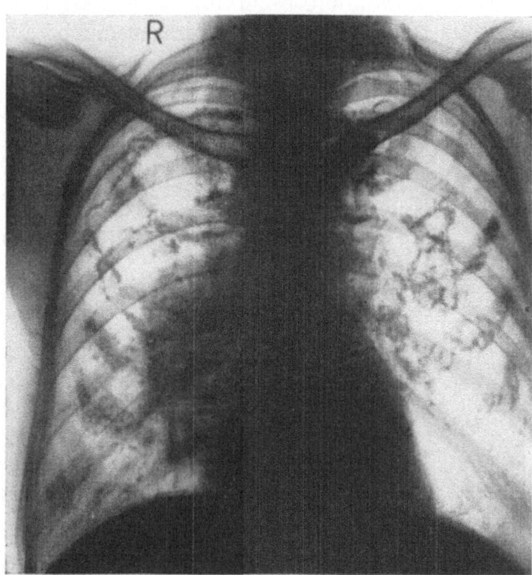


muß die Atmung, d. h. der Gasaustausch, erheblich herabgesetzt sein. Um diesen Atmungsausfall zu decken, müssen die Oberfelder entsprechend mehr leisten, wodurch sie vorzeitig emphysematös wurden (vicariierendes Emphysem). Die bei der Patientin tatsächlich vorliegende Insuffizienz der Atmungs- und Kreislauforgane, mittels Ergo-Spirometrie nach Knipping nachgewiesen, ist hier auf die Asbestose zurückzuführen.

Inzwischen konnte in Erfahrung gebracht werden, daß sowohl in Dänemark als auch in Südafrika vereinzelte Fälle solcher Kalkablagerungen in den parietalen Pleurablättern bei Asbestarbeitern beobachtet wurden. In

Abb. 2. Röntgenübersichtsaufnahme 1956 (gefertigt im Strahleninstitut der Freien Universität Berlin): Zu dem alten Befund zusätzlich Entwicklung eines Tumors, bei dem Verdacht auf einen Asbestlungenkrebs besteht

den „Fortschritten auf dem Gebiet der Röntgenstrahlen" 1955 (Jacob und Bohlig) sowie im „Lehrbuch der Inneren Medizin" 1955 und in der „Asbestose der Lungen" 1960 (Bohlig, Jacob und Müller) finden wir Hinweise auf diese Fälle. Bei der von mir beobachteten Patientin entwickelte sich dann im Laufe von zwei Jahren ein Lungenkrebs (Abb. 2), welcher kurzfristig zum Tode führte.

Die anatomisch-pathologische Untersuchung im Pathologischen Institut der Freien Universität Berlin ergab: Ausgedehnte Anthrako-Asbestose beider Lungen, zahlreiche handtellergroße, sekundär verkalkte hyaline Platten im Bereich der gesamten parietalen Pleura (Abb. 3) und der basalen Zwerchfelle (Pleuritis fibrosa et hyalinisata parietalis), daneben mäßig starke Lungenfibrose, faustgroß nekrotisch zerfallendes, vom Bronchus des apicalen rechten Lungenunterlappensegments ausgehendes Carcinom mit zentraler Einschmelzung. Im Lungengewebe konnten Asbestnadeln und Asbestosekörperchen festgestellt werden.

Hier liegt das seltene Bild einer Staublunge, herrührend von Asbest, vielleicht auch von geringen Mengen Talkum, vor. Der Asbeststaub, der zur Einatmung gekommen ist, weist Korngrößen bis zu $100\,\mu$ auf. Die Formenvielfalt der Asbestosekörperchen ist in diesem Falle erheblich, ihr Größenunterschied liegt im Durchschnitt zwischen 30 und 60 $\mu$. Die Tatsache, daß hier offenbar im Gegensatz zur Silikose, wo die Korngrößen zwischen 3 und 5 $\mu$ am lungengängigsten erscheinen, auch größere Bestandteile bis ins Lungengewebe geraten, ist bemerkenswert.

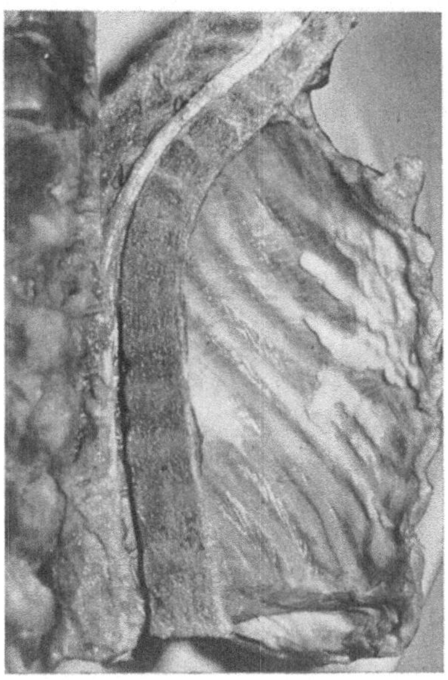

Abb. 3. Sektionspräparat (aus dem Pathologischen Institut der Freien Universität Berlin): Handtellergroße, sekundär verkalkte hyaline Platten im Bereich der gesamten parietalen Pleura und der basalen Zwerchfelle (Pleuritis fibrosa et hyalinisata parietalis)

Wenn die Asbestfibrose auch vorwiegend die basalen Teile der Lungen im Röntgenbild erkennbar verändert, so findet man in dem histologischen Präparat Asbestnadeln und Asbestosekörperchen meist in allen Lungenabschnitten. Man nimmt an, daß diese Asbestosekörperchen nach ihrer Aufnahme ins Interstitium mit einem Eisen-Eiweiß-Gel überzogen werden (COOKE, BEGER, DI BIASI u. a.). Bei den Veränderungen, die ich Ihnen hier vorstellen konnte, ist bemerkenswert, daß zwischen Aufhören der Staubarbeit und Beginn der ersten Beschwerden eine Zeit von 30 Jahren gelegen hat. In der Zwischenzeit ist allerdings niemals eine Röntgenuntersuchung der Lungen durchgeführt worden, so daß das Krankheitsbild möglicherweise schon viel früher hätte festgelegt werden können.

Von den in Deutschland zur Zeit bekannten und entschädigten etwa tausend Asbeststaublungen sind nach BOHLIG, JACOB und MÜLLER in den Jahren 1938 bis 1959 insgesamt 57 Asbestlungenkrebse bekanntgeworden, ein Prozentsatz, der doch auffällig sein dürfte und gegenüber immer weder auftauchenden Erwägungen in bezug auf die Häufigkeit des Bronchialcarcinoms etwa bei Silikosen wesentlich andere Unterlagen bietet. Im Gegensatz zur Silikose, bei der Beziehungen zwischen dieser und einem Bronchialcarcinom nach DI BIASI, RÜTTNER, BAADER u. a. nicht angenommen werden, liegen hier Gründe genügend vor, um zu bestätigen, daß die Ziffer 28b der 5. Berufskrankheitenverordnung als gesonderte Ziffer durchaus berechtigt ist und die strenge Beobachtung aller im Asbestbetrieb Tätigen durch laufende Röntgenuntersuchungen ein unbedingtes Erfordernis ist. Arbeitsmediziner und Gewerbehygieniker bekämpfen die Schadensquellen des arbeitenden Menschen. Eine wesentlichste Gefährdung ist und bleibt der Staub. Wenn hier auch gefährliche und ungefährliche Stäube zu unterscheiden sind, so muß man doch immer daran denken, daß es sich häufig bei industriellen Vorgängen um Mischstäube handelt, bei welchen nicht-toxische und nicht-allergisierende lungengängige Stäube mit sogenannten gefährlichen Stäuben durchaus vermischt sein können.

Die Staubbekämpfung bleibt nach wie vor eine der hauptsächlichsten allgemeinen Forderungen der Gewerbehygieniker gerade auf dem Sektor derjenigen Industriezweige, bei denen sich nachweislich solche bedauerlichen Krankheitsfälle sogar aus sehr lange zurückliegender Zeit darstellen können.

Für die Überlassung der Bilder und Präparate bin ich Herrn Prof. OESER, Herrn Oberarzt Priv.-Doz. Dr. FROMMHOLD und Herrn Oberarzt Priv.-Doz. Dr. RÜBE, Strahleninstitut der Freien Universität Berlin, sowie Herrn Prof. ALTMANN, Pathologisches Institut der Freien Universität Berlin, zu besonderem Dank verpflichtet.


H. LUDWIG, Mannheim: **Unfallambulanz vor den Toren der Fabriken.** (Mit 8 Abb.)

In der Demonstration dieser Dias erlaube ich mir, Ihnen meine Ambulanz als Chirurg und Unfallarzt im Industriegebiet, errichtet vor den Toren der Fabriken, Ihrer Kritik zu stellen. Schon im Juni 1957, zur Unfalltagung in Köln, nahm ich zu dem Problem der sachgemäßen Erstversorgung Betriebsverletzter Stellung und empfahl gut ausgestattete Ambulanzen mit gut ausgebildeten Unfallärzten in den Zentren der Industriegebiete.

Ich anerkannte die Notwendigkeit der fahrenden Ambulanzen auf den Autobahnen und entlegenen Unfallorten und im Katastropheneinsatz, doch genügen sie nicht als ein immer funktionierendes Alarmsystem zur Rettung Schwerverletzter. Feste Ambulanzen jedoch sind im Umkreis der Gefahrenzentren ein Begriff für die Arbeiter und die Portiers der einzelnen Fabriken und bieten den Hilfesuchenden die rettende Hand. Eingespieltes Personal, fern vom Lärm der Straße, und ruhiges Handeln bieten die Gewähr für den Erfolg. Ist der Verletzte schock- und schmerzfrei, wird er dann in das nächste Krankenhaus nach vorheriger Rücksprache mit dem Aufnahmearzt weitergeleitet. Wir erleben immer wieder die üblen Früchte übereifriger und wichtigtuender Sanitätspersonen oder sogar der Polizei, die durch unsachgemäßes und überhitztes Handeln dem Patienten während des Abtransportes sehr schadet.

Besonders die Treuhänder staatlicher Mittel bitte ich bei Betrachten dieser Bilder um Aufmerksamkeit, wie mit eigenen Mitteln sparsam und zweckmäßig gebaut werden kann. Daß natürlich dazu eine große Portion von Idealismus gehört, sei nebenbei mit erwähnt.

Es ist nun seit Jahren zu beobachten, wie millionenschwere Unfallkrankenhäuser entstehen. Ein Tauziehen zwischen chirurgischer und orthopädischer Führung ist zu bemerken. Aber das kann und soll ja auch nicht meine Sorge sein. Wenn ich nun in bescheidenem Maße einen Alleingang in der Erstellung einer zweckmäßigen Unfallambulanz wagte, so würde es mich beglücken, wenn ich durch dieses Beispiel eine Anregung zur Lockerung von Geldmitteln für neu bestellte Unfallärzte zum Bau einer derartigen Ambulanz gäbe. Derartige Unfallambulanzen, unterstützt durch Überbrückungskredite von seiten der Berufsgenossenschaften, und gleichmäßig verteilt über die Gefahrenzentren, müßten die Gewähr für die sachgemäße Behandlung Betriebsverletzter geben. Sie brauchen nur beim Bau der Unfallkrankenhäuser statt Marmor Terrazzo zu verwenden, und Sie haben einen Betrag frei, der dem von Ihnen bestellten *freien* Durchgangsarzt von vornherein ein ordentliches Arbeitsmilieu schafft.

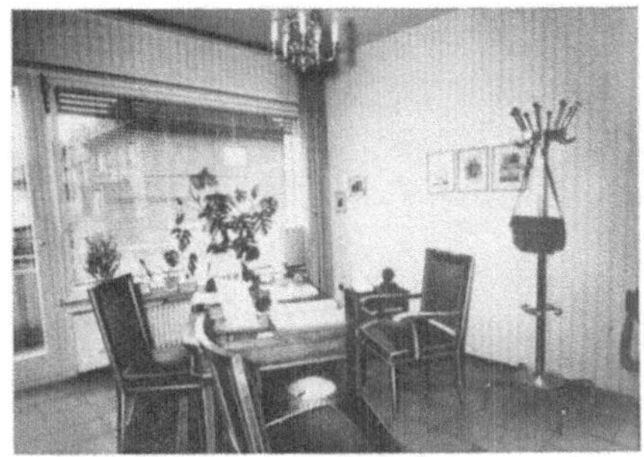

Abb. 1. Chef- und Gutachtenzimmer

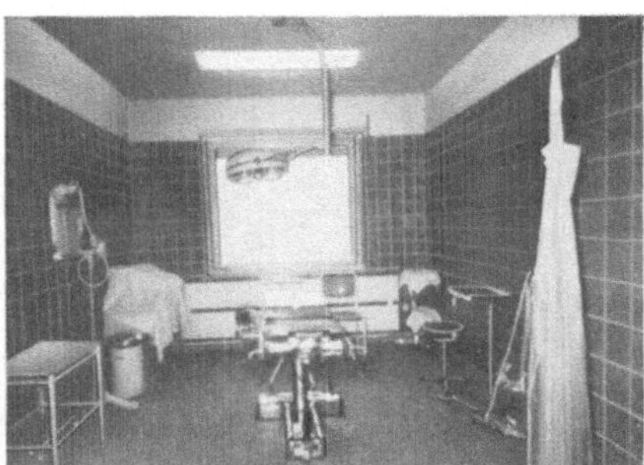

Abb. 2. Aseptischer OP

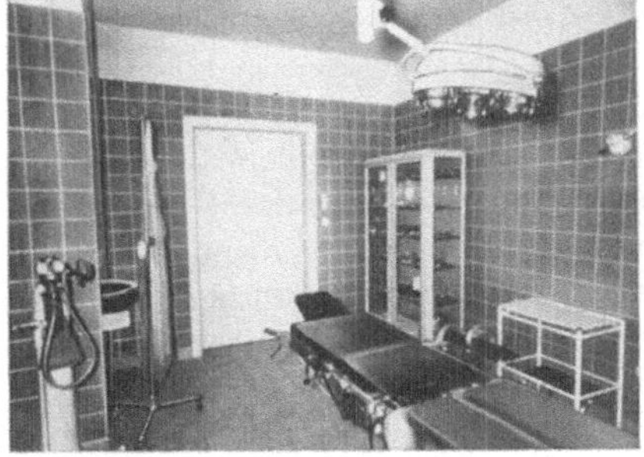

Abb. 3. Aseptischer OP

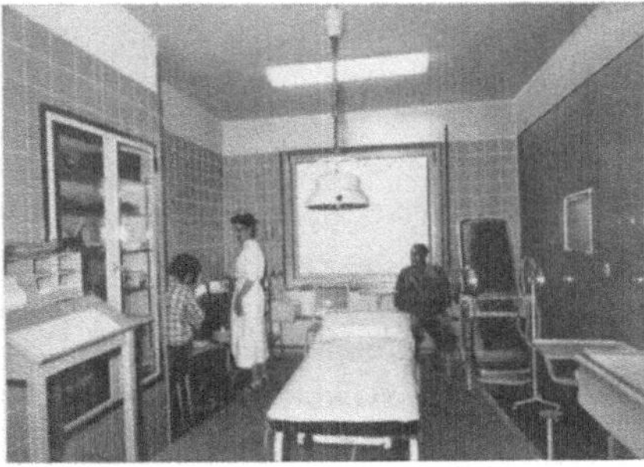

Abb. 4. Gips- und Verbandsraum

Demonstration der Bilder: Diese Ambulanz liegt im Parterre und Keller zu ebener Erde in einem Drei-Etagen-Wohnhaus. Die Räume der Ambulanz sind hintereinandergeschaltet. Vom Wartezimmer aus kommt man zur Aufnahme. Von hier erfolgt die Verteilung der Neuzugänge in den aseptischen und septischen OP oder zur Röntgendiagnostik mit Siemenskugel und Bildverstärker. Die Behandlungsfälle verlaufen sich in den Verbands- als Mehrzweckraum für septische Operationen, Repositionen und Gipse oder in die physikalische oder Hydrotherapie.

Im Sterilisationsraum wird gleichzeitig i.v. und i.m. gespritzt. Somit kommt keine Spritze in einem septischen Raum zu liegen. Einen Spritzeninfekt kenne ich nicht. Es ist erstaunlich, daß bei einer Tagesfrequenz von 130 bis 150 Patienten das Gespenst des „Hospitalismus" bei uns bis jetzt

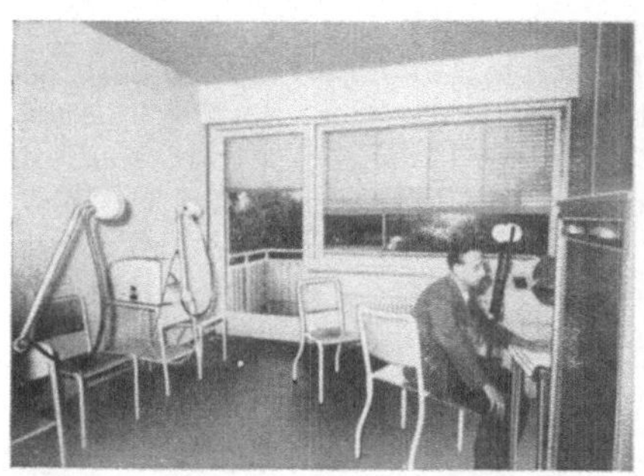

Abb.5. Physikalische Therapie

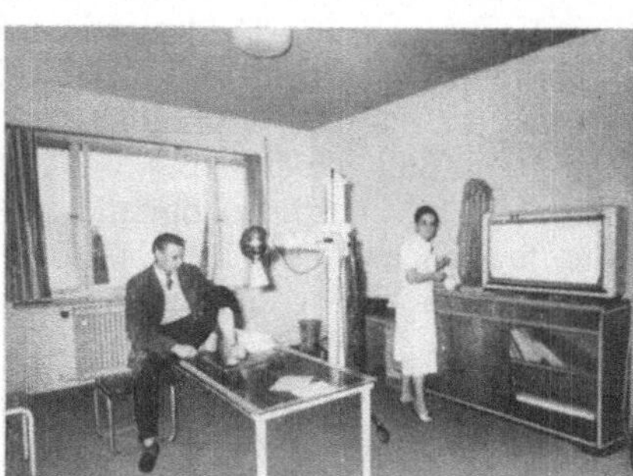

Abb. 6. Röntgenzimmer

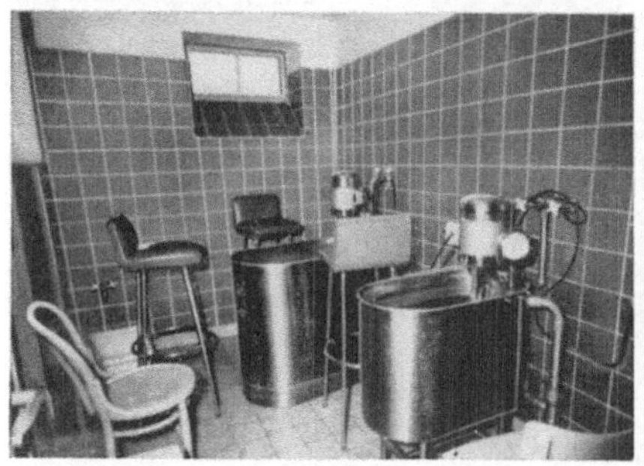

Abb. 7. Hydro-Therapie, Teilunterwassermassage

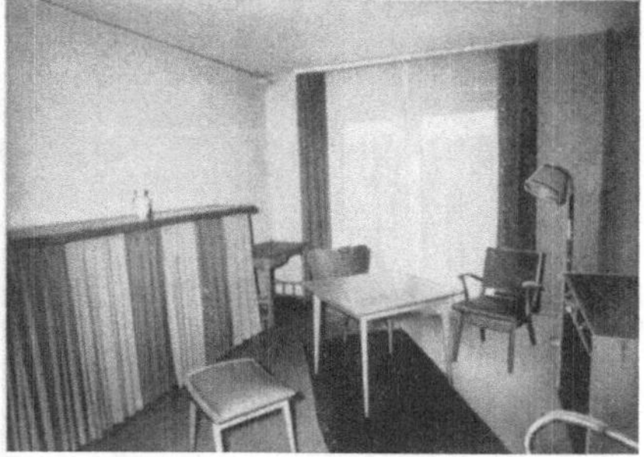

Abb. 8. Schwesternzimmer

keinen Einzug gehalten hat. Allerdings achte ich äußerst streng auf peinlichste Sauberkeit des Personals, und darin sehe ich den Hauptgrund zur Vermeidung eines „Hospitalismus". Es ist nicht das arme Penicillin, welches die Infekte in den Hospitälern zahlreicher werden läßt, sondern es ist die Nachlässigkeit und Unsauberkeit des Personals und dessen mangelhafte Ausbildung in den Gesetzen der Antiseptik. Wo Schmutz ist, gibt es auch Bakterien — das ist eine alte Weisheit. Im Kellergeschoß befindet sich ein Arbeitsraum, welcher die Wasch- und Bügelmaschine sowie den Autoklaven enthält. Hier wird die Ambulanzwäsche und Berufskleidung für das Personal gewaschen und gebügelt und die OP-Wäsche sterilisiert. Die anschließenden Schwesternzimmer mit Bad und Teeküche sind abgeschlossen und modern eingerichtet. Leider ist die Zeit zu knapp, so daß ich Ihnen den Film nicht vorführen kann. Er ist allerdings auch sehr persönlich gehalten.

Zum Schluß möchte ich noch denjenigen Kollegen, die mir nacheifern wollen, meine Leitmotive empfehlen:

Wenn Sie einen großen Berg von Steinen vor sich sehen, verzagen Sie nicht, sondern tragen Sie mit Beharrlichkeit Stein für Stein zu Ihrem Bauplatz, und eines Tages steht die Mauer. Ist die Ambulanz dann fertig, dann schreiben Sie an die Wände: „Halte die Ordnung, denn sie hält dich!"

Und für sich selbst bewahren Sie den Spruch von Wilhelm Busch: „Aufstrebend mußt du dich bemühn, von alleine fallest du; Der liebe Gott muß immer ziehn, dem Teufel fällt's von selber zu!"


B. Mueller, Heidelberg: **Schlußwort.**

Meine Damen und Herren!

Wir sind am Ende unserer Tagung. Es ist nunmehr meine Aufgabe, allen Beteiligten unseren herzlichsten Dank auszusprechen, und zwar meinen Herren Mitarbeitern im Vorstand, den Mitgliedern des Beirates, die uns mit ihrem Rate unterstützt haben, den Vortragenden für die gute Vortragsdisziplin, den geduldigen Zuhörern, deren Zahl, wie wir festgestellt haben, auch jetzt noch 45 beträgt, und nicht zuletzt unseren technischen Helfern, dem Herrn Theatermeister, dem Herrn Projektor und insbesondere den Damen des Kongreßbüros. Ich schließe die Tagung und wünsche eine gute Heimkehr.


R. Herget, Essen: **Bericht über die Mitgliederversammlung.**

Die Hauptversammlung fand statt am Montag, 30. Mai 1960, um 14.30 Uhr im Theatersaal in Lindau/Bodensee.

Zum Vorsitzenden unserer Gesellschaft für das Jahr 1960/61 wurde gewählt Herr Professor Dr. Alfons Lob, Chefarzt des Berufsgenossenschaftlichen Unfallkrankenhauses, Murnau/Obb. Von 108 abgegebenen Stimmen erhielt Herr Professor Lob 105. Wahlleiter war Herr Professor Dr. Hans-Heinrich Westermann, Chefarzt des Stadtkrankenhauses Hanau/Main.

Für ihre Verdienste um die Unfallheilkunde, Versicherungs-, Versorgungs- und Verkehrsmedizin wurden Herr Professor Dr. Karl Scheele, Emmerich/Rhein, Herr Dr. Walther Schwarz, Berlin, und Herr Oberregierungsrat a. D. Dr. Lauterbach, Bonn, einstimmig zu Ehrenmitgliedern gewählt.

Zu Beiratsmitgliedern wurden Herr Professor Dr. Carl Humperdinck, Leiter des Ärztlichen Dienstes der Ruhrknappschaft Bochum, und Herr Professor Dr. Herbert Junghanns, Chefarzt des Ev. Krankenhauses Oldenburg/Oldbg. einstimmig gewählt.

Nach Darlegung der Kassenverhältnisse durch den Kassenführer, Herrn Dr. Walther Schwarz, Berlin, wurde die vom Vorstand und Beirat vorgeschlagene Erhöhung des Mitgliederjahresbeitrages von 20,— DM auf 30,— DM einstimmig genehmigt. Die Erhöhung des Beitrages war erforderlich, um bei den gestiegenen Druckkosten für den Verhandlungsbericht diesen nach wie vor sehr verbilligt an die Mitglieder abgeben zu können. Nach Prüfung der Kasse durch Herrn Dr. Werner Jantke, Duisburg-Buchholz, und Herrn Dr. Wilhelm Küppermann wurde dem Kassenführer Entlastung erteilt.

SPRINGER-VERLAG · BERLIN · GÖTTINGEN · HEIDELBERG

# Lehrbuch
# der röntgendiagnostischen Technik
# für Röntgenassistentinnen und Ärzte

Von Professor Dr. E. A. ZIMMER und MARIANNE BROSSY, Röntgen-Institut Aarbergerhof Bern

Mit etwa 362 Abbildungen in etwa 810 Einzeldarstellungen. Etwa 580 Seiten Gr.-8°. 1961

Flexibler Plastikeinband DM 86,—

Bei geschlossener Abnahme von mindestens 10 Exemplaren je DM 74,—

Dieses Lehrbuch der Röntgentechnik stellt mit seinem reichen Bildmaterial und dem möglichst knapp gehaltenen Text eine neuartige Einführung in dieses Gebiet dar. Es behandelt in einprägsamer Weise und ohne unnötigen theoretischen Ballast alle sich bei der Routinearbeit eines Röntgenbetriebes ergebenden Probleme aus der Sicht des Arztes und der Röntgenassistentin. Es ermöglicht eine rasche Orientierung über alle wichtigen physikalischen und photochemischen Fragen sowie über die Einstellung zur Röntgenaufnahme. Aus den reichen Erfahrungen des Autors während seiner Tätigkeit an Röntgeninstituten großer Spitäler, an mittelgroßen und kleineren staatlichen Krankenhäusern, an Privatkliniken und im eigenen Privatröntgeninstitut sowie aus den langjährigen Erfahrungen seiner Mitarbeiterin als leitender Röntgenassistentin ist dieses Buch entstanden. Es wird sowohl der gut vorgebildeten Röntgenassistentin eines Großbetriebes wie auch der „Einzelgängerin" in einer kleinen Praxis ein zuverlässiger Ratgeber in allen praktischen und technischen Fragen der täglichen Arbeit, darüber hinaus auch für den praktischen Arzt ein nützlicher Helfer sein.

SPRINGER-VERLAG · BERLIN · GÖTTINGEN · HEIDELBERG

# DER RADIOLOGE

Unter Mitarbeit von Fachwissenschaftlern des In- und Auslandes herausgegeben von R. HAUBRICH, Karlsruhe, O. OLSSON, Lund, F. STRNAD, Frankfurt a. M., und H. VIETEN, Düsseldorf

*DER RADIOLOGE ist eine Praktikerzeitschrift und dient in erster Linie der Information und Fortbildung aller Ärzte, die mit Fragen diagnostischer oder therapeutischer Radiologie zu tun haben. Jedes Heft ist einem bestimmten Thema gewidmet, das in Übersichtsreferaten aus der Feder bester Sachkenner möglichst umfassend dargestellt wird. Der Schwerpunkt liegt dabei eindeutig auf den Bedürfnissen der Praxis.*

Die Zeitschrift erscheint monatlich mit Beiträgen in deutscher oder englischer Sprache. Umfang eines Heftes etwa 24 Seiten (Format DIN A 4). Bezugspreis vierteljährlich DM 15,— (für Studierende und Ärzte in nicht vollbezahlter Stellung DM 12,—); Preis des Einzelheftes DM 6,—